HANDBUCH DER THEORETISCHEN und KLINISCHEN ⟨ALLGEMEINEN UND SPEZIELLEN⟩ RÖNTGENKUNDE

HERAUSGEGEBEN VON
GUIDO HOLZKNECHT
WIEN

DRITTER BAND
RÖNTGENUNTERSUCHUNG UND STRAHLENBEHANDLUNG DER SPEISERÖHRE
VON
JOSEF PALUGYAY

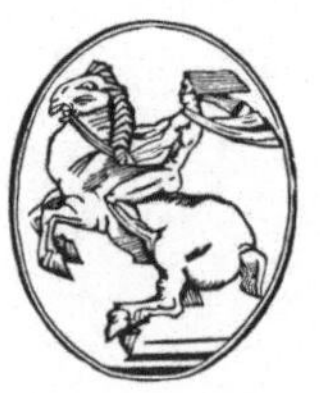

WIEN
VERLAG VON JULIUS SPRINGER
1931

RÖNTGENUNTERSUCHUNG
UND
STRAHLENBEHANDLUNG
DER SPEISERÖHRE

VON

DR. JOSEF PALUGYAY

PRIVATDOZENT FÜR MEDIZINISCHE RÖNTGENOLOGIE
LEITER DER RÖNTGENSTATION DER II. CHIRURGISCHEN
UNIVERSITÄTSKLINIK IN WIEN

MIT 224 ABBILDUNGEN

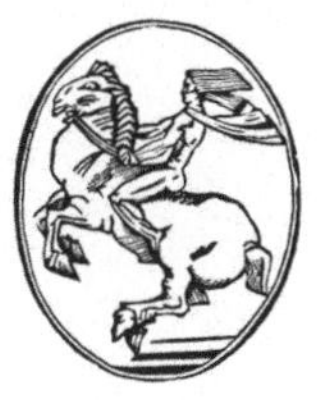

WIEN

VERLAG VON JULIUS SPRINGER

1931

ISBN-13: 978-3-7091-5185-3   e-ISBN-13: 978-3-7091-5333-8
DOI: 10.1007/978-3-7091-5333-8

MEINEN VEREHRTEN LEHRERN

HERRN HOFRAT
PROFESSOR Dr. **JULIUS HOCHENEGG**
UND
HERRN HOFRAT
PROFESSOR Dr. **GUIDO HOLZKNECHT**

IN DANKBARKEIT ZUGEEIGNET

Vorwort.

Wenn ich meine in 12 Jahren gewonnenen Erfahrungen und Erkenntnisse auf dem Gebiete der Röntgenologie der Speiseröhre in diesem Buche niedergelegt habe, so geschah dies zunächst im Hinblick darauf, daß dieser Gegenstand bisher keine, den vollen heutigen Stand unseres Wissens umfassende Darstellung gefunden hat.

Meine Arbeitsstätte, die Röntgenstation der II. chirurgischen Universitätsklinik in Wien, bot mir von jeher reichlich einschlägiges Material und Gelegenheit zur gründlichen Bearbeitung desselben, da an der genannten Klinik die Chirurgie des Verdauungstraktes mit besonderem Interesse gepflegt wird. Ferner hatte ich Gelegenheit die Kranken zweier namhafter Fachleute, welche den Krankheiten der Speiseröhre seit Jahren ihr besonderes Interesse zuwenden, des Chirurgen, Herrn Professor H. Heyrovsky (ehemaligen Assistenten der obigen Klinik) und des Internisten, Herrn Professor J. Pal (Vorstand der benachbarten I. medizinischen Abteilung des allgemeinen Krankenhauses) röntgenologisch zu untersuchen. In diesem Material häuften sich sehr bald schwierige differentialdiagnostische Fragen, welche nach dem jeweiligen Stande der Röntgendiagnostik nicht erschöpfend beantwortet werden konnten. Angesichts dieser Tatsache habe ich den Versuch unternommen:

die Untersuchung der Speiseröhre in *technisch-methodischer* Hinsicht, durch Ausschluß der Schwerkraft in horizontaler und beckenüberhöhter Lage zu verfeinern;

die dadurch möglich gewordene Ausgestaltung der *Symptomatologie* der röntgenologisch zugänglichen physiologischen und pathologischen Erscheinungen vorzunehmen und

den Vergleich der Ergebnisse der röntgenologischen Beobachtung mit dem großen Wissensstand der älteren und neueren *Physiologie* und *Pathologie der Speiseröhre* zu ziehen und so die gesamte Untersuchungsmethode des Oesophagus zu erweitern und zu verbessern. Wenn mir dies bis zu einem gewissen Maße gelungen sein sollte, so verdanke ich es zum guten Teil den klinischen und allgemein-röntgenologischen Anregungen meiner Lehrer, Professor für Chirurgie, J. Hochenegg und Professor für Röntgenologie, G. Holzknecht und den beiden oben genannten Herren, Professor Heyrovsky und Professor Pal.

Weiterhin unternahm ich es die Röntgendiagnostik der Speiseröhre unter Heranziehung der gesamten Weltliteratur, soweit dieselbe erfaßt werden konnte und vorwiegend an der Hand eigener Erfahrungen möglichst umfassend darzustellen.

Ein Kapitel ist der *speziellen Technik* der Untersuchung gewidmet. Bezüglich der allgemeinen röntgenologischen Technik sei auf die Literatur verwiesen.

Ferner ergab sich die Notwendigkeit, eine Anzahl von teils geläufigen, teils in der klinischen Medizin nicht verwerteten Tatsachen der *normalen Anatomie* und *Physiologie* in Erinnerung zu rufen, da sie einerseits für die Überlegungen erforderlich sind, welche sich an alle nicht typischen, pathologischen Befunde anschließen; andererseits ist die Kenntnis der Grenzen des Normalen und Pathologischen für die Sicherheit der normalen Befunde notwendig.

Auch bei der Speiseröhre liefert das Röntgenverfahren nur selten Bilder, welche ohne weiteres eine bestimmte, krankhafte Veränderung mit Sicherheit erkennen lassen. Meistens ergeben sich Bildtypen, welche bloß einer bestimmten häufigen Erkrankung und einigen seltenen pathologischen Veränderungen mehr oder weniger ähnlich sehen. Da die diagnostische Zuordnung erst aus der Analyse und Verwertung aller, auch der unscheinbarsten Einzelheiten der Bilder erreicht wird, konnte die Darstellung sich nicht mit der hergebrachten Wiedergabe und Schilderung der typischen Bilder begnügen, denn auf diese Art wird nur ein oberflächlicher Einblick gewonnen. Es handelt sich aber nicht bloß um Übersicht und ungefähren Einblick, sondern um die umfassende Beschreibung aller Einzelheiten, welche, unserem gegenwärtigen Wissen entsprechend, zu *erlernbaren* diagnostischen Schlüssen führen. Dementsprechend mußte auf die Einzelheiten eingegangen werden, aus deren sich jedes Bild, sowohl das typische als auch das scheinbar typische und das atypische zusammensetzt. Diese Einzelheiten mußten in der Darstellung für sich betrachtet, definiert und beschrieben werden, endlich war auf ihr Vorkommen bei den verschiedenen pathologischen Veränderungen hinzuweisen. Daher mußte der speziellen Röntgensymptomatologie, wie sie bisher fast ausschließlich der Inhalt der Darstellungen gewesen ist, eine *allgemeine Symptomatologie* des betreffenden Gebietes vorausgeschickt werden. Diesem Bedürfnis wurde durch eine Anzahl von Kapiteln Rechnung getragen. Auf sie aufbauend, folgt die *Diagnostik der einzelnen Krankheiten.* Ihnen sind die für die Röntgendiagnostik wichtigen Ergebnisse der *Pathologie* vorausgeschickt.

Im speziellen Teil sind auch jene Erkrankungen erörtert worden, deren Röntgendiagnostik sich noch im Anfangsstadium befindet; gleichsam als Ausgangspunkt und Anregung für gelegentliche Beobachtung und weitere Forschung.

Endlich unternahm ich es, der Röntgendiagnostik der Speiseröhre auch die *Strahlentherapie dieses Gebietes* hinzuzufügen, auch dies unter Heranziehung der gesamten Weltliteratur, soweit dieselbe erfaßt werden konnte und vorwiegend an der Hand eigener Erfahrungen. Abgesehen von dem Bestreben das ganze Gebiet abzurunden, war dafür besonders der Umstand maßgebend, daß speziell die *Radiumtherapie* des streckenweise auf chirurgischem Wege unerreichbaren Oesophaguscarcinoms bei ihrer Anwendung des röntgenologischen Diagnostikers bedarf.

Nebst den allgemein anerkannten, gleichsam festgelegten Tatsachen, wurden im ganzen Werk auch nicht sichergestellte Annahmen berücksichtigt, gegensätzliche Meinungen gegenüber gestellt und tunlichst kritisch beleuchtet. Belanglose und Doppelangaben der Literatur wurden außer acht gelassen, im wichtigen war ich um Vollständigkeit bemüht.

Das *Bildermaterial* des vorliegenden Buches stammt zum größten Teil aus meiner Röntgenstation, eine Reihe von selteneren Abbildungen wurde mir

von den Herren BERG, BRUNETTI, FLEISCHNER, HAENISCH, HAUDEK, HOLZ-
KNECHT, LENK, ROESLER, SGALITZER, SOMMER und WEIS überlassen, wofür
ich den genannten Herren aufrichtigst danke.

Die *Röntgenbilder* wurden durchwegs als *Negative* reproduziert. Die Besonder-
heit des Oesophagusbildes, speziell des schwer reproduzierbaren Bildes der
posteroanterioren und anteroposterioren Projektion gaben hier den Ausschlag.
Im positiven Bild liegt der tiefdunkle, fast schwarze Oesophagusschatten in
dem fast ebenso dunklen Mittelschatten des Thorax. Auch bei bester Reproduktion und sehr guter Buchbeleuchtung sind in diesem Fall die Einzelheiten
der Ränder, des Inhaltes und des Wandreliefs der Speiseröhre oft nicht zu
erkennen. Alle diese fallen bei der Reproduktion als Negativ in einen für die
Wahrnehmung günstigen Helligkeitsbereich. Der andere mögliche technische
Ausweg, das ganze Bild nach der Richtung der Aufhellung zu verschieben
und von den tiefdunklen und schwarzen Schattenstufen überhaupt keinen
Gebrauch zu machen, hat die Nachteile, daß dadurch der Gesamtkontrast
herabgesetzt wird und die Lungenfelder in das detaillose Weiß verlegt werden.

Die schematischen Zeichnungen wurden von Herrn O. ZIMMERMANN, Zeichner
des Institutes HOLZKNECHT mit dankenswertem Eifer angefertigt.

Endlich möchte ich noch herzlich dankend hervorheben, daß der Verlag
Julius Springer, Wien, in großzügiger Weise das Möglichste für die Ausstattung
des Buches getan hat und für die Intentionen des Autors volles Entgegen-
kommen und Verständnis bewies.

Wien, im April 1931.

JOSEF PALUGYAY.

Inhaltsverzeichnis.

Erster Teil.

Erster Teil.

Röntgenuntersuchung der Speiseröhre.

Allgemeiner Teil.

I. Historische Vorbemerkung.

Der Röntgendiagnostik der Knochen, der Lunge und des Herzens, welche seinerzeit rasch eine gewisse Höhe erreichte, ist die Diagnostik der Hohlorgane, vor allen diejenige der Speiseröhre, erst in einem gewissen Abstand gefolgt, sie zeigte weiterhin nur langsame Fortschritte und ist erst in den letzten Jahren auf den hohen gegenwartigen Stand gebracht worden. Dies ist begreiflich, wenn man bedenkt, daß für die Darstellung der Speiseröhre einerseits der neue technische Schritt zur künstlichen Kontrastgebung notwendig war, und daß andererseits die Kontrastfüllung beim Oesophagus eine flüchtige ist, die Kontrastmittel sich meist in rascher Bewegung finden, um bald wieder aus dem Oesophagusrohr zu verschwinden.

Die ersten Versuche, den Digestionsschlauch darzustellen, datieren allerdings schon aus der frühesten Zeit. Schon im März 1896, zwei Monate nach der Entdeckung der Strahlen, veröffentlichte der praktische Arzt Dr. BECHER in Berlin seine Versuche, den Magendarmkanal beim Tiere mittels Röntgenstrahlen auf der photographischen Platte zu fixieren. Gestützt auf die von RÖNTGEN selbst gemachte Angabe, daß Lösungen von Metallsalzen, welche ihrerseits für Röntgenstrahlen undurchdringlich sind, genau so undurchdringlich sind, wie die Metalle selbst, füllte BECHER beim Meerschweinchen nach Eröffnung der Bauchhöhle den Magen und einen Teil des Darmes mit einer Lösung von Plumbum aceticum und bekam durch die Röntgenstrahlen einen entsprechenden Schatten auf der photographischen Platte. Er war es, der zuerst den Gedanken aussprach, daß es eventuell möglich sein würde, mit einer ähnlichen Methode auch den Magen-Darmkanal des Menschen der Röntgenuntersuchung zugänglich zu machen. Er stellte auch die zwei Hauptbedingungen auf, die eine für die Untersuchung beim Menschen geeignete Metallösung besitzen muß: Genügende Absorption und Unschadlichkeit. Vorerst aber gelang die Erfüllung dieser Bedingungen nicht, und es wurden andere Wege versucht, die Röntgenstrahlen der Speiseröhrendiagnostik nutzbar zu machen.

HOCHENEGG hat als erster schon im Jahre 1896 in der Gesellschaft der Ärzte in Wien über praktische Resultate berichtet, welche er bei der Feststellung von Fremdkörpern in der menschlichen Speiseröhre erzielen konnte. Außer der Feststellung und Lokalisation von deutlich schattengebenden Fremdkörpern hat er nach entsprechenden Leichenversuchen auch die Extraktion von Fremdkörpern aus der Speiseröhre unter der Kontrolle der Röntgendurchleuchtung in Vorschlag gebracht.

In der Folgezeit wurden zur Feststellung und Lokalisation von Stenosen und zur Feststellung des Speiseröhrenverlaufes Sonden in die Speiseröhre eingeführt, die mit schattengebenden Massen, wie Schrott, Quecksilber gefüllt waren (1897 RUMPEL, WEGELE, LINDENMANN, KÜMMEL u. a.). Doch waren die Ergebnisse, welche mittels der Kontrastsondenuntersuchung erzielt wurden, wenig befriedigend.

Nachdem nun 1897 CANNON die Brauchbarkeit der metallischen Wismute als Kontrastmittel dargetan hat, wurden im Jahre 1898 von BOAS und LEVY-DORN wismutgefüllte Gelatine- und Celluloidkapseln zur Speiseröhrenuntersuchung verwendet. Es bedeutete dies schon insoferne einen Fortschritt, als die Kapsel einen Bissen imitierte, dessen Bewegungen nun unter dem Röntgenschirme verfolgt werden konnten. Um der natürlichen Konsistenz näher zu kommen, wurde das Wismut von G. SCHWARZ in Bindegewebshüllen, von RIEDER in Oblaten und Kakes verabreicht.

HOLZKNECHT hat dann (1900) die Kontrastmasse ohne feste Hüllen in Form einer Paste aus Wismut und Milchzucker eingeführt. Dies bedeutete einen wesentlichen Fortschritt, nachdem die Paste im Gegensatz zu den Kapseln in der Speiseröhre ein vollkommenes Ausgußbild ergab; auf diesem Wege konnte nicht nur die Höhe einer Stenose, sondern auch das Ausgußbild des Stenosentrichters und andersgeartete Wandveränderungen dargestellt werden.

Zur gleichen Zeit brachte HOLZKNECHT noch eine zweite Neuerung, welche die Stellung des Patienten bei der Durchleuchtung betraf. Bis zu diesem Zeitpunkte wurde die Röntgenuntersuchung des Oesophagus ausschließlich in sagittalem Strahlengang vorgenommen. Bei diesem Strahlengang, bei welchem die Strahlen den Brustkorb in sagittaler Richtung von hinten nach vorne oder von vorne nach hinten durchdringen, gelangt der Oesophagus in den dichten Schattenbereich der Wirbelsaule, des Herzens und der großen Gefäße. Wenn wir noch dazu die geringe Intensitat und wenig durchdringende der von den Apparaten der ersten Röntgenära erzeugten Strahlung in Betracht ziehen, so wird es uns nicht wundern, daß die Kontrastmittel und Fremdkörper schon einen großen Absorptionskoeffizienten für Röntgenstrahlen besitzen mußten, um bei diesem Strahlengang gesehen werden zu können. Darauf weisen auch die Mißerfolge und Enttäuschungen in der Fremdkörperdiagnostik hin, welche dem Bekanntwerden der ersten günstigen diagnostischen Resultate folgten und beispielsweise in der Äußerung von QUADFLIEG und BATSCH (1900): „Der Nutzen des Röntgenverfahrens ist bei Fremdkörpern im Oesophagus gering, bei künstlichen Gebissen mit Kautschukplatten gleich Null", ihren Ausdruck fanden.

HOLZKNECHT hat nun 1900 vorgeschlagen, den Patienten bei der Röntgenuntersuchung in den von KRIEGERN 1897 für die Herzuntersuchung angegebenen, ersten schrägen Durchmesser zu bringen. Bei dieser Untersuchungsstellung, bei der die Strahlen den Korper des Patienten von links hinten nach rechts vorne durchdringen, werden die bei sagittaler Strahlenrichtung zusammenfallenden Wirbelsäulen- und Herzgefaßschatten gesondert und teils nach rechts und teils nach links projiziert und zwischen ihnen erscheint ein heller, bandförmiger Raum, das helle Mittelfeld, spater HOLZKNECHT*scher Raum*[1] genannt,

---

[1] Da es sich um einen Teil einer Bildflache, und nicht um einen anatomischen Raum handelt, ist die ursprüngliche Bezeichnung als Feld richtiger.

das dem hinteren Mediastinum entspricht und in dem die Speiseröhre verläuft. Die Untersuchung der Speiseröhre in dieser später als Fechterstellung bezeichneten Position ist als einer der beiden Wendepunkte in der Speiseröhrenröntgenologie zu bezeichnen.

Die mit Hilfe dieser vervollkommneteren Untersuchungsmethodik ausgeführten Beobachtungen führten zu den grundlegenden Arbeiten HOLZKNECHTS über die Röntgendiagnostik der Speiseröhre.

Als Beispiel, daß schon in dieser frühen Ära der Röntgenologie einzelne außerordentliche, praktische Leistungen vollbracht wurden und wie schwierige

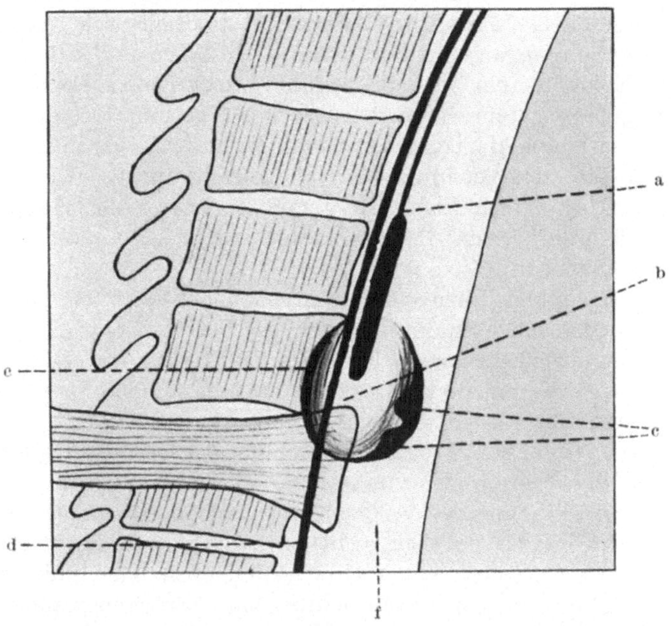

Abb. 1. Schematische Darstellung der Untersuchung eines ZENKERSchen Grenzdivertikels nach ALBERS-SCHONBERG.
a Sonde im Divertikelsack; b Gas im Divertikel; c Wismut im Divertikel; d Sonde im Oesophagus; e Wismutbelag an der Divertikelwand; f HOLZKNECHTScher Raum.

und komplizierte Untersuchungsanordnungen zur Erreichung derselben in Anwendung gelangen mußten, sei ein Fall von ZENKERSchem Divertikel ALBERS-SCHÖNBERGs aus dem Jahre 1901 angeführt: Es handelte sich um ein typisches ZENKERSches Grenzdivertikel, dessen Darstellung, wie Abb. 1 zeigt, folgendermaßen gelang: Der Patient schluckte zuerst etwas Wismutpaste, dann wurde in das Divertikel ein Ballon eingeführt, der nun mit Luft aufgeblasen wurde. In den Oesophagus wurde eine schattengebende Sonde eingeführt. In dieser Situation erfolgte die Röntgenaufnahme bei einer Expositionsdauer von zwei Minuten!

Trotz dieser Fortschritte der Untersuchungstechnik waren die Ergebnisse der Röntgenuntersuchung, von Ausnahmserfolgen abgesehen, bei den meisten Erkrankungen noch so unbefriedigende, daß z. B. noch im Jahre 1903 dem Röntgenverfahren bei der Diagnostik der idiopathischen Speisenröhrendilatation wenig Wert zugemessen wurde (LOSSEN). Die Schwierigkeiten der genaueren

Exploration einer Reihe von Krankheiten mußten darauf zurückgeführt werden, daß die Kontrastmassen nicht in der entsprechenden Menge und Konsistenz in Anwendung gelangten und vor allem von der Schirmbeobachtung nur sehr spärlich Gebrauch gemacht wurde, trotzdem HOLZKNECHTs Angaben zu diesem Zeitpunkt bereits vorlagen. Aus diesem Grunde ist als zweiter Wendepunkt in der Speiseröhrenröntgenologie nicht weniger als in der Magenröntgenologie, die von RIEDER im Jahre 1904 angegebene Kontrastmahlzeit zu nennen. Der ursprünglich von RIEDER angegebene Brei war eine Mischung von etwa 300 g Grießbrei und 30—40 g Bismutum subnitricum, dem noch ein Geschmackskorrigens beigefügt wurde. Es zeigte sich aber, daß diese Bismutverbindung wegen Bildung giftiger Nitrite (HEFFTEN), toxikologisch durchaus nicht einwandfrei war und sogar eine Reihe von Todesfällen herbeiführte. Von den angegebenen Ersatzmitteln des Bismutum subnitricum: Ferrum oxydatum (TAEGE), Magneteisenstein (LEWIN), Cerium-Thorium oxydatum anhydr. (GRUMMACH), Zirkonoxyd (KÄSTLE) und Bismutum carbonicum, konnten sich nur die beiden letztgenannten Mittel Eingang in die Röntgenologie des Digestionsschlauches verschaffen. Diese mußten später der Hauptsache nach dem wesentlich wohlfeileren Barium sulfuricum purissimum „für Röntgenzwecke" Platz machen.

Die Entwicklung der Speiseröhrenröntgenologie hat von dem Zeitpunkte der Einführung der Riedermahlzeit einen raschen Aufschwung erfahren und wurde bald zum unentbehrlichen diagnostischen Verfahren. Nicht zu mindest aber dadurch, daß die von der HOLZKNECHTschen Wiener Schule schon frühzeitig propagierte Durchleuchtung mehr in Anwendung kam.

Am spätesten ist der subphrenische Abschnitt des Oesophagus zur deutlichen Darstellung gebracht worden. Erst im Jahre 1911 hat STUERZ ein Untersuchungsverfahren angegeben, mittels welchem der subdiaphragmale Speiserohrenabschnitt bis zur Kardia deutlich sichtbar wird, indem dieser Abschnitt bei Schrägstellung des Patienten von rechts hinten oben nach links vorne unten und bei aufgeblahtem Magen durchleuchtet, bzw. röntgenographiert wird.

1921 gelang mir die isolierte Darstellung der Kardia ohne Magenblähung bei Anwendung der Beckenhochlage, welche STRAUSS zur ergänzenden Darstellung des Magenfundus anempfohlen hat.

Heute ist die Diagnostik der morphologischen Speiseröhrenveranderungen weit gediehen und halt mit der des Magens Schritt.

Über die funktionellen Veranderungen der Speiseröhre wissen wir noch nicht so viel; die Ursache davon ist der rasche Ablauf des Kontrastschattens und der dementsprechende rasche Wechsel der aufeinanderfolgenden Bilder. Wegen dem raschen Ablauf bediente man sich auch der Kinematographie. So gelang es KRAUS bereits im Jahre 1912, wertvolle Aufschlüsse mittels der Röntgenkinematographie zu gewinnen. Heute reicht allerdings beim Oesophagus die Durchleuchtung und ihre Wiederholung an die Kinematographie heran.

Ein zweiter Weg zur Feststellung der normalen Funktion und geringer funktioneller Veranderungen der Speiseröhre, welcher von mir beschritten wurde, ist die Schirmbeobachtung bei Körperstellungen des Patienten, welche die Schwerkraft als beschleunigenden Faktor der Passage ausschalten. Dadurch erfahren die Bewegungen und Formveranderungen der Kontrastsilhouette eine erwünschte Verlangsamung und werden der Schirmbeobachtung besser zugänglich.

Ein großer Teil des Verdienstes um die Entwicklung der röntgenologischen Speiseröhrendiagnostik fällt natürlich den technischen Wissenschaften zu, welche uns mit stets vollkommeneren Apparaturen versorgten. Ihr ist auch die Methode der durchleuchtungs-gezielten Momentaufnahme zu verdanken.

II. Anatomie der Speiseröhre.

Für die Röntgendiagnostik der Speiseröhre muß man sich eine Anzahl von teils geläufigen, teils sonst in der klinischen Medizin nicht verwerteten, aber röntgenologisch wichtigen anatomischen Tatsachen in Erinnerung rufen.

Lage, Länge und Abschnitte des Oesophagus: Die schlauchförmige Speiseröhre bildet die direkte Fortsetzung des schlauchförmigen Pharynx. Sie ist an ihrem ventral-kranialen Ende mit dem Lig. corniculopharyngeum an der Dorsalseite des Kehlkopfes angeheftet. In ihrem ganzen weiteren Verlaufe ist sie mittels muskuloser und elastischer Fasern sicher, aber locker, keinesfalls straff an alle Nachbarorgane befestigt. Von seinem Ursprung aus dem Pharynx in der Höhe des VI. Halswirbels (bei mittlerer Kopfhaltung) erstreckt sich der Oesophagus bis zum Übergang in den Magen (Kardia) in der Höhe des X. Brustwirbels, etwa 3 cm unterhalb des Hiatus oesophageus des Zwerchfells.

Es besteht keine außerlich sichtbare Grenze zwischen Pharynx und Oesophagus. Nur selten besteht zwischen Schlund und Speiseröhre eine kleine Einschnürung. Gewöhnlich wird der untere Rand des Ringknorpels als Grenze angenommen. Nach KILLIAN befindet sich der Anfang des Oesophagus, der sog. Oesophagusmund, im Bereiche der untersten querlaufenden Bündeln des Constrictor pharyngis inferior. Sie bilden nach diesem Autor einen in der Hinterwand gelegenen nach vorne konkaven, lippenförmigen Vorsprung und damit einen sphinkterartigen, dauernden tonischen Verschluß des Speiseröhreneinganges. Nach ELZES Untersuchungen liegen in der Lippe keine Muskeln, sondern nur Venen, so daß von einem echten Sphinkter nicht gesprochen werden kann. Dem histologischen Bau nach versetzten LAUTENSCHLÄGER und J. SCHAFFER die Grenze zwischen Pharynx und Speiseröhre etwas höher, etwa in die mittlere Hohe des Ringknorpels. ROSENHEIM bezeichnet sogar den oberen Rand des Ringknorpels als orale Begrenzung der Speiseröhre.

Der Beginn der Speiserohre projiziert sich, wie gesagt, nur dann in die Höhe des VI. Halswirbels, wenn sich der Kopf in gerader Haltung befindet, bei Überstreckung des Halses, zwecks Rückwärtsbeugung des Kopfes, steigt der Ringknorpel, und mit ihm der Oesophagusmund in die Hohe des V., eventuell sogar IV. Halswirbels; bei gebeugtem Kopf wieder sinkt er bis in die Hohe des VII. Halswirbels (FOLLUS). Bei Kindern steht der Ringknorpel im allgemeinen etwas höher als bei Erwachsenen, so bei der Mittelstellung des Kopfes etwa in der Höhe des V. Halswirbels, im Alter sinkt er durch Erschlaffung des muskulösen Aufhängeapparates am Larynx allmahlich um einen Wirbel tiefer (MEHNERT).

Das aborale Ende der Speiseröhre ist von außen auch nicht deutlich (gegen den Magen) abgrenzbar. Von innen gesehen ist die Grenze durch die Schleimhautverschiedenheit, welche sich in einer gezackten Linie kennzeichnet, gegeben (Abb. 2). Auch das aborale Ende der Speiseröhre befindet sich nicht stets in gleicher Höhe, nämlich in der Höhe des X. Brustwirbels. Es kann sich

normalerweise auch in der Höhe des IX. oder XI. Brustwirbels, selten in der
Höhe des XII. Brustwirbels befinden. Außer dieser individuellen Variationsbreite, welche annähernd 8 cm beträgt, besteht schon innerhalb der physiologischen Grenzen am aboralen Ende eine große Verschieblichkeit und Dehnbarkeit, die sich in pathologischen Fällen noch wesentlich steigern kann.
G. Schwarz konnte in einem Falle von Schenkelbruch den ganzen Magen
im Bruchsack beobachten. Trotzdem bestanden keine Schluckbeschwerden.

Da der Oesophagus sich vom Hals über den Thoraxraum bis in die Bauchhöhle erstreckt, unterscheidet man eine *Pars cervicalis,* eine *Pars thoracalis*
und eine *Pars abdominalis oesophagi.* Der *Halsteil* der Speiseröhre reicht vom
Oesophagusmund bis zur Kehlgrube, Incisura manubrii (Jugulum) und ist
4—7 cm, im Durchschnitt 5 cm lang. Der Brustabschnitt, Pars thoracalis,
reicht bis zum Zwerchfelldurch-
tritt, Hiatus oesophageus, und
besitzt eine Länge von 14—19 cm,
im Durchschnitt etwa 17 cm. Der
dritte, subphrenisch gelegene Anteil, Pars abdominalis, reicht vom
Hiatus bis zur Kardia und beträgt 2—4 cm, im Durchschnitt
3 cm.

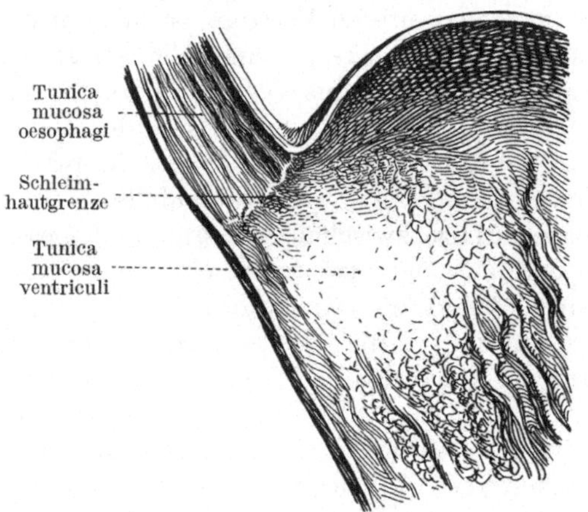

Abb. 2. Schleimhautgrenze zwischen Oesophagus und
Magen. (Nach Toldt.)

Entsprechend der *Gefäßversor-
gung* trifft Demel eine andere Einteilung. Er rechnet den 8—10 cm
langen Halsteil bis zum oberen
Rand des III. Brustwirbels, d. h.
bis 2 cm oberhalb der Trachealbifurkation *(Pars cervicalis)*; als
zweiten Teil bezeichnet er einen
3—5 cm langen Abschnitt, welcher
bis zur Vena azygos reicht *(Pars bifurcalis)*; der dritte Teil *(Pars thoracalis),*
welcher 11—12 cm lang ist, reicht bis zum Zwerchfell. Die Pars abdominalis,
bis zur Kardia reichend, gibt er mit 3—6 cm an.

Nach den neuesten Forschungen Reichs wäre die anatomische Kardia,
also das aborale Ende der Speiseröhre in der Höhe des Hiatus oesophageus
diaphragmatis gelegen. Die Ansicht, daß die anatomische Kardia im Bereiche
des Hiatus zu suchen sei, begründet Reich unter anderem auch mit dem
Ergebnis anatomischer und histologischer Untersuchungen, welche er gemeinsam
mit Feller [1] durchgeführt hat.

Ganze Leichen wurden möglichst rasch post mortem mit Formol injiziert, nach
genügender Hartung und Fixation in Transversalschnitte zerlegt, aus einem solchen nach
weiterer Fixation der unterste thorakale Oesophagusabschnitt mit dem obersten Magenanteil und dem anhaftenden Zwerchfell herauspräpariert. Dieses Präparat wurde dann
in frontale, bzw. sagittale Serienschnitte zerlegt, die verschieden gefärbten Schnitte mikro-
skopisch untersucht.

An diesen Schnitten findet sich die Epithelgrenze zwischen dem Plattenepithel der
Speiseröhre und dem Zylinderepithel des Magens innerhalb des Hiatus oesophageus des

---

[1] Mit der Genehmigung von Reich und Feller aus einer unveröffentlichten Arbeit.

Zwerchfells derart, daß unterhalb des Hiatus nurmehr Zylinderepithel, oberhalb des Hiatus nahezu ausschließlich nur Plattenepithel zu sehen ist.

In der inneren Ringmuskellage des Oesophagus findet sich eine ringförmige, wulstartige Verdickung im Bereiche der Epithelgrenze des Hiatus; die Ebene dieses Ringwulstes ist nicht parallel zu der des Hiatus, sondern diese beiden Ebenen stehen zueinander windschief und schneiden sich in einem Durchmesser des Hiatus.

In derselben Höhe, in welcher die Ringmuskulatur verdickt ist, findet sich auch eine Dickenzunahme der äußeren Längsmuskelschicht. Das Bindegewebsseptum, welches das Stratum longitudinale vom Stratum circulare scheidet, erfahrt hier im Bereiche der Anschwellung beider Muskellagen stellenweise Unterbrechungen, durch welche Langsmuskelfasern in die Ringmuskelschicht einstrahlen. Aboral von dieser Stelle ordnen sich die Muskelbündel wieder zu einer Langs- und Ringmuskelschicht.

Die Gesamtlänge der Speiseröhre beträgt im Durchschnitt etwa 25 cm. (Von der Zahnreihe bis zum Oesophagus beträgt die Distanz etwa 15 cm. Somit Zahnreihe-Kardia-Distanz 40 cm.) Die Längenvariation der Speiseröhre bei den einzelnen Individuen ist eine relativ große, nach oben bis 35 cm und nach unten bis 20 cm, doch sind Längen über 30 cm und unter 22 cm selten. Naturgemäß ist die Länge der kindlichen und juvenilen Speiseröhre dem jeweiligen Wachstumsstadium entsprechend geringer. Frauen haben im Durchschnitt einen kürzeren Oesophagus. Bei Individuen verschiedener Körpergröße ist für die Länge der Speiseröhre die des Oberkörpers maßgebend. In einem langen Brustkorb ist die Speiseröhre naturgemäß länger als in einem kurzen. Ebenso richtet sich auch der Halsteil nach der Länge des Halses.

Verlauf der Speiseröhre: Der Oesophagus verläuft ziemlich gerade gestreckt von der Wirbelsäule abwärts und biegt dicht oberhalb des Hiatus oesophageus des Zwerchfells (in der Expirationsstellung schärfer als in der Inspirationsstellung) nach links und ventral ab, durchsetzt das Zwerchfell und senkt sich, nach kurzem Verlauf in die Bauchhöhle, von rechts in den Magen ein. Der im allgemeinen geradlinige Verlauf der oberen Abschnitte ist aber kein vollkommen gerader, sondern schon in der Höhe der letzten Hals- und oberen Brustwirbel besteht eine geringe Ausbiegung nach links, welche ihr Maximum etwa in der Höhe des III. Brustwirbels erreicht. Dort überragt der linke Rand, von vorne betrachtet, die Trachea nach links. Am IV. Brustwirbel, wo der Oesophagus durch den in die Aorta descendens übergehenden Arcus aortae gekreuzt wird, biegt er wieder sanft in die Medianebene ein und verläuft in dieser bis in die Höhe des VII. Brustwirbels. Von da weicht er wieder nach links ab, passiert in der Höhe des X. Brustwirbels das Zwerchfell, um in der Höhe des XI. Brustwirbels etwas nach links von der Medianebene in den Magen überzugehen. Diese beim gesunden jugendlichen Individuum noch kaum in Erscheinung tretenden Ausbiegungen werden meist erst im höheren Alter deutlich. Im Abdomen folgt die Speiseröhre der Richtung des Knorpels der 7. linken Rippe. Der Eintritt in die Pars cardiaca des Magens erfolgt an ihrer medialen Wand näher der Vorder-, als der Hinterwand derselben, indem die linke Oesophaguswand eine winkelige Abknickung gegen die große Kurvatur des Magens bildet, während die rechte unmerklich in die kleine Kurvatur übergeht (Abb. 3).

Die Speiseröhre unterliegt einer gewissen Variabilität nicht nur in bezug auf ihre Lage und Form, sondern auch hinsichtlich ihrer Beziehung zu den Nachbarorganen. Von den topographischen Beziehungen des Oesophagus zu seiner Nachbarschaft sind die folgenden von Bedeutung. Sie gewinnen dieselbe

durch die vom Oesophagus auf sie und von ihnen auf den Oesophagus über-
greifenden pathologischen Veränderungen.

Die Pars cervicalis oesophagi, die vom VI. Halswirbel bis zum II. Brustwirbel reicht, liegt nach hinten der *Fascia praevertebralis* an, welche die vordere
Flache der Hals- und Brustwirbelkörper sowie die paarigen *Mm. longi colli*

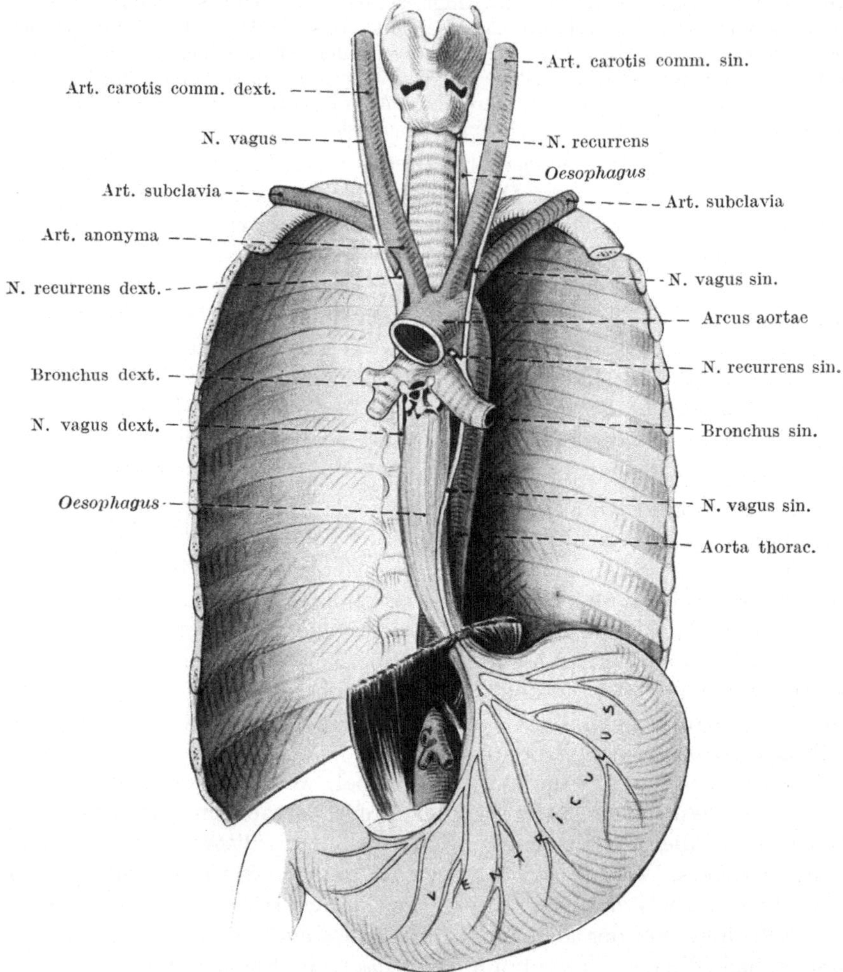

Abb. 3. Topographie des Oesophagus, Ansicht von vorne. (Nach CORNING.)

et capitis überzieht. Mit der Fascie steht die Wand des Oesophagus in einer
lockeren Verbindung, welche seitliche Verschiebungen bis zu einem gewissen
Grade gestattet. Ventralwärts wird die Pars cervicalis, sowie der obere Anteil
der Pars thoracalis, bis zur Hohe des IV. Brustwirbels von der *Trachea* überlagert, deren stark elastische Pars membranacea mit dem vorderen Umfange
des Oesophagusrohres durch Bindegewebe im Zusammenhang steht (Abb. 4 u. 5).
In den durch Oesophagus und Trachea gebildeten Rinnen verlaufen beiderseits
die *Nn. recurrentes*. Beiderseits stehen die *Lobi laterales der Glandula thyreoidea*

mit dem lateralen Umfange der Pars cervicalis oesophagi in Kontakt. In der Höhe des II. Thorakalwirbels kreuzt die *Art. carotis communis sin.* den Oesophagus. Die *Art. thyreoidea inf.* verläuft am lateralen Umfange der Pars cervicalis oesophagi zur Glandula thyreoidea (CORNING).

Die Pars thoracalis der Speiseröhre liegt vom *I.* bis zur Höhe des *VIII. oder IX. Brustwirbels* dem vorderen Umfange der Wirbelkörper an; entfernt sich dann allmählich von der Wirbelsäule, um den Hiatus oesophageus des Zwerchfells

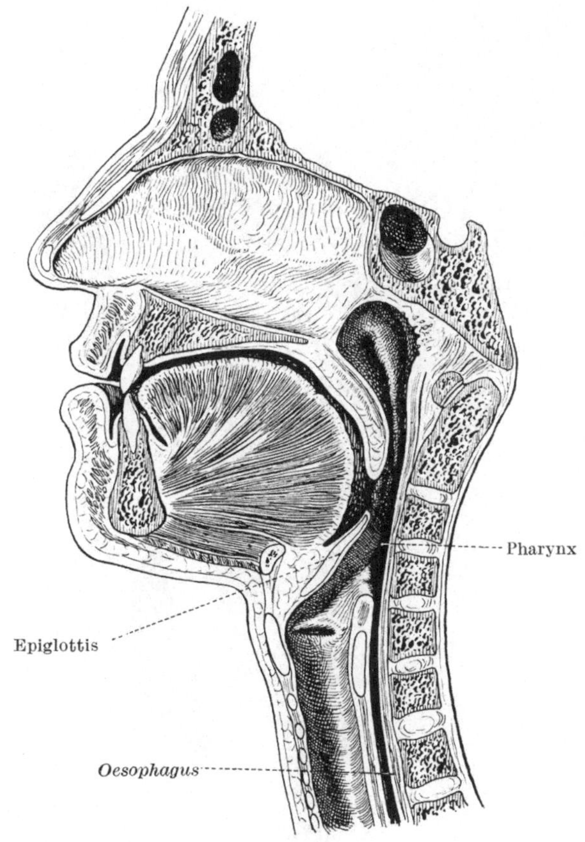

Abb. 4. Topographie des Halsoesophagus, Ansicht von der Seite. (Nach ZUCKERKANDL.)

zu erreichen. Die Lage des Hiatus oesophageus ist individuellen Schwankungen unterworfen. Meist liegt die Zwerchfelldurchtrittsstelle nach MEHNERT 2 bis 3 cm vor der Wirbelsäule und etwas nach links von der Medianlinie; in extremen Fällen kann sie bis 3 cm, durchschnittlich 2,5 cm links von der Medianlinie gelegen sein. Zwischen die Wirbelsäule und die Speiseröhre schiebt sich vom *VIII. bis IX. Brustwirbelkörper an nach abwärts die Aorta thoracica ein.* Das Verhältnis zwischen Aorta und Oesophagus ist großen Variationen unterworfen. In der Norm verläuft die Aorta thoracica von dem linken Umfang des IV. Brustwirbelkörpers an nach abwärts, um durch den median gelegenen Hiatus aorticus in den Bauchraum einzutreten. Das Gefäß steht also eine

Strecke weit mit dem linken Umfange des Oesophagus in Berührung und erst allmählich schiebt es sich zwischen Wirbelsäule und Oesophagus ein, um beim Austritt aus dem Thoraxraume entweder dorsal oder nach rechts vom Oesophagus zu liegen. Die *Aa. intercostales dextrae* überkreuzen die Dorsalfläche der Speiseröhre. Der *Ductus thoracicus* verläuft in einer Rinne zwischen Oesophagus, Aorta und Wirbelsäule (Abb. 6, 7, 8).

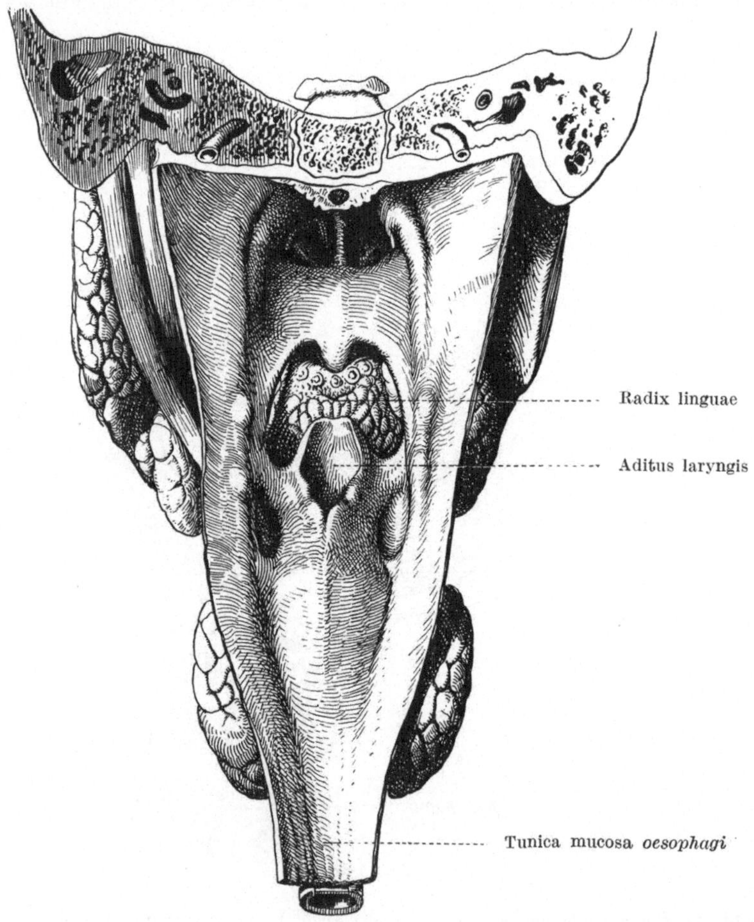

Abb. 5. Topographie des Halsoesophagus. Ansicht von hinten. (Nach TOLDT.)

Nach vorne wird die Pars thoracalis oesophagi bis zur Höhe des IV. Brustwirbels durch die *Trachea* überlagert. In dieser Höhe tritt mit dem vorderen Umfange der Speiseröhre der *Arcus aortae* in Berührung, sowie etwas kranialwärts davon die schon erwähnte *A. carotis communis sin.* und die *Art. subclavia sin.* Unterhalb der Trachealbifurkation liegt der Oesophagus mit seiner Vorderfläche, zusammen mit der Aorta descendens, unmittelbar dem *Perikard* (Pars pericardiaca oesophagi) an und zieht an dem Teil des Herzbeutels, welcher die Rückfläche des linken Vorhofes bedeckt, vorbei. Der linke Vorhof und der Oesophagus sind nur auf einer Strecke aneinandergelagert, welche physiologisch

5—6 cm beträgt. Der Vorhof begleitet die Speiseröhre bis kaum 2 cm oberhalb ihrer Durchtrittsstelle durch das Zwerchfell (RAUTENBERG); im Bereiche der kurzen Strecke oberhalb des Zwerchfells, auf welcher der Oesophagus stärker nach links abbiegt, legt er sich dem hinteren Anteil des *linken Ventrikels* an.

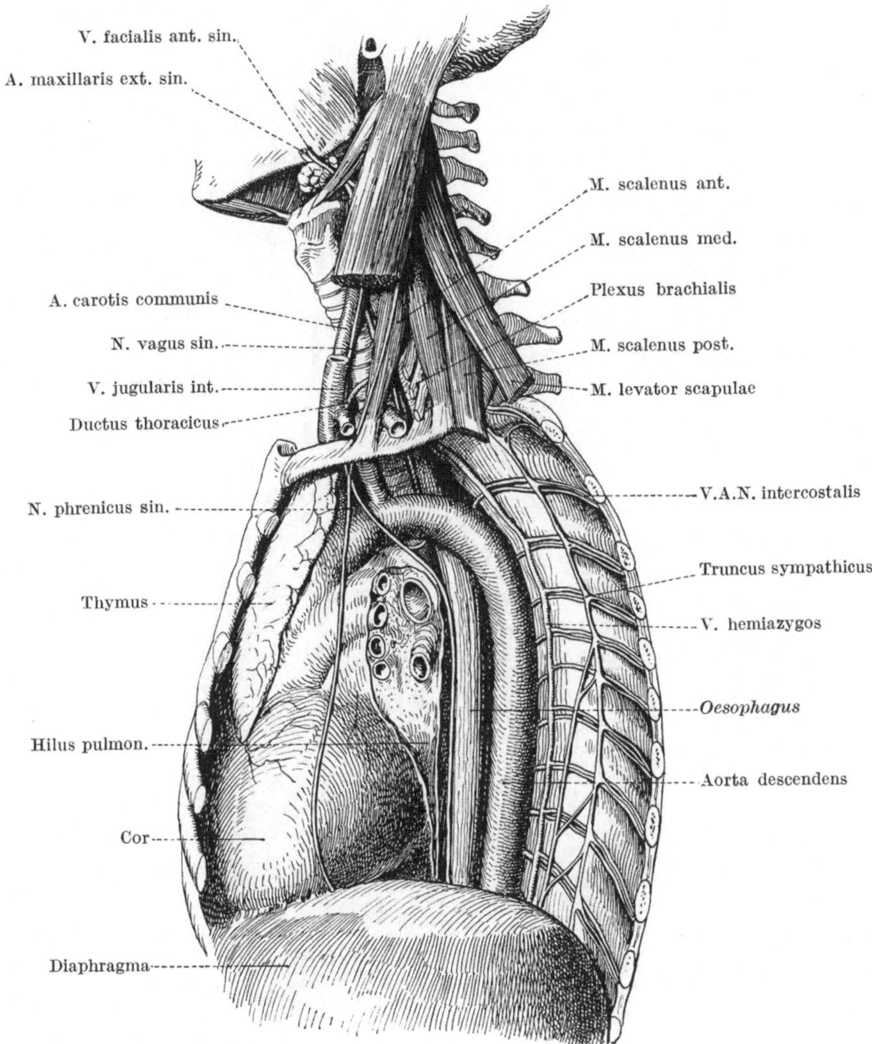

Abb. 6. Topographie des Brustoesophagus. Ansicht von links. (Nach BLUMBERG.)

In Bifurkationshöhe der Trachea schließen sich die *Nn. vagi* dem Oesophagus an, nachdem sie dorsal die Hauptbronchien gekreuzt haben. Der *N. vagus dexter* tritt an den *dorsalen* Umfang des Oesophagus, mit dem er durch den Hiatus oesophageus zur hinteren Fläche des Magens verläuft (Plexus gastricus posterior); der N. vagus sinister gelangt an den linken und *ventralen* Umfang der Speiseröhre und hilft den Plexus gastricus anterior bilden.

Die Beziehungen der Pars thoracalis oesophagi zur *Pleura mediastinalis* sind, je nach der Höhe, verschieden. Im oberen Anteil des thorakalen Speiseröhrenabschnittes steht ein Teil des *linken Oesophagusumfanges* mit der linken Pleura mediastinalis in Kontakt, weiter caudal bekleidet diese aber den linken

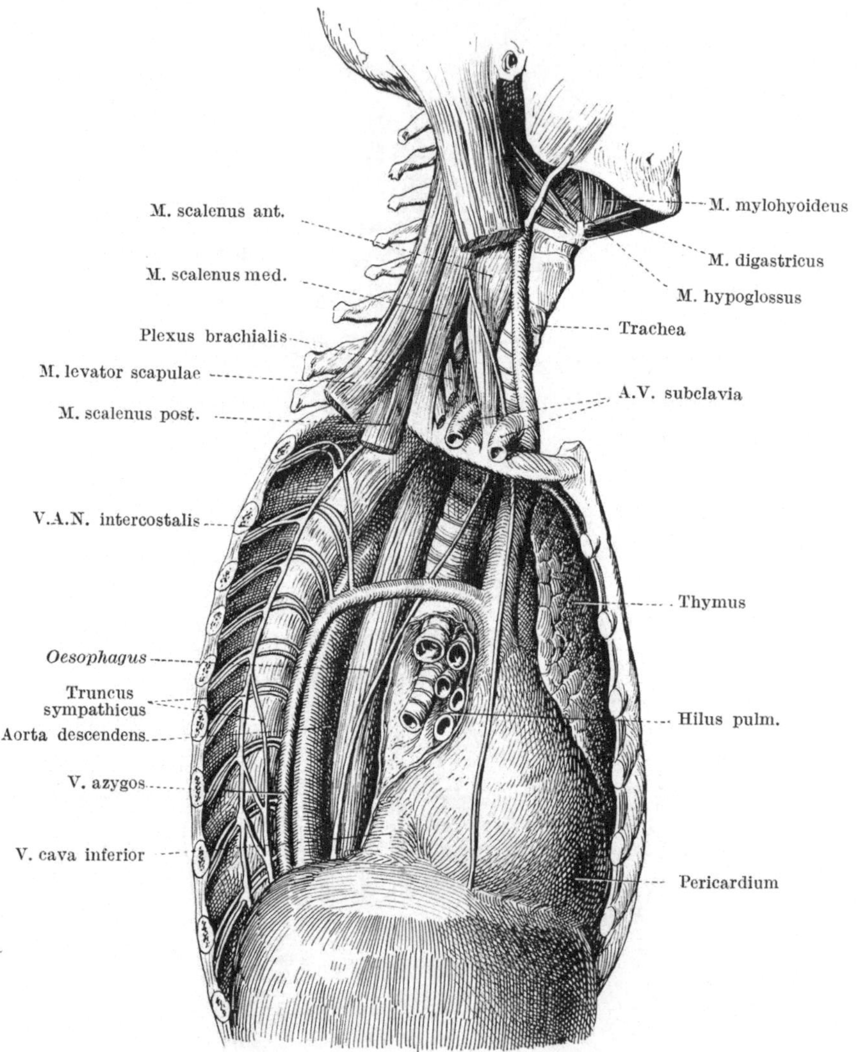

Abb. 7. Topographie des Brustoesophagus. Ansicht von rechts. (Nach BLUMBERG.)

Umfang der Aa. subclavia, Carotis comm. sin., des Arcus aortae und der Aorta descendens. Erst kurz oberhalb des Hiatus oesophagus wird der Oesophagus wieder auf eine kurze Strecke von der Pleura mediastinalis sinistra überzogen. *Rechterseits* wird der Oesophagus unterhalb der Lungenwurzel an seinem rechten und teilweise auch an seinem hinteren Umfange von der rechten Pleura mediastinalis überzogen. Diese Ausbuchtung der Pleura kann sich zwischen Oesophagus und vorderem Umfang der Brustwirbelkörper einschieben (CORNING).

Wie schon bemerkt, erstreckt sich die Pars abdominalis oesophagi vom Hiatus oesophageus bis zum Übergang des Oesophagus in den Magen als ein 2—3 cm langer Abschnitt, welcher mit den Rändern des Hiatus oesophageus in lockerer Verbindung steht und einen vollständigen *Peritonealüberzug* besitzt.

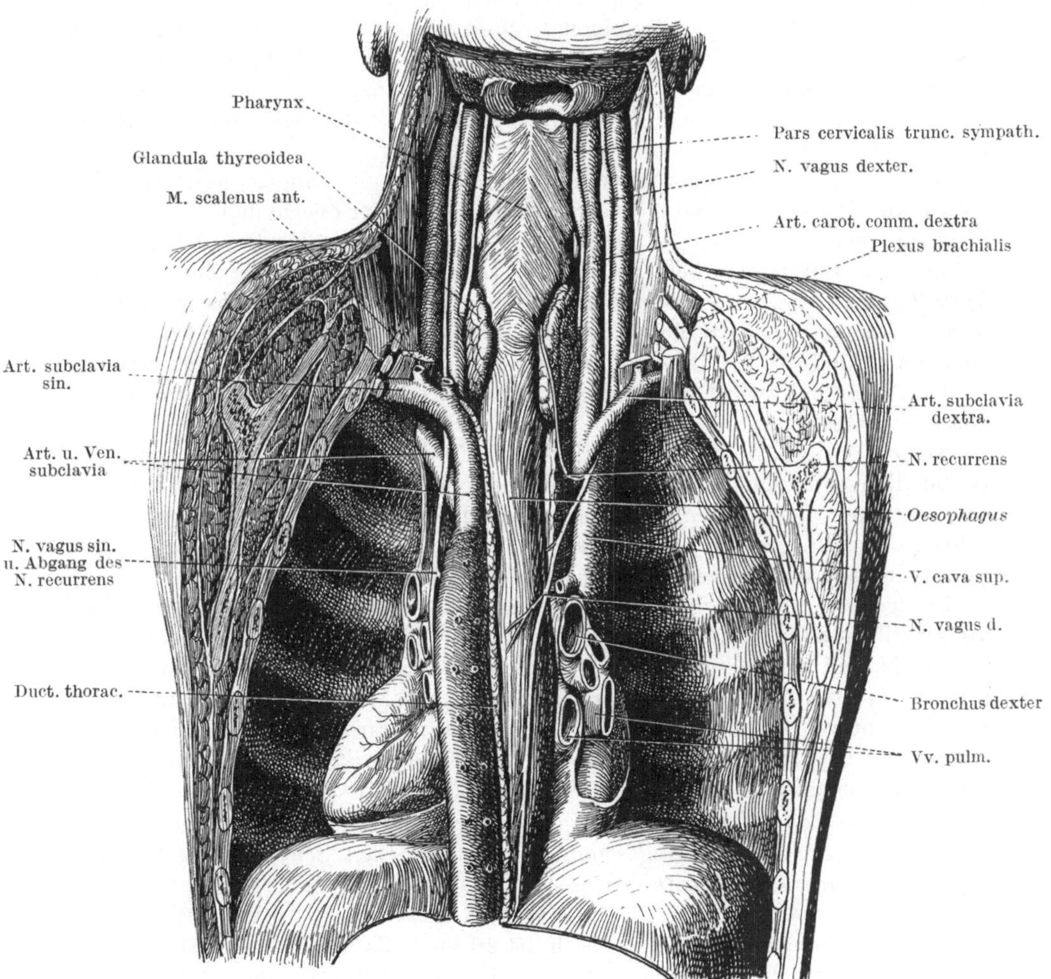

Abb. 8. Topographie des Brustoesophagus. Ansicht von hinten. (Nach CORNING).

Dorsalwarts liegt der intraabdominelle Speiseröhrenabschnitt dem linken *Zwerchfellschenkel* an, ventralwärts berührt er den *Lobus caudatus* (Spiegelii) und den *linken Leberlappen,* an deren Hinterfläche er den Sulcus oesophageus bildet. Die *Art. phrenica inf. sin.* verläuft dorsal von der Pars abdominalis oesophagi kranialwärts zum Diaphragma. Der Nervus vagus dexter liegt auf dem hinteren, der Nervus *vagus sinister* auf dem vorderen Umfange der Pars abdominalis oesophagi.

Wie schon eingangs ausgeführt, erleidet die Speiseröhre bei der Beugung und Streckung des Kopfes eine Verschiebung, welche eine ganze Wirbelhöhe betragen kann. Noch größer ist die physiologische Variationsbreite in der Lage der Kardia, sie beträgt drei Brustwirbel oder eine Höhe von 8 cm, d. h. es kann die Höhendifferenz in der Höhenlage der Kardia, bezogen auf die Wirbelsäule, bei zwei Individuen mittleren Lebensalters bis zu 8 cm betragen. Zieht man die Altersveränderungen in Betracht, die durch die Senkung des Zwerchfells beim Greise entstehen, so nimmt die Variabilität noch zu.

Doch auch der thorakale Speiseröhrenabschnitt zeigt eine gewisse Variationsbreite, welche sich in diesem Abschnitt besonders an der seitlichen Ausbiegung bemerkbar macht.

Im langgestreckten Thorax verläuft der Oesophagus zumeist gestreckt, und zwar in der Medianlinie und biegt erst einige Zentimeter oberhalb des Zwerchfells in einem mehr oder weniger großen Bogen nach links ab. Bei gedrungenem Körperbau, und namentlich bei älteren Individuen mit *seniler* Zunahme der *Dorsalkyphose* hingegen weicht der Oesophagus im thorakalen Abschnitt meist nach *rechts* von der Mittellinie aus und biegt auch hier in einiger Entfernung vom Zwerchfell nach links, so daß er die Medianlinie des Körpers zweimal schneidet, einmal zwischen oberem und mittlerem Drittel, das zweite Mal im unteren Drittel.

Auch die normale *Herzlage* ist von Einfluß auf den Speiseröhrenverlauf. Bei mediangestelltem Herz erfahrt der Oesophagus eine Streckung, eine mehr oder weniger horizontale Lagerung des Herzens hingegen ist mit einer Schlängelung der Speiseröhre in der Weise verbunden, daß diese im unteren Anteil des thorakalen Abschnittes nach *rechts* abweicht (Eisler).

Infolge der Abhängigkeit des thorakalen Speiseröhrenabschnittes vom Zwerchfellstand zeigt dieser bei Tiefstand des Diaphragma einen gestreckten, bei Hochstand einen mehr bogen- bzw. S-förmigen Verlauf. Ebenso streckt sich die Speiseröhre bei inspiratorischer Senkung des Zwerchfells, namentlich in ihrem unteren Anteil des thorakalen Abschnittes, nicht nur in der frontalen, sondern auch in der sagittalen Ebene. Dagegen wird der Krümmungsradius dieses Oesophagusabschnittes bei tiefer Exspiration in beiden Ebenen kleiner.

Die Weite des Oesophaguslumens ist noch größeren Schwankungen unterworfen, als seine Länge. Abgesehen von individuellen Schwankungen, zeigen auch die einzelnen Abschnitte der Speiseröhre differente Maße, welche zwischen 7—22 mm (Monton) schwanken. Bei gerader Kopfhaltung ist der Oesophaguseingang die engste Stelle; im Durchschnitt 10 mm. Es besteht aber eine gewisse zusätzliche, physiologische Überdehnbarkeit, so daß die Speiseröhre in diesem Anteil nach Morosow ohne Schaden eine Erweiterung bis auf 20 mm Durchmesser zuläßt. Die absolute Weite und Dehnbarkeit der Speiseröhre ist naturgemäß bei Kindern geringer. Nach Sesbini beträgt die oberste Grenze der Dehnbarkeit bei Kindern von 2—5 Jahren maximal 15 mm, bei solchen von 8 bis 11 Jahren 18 mm, von 12—16 Jahren 20 mm; über dieses Alter nimmt Sesbini ein Maximum von 21 mm an. Die jeweilige Weite des Speiseröhrenlumens am Lebenden ist naturgemäß von mehreren Faktoren abhängig. So besteht ein wesentlicher Unterschied in der Lumenbreite zwischen Ruhezustand und während des Schluckaktes, bei welchem das Lumen eine wesentlich größere Breite aufweist. Jedoch auch im Ruhezustand wechselt die Breite des Lumens entsprechend den durch die Atmung bedingten wechselnden Druckverhältnissen im Thorax (PRATJE).

Die Weite und Konfiguration des Speiseröhrenlumens wurde entsprechend den sehr variablen Befunden an Leichen sehr verschieden beschrieben. Hervorzuheben wären die ersten Befunde, welche am Lebenden von MIKULICZ erhoben wurden in Form von ösophagoskopischen Befunden, allerdings stets nur in nicht mit Speisen gefülltem Zustande. MIKULICZ konnte auf diesem Wege finden, daß im Halsteil der Speiseröhre das Lumen verschlossen ist und die Erweiterung desselben nur in dem Maße eintrat, als es der Weite des eingeschobenen Ösophagoskop entspricht. Im Brustabschnitt fand er dagegen ein offenes Lumen mit Luftinhalt. Genauere und den Verhältnissen am Lebenden wohl schon mehr entsprechende Angaben verdanken wir den in jüngster Zeit durchgeführten Beobachtungen, welche PRATJE röntgenologisch am Lebenden und zur Ergänzung an Leichen durchgeführt hat, wobei er mit Hilfe der stereoskopischen Darstellung horizontale Querschnitte durch das körperlich erscheinende Bild gewinnen konnte (Abb. 9). Auch PRATJE kommt auf Grund seiner Untersuchungen zu dem Ergebnisse, daß das Lumen im Halsteil der Speiseröhre geschlossen, im thorakalen Abschnitt offen ist. Während der Inspiration fand er das Lumen weiter als bei der Exspiration, entsprechend der inspiratorischen Zunahme bzw. exspiratorischen Abnahme des negativen Druckes im Thorax.

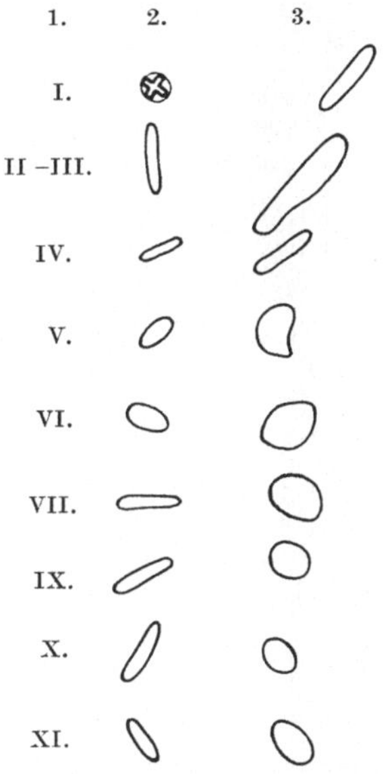

Im Verlaufe des Oesophagus wechseln weite Partien mit engen ab. Es sind 3 Engen und 2 Erweiterungen zu unterscheiden:

Abb. 9.
Stereographische Zeichnung von Oesophagusquerschnitten im In- und Exspirium. (Nach PRATJE.)
1. Brustwirbel. 2. Inspirium. 3. Exspirium.

Engen:

1. *Obere Enge* am Anfang der Pars cervicalis (Oesophagusmund).

2. *Mittlere Enge,* diese setzt sich zusammen aus:

a) Aortenenge in der Höhe des unteren Randes des III. Brustwirbels.

b) Bifurkationsenge, sei es autochthon, sei es durch Druck des linken Bronchus auf die Vorderwand in der Höhe des IV. Brustwirbels.

3. *Untere Enge* in der Gegend des Zwerchfelldurchtrittes und Kardia (Abb. 10).

Weiten:

1. *Obere Weite,* von der Enge am Oesophagusmund bis zur Aortenenge reichend.

2. *Untere Weite,* von der Bifurkationsenge bis oberhalb des Diaphragma reichend.

Die obere Enge entspricht in der Regel dem hinteren Umfange oder dem unteren Rande der Cartilago cricoidea, also dem Übergange der Pars laryngea pharyngis in den Oesophagus (KILLIANscher Oesophagusmund). Darauf folgt in der Höhe der unteren Hals- und oberen Brustwirbel ein erweiterter Abschnitt (obere Weite), welcher nach abwärts am unteren Rand des III. Brustwirbels in die mittlere Enge übergeht, welche im oberen Anteil zur Aorta, im unteren Anteil zum Bronchus in Beziehung steht. Darauf folgt ein weiterer Abschnitt (untere Weite), der vom IV. bis zum IX. Brustwirbel reicht, und dann 1—3 cm ober dem Hiatus oesophagus die untere Enge. Unterhalb dieser Enge erfährt die Speiseröhre bis an die Kardia keine nennenswerte Erweiterung mehr.

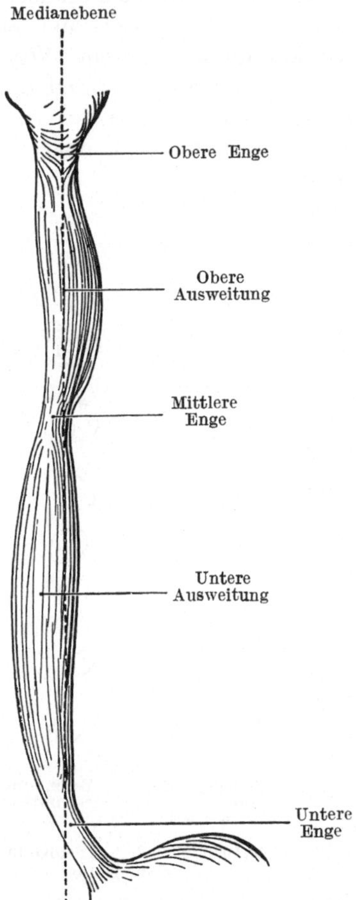

Die Engen der Speiseröhre sind zum Teil anatomisch, zum Teil funktionell bedingt. Von der oberen ersten Enge wird angenommen, daß sie funktionell bedingt ist, und zwar passiv von der Pars fundiformis des Musculus constrictor eingeschnürt, aktiv durch Kontraktion der Speiseröhrenwand selbst bedingt. Die mittlere zweite Enge hingegen dürfte als anatomisch bedingt zu betrachten sein. Die Aortenenge liegt an der Stelle, wo der von vorne kommende Aortenbogen nach hinten gegen die Wirbelsäule zu umbiegt und den Oesophagus kreuzt. Der linke Rand der Speiseröhre wird hier dorsalwärts verdrängt (KREUZFUCHS). Der untere Anteil der mittleren Enge ist nur bei einem Teil der Menschen nachweisbar, entsprechend einem, bei den verschiedenen Individuen etwas differentem Verlaufe der Speiseröhre in der Höhe der Trachealbifurkation. Die Speiseröhre wölbt sich, besonders bei stärker seitlichem Verlaufe, in dieser Höhe in der Sagittalebene etwas vor. Ist diese Vorwölbung genügend stark ausgesprochen, so kommt die Vorderfläche des Speiserohres mit der Dorsalfläche des hinteren Stammbronchus in Kontakt und erfahrt eine Eindellung von vorne. Je mehr die Speiseröhre in dieser Höhe verläuft, desto weniger wölbt sie sich vor und desto weniger kommt es zur Eindellung. Die untere dritte Enge dürfte wieder vorwiegend funktionell bedingt sein, wobei wieder zwei Komponenten zu unterscheiden

Abb. 10. Die Engen und Weiten des Oesophagus. (Nach CORNING.)

sind, einmal das Zwerchfell und zweitens die Wandkontraktion des Oesophagus.

Die *Oesophaguswand* besteht ihrem histologischen Bau nach aus vier Schichten:

1. Schleimhaut.
2. Submuköses Gewebe.
3. Muskelschichte.
4. Adventitia (Abb. 11).

1. Die Schleimhaut besteht aus einem mehrschichtigen Pflasterepithel, welches unter pathologischen Verhältnissen zur Verhornung kommen kann.

Das Epithel besitzt eine bindegewebige Unterlage, welche durch eine Lage
längsverlaufender Muskelfasern in zwei Schichten geteilt wird. Diese Muskelschicht (Muscularis mucosae) beginnt in der Höhe des Ringknorpels, doch
werden ihre Bündel erst tiefer unten zahlreicher.

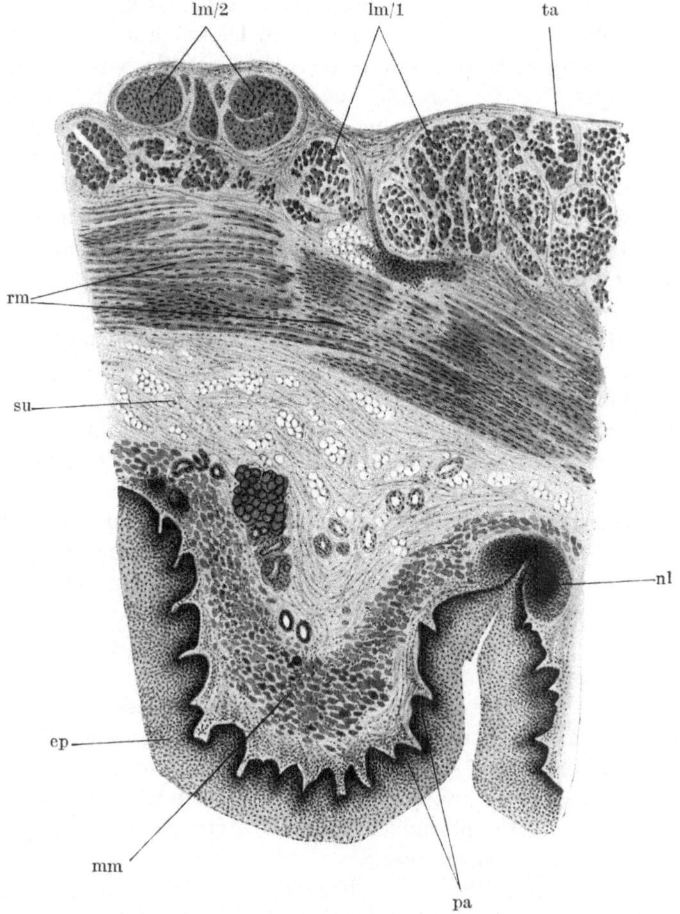

Abb. 11. Teil eines Querschnittes der menschlichen Speiserohre in der Hohe des mittleren Drittels.
lm/2 glatte Langsmuskulatur. lm/1 quergestreifte Langsmuskulatur. ta Tunica adventitia. rm Ringmuskulatur. su Submucosa. nl Lymphknotchen. mm Muscularis mucosae. pa Papillen. ep Epithel.
(Nach Sobotta.)

2. Das submuköse Gewebe ist aus Längsbündeln von Bindegewebe und
elastischen Fasern zusammengesetzt. In dem lockeren Gefüge dieser Schichte
verlaufen die Gefäße und Nerven des Oesophagus, welche von außen eindringen.

3. Die Muskelschichte besteht aus zwei Teilen, dem inneren Anteil, den
sog. Ringfasern und der nach außen gelegenen Längsfaserschichte. Die Ringfasern, welche am Ringknorpel beginnen, sind nicht kreisförmig angeordnet,
sondern zeigen einen schief zur Längsachse der Speiseröhre angeordneten Verlauf.
Im oberen Anteil umfassen sie nicht die ganze Zirkumferenz der Speiseröhre,
sondern sind nach vorne offen. Weiter caudal schließt sich dann eine vollkommene zirkulär verlaufende Ringfaserschicht an. Diese reicht bis zur inneren

Muskelschicht des Magens und steht mit dieser in Verbindung. Die Fasern der Ringschichte umkreisen den Oesophagus im oberen Anteil elliptisch, tiefer unten mehr schraubenförmig. Durch diesen Faserverlauf wird nicht nur die funktionelle Verengung, sondern auch die Verkürzung der Speiseröhre begünstigt. Die Ringfaserschicht nimmt nach abwärts an Dicke konstant zu, so daß sie schließlich die Langsfaserschichte an Dicke ganz wesentlich übertrifft. Die äußere Längsfaserschichte entspringt größtenteils von der Hinterflache der Ringknorpelplatte. Sie umhüllt das Anfangsstück der Speiseröhre nicht gleichmäßig, sondern es bilden sich zwei seitliche Längswülste, von denen auch Bündel nach hinten abzweigen. Kranial entstehen Schlingen durch gerade Vereinigung von Fasern der beiden seitlichen Bündel, dann ziehen die Fasern mehr nach abwärts und treffen sich hinten in spitzem Winkel. Dadurch wird an der Hinterwand des Anfangsteiles der Speiseröhre ein dreieckiges, mit der Spitze nach abwärts gerichtetes Feld von etwa 2 cm Lange freigelassen (LAIMERsches Dreieck).

Im unteren Teil der Speiseröhre verteilen sich die Längsfasern gleichmaßig; gegen den Magen setzen sie sich nicht scharf ab, sondern strahlen in die Längsfasern des Magens, in die kleine Kurvatur ein.

In den tieferen Teilen der Speiseröhre, nahe dem Hiatus beginnend bis zur Kardia, gehen oft Bündel der Längsfaserschichte in die innere Ringfaserlage über und auch umgekehrt.

An der Kardia hat man nach FORSELL den Kardiaschnürer zu unterscheiden, dessen Fasern der inneren und mittleren Schichte der Magenmuskulatur angehoren, beide Muskelschichten begegnen sich in einem nach oben offenen Winkel und sind dadurch ventilartig angeordnet.

4. Die Adventitia ist eine bindegewebige Faserhaut, welche die ganze Speiseröhre umhüllt.

Die *Blutgefäße* des Oesophagus gehoren den verschiedensten Gefaßgebieten an. Die Pars cervicalis wird von Ästen des Truncus thyreocervicalis versorgt, zur Pars thoracalis ziehen 7—8 kleine Aa. oesophageae direkt aus der Aorta thoracica (Abb. 12). Die Pars abdominalis erhalt Äste aus der Art. gastrica sinistra sowie aus den Aa. phrenicae inf. Die Arterien des Oesophagus bilden zahlreiche Verbindungen untereinander.

Die Venen bilden einen Plexus, welcher nach unten zur V. coronaria ventriculi, somit in das Gebiet der Pfortader Abflüsse hat; weiter oben Abflüsse zu den Venengebieten der Vv. azygos und hemiazygos sowie der V. thyreoidea inf.

Die *Lymphgefäße* der Speiserohre ziehen zu *fünf Gruppen von Lymphdrüsen.* Zu der ersten Gruppe gehoren die Glandulae cervicales profundae superiores, in der Nahe der Teilungsstelle der Arteria cervicalis communis liegend. Zur zweiten Gruppe werden die Lymphoglandulae cervicales profundae inferiores *(supraclaviculares)* gerechnet, welche in dem Winkel liegen, den die Vena jugularis int. mit der Vena subclavia bildet. Diese Drüsen erhalten Lymphgefäße sowohl von der Pars cervicalis, als auch aus der Pars *thoracalis* oesophagi. In den *aufwärtsgehenden Lymphstämmen* der Pars thoracalis sind, besonders rechts, Lymphdrüsen eingeschaltet welche den N. recurrens umgeben. Die dritte Gruppe von Drüsen wird von den Lymphoglandulae *tracheobronchiales* gebildet, welche der Hinterfläche der Trachealbifurkation und somit der Oesophaguswand eng anliegen. Zu dieser Gruppe gehören auch die Lymphoglandulae bronchiales, welche in dem Winkel liegen, den der Oesophagus mit der Trachea bildet. Die Lymphgefäße des oberen Brustabschnittes der Speiseröhre ziehen zu diesen Drüsen. Den größten Teil der Lymphe des thorakalen Speiseröhrenabschnittes nehmen aber die Drüsen der vierten Gruppe, die

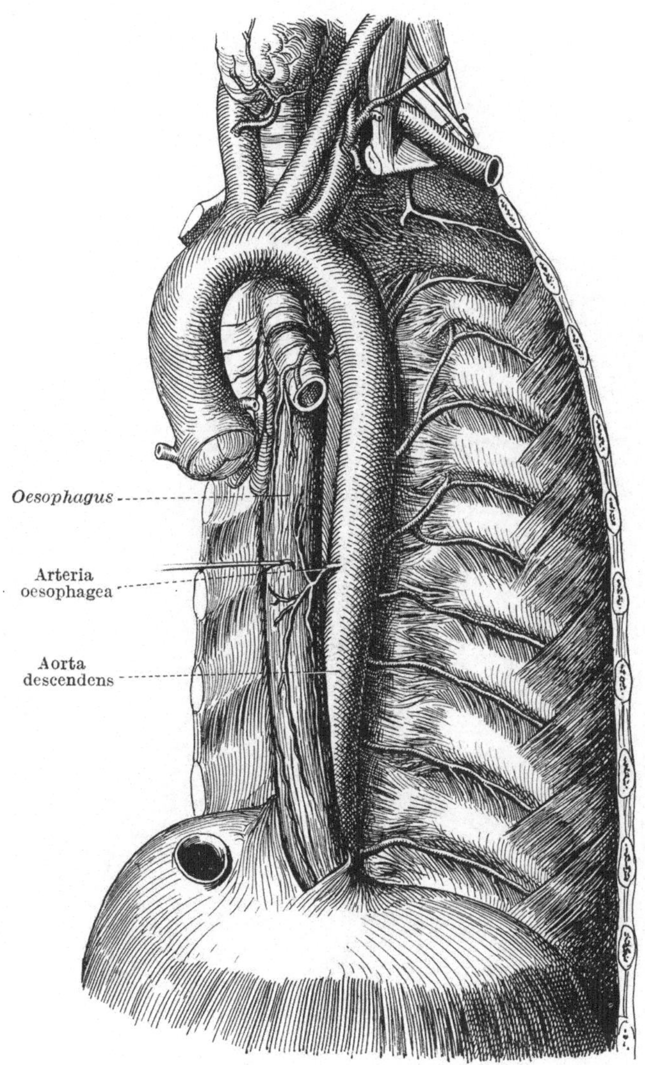

Abb. 12. Arteria oesophagea aus der Aorta entspringend. (Nach TOLDT.)

Lymphoglandulae mediastinales posteriores auf. Diese Drüsen liegen in der Umgebung der Brustaorta, von der Trachealbifurkation bis zum Zwerchfell reichend. Die fünfte Gruppe wird von den 2—3 *Lymphoglandulae cardiacae* gebildet, die der Kardia anliegen. Zu diesen Drüsen ziehen Lymphgefäße aus dem *untersten Teil der Pars thoracalis* sowie aus der Pars a*b*dominalis oesophagi (Abb. 13).

Die *Nerven* des Oesophagus stammen zum großen Teil aus den Nn. vagi
(MOLHAUT). Außerdem ziehen auch vom Sympathicus zahlreiche Bahnen zu
den verschiedenen Abschnitten der Speiseröhre (GREVING). Den Halsteil der

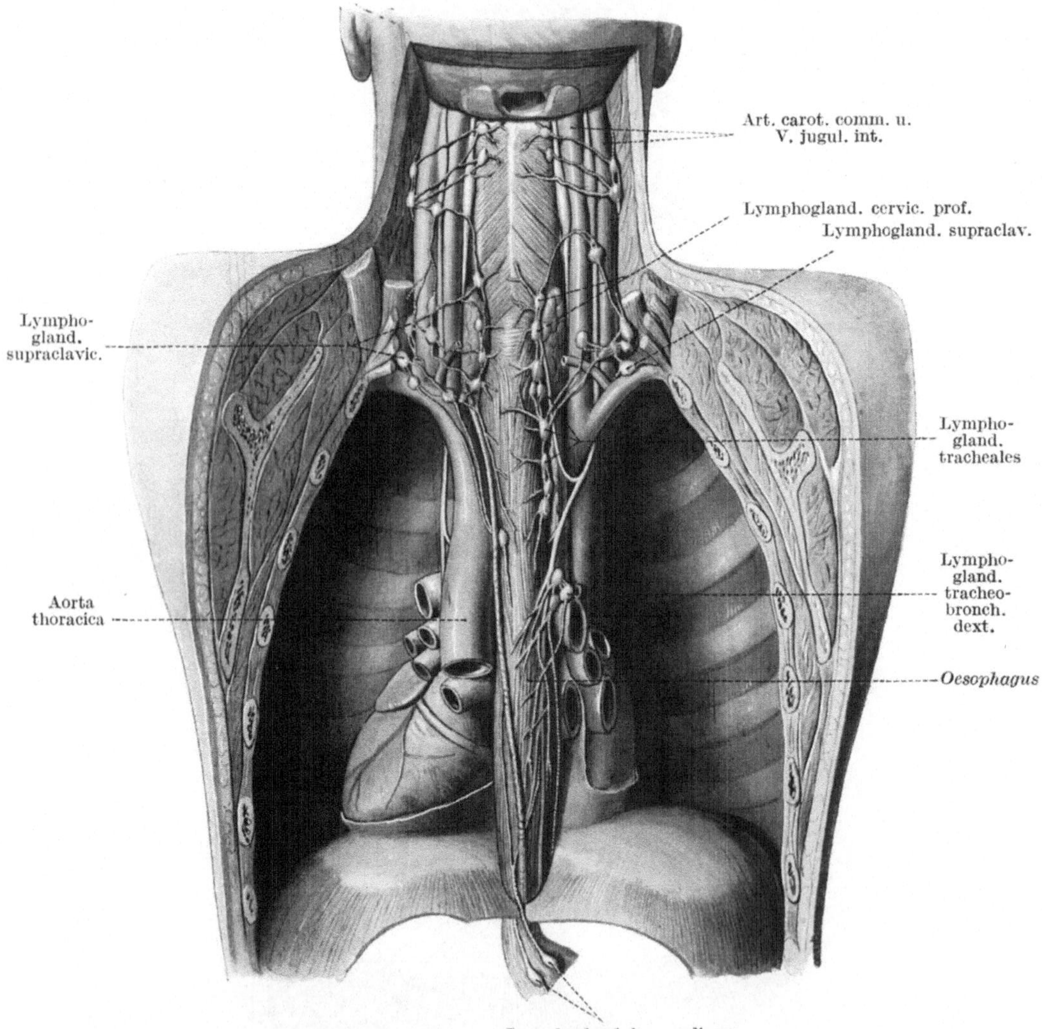

Abb. 13. Lymphgefäße und regionäre Lymphdrüsen des Oesophagus. Ansicht von hinten.
(Nach CORNING.)

Speiseröhre versorgen die Nn. recurrentes (Nn. oesophagei superiores) mit
Vagusfasern. Es sind dies zahlreiche, parallel zum Oesophagus verlaufende
Nervenäste, die weder ein Geflecht bilden, noch die Mittellinie überkreuzen.
An der Pars thoracalis und abdominalis bilden die Stämme des Brust-Vagus
ein Geflecht (Plexus oesophageus), aus dem die Zweige in den Oesophagus

abgehen (Nn. oesophagei inferiores). Vom Sympathicus findet sich konstant ein starker oder in mehrere Verzweigungen geteilter Ast, der vom rechten

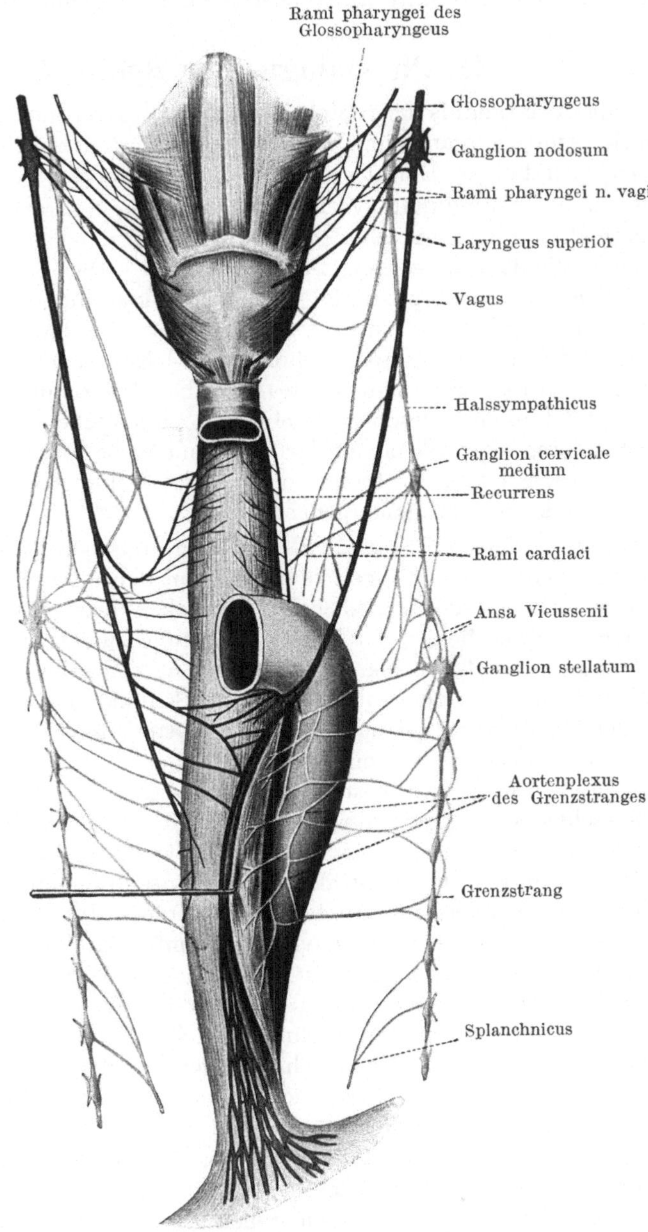

Abb. 14. Die Nerven des Oesophagus. (Nach GREVING.)

Ganglion stellatum zum Vagus verläuft. Falls ein einheitlicher Strang vorhanden ist, so steht derselbe mit dem Recurrens an seiner Ursprungsstelle in Verbindung; bei Vorhandensein mehrerer Äste zieht nur einer der Stränge zum Recurrens. Vom thorakalen Abschnitt des Sympathicus gehen direkte Fasern zur Speiserȯhre, indem sie zunächst den Aortenplexus bilden, aus welchem Fasern für die Speiserȯhre abzweigen (GREVING) (Abb. 14).

III. Physiologie der Speiserȯhre.

Für das Verständnis der röntgenologisch sichtbaren normalen und pathologischen Bewegungsvorgänge im Oesophagus muß man sich nicht nur die geläufigen, sondern auch feinere Einzelheiten aus der Physiologie in Erinnerung halten.

Das in der Mundhȯhle vorbestimmte Flüssigkeitsquantum und der dort gebildete Bissen wird mittels des Schluckaktes durch den Schlund, die Speiserȯhre und die Kardia in den Magen befördert. Der Schluckakt besteht aus einer Reihe von komplizierten und wohl koordinierten Bewegungen der Muskulatur des Pharynx, des Oesophagus, der Kardia und des Zwerchfelles. Obwohl uns hier nur die Speiserohre und die Kardia interessieren, so muß der pharyngeale Anteil des Schluckaktes, der die Objekte des Vorganges in eigentümlicher Art in den Oesophagus einliefert, besprochen werden. Wiewohl der Schluckvorgang weitgehend geklȧrt ist, und zwar großenteils mit Hilfe der röntgenologischen Untersuchung, so sind die Meinungen über manche Einzelheiten doch noch auseinandergehend.

MAGENDIE, dessen Theorie teils auf anatomischen Erwägungen, teils auf physiologischen Beobachtungen fußt und von den alteren Forschern allgemein anerkannt wurde, unterschied beim Schlucken drei Akte, den ersten, willkürlichen, wahrend dessen der Bissen vom Mund zum Isthmus faucium gelangt, den zweiten, unwillkürlichen, reflektorischen, der sehr rasch, fast konvulsiv erfolgt und durch welchen der Bissen den Schlund passiert und an das obere Ende der Speiserȯhre gelangt, und den dritten, gleichfalls dem Einfluß des Willens entzogenen, sehr langsam verlaufenden Akt, der den Bissen bis zum Magen leitet. Im Wesen besteht der Mechanismus nach MAGENDIE in einer peristaltischen Bewegung, durch die der Bissen allmahlich weitergeschoben und getrieben wird, im ersten Zeitabschnitt durch Druck der Zunge gegen den Gaumen durch die Kontraktion der Musculi longitudinales linguae und der Mm. mylohyoidei: im zweiten Zeitabschnitt durch die Kontraktion der Constrictores pharyngis, welche den Bissen umfassen, umschließen und vorwȧrts treiben, während der Kehlkopf mit dem Zungenbein in die Höhe geht und das Gleiten des Bissens über die durch den Kehldeckel verschlossene Glottisöffnung beschleunigt; im dritten Zeitabschnitt durch die fortschreitende Kontraktion der Ringmuskulatur der Speiserȯhre, welche vorher durch den Druck, mit dem der Bissen durch die Zusammenziehung des Schlundes in sie eingetrieben wurde, eine Dehnung erfahren hat.

Gegenüber der Theorie MAGENDIEs, der das Schlucken im wesentlichen als eine peristaltische Bewegung auffaßt, erklarten KRONECKER, MELTZER und FALK, auf Grund von experimentellen Versuchen (mittels Schlundsonde, Gummibläschen und Registrierung von deren Bewegungen auf der rotierenden Trommel), daß der Schluckakt ein Spritzvorgang sei.

KRONECKER gelangte zu dem Ergebnisse, daß die Schluckbewegung in einem Akt erfolgt, indem der Schluck (flussige oder breiige Massen) beliebig lange in der Mundhöhle an der Zungenwurzel festgehalten werden kann, und nach Auslösung der Schluckbewegung mit großer Geschwindigkeit unter relativ hohem Drucke durch die Speiseröhre in den Magen geschleudert wird. Der Schluckmechanismus beginne, wenn durch Reizung der Rachenwand die Schluckmuskulatur reflektorisch innerviert worden ist. Von da ab ist der Ablauf nicht mehr willkürlich. Oft erfolgt das reflektorische Schlucken wider unseren Willen und in einem Moment, in welchem wir es am wenigsten erwarten würden (auch im Schlaf, in Ohnmacht). Der einfache reflektorische Schluckakt enthält eine einfache kurze Haupthandlung und eine Reihe von Vor-, Neben- und Nachspielen.

Die Kontraktion der Mm. mylohyoidei dränge die Zunge nach oben und hinten; zu gleicher Zeit ziehen die Mm. hyoglossi die Zungenwurzel, welche in der Ruhelage nach hinten oben gerichtet ist, nach hinten unten, hierdurch wird der untere Schlundraum rasch verkleinert, die Schluckmasse wie durch einen Spritzenstempel unter hohen Druck gestellt und nach der Seite des geringsten Widerstandes, also nach dem Oesophagus zu, verdrängt. So werden flüssige und weiche Speisen durch die ganze Schluckbahn bis zur Kardia herabgespritzt, bevor Kontraktionen der Pharynx- und Oesophagusmuskeln sich geltend machen können. Damit aber das Spritzen den Effekt in der gewünschten Richtung ausübe, müssen die Wandungen der Spritze dicht schließen. Es müssen also alle Nebenöffnungen versperrt sein.

Nachdem der Schlingmechanismus den Bissen in die Speiseröhre geschleudert hat, trete, nach der Theorie KRONECKERs, eine Kontraktion der Oesophagusmuskulatur ein, nicht nur, wenn Bissen sowie mittlere und größere Wasserschlucke genommen werden, sondern sogar auch beim Leerschlucken, wo also nur eine kleine Menge Speichel, vielleicht mit Luft gemengt, kardiawärts geschleudert werde. Die Reihe der anderen Bewegungsmechanismen, welche sich auf dem Speisewege zum Magen finden, sind nur als Reserve vorhanden. Diese Annahme werde gestützt durch drei teleologische Momente; zuvörderst sei die Muskulatur des Oesophagus von verschwindender Starke gegenüber den höher gelegenen Schluckmuskelgruppen. Sodann weise der Umstand, daß die lange Speiseröhre keinerlei Verdauungsdrüsen enthält, schon darauf hin, daß kein langerer Aufenthalt der Speisen in derselben in Betracht komme. Endlich erscheine es sehr wünschenswert, daß die dem Speisewege benachbarten Luftwege möglichst kurze Zeit in ihrer Wegsamkeit beschränkt werden und für den Fall, daß die Masse Widerstand findet, Reservekräfte prompt zu Hilfe kommen, die nicht erst eines Antriebes bedürfen.

Nach KRONECKER sind im Schluckrohr bis zur Kardia physiologisch fünf Muskelzüge auseinanderzuhalten: Die Muskulatur des ersten Aktes (wesentlich der Mylohyoideus), die der Constrictoren und die der drei Abschnitte des Oesophagus; von diesen drei Abschnitten des Oesophagus beginnt der oberste, etwa 6 cm lange Teil seine Kontraktion in seiner ganzen Länge fast gleichzeitig, etwa 1—2 Sekunden nach dem Schluckanfange. Hierauf verfließen 1—8 Sekunden, bevor der nächste, etwa 10 cm lange Abschnitt sich wiederum fast gleichzeitig zusammenzuziehen beginnt. Darauf hält eine längere Pause von etwa drei Sekunden den Fortschritt der Bewegung auf, worauf endlich der letzte Abschnitt in Zusammenziehung gerät. Die Pause zwischen der Bewegung des ersten und zweiten Schluckabschnittes (Mylohyoideus und Constrictoren) beträgt etwa 0,3 Sekunden. Die Dauer der Pause zwischen der Bewegung der Constrictoren und derjenigen des ersten Oesophagusabschnittes beträgt etwa 0,9 Sekunden. Jeder der fünf ringförmigen Abschnitte, in welche die Schluckbahn zerfällt, kontrahiert sich in seiner ganzen Länge ziemlich gleichzeitig und hat auch in allen seinen Teilen eine ziemlich gleiche Kontraktionsdauer. Die verschiedenen Abschnitte jedoch kontrahieren sich nacheinander nach Pausen, die um so länger werden, je länger die Zusammenziehung der einzelnen Ringe dauert. Je langsamer sich ein Abschnitt kontrahiert, desto geringere Beschleunigung erteilt er den durch seine Kontraktion abwärts getriebenen Massen. Weiter ist zu bemerken, daß die Kontraktion eines jeden Abschnittes die darauffolgende Pause überdauert. Dadurch nun, daß die Kontraktion des einen Abschnittes beginnt, bevor diejenige des vorhergehenden abgelaufen ist, wird das Zurücktreten der Speise verhindert.

Als sechster Abschnitt in der Schluckbahn ist die Kardia anzusehen, die weniger zur Beförderung der Ingesta aus dem Oesophagus in den Magen dient, als vielmehr um die Rückkehr des Mageninhaltes in die Speiseröhre zu verhüten. Die Kontraktion der Kardia blieb bei Versuchen nach Zeit und Umfang unverändert, auch wenn der Oesophagus abgebunden oder durchtrennt war. Aus der Auscultation der Schluckgeräusche beim Menschen folgert KRONECKER, daß die Kardia beim Menschen unter normalen Verhaltnissen geschlossen ist. Es bedürfe der kräftigen Kontraktion des dritten Oesophagusabschnittes, damit die Schluckmasse durch die Kardia durchgepreßt werde.

Betreffs des Mechanismus beim fortgesetzten Schlucken ergaben weitere experimentelle Untersuchungen KRONECKERs und seiner Schüler folgendes: Wenn man einen zweiten Schluck macht, während die auf den ersten Schluck erfolgende Kontraktion in dem beobachteten Oesophagusabschnitt bereits begonnen hat, so wird diese Kontraktion nicht mehr aufgehoben, nur manchmal etwas verkürzt und es beginnt die dem zweiten Schlucke entsprechende Oesophaguskontraktion ebenso spät, wie wenn der zweite Schluck erst nach Beendigung der ersten Oesophaguskontraktion erfolgt wäre. Dabei wird der zweite Schluck durch die Kontraktion des ersten Schluckes nicht festgehalten, sondern es vermag die Muskulatur, welche dem Hauptschluckakte vorsteht, die Schluckflüssigkeit auch durch die ersten beiden Oesophagusabschnitte hindurch zu spritzen, wobei die Mm. geniohyoidei begünstigend mitwirken, indem sie den Oesophagus mechanisch dilatieren.

Daß durch die Kardia nicht auch gespritzt wird, sondern diese kontrahiert bleibt, rühre wahrscheinlich daher, daß hier einerseits die mechanische Dilatation fehlt, sodann davon, daß die Wurfkraft im engen dritten Abschnitt des Oesophagus bereits bedeutend herabgesetzt ist, und wohl die tonisierte Kardia größeren Widerstand leistet als ein kontrahierter Oesophagusanteil. Doch ist es bei geringer Wurfkraft auch möglich, daß die Schluckmasse den dritten Abschnitt gar nicht erreicht, sondern im zweiten stehen bleibt. In solchen Fällen treibt erst die Peristaltik dieses Abschnittes, welche 3—4 Sekunden nach dem Schlucke beginnt, das Aufgenommene weiter, unter Umständen, ohne Aufenthalt, bis in den Magen.

Abweichend von den bisher genannten Theorien ist die von v. MIKULICZ, derzufolge das hauptfördernde Agens, welches *Flüssigkeiten* durch die Speiseröhre treibt, beim Menschen die *Schwerkraft* ist. Nach v. MIKULICZ geht der Schluckakt folgendermaßen vor sich: Flüssigkeiten und dünnbreiige Massen

werden durch die Kontraktion der Pharynxmuskulatur nur in den Anfangsteil
des Oesophagus getrieben. Hier angelangt, fließen sie durch ihre eigene Schwere
bis an die Kardia und öffnen dieselbe auch infolge ihrer Schwere automatisch.
Sie bedürfen somit zur Passage durch den Oesophagus und die Kardia keiner
Mithilfe durch die Peristaltik. In Bezug auf den Mechanismus beim Schlucken
von festen Bissen gelten nach v. Mikulicz uneingeschränkt die von Kronecker
und Meltzer gefundenen Regeln. Feste Massen werden ausschließlich durch
die Peristaltik im Oesophagus vorwärts bewegt, soweit sie nicht mit der gleichzeitig verschluckten Flüssigkeit mit herunter geschwemmt werden. Ist der
Bissen größer, als es dem Durchmesser der Speiseröhre entspricht, so wird
er nur langsam vorwärts bewegt, und es bedarf mehrerer Schlucke, um ihn in
den Magen zu befördern.

Zu einem noch abweichenderen Ergebnisse kommt hinsichtlich des Schluckaktes und auch hinsichtlich seiner zeitlichen Verhältnisse Schreiber. Seiner
Ansicht nach haben die von Kronecker und Meltzer der Zeitmessung zugrunde
gelegten Spritzmarken mit der Fortbewegung der Schluckmasse durch den
Oesophagus nichts zu tun. Durch Registrierung der Kehlkopfbewegungen

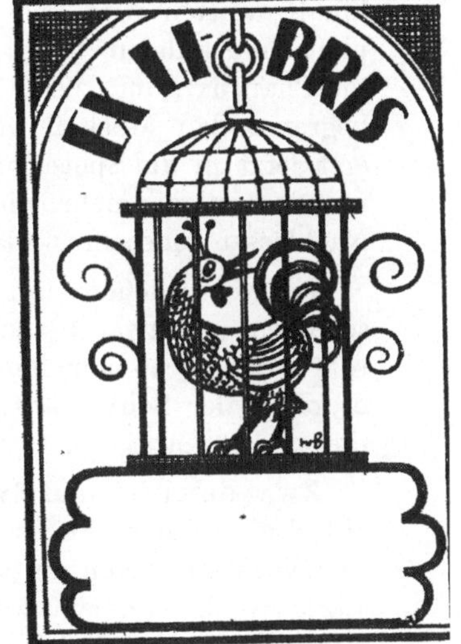

ergibt sich, daß die Schluckbeförderung nicht mit der Ko
hyoideus und Hypoglossus zeitlich zusammenfällt, sondern
später, mit Beginn der Eröffnung des Oesophagus, erfolgt
die Kontraktion des Mylohyoideus im Schwinden, die der Co
im Wachsen begriffen ist, scheinen es die letzteren zu sei
die Schluckmasse in den Oesophagus befördern, wahrsc
durch den „Abschlußdruck" während des Herabsteigens d
Kehlkopfes. Hiermit beginnt die zweite Schluckphase:
Beförderung durch den Schlund. Für Flüssigkeiten und C
intrathorakale Druck in Betracht kommen. Die Peristaltik
Schreiber nicht mit drei (Kronecker und Meltzer), so
Geschwindigkeiten, einer schnellen, im quergestreiften Hals
samen, im glatten Brustteil der Speiseröhre nachweisb
Schluckkymogramme, welche von an Seidenfaden hängende
bestrichene, kleine Kapseln, Wurststückchen, in Condoms
liches Wasser) auf ihrem Wege durch die Mundrachenhö
in den Magen auf dem berußten Papier selbst niedergeschrie
Schreiber zu dem Schluß, daß von einem einzelnen o
Schluckmuskel nicht die Rede sein kann und prinzipielle Differenzen in der
Beförderungsweise von flüssigen und festeren Massen nicht bestehen. Alle
Ingesta werden nach Schreibers Theorie vielmehr auf die gleiche Weise,
nämlich vermittels des durch die Gesamtheit der Schluckmuskeln im luftdicht
abgeschlossenen Mundrachenraume bewirkten Schluckdruckes aus dem (buc-
calen) Schluckatrium in den Pharynx, den Schluckventrikel und aus diesem
dann, wesentlich unter dem Druck der Constrictoren, in den Anfangsteil der
Speiseröhre gepreßt. Dabei zeigt es sich, daß die Schluckmasse noch nicht
während der Bewegung des Mylohyoideus, sondern erst während der Bewegung
des Kehlkopfes aus dem Pharynx in den Oesophagus eintreten kann. Darüber
vergehen sechs Sekunden. Der Übergang der Masse aus dem buccopharyngealen in den ösophagealen Teil kann erst dann erfolgen, wenn der sonst
stets geschlossene Eingang des Oesophagus durch die Aufwärts- und Vorwärts-

bewegung des Kehlkopfes frei wird. Gegen Ende der Kehlkopfbewegung hat inzwischen die Peristaltik eingesetzt, die den Bissen zunächst im quergestreiften Teil noch rasch mit einer Geschwindigkeit von 25 cm pro Sekunde, in die Pars thoracica schiebt. Etwas langsamer erfolgt von hier die Beförderung bis zur Kardia. Diese preßt die Ingesta nun in den Magen hinein. Unter Epikardia versteht SCHREIBER den untersten, etwa 4—5 cm betragenden Oesophagusabschnitt, dessen funktionelle Selbstandigkeit durch experimentelle Tatsachen dargetan wird, mit welchen klinische bzw. pathologisch-anatomische Beobachtungen übereinstimmen. Die Epikardia greift demnach in den Schluckmechanismus am Ende der Schluckbahn in ungefahr demselben Sinne ein, wie die Constrictores pharyngis im Anfang derselben.

KRAUS nimmt auf Grund von röntgenkinematographischen Aufnahmen des Schluckaktes eine zwischen den divergierenden Theorien KRONECKERs und SCHREIBERs vermittelnde Stellung ein, indem nach seiner Auffassung die erste, namlich die buccopharyngeale Schluckperiode nicht bloß bis zum Oesophagusmund reicht, sondern die Schluckmasse (im wesentlichen doch durch den Mechanismus der Mm. mylohyoidei), eventuell die ganze Schluckbahn entlang hinabgeworfen wird, bevor wirkliche Kontraktionen der Pharynx- und Oesophagusmuskulatur sich geltend machen. Die Schluckmasse wird aber nicht im Pharynxraum zusammengepreßt, bis unter dem Druck der den Pharynx begrenzenden Muskeln der Oesophagusmund sich öffnet, so daß der Bissen erst jetzt in die Speiseröhre eintreten könnte, die Erweiterung des Oesophagusmundes ist vielmehr nicht einfach passiv, sondern es handelt sich um das Nachlassen eines muskularen Sphinctermechanismus.

Im wesentlichen sind nach KRAUS beim Schluckakt drei Phasen zu unterscheiden, und zwar 1. die Beförderung der Ingesta aus dem Mund in die Speiserohre, der buccopharyngeale Schluckakt; 2. die Passage durch den Oesophagus, ösophagealer Schluckakt und 3. der Durchtritt der Speisen aus dem Oesophagus durch die Kardia in den Magen.

ZWAADEMAKER und EYKMANN unterscheiden beim buccopharyngealen Schluckakt drei Stadien: Im ersten Stadium gleitet der Bissen zwischen Zunge und Pharynxwand nach unten, wobei sich die Zunge immer hinter dem Bissen stark an die Pharynxwand anpreßt. Weiter geht der Bissen zwischen der Hinterflache der Epiglottis und der Pharynxwand abwarts; dabei steigt der Kehlkopf in die Hohe, indem sowohl das Zungenbein durch Muskelzug gehoben, als auch der Kehlkopf dem Zungenbein genahert wird. Gleichzeitig erfolgt der Larynxschluß. Im zweiten Stadium werden Zungenbein, Kehlkopf samt Kehldeckel und Luftrohre nach vorne gezogen und die Speiserohre geöffnet; der Bissen gleitet hinter der Kuppe der Epiglottis an der hinteren Rachenwand entlang und gelangt so in den Anfangsteil des Oesophagus. Im dritten Stadium kehren Zunge, Zungenbein und Kehlkopf in ihre Ausgangslage zurück und der Kehlkopf öffnet sich wieder.

Diese erste Phase des Schluckaktes geht auch nach meinen Durchleuchtungsuntersuchungen tatsächlich so vor sich, und zwar unabhangig von der Korperstellung. Er zeigt sowohl in aufrechter Körperhaltung, wie auch in Horizontallage und im Kopfstand sowie in den verschiedenen zwischenliegenden Korperstellungen das gleiche Verhalten. Auch die Geschwindigkeit, mit der diese

Phase abläuft, erweist sich von der Körperlage unabhängig. Auch die Konsistenz des Bissens verursacht keine Differenzen. (Nur der *Ablauf* dieser Phase zeigt keine Variationen, zum Unterschied von der *Auslösung* des buccopharyngealen Schluckaktes, welche infolge verschiedener Momente sehr variabel ist.)

Im Gegensatz dazu steht die zweite Phase, die der Passage der Ingesta durch die Speiseröhre, bei welcher ich Differenzen feststellen konnte, welche bedingt sind 1. durch die Lage des Individuums im Raume, 2. durch die Konsistenz der Speise (fest, breiig oder flüssig) und 3. durch die Art der Aufnahme der Ingesta, je nachdem ob diese in einmaligem Schlingakt (buccopharyngealer Schluckakt) oder durch rasch hintereinander folgende Aufnahme von Bissen, also durch fortgesetztes Essen oder Trinken erfolgt.

In aufrechter Stellung wird die Speiseröhre von Flüssigkeit am raschesten, von festen Bissen am langsamsten passiert. In Kopfstellung, an geeigneten Versuchspersonen ausgeführt, gelangt Flüssigkeit durch Einzelschluck gar nicht, beim fortgesetzten Trinken nur in vereinzelten Fallen bis an die Kardia. Feste Bissen hingegen gelangen im Kopfstand schon im Einzelschluck weiter kardiawärts als im Einzelschluck verabreichte Flüssigkeit. Beim fortgesetzten Schlucken von festen Bissen kommt in dieser Körperlage das distale Ende der Ingestasäule rascher und häufiger bis an die Kardia als dies beim fortgesetzten Trinken von Flüssigkeit der Fall ist. Also liegen in aufrechter Stellung für Flüssigkeiten bessere Passageverhaltnisse vor als für pastöse Ingesta. Umgekehrt in der Kopfstellung, in der Paste eine bessere Fortbewegung zeigt als Flüssigkeit. Die Differenz in der Geschwindigkeit des Transportes von Flüssigkeiten und pastöser Ingesta nimmt um so mehr ab, je mehr sich der Neigungswinkel zur aufrechten Körperstellung vergrößert. In Beckenhochlage, wenige Grade über der Horizontalen verschwindet die Differenz vollständig. Wenn der Neigungswinkel in Beckenhochlage über 40—50⁰ (über die Horizontale) gesteigert wird. so zeigen feste Einzelbissen bereits eine Beschleunigung in der Fortbewegung gegenüber in einem Schluck verabfolgten Flüssigkeiten. Bei einem Neigungswinkel von 50—60⁰ gelangen Einzelschlucke von Flüssigkeit bereits nicht mehr bis an die Kardia, sondern nur bis in den mittleren Anteil des thorakalen Speiseröhrenabschnittes. Bei festen Bissen kann der Neigungswinkel durchwegs noch um einige Grade erhöht werden, bevor der Einzelbissen in der Speiseröhre liegen bleibt. Wenn nun, bei steiler Beckenhochlage, der Einzelschluck nicht mehr an die Kardia, aber doch noch bis zur Mitte des thorakalen Speiseröhrenabschnittes gelangt, so kann durch leeres Nachschlucken, besonders wenn dies rasch hintereinander einige Male vorgenommen wird, der Bissen oder Trunk bis an die Kardia gebracht werden.

Auf Grund dieser Beobachtungen kam ich zu der Annahme, daß am ösophagealen Schluckakte vier Faktoren beteiligt sind: 1. der buccopharyngeale Schluckmechanismus, 2. die Peristaltik der Speiseröhre, 3. der Tonus derselben und 4. die Schwerkraft. Unter Peristaltik des Oesophagus sind die in mehr oder minder rascher und intensiver Weise erfolgenden, in kraniocaudaler Richtung fortschreitenden, zirkularen Kontraktionen des Oesophagus zu verstehen. Unter Tonus der Speiseröhre hingegen ist analog den Verhältnissen beim Magen der Spannungszustand zu verstehen, in dem sich die Oesophaguswandmuskulatur bei Ruhe befindet und durch welchen die Speiseröhrenwand befähigt ist, ihren Inhalt zu umfassen.

Flüssige, breiige und halbfeste Bissen werden durch den buccopharyngealen Schluckmechanismus nicht nur bis zum Mund der Speiseröhre befördert, sondern in allen Lagen bis an das untere Ende des Halsteiles der Speiseröhre gebracht. Bei Flüssigkeiten wird, in der aufrechten Stellung, der Schluck mittels der durch den buccopharyngealen Schluckmechanismus erteilten Anfangsgeschwindigkeit und durch die Schwerkraft, ohne nachweisbare peristaltische Tätigkeit, bis an die Kardia befördert. Bei Ausschaltung der Schwerkraft als positiven Faktor können Flüssigkeiten und Ingesta fester Konsistenz in jeder Körperstellung durch die Peristaltik bis an die Kardia befördert werden. Die normale tonische Kontraktion der Speiseröhrenwand umschließt den Bissen, wodurch es der Peristaltik ermöglicht wird, ihre Wirksamkeit zu entfalten.

An der Stelle, an der sich die durch den buccopharyngealen Spritzvorgang erteilte Bewegung des Bissens erschöpft hat, tritt die Peristaltik des Oesophagus in Aktion.

„Die peristaltische Welle läuft am Oesophagus gleichsam hinter den Bissen her und drängt den Inhalt kardiawärts, die Speiseröhre gewissermaßen ausstreifend (SCHLESINGER)."

Die Tiefe der peristaltischen Wellen nimmt kardiawärts zu.

Die Peristaltik der Speiseröhre ist nicht ununterbrochen so lange tätig, als sich Ingesta in der Speiseröhre befinden, sondern es ergeben die Beobachtungen, daß sie sich nach einiger Zeit erschöpft. Der Bissen z. B., welcher in vertikaler Kopfstellung verschluckt wurde, zeigt eine Zeitlang eine Bewegung, diese wird aber allmählich geringer und hört endlich auf. Erst ein neuerlicher buccopharyngealer Schluckakt, einerlei ob leer oder mit Ingesten, löst eine neuerliche Peristaltik aus, welche sich nach einiger Zeit wieder erschöpft. Nach GREVING und L. R. MÜLLER sind peristaltische Kontraktionen nicht nur wahrend des Schluckaktes vorhanden, sondern treten auch bei leerem Oesophagus im Hungerzustand auf und sollen bei der Entstehung des Hungergefühles mitwirken.

Als dritter Faktor des ösophagealen Schluckaktes ist der *Speiseröhrentonus* zu nennen. Dafür, daß der Spannungszustand der Speiseröhre in seinen einzelnen Abschnitten verschieden ist, spricht schon der Umstand, daß einzelne Teile des Speiserohres im leeren Zustand geschlossen sind, d. h. die vitale Kontraktionsinnervation der Speiseröhrenwandung ist hier eine so große, daß sich die Muskulatur bis zur Berührung der Wande zusammenzieht. In anderen Teilen ist die Speiseröhre auch im leeren Zustande nicht ganz geschlossen. Nach den Untersuchungen von ROSENHEIM, HACKER, v. MIKULICZ steht der thorakale Abschnitt meist offen. SCHLIPPE stellte Versuche an, um auf Grund der Druckdifferenzen zur Kenntnis der Begrenzung und des Verhaltens des Oesophaguslumens zu gelangen. Er kam zu dem Ergebnis, daß der Halsteil der Speiseröhre geschlossen sei, der thorakale Abschnitt hingegen offen stehe. Diese Ergebnisse erlauben, einen Schluß auf die Differenz des Tonus in den einzelnen Speiseröhrenabschnitten zu ziehen, und zwar den, daß der Tonus des Halsteiles der Speiseröhre ein höherer ist als der des thorakalen Oesophagusabschnittes. Zu demselben Resultate gelangte auch ich auf Grund meiner Untersuchungen. Die Peristaltik kann als beförderndes Agens nur dann wirksam sein, wenn der Spannungszustand der Oesophaguswand ausreicht, um den Inhalt der Speiseröhre so zu umfassen, daß der Bissen oder Schluck in der Höhe festgehalten wird, in welche er durch die Peristaltik gebracht wurde.

Dies gilt natürlich nur dann, wenn die Schwerkraft als förderndes Mittel ausgeschaltet ist. Weiterhin ist zu bemerken, daß bei einer Wirkungsrichtung
der Schwerkraft, welche der Bewegungsrichtung entgegengesetzt ist, also in
Beckenhochlage oder extremer Weise in Kopfstellung, Flüssigkeit nur dann in
einer bestimmten Lage festgehalten werden kann, wenn sich die Speiseröhrenwand oral von der Flüssigkeit bis zur Berührung ihrer Wandung zusammen-
ziehen kann. Hingegen wird ein halbfester oder fester Bissen unter denselben
Umständen auch schon zurückgehalten, wenn das Lumen der Speiseröhre nicht
vollkommen geschlossen ist. Dieses Verhalten entspricht dem physikalischen
Gesetz von der Kohärenz der Moleküle von Stoffen verschiedener Konsistenz.
Dieses Gesetz bestatigt die vulgäre Erfahrung, daß man zur relativen Verschiebung der physikalisch kleinsten Teile, der Moleküle eines Körpers gegen-
einander eine um so größere Kraft braucht, je höher seine Konsistenz ist.
Wenn wir nun als trennende oder verschiebende Kraft die in Kopfstellung
des Individuums gegen den Speiseröhreneingang zu gerichtete Schwerkraft des
Bissens einsetzen, so wird beim Schlucken eines festeren Bissens die Schwerkraft
desselben durch einen geringeren Tonus paralysiert werden können als beim
Schlucken von der wesentlich weniger festgefügten Flüssigkeit. Voraussetzung ist
natürlich gleiches Gewicht des Bissens und gleiche tonische Kraft. Bei Berücksichtigung dieser Momente ist aus der Verschiedenheit des Verhaltens von
festen und flüssigen Bissen beim Schlucken in Kopfstellung auf die Stärke des
Tonus in den verschiedenen Speiseröhrenabschnitten zu schließen. Meine
Versuche ergeben also, daß der Tonus in der Speiseröhre kein gleichmäßiger,
sondern im Halsteil und im subdiaphragmalen (subphrenischen) Abschnitt der
Speiseröhre höher als im thorakalen Abschnitt ist, daß also der Spannungszustand von den beiden Enden gegen die Mitte zu abnimmt. Dies stimmt mit
den Ergebnissen SCHREIBERS überein. Nach SCHREIBERS Ballonmessungen
entspricht die Kontraktionskraft der Speiseröhre im thorakalen Abschnitt
etwa 100 g, im Hals- und subphrenischen Abschnitt etwa 350 g.

Daß endlich der Schwerkraft bei der Beförderung der Ingesta durch die
Speiseröhre eine nicht unwesentliche Rolle zukommt, konnte ich auf Grund
meiner Versuche feststellen. Abgesehen von der Differenz der Beförderungsgeschwindigkeit der Ingesta im Stehen, also in der Richtung der Schwerkraft
und in der die Schwerkraftkomponente ausschaltenden Horizontallage, spricht
auch die Differenz der Passagegeschwindigkeit von flüssigen und pastösen
Kontrastmassen in der Vertikalstellung dafür, daß der Schwerkraft ein großer
Einfluß zukommt. Darauf hingegen, daß die Schwerkraft nicht als ausschließlicher Faktor in Betracht kommt, deutet der Umstand, daß die Beförderung der Ingesta durch die Speiseröhre nicht nur bei Ausschaltung der
Schwerkraft, also in horizontaler Lage der Speiseröhre, sondern auch gegen
die Wirkungsrichtung der Schwerkraft, also in Beckenhochlage und unter Umständen in senkrechter Kopfstellung, erfolgen kann.

Die Rolle, welche der Schwerkraft als förderndes Agens zukommt, ist um
so geringer, je größer die Konsistenz der Ingesta ist, da die festhaltende tonische
Kontraktion der Speiseröhrenwandung um den Bissen desto starker wirkt,
je höher dessen Konsistenz, je geringer seine Zerteilbarkeit ist. Dementsprechend ist in aufrechter Körperstellung der Transport flüssiger Ingesta ein
rascherer als der Transport pastöser Ingesta. Daraus folgt, daß sich die

Differenz der Beförderungsgeschwindigkeit um so mehr ausgleichen muß, je mehr die Schwerkraft als förderndes Agens ausgeschaltet wird. Wenn also die Schwerkraft in entgegengesetzter Richtung einwirkt (Beckenhochlage), muß die Beförderung der Ingesta mittelst der anderen zwei wirksamen Faktoren, der Peristaltik und des Tonus, durch die Schwerkraft des Bissens um so weniger behindert werden, je fester die Konsistenz des verschluckten Bissens ist.

Außer den angeführten Komponenten der zweiten Phase des Schluckaktes kann auch die Atmung den Schluckakt beeinflussen. Und zwar erfolgt durch die Atmung eine Verbreiterung und Verschmälerung des Speiseröhrenlumens im thorakalen Abschnitte. Das Lumen wird inspiratorisch erweitert infolge der intrathorakalen Druckverminderung. Bei der Exspiration tritt das Umgekehrte, nämlich eine Verschmälerung des Lumens wegen Druckerhöhung im Thoraxraum ein. Wesentlich, aber in anderem Sinne wirkt die Atmung im Bereiche des Zwerchfelldurchtrittes. Durch Tiefertreten des Zwerchfells erfolgt eine Verengerung des Lumens im Bereiche des Zwerchfellschlitzes (SCHERESCHEWSKY).

In welchem Maße die Pulsation des Herzens und der großen Gefaße einen Einfluß auf den Schluckakt auszuüben vermögen, ist bisher noch nicht ermittelt worden. Tatsache ist, daß die Pulsation der Aorta im Bereiche der Aortenenge auf den Oesophagus übertragen wird. Auch durch die Arteria pulmonalis können leichte Bewegungen auf den Oesophagus übertragen werden (RAUTENBERG). Im unteren Drittel des thorakalen Speiseröhrenabschnittes findet eine Bewegungsübertragung durch die pulsatorische Bewegung des linken Vorhofes statt (JOACHIM, RAUTENBERG, MINKOVSKI u. a.).

Die dritte Phase des Schluckaktes ist *der Durchtritt der Ingesta aus der Speiseröhre durch die Kardia in den Magen.* Aus allen Beobachtungen geht übereinstimmend hervor, daß die Kardia die Aufgabe hat, den Übertritt von Speisen aus dem Oesophagus in den Magen frei zu geben, die Passage in umgekehrter Richtung aber nur unter gewissen Bedingungen zu gestatten. An der Kardia findet sich nach den übereinstimmenden experimentellen Beobachtungen der meisten Autoren nicht eine physiologisch enge Stelle, sondern ein tonischer Verschluß (KRAUS, SINNHUBER u. a.). Bei leerem Magen ist die Kardia locker geschlossen (OPENCHOVSKY). Im Gegensatz dazu stellte kürzlich CABALLERO auf Grund seiner Beobachtungen die Behauptung auf, daß die Kardia unter gewöhnlichen Bedingungen bei leerem Magen offen stehe, und es erübrigt sich daher seiner Ansicht nach die Annahme eines nervösen, durch den Schluckakt ausgelösten Reflexes, um die Passage des ersten Bissens bei leerem Magen zu ermoglichen. Gegen die Annahme CABALLEROS, daß die Kardia bei leerem Magen offen stehe und die verschluckten Speisen ungehindert in den Magen gelangen konnen, spricht aber die röntgenologische Beobachtung, daß nach Entleerung der sichtbaren Magenfüllung beim Verschlucken selbst dünnflüssiger Kontrastmassen diese, nachdem sie die Speiseröhre rasch passiert haben, an der Kardia stehen bleiben. Wenn der Schatten oft auch nur für Bruchteile einer Sekunde an der Kardia Halt macht, so ist dies doch in jedem Falle und auch bei leerem Magen deutlich zu beobachten. Übrigens sprechen diese Beobachtungen in gleicher Weise gegen die Annahme KRONECKERs und MELTZERs, daß sich die Kardia bereits zu Beginn des Schluckaktes öffnet; sie lassen es ferner möglich erscheinen, daß das sensible Ende eines Reflexbogens in der Pars abdominalis oesophagi liegt.

v. Gubaroff machte an menschlichen Leichen die Beobachtung, daß flüssiger Mageninhalt aus dem bei der Sektion geöffneten Oesophagus nicht abfließt, und erklärt dies, in Übereinstimmung mit Braune, abgesehen von dem schwachen Verschluß, durch die klappenartige Anordnung des Foramen oesophageum des Zwerchfells, also aus einer ventilartigen Wirkung der Kardia infolge der schiefen Einmündung des Oesophagus in den Magen. Auch Sinnhuber kommt auf Grund ösophagoskopischer Beobachtung zu demselben Ergebnisse, daß nebst dem tonischen Verschluß die schräge Einmündung in den Magen beim Verschluß der Speiseröhre eine Rolle spielt.

Bei gefülltem Magen scheint die Kardia in der Regel einen festen Verschluß zwischen Magen und Oesophagus herzustellen. Dieser tonische Verschluß dürfte mechanisch überwunden werden. Gewöhnlich vollbringt dies die Oesophagusmuskulatur durch die von oben nach unten etappenweise fortschreitenden Kontraktionen bei gleichzeitigem festem Verschluß des Einganges der Speiseröhre (Schließung des Oesophagusmundes [Killian]). Die eigene Schwere der Speise spielt hier ebenfalls eine, wenn auch untergeordnete Rolle. So erscheint der Inhalt der Pars abdominalis oesophagi je nach dem Verhalten des Kardiaverschlusses rasch oder nach einigen Sekunden im Magen. Auch beim völlig Gesunden, ja bei ein und demselben Menschen findet sich ein verschieden langes Verweilen der Speisen vor der Kardia. Nach Magendie und J. Müller werden mit zunehmender Magenfüllung die der Öffnung der Kardia zugemessenen Zeiträume immer kürzer.

Was die Pause zwischen den einzelnen Öffnungsakten der Kardia anbelangt, so konnte ich auf Grund von röntgenologischen Beobachtungen des Ingestendurchtrittes durch die Kardia in Beckenhochlage, also mit Ausschaltung der Schwerkraft feststellen, daß sie einerseits vom Füllungszustande des Magens, andererseits von der Beschaffenheit (Konsistenz und Temperatur) des Bissens abhängt. Bei zunehmender Füllung des Magens verweilt der Bissen langere Zeit oberhalb der Kardia als bei leerem oder nur mäßig gefülltem Magen, und zwar nahm die Dauer der Zeiträume zwischen den einzelnen Ingestendurchtritten durch die Kardia in stärkerem Maße zu als die quantitative Zunahme der Magenfüllung. Außerdem aber wurde auch gleichzeitig das Quantum, welches mit einmaliger Öffnung der Kardia auf einmal vom Oesophagus in den Magen gelangte, bei zunehmender Füllung des Magens geringer.

Über die Lokalisation der physiologischen Kardia gehen die Meinungen sehr auseinander. Die wenigsten Autoren kommen auf Grund ihrer Untersuchungen zu der Ansicht, daß der physiologische Verschluß zwischen Oesophagus und Magen allein an der anatomischen Kardia zu suchen ist. Die Mehrzahl der Autoren faßt den ganzen subdiaphragmal gelegenen Abschnitt vom Zwerchfell bis zum Magen als einheitliche Organstrecke auf (Hacker, Sauerbruch). Ramond, Borrien und Jaquelin fanden durch Röntgenuntersuchungen an der Leiche, daß der Oesophagus nicht spitzwinkelig in den Magen einmündet, sondern daß er $2^1/_2$ cm vor seiner Einmündung in rechtem Winkel abbiegt und dann horizontal einmündet. Dieses letzte Stück verläuft bereits im Bereiche der zirkulären und Schrägmuskulatur des Fornix (Pars cardiaca) ventriculi und unterliegt daher bereits der Einwirkung derselben. Die physiologische Kardia beginnt ihrer Ansicht nach $2^1/_2$ cm oral von der anatomischen.

Endlich wäre auch noch die in neuerer Zeit von REICH aufgestellte Behauptung zu erwähnen, daß die physiologische Kardia zur Gänze in den Hiatus zu verlegen ist, wobei der Verschluß nach REICH vermutlich aus zwei Anteilen besteht; einem glatten Schließmuskel, entsprechend dem Stratum circulare der Oesophagusmuskulatur und einem quergestreiften Sphincter, welcher von Muskelbündeln des Zwerchfells gebildet wird. Den subdiaphragmalen Abschnitt der Speiseröhre bezeichnet REICH als zum Magen gehörend, läßt ihn mit diesem funktionell ein Ganzes bilden und sieht das Ende des Oesophagus im Zwerchfellschlitz.

Die Behauptung, daß die physiologische Kardia in die Hohe des Hiatus zu verlegen ist, begrundet REICH folgendermaßen: Beobachtet man den Schluckakt vor dem Róntgenschirm, so sieht man ungefahr folgendes:

Der verschluckte Bissen gleitet ziemlich gleichmaßig durch die Speiserohre, macht evtl. in der Bifurkationsenge einen kurzen Halt; gleitet aber dann weiter und stockt erst ungefahr in Zwerchfellhohe. Dieser Aufenthalt dauert aber normalerweise auch nur ganz kurze Zeit, dann offnet sich die „Kardia“ und die Ingesta des Oesophagus ergießen sich in breitem Strom in den Magen.

Laßt man nun die Versuchsperson in dem Momente, in welchem die Ingesta aus der Speiseröhre in den Magen ubertreten, eine tiefe Inspiration machen, so wird auf der Hohe der Einatmungsbewegung der Speisestrom dort abgeschnürt, wo der Oesophagus aus dem fast vertikalen Verlauf starker nach links abbiegt; und solange die Versuchsperson in der Inspirationsstellung verharrt, gelangt nichts oder nur sehr wenig in den Magen. Laßt man dann wieder ausatmen, so passiert der Speiseröhreninhalt sofort wieder in breitem Strome die eben noch versperrte Stelle.

War die Fullung des Oesophagus genugend reichlich, so kann man dieses Spiel mehrmals wiederholen, bevor er sich vollig entleert hat.

Bei diesen Versuchen laßt sich noch weiters feststellen, daß jene Stelle, an welcher der Bissen zuerst Halt gemacht hat, identisch ist mit jener, an welcher er bei der tiefen Inspiration entzwei geschnürt wurde, ferner, daß sich diese Stelle, die wir der Einfachheit halber „Kardia“ nennen wollen, respiratorisch mit dem Zwerchfell verschiebt und nicht wesentlich geringere Exkursionen als die Zwerchfellkuppeln macht, schließlich, daß der Oesophagus, der ja bekanntlich in seinem untersten thorakalen Abschnitt in leicht nach rechts konvexem Bogen verlauft, sich bei der Inspiration streckt, so daß er nun in gerader Richtung senkrecht nach abwärts, manchmal sogar schrag von rechts oben nach links unten zieht. An jener Wegstrecke, welche die Speisen noch zuruckzulegen haben, um von der oben „Kardia“ genannten Stelle bis in den Magen zu gelangen, konnte REICH wahrend der Respiration keine Änderung ihrer Lagebeziehung zu Magen und Zwerchfell beobachten; sie erscheint im Róntgenbild ungefahr 1—2 cm lang.

Wahrend der inspiratorischen Passagehemmung schwillt das unterste supraphrenische Stuck der Speiserohre kugelig an; besonders dann, wenn der verschluckte Bissen groß und die Oesophagusperistaltik kraftig war; bei vielfach angestellten Beobachtungen gewann REICH den Eindruck, daß dieses von HASSE und STRECKER „Ampulla phrenica“ genannte Stuck bei alteren Leuten dehnungsfahiger sei als bei Kindern.

Nach REICH ist anzunehmen, daß die inspiratorische Abschnurung der Speiseröhre an der Grenze zwischen ihrem thorakalen und abdominalen Verlaufsstuck, mit anderen Worten an der Zwerchfellenge des Oesophagus erfolgt. Naheliegend sei auch die Vermutung. daß diese Abschnurung durch Kontraktion des Zwerchfells bewirkt wird, wenn wir uns erinnern, daß Muskelbundel bogenformig den Hiatus oesophageus des Zwerchfells umgreifen.

Auf diese Weise wird der Oesophagus mit einer doppelten Muskelzwinge gefaßt, etwa so, wie ein vorsichtiger Chirurg vorgehen wurde, wenn er eine Darmfistel kontinent machen will.

Daß es sich also hier um die Zwerchfellenge bzw. um die Zwerchfellmuskulatur handeln dürfte, erscheint recht wahrscheinlich, ist aber nach dem Rontgenbilde allein nicht mit Sicherheit zu behaupten. Wohl hat man in einigen Fallen den Eindruck, daß diese Entzweischnürung des Bissens an der bzw. knapp vor der Durchtrittsstelle des Oesophagus durch das Zwerchfell erfolgt, in der Mehrzahl der Falle findet sich aber die fragliche Stelle unterhalb des Zwerchfellkonturs.

Dieser Umstand spreche jedoch keineswegs gegen die Annahme, daß diese Stelle dem Hiatus oesophageus diaphragmatis entspricht; die im Rontgenbild sichtbare Kontur des Zwerchfells entspricht ja lediglich der Zwerchfellsilhouette; die wahre Form der Zwerchfelloberfläche ist aber eine ziemlich kompliziert gebaute Sattelfläche, die in transversaler Richtung zwischen zwei kuppelförmigen Erhebungen eine mehr oder weniger flache Rinne zeigt, in sagittaler Richtung aber derart gewölbt ist, daß die vordere Halfte flach, fast horizontal oder leicht nach rückwárts ansteigend, die rückwartige Hálfte mehr oder weniger steil nach hinten unten abfallend verláuft.

Der Hiatus oesophageus findet sich nun in der flachen zentralen Rinne, und zwar in der hinteren Halfte, also bereits jenseits des höchsten Punktes der Einsattelung. In jeder Durchleuchtungsrichtung wird er daher — mit Ausnahme von ganz flachen ptotischen Zwerchfellen unterhalb der Zwerchfellkontur erscheinen mussen.

Um nun den Beweis zu erbringen, daß die inspiratorische Blockade der Kardia durch Zwerchfellkontraktionen bewirkt werde, versuchte REICH, wahrend die Kardiapassage vor dem Róntgenschirm kontrolliert wurde, den Nervus phrenicus am Halse faradisch zu reizen und auf diese Weise die entsprechende Zwerchfellhálfte zur Kontraktion zu bringen.

Tatsachlich zeigt es sich, daß die Reizung nur eines Nervus phrenicus und die Kontraktion nur einer Zwerchfellhalfte, gleichgultig ob der rechten oder der linken, vollkommen genugte, um die Passage der Ingesta durch die Kardia fur die Dauer der Zwerchfellkontraktion zu blockieren.

Auch andere Untersuchungsmethoden sollen die Vermutung nahelegen, daß die funktionelle Kardia im Zwerchfellschlitz zu suchen sei. So sollen die ösophagoskopischen Beobachtungen einstimmig dafur sprechen, daß die Speiseröhre subdiaphragmal offen steht.

Dieselben Schlußfolgerungen sollen auch Untersuchungen uber die Druckverhaltnisse im Magen und Oesophagus gestatten, wie sie z. B. von SCHLIPPE mit der Ballonsonde und einem Manometer vorgenommen wurden. Im subphrenischen Oesophagusabschnitt fand dieser noch Überdruck und dieselben Druckschwankungen wie im Magen, wenn auch Druck und Schwankungen kleiner als im Magen waren; Unterdruck und die charakteristischen Oesophagusdruckschwankungen fand er erst oberhalb des Zwerchfelles.

Abgesehen von derartigen experimentellen Untersuchungen gehe die Einflußnahme der Respirationsphase auf die Kardiapassage aus der Beobachtung des physiologischen Schluckaktes hervor.

Beobachten wir nun einen trinkenden Menschen, so werden wir feststellen kónnen, daß er in exspiratorischem Atemstillstand trinkt; besonders leicht ist diese Feststellung dann, wenn die Atmung nicht ruhig und flach, sondern vertieft ist. Es empfiehlt sich also, evtl. uns selbst, zuerst in Dyspnoe zu versetzen, etwa durch einen raschen Lauf oder sonstige schwere Muskelarbeit und dann in der Dyspnoe rasch ein großes Glas Wasser trinken zu lassen.

Ausnahmslos werden wir finden, daß der Lufthunger die Versuchsperson zwingt, nach wenigen Sekunden mit dem Trinken innezuhalten und nun folgt eine tiefe evtl. seufzende Inspiration. Nach 2—3 Atemzügen hat der Mensch sein Sauerstoffbedurfnis so weit befriedigt, daß er den Atem wieder einige Zeit anhalten kann; dann atmet er aus und trinkt wieder weiter.

Andere Leute sind nicht zu bewegen, rasch zu trinken, wenn sie dyspnoisch sind; bei diesen finden wir folgendes: Sie setzen das Glas an, atmen aus, trinken 3—4 Schluck Wasser, atmen ein, atmen aus, schlucken ein paarmal, atmen wieder ein, atmen aus, trinken und so fort, bis das Glas leer ist.

Niemals konnte REICH beobachten, daß ein Mensch spontan im inspiratorischen Atemstillstand trinkt.

Versucht man im inspiratorischen Atemstillstand zu trinken, so stellen sich diesem Unterfangen zunachst ungeahnte Schwierigkeiten entgegen; vor allem gerat man in Gefahr, die Flussigkeit zu aspirieren. Nach einigen Versuchen gelingt es aber ohne besondere Muhe, auch inspiratorisch zu trinken. Nimmt man nun nach einer maximalen Inspiration einen großen oder mehrere kleine Schlucke kalten Wassers, so stellt sıch unmittelbar darauf ein Spannungs- und Kaltegefuhl unter dem Sternum ein, das mehrere Sekunden andauern kann; man spurt offenbar die Dehnung des Oesophagus oberhalb des Zwerchfells, welches in kontrahiertem Zustand die Flussigkeit nicht passieren laßt; weiteres spurt man mehr oder weniger deutlich wie die Flüssigkeit wahrend des nachsten Exspiriums in den Magen abfließt.

Alle diese Versuche und Beobachtungen zeigen, daß die Kardia wahrend der Inspiration verschlossen ist. Dies werde auch durch die Erfahrungstatsache illustriert, daß Brechreiz, ja selbst bisweilen Erbrechen durch tiefe Inspiration sich unterdrücken lassen.

Dafür, daß der Verschluß zwischen Speiseröhre und Magen nicht allein im Hiatus lokalisiert ist, vielmehr dafür, daß sich der Verschluß auch aktiv subdiaphragmal abspielt, und zwar in variabler Breite von der anatomischen Kardia bis nahe an den oder bis zum Zwerchfellschlitz, sprechen eine Reihe von Beobachtungen. Als wesentlicher Beweis dienen die Fälle, bei welchen durch unblutige oder blutige Dehnung der Kardia ein Offenstehen derselben beobachtet werden kann (SCHLESINGER), jedoch nur bei erschlafftem Zwerchfell, während bei Kontraktion desselben ein Verschluß zwischen Oesophagus und Magen auftritt. Auch im Wege der Endoskopie durch eine Gastrostomiefistel lassen sich die aktiven Kontraktionen der Kardia direkt beobachten und das distale Ende des Verschlusses an der anatomischen Kardia feststellen (PALUGYAY).

Daß der Verschluß zwischen Speiseröhre und Magen im wesentlichen auf eine aktive subdiaphragmale Kontraktion des Oesophagus zurückzuführen ist, wird in hohem Maße dadurch gesichert, daß wir Zustände kennen, bei denen die Kardia krampfhaft verschlossen ist. Es ware nicht richtig, physiologische Fahigkeiten eines Organes zu leugnen, das unter funktionell pathologischen Verhaltnissen eine so starke Aktion ausführen kann. Die Lokalisation dieses Verschlusses laßt sich insbesondere bei starker Schlängelung des Oesophagus weitab vom Diaphragma nachweisen.

Die Öffnung und Schließung der Kardia erfolgt reflektorisch und mechanisch. KRONECKER und MELTZER haben konstatiert, daß sich die Kardia beim Beginn des Schluckens öffnet, so daß der hinabgeschleuderte Bissen rasch passiert. Bei rasch aufeinander folgendem Schlucken tritt eine Hemmung der Kardiafunktion ein, dieselbe bleibt geöffnet und kontrahiert sich erst kraftig nach dem letzten Schluck. Bei zu schwachen Reizen (also bei kleinen Schlucken) öffnet sich die Kardia nicht jedesmal, sondern erst nach jedem dritten bis vierten Schluck. Es findet eine von der Schleimhaut des untersten Oesophagusanteiles reflektorisch ausgelöste Erschlaffung der Kardia statt, und zwar erfolgt das Öffnen der Kardia von der ösophagealen Seite aus. Sie wird durch jede, ein gewisses Maß überschreitende Drucksteigerung im Oesophagus automatisch geöffnet, gleichgültig ob diese durch künstliche Einpumpung von Luft, Eingießen von Flüssigkeit oder den Schluckakt hervorgerufen wird. Der hierbei nötige Druck ist in der Regel kleiner als der Druck einer den Brustoesophagus auszufüllenden Wassersaule. Mitunter beträgt er nur einen Bruchteil davon, unter besonderen Umständen ist er höher. Die Drucksteigerung im Oesophagus eröffnet die Kardia durch einen doppelten Vorgang. Erstens wird das an der Magenseite liegende Ventil nur dadurch geoffnet, daß der Druck im Oesophagus jenen im Magen übersteigt. Der zweite Öffnungsvorgang spielt sich im Kardiamuskel ab. Dieser erweitert sich reflektorisch infolge des Reizes, den der vermehrte Wanddruck ausübt.

Der Vorgang, durch welchen der Bissen zum Schlund gelangt, und den MAGENDIE als den ersten Abschnitt des Schluckaktes bezeichnet, ist ein willkürlicher Vorgang, hat mit dem ösophagealen Schluckakte nichts zu tun;

Horna und Arlving weisen ihn sogar als letzte Phase dem Kauakte zu. Somit ist der ösophageale Schluckakt als unwillkürlicher, wohlgeordneter Reflexvorgang zu bezeichnen. Hervorgerufen wird der Schluckreflex, nach Kahn, durch Berührung bestimmter Schleimhautstellen der Mund- und Rachenhöhle.

Der Ablauf des Schluckaktes wird von einer Reihe von Faktoren beeinflußt. So wirken z. B. hohe Hitzegrade und Kalte verlangsamend, mäßige Wärme hingegen beschleunigend auf den Ablauf des Schluckreflexes (Grünfeld), auch Konsistenz und Geschmack des Bissens spielen eine fördernde oder hemmende Rolle.

Die am Schluckakt beteiligten Muskeln der Mund- und Rachenhöhle werden teils von Sympathicus- und Vagusästen, teils vom Glossopharyngeus und vom dritten Ast des Trigeminus innerviert.

Die motorische Innervation der Speiserohre ist durch Kronecker, Schreiber, von Espezel und Kahn untersucht worden. Die obere Hälfte der Halsspeiseröhre wird von einem Vaguszweig innerviert, der oberhalb des Ganglion nodosum vom Vagus abzweigt und sich, von obenher, in die Speiseröhre einsenkt. Eine Beteiligung des Halssympathicus erscheint nach Kahn zweifelhaft. Die untere Hälfte des Halsoesophagus wird von demselben Vaguszweig, außerdem aber vom Recurrens und einem Nebenast desselben versorgt. Zum Brustteil der Speiseröhre laufen die Rami oesophagei nervi vagi, welche sich, nach Krehl und Stark in der Hauptsache schon oberhalb des Lungenhilus, in die Oesophaguswand einsenken, doch treten auch noch tiefer Nervenzweige in die Wand der Speiseröhre ein.

Die sensiblen Nerven des weichen Gaumens, welche den Ausgangspunkt des Schluckreflexes darstellen, werden vom Trigeminus geliefert. Das ergibt sich daraus, daß nach intrakranieller Durchschneidung dieses Nerven die Sensibilität des Gaumens für die Schluckreflexe dauernd aufgehoben ist. Auch die Laryngei inferiores und recurrentes enthalten zentripetale Fasern, welche den Schluckreflex auszulösen vermögen.

Kronecker und Meltzer haben entdeckt, daß der Glossopharyngeus als ein Nerv betrachtet werden muß, der die Schluckbewegung auf reflektorischem Wege hemmt.

Die Auslösung des ösophagealen Reflexes (Peristaltik) erfolgt auf dem Wege des Schluckzentrums, welches sich in der Medulla oblongata befindet. Im Schluckzentrum ist die Koordination des Schluckens präformiert, so daß auf einen einzigen Reiz das ganze System in der richtigen Reihenfolge in Bewegung gesetzt wird.

Nach Meltzer kann die motorische Aktion des Oesophagus auf zweierlei Reflexwegen zustandekommen. Der eine Reflexmechanismus wird durch einen einzigen zentripetalen Impuls ausgelöst, der sich im Schluckzentrum ausbreitet und sukzessive motorische Impulse zur Speiseröhre hinleitet. Für sein Zustandekommen ist die Integritat der peripheren Schluckbahn unerläßlich. Er ist gegen anästhesierende Einflüsse sehr empfindlich. Der andere Reflexmechanismus besteht aus einer Kette von Einzelreflexen. Sein auslösendes Moment ist, nach Meltzer, die Dehnung eines Abschnittes der Speiseröhre. Der Reflex wird sukzessive den Oesophagus entlang fortgeleitet, indem jede peripher erregte Stelle zentrale Impulse auslöst, die in die entsprechende Muskelbewegung umgesetzt werden. Dieser Reflex ist resistent gegen Narkose.

Dementsprechend unterscheidet MELTZER eine primäre Peristaltik, die durch einen regulären Schluck, und eine sekundäre, die beim direkten Einbringen von Körpern in den Oesophagus ausgelöst wird. Zerstörung der Innervation nur auf einer Seite des Oesophagus vernichtet nur die sekundäre Peristaltik.

Zu diesen beiden Arten der Peristaltik, die von MELTZER unterschieden worden sind, fügt CANNON eine dritte. Seiner Theorie nach können auch durch die glatten Muskeln peristaltische Bewegungen der Speiseröhre weitergeleitet werden. Diese sind nicht abhängig von der Integrität der Nn. vagi. Sie sind imstande, einen Bissen, der in den Thoraxteil des Oesophagus gebracht worden ist, weiterzubefördern.

Im Gegensatz zu dem oberen, vom Vagus regierten Oesophagus steht sein unterstes Stück und die Kardia im wesentlichen unter der Herrschaft autonomer, zwischen der äußeren Längs- und inneren Quermuskulatur gelegener (L. R. MÜLLER) Zentren (OPENCHOWSKYscher und AUERBACHscher Plexus). Dieselben sorgen für einen glatten gesetzmäßigen Ablauf der Funktion, sie regulieren die Muskel- und Drüsentätigkeit. Auch die sympathischen Fasern enden ebenfalls in diesem intramuralen Nervengeflecht; es kommt also zu einer Verbindung von Fasern des Grenzstranges und des Vagus, zu einem Geflecht der Nerven aus dem sympathischen und parasympathischen System. Die sympathischen Fasern stammen nach LANGLEY aus dem V. bis IX. Thorakalnerv und haben im Ganglion coeliacum eine Station.

Die geschilderten anatomischen und physiologischen Verhältnisse finden in der praktischen Diagnostik der Erkrankungen der Speiseröhre reichliche Anwendung. Sie sind einerseits für die Überlegungen erforderlich, welche sich an alle nicht typischen pathologischen Befunde anschließen, andererseits sind die Grenzen des Normalen und Pathologischen insbesondere für die Sicherheit der normalen Befunde erforderlich.

IV. Die spezielle Technik der Röntgenuntersuchung der Speiseröhre.

Mittels eines Röntgenapparates von geringer oder mittlerer Leistungsfahigkeit ist nur der cervicale und der obere thorakale Abschnitt des Oesophagus vollkommen zugänglich. Insbesondere erfordert der subdiaphragmale Abschnitt der Speiseröhre, welcher der Sitz prognostisch wichtiger Affektionen ist, die höchste Leistung des Apparates, weil er im dichten Schatten der Abdominalgegend liegt und dazu in einem Abschnitte des Abdomens, dessen Durchmesser durch Kompression nicht verringert werden kann, da er, wie die Pars cardiaca ventriculi, noch in den Bereich der Rippen fällt.

Je leistungsfähiger die Apparatur ist, desto besser und leichter ist die Orientierung bei der Durchleuchtung, welche vorwiegend von schrägen, die zu durchdringende Schichtdicke noch weiter erhöhenden Richtungen vorgenommen wird, desto mehr Einzelheiten können auch schon bei der so wichtigen Schirmbeobachtung wahrgenommen werden. Ebenso müssen die photographischen Aufnahmen, welche die feineren Einzelheiten festhalten sollen, ganz kurzzeitig erfolgen können, da sonst die sich in meist lebhafter Bewegung befindlichen Schattengebilde zumindest eine unscharfe Begrenzung erhalten, oft auch ganz verschwinden. Dies trifft besonders für den unteren Abschnitt der thorakalen Speiseröhre zu, welcher überdies in ausgiebiger Weise die pulsatorischen Herzbewegungen mitmacht.

Soll die Apparatur nicht nur bei mageren Patienten, sondern in allen Fällen sowohl für die Durchleuchtung, als auch für die Aufnahme eine qualitativ und quantitativ ausreichende Strahlung liefern, so muß als Mindestforderung an die Maximalleistung der Apparatur eine (effektive) Spannung von 60 kV verlangt werden. Man verlasse sich nicht auf die Angabe des sog. Kilovoltmeters, welches an manchen Apparaten angebracht ist, da dieses in den primären Stromkreis eingeschaltete Instrument die wahren Werte gar nicht angeben kann, sondern nur ein relatives Maß ist für die tatsächliche Sekundärspannung, welche mittels amerikanischer Kugel-Funkenstrecke ermittelt wurde.

Weiters ist notwendig, daß diese Spannung von 60 kV nicht nur bei 2—3 mA (Durchleuchtung) vorhanden ist, sondern auch bei 30—40 mA noch nicht zusammenbricht, sondern höchstens auf 55 kV abfällt. Dies hängt natürlich nicht bloß vom Apparat, sondern auch vom speisenden Netz ab. Ein genügend großer Querschnitt der Stromzuleitung und eine leistungsfahige Zentrale ist Grundbedingung. Mit Anlagen dieser Leistungsfahigkeit können auch noch bei stärkeren Individuen Aufnahmen bei einer Expositionszeit von einer Sekunde und kürzer vom subdiaphragmalen Speiseröhrenabschnitt erzielt werden. Der thorakale Oesophagusabschnitt bedarf kürzerer Expositionszeiten.

Die Leistungsfähigkeit der Apparatur prüft man am zweckmäßigsten mit der Handfunkenstrecke nach HOLZKNECHT-SPIEGLER, welche die direkte Ablesung der Kilovoltanzahl (sowohl Scheitel-, als auch effektive Spannung) gestattet. Es muß aber berücksichtigt werden, daß die abgelesenen Werte nur für Gleichrichterapparate Geltung haben, hingegen bei direkten Wechselstromapparaten und Induktoren eine Reduktion erfahren müssen, wenn nicht Ventilröhren vorgeschaltet sind, welche eine Phase, bzw. den Schließungsstrom gänzlich unterdrücken.

Die Frage, ob bei der Speiseröhrenuntersuchung Ionen- (Gas-) oder Elektronenröhren verwendet werden sollen, muß wohl zugunsten der letzteren entschieden werden. Obzwar die Durchleuchtung mit Ionenröhren bei entsprechender Sekundärstrommenge und Strahlenqualität eine sehr gute sein kann, bietet der Elektronenröhrenbetrieb den unschatzbaren Vorteil, Aufnahmen, welche sich im Verlaufe der Untersuchung als notwendig erweisen, ohne Röhrenwechsel rasch mit wenigen Schaltungen einfügen zu können, wobei die Strahlenqualität verschieden gewahlt werden kann, je nachdem man eine Aufnahme vom thorakalen oder subphrenischen Speiseröhrenabschnitt zu machen hat. Außerdem ist bei Elektronenröhren durch die mögliche größere Strahlenintensität (mA) auch die Expositionsdauer eine wesentlich kürzere und die Fehlaufnahmen sind seltener. Dies sind die Vorteile der Elektronenröhre, welche bei der Durchleuchtung und rasch darauf folgenden Aufnahme von beweglichen Schatten den Vorteil der Ionenröhren, welcher auf einem größeren Strahlengemisch beruht, weitaus übertreffen.

Bei Elektronenröhrenbetrieb ist ein Transformatorapparat dem Induktorium vorzuziehen, wenn auch letzterer mit Heizzusatz verwendet werden kann, weil zwar das Durchleuchtungslicht ein gutes sein würde, aber die Aufnahmen eine zu lange Expositionszeit erfordern.

Als Beispiel für eine kleinere Apparatur, welche sich für die Speiseröhrenuntersuchung noch eignet: Direkter Wechselstromapparat mit Öltransformator und einem Simplexventil. Maximale Spannung 90 kV und maximale Stromstärke 50 mA. Bei Verwendung einer Elektronenröhre kann die Durchleuchtung bei mageren Patienten mit 50—70 kV, bei dicken Patienten mit 60—80 kV und 3—4 mA vorgenommen werden. Die Aufnahmen werden am zweckmäßigsten bei Apparaten dieser Type mit 60 kV und 40 mA gemacht, wobei die Expositionszeit je nach Speiseröhrenabschnitt und Dicke der Patienten zwischen 0,3 Sek. und 1 Sek. schwankt.

Weniger wichtig als eine sorgfältige Auswahl der Hochspannungsapparatur ist für die Speiseröhrenuntersuchung die Wahl einer bestimmten Art des *Durchleuchtungs- und Aufnahmegerätes.* Dieses kann ebenso in Form eines kippbaren Universalstatives verwendet werden, wie auch getrennt in Form einer Durchleuchtungswand und eines Trochoskopes. Für alle Arten der Durchleuchtung, insbesondere aber für die Durchleuchtung des Oesophagus mit seinen langen schmalen Bildfeldern ist von großer Wichtigkeit, daß der gegen den Patienten gerichtete Strahlenkegel mittels einer mehrfach regulierbaren Blende (Schiebeblende) beliebig begrenzt werden kann, wobei diese Hinterblende samt der Röhre in zwei Richtungen, nämlich nach rechts-links und kranio-caudal in ausreichendem Maße (mindestens 30 cm seitlich und 70 cm kranio-caudal) verschiebbar sein muß.

Eine Spezialeinrichtung zur Untersuchung des Patienten in Beckenhochlage ist keinesfalls unbedingt notwendig, mit ein bis zwei Kissen, welche unter das Gesäß des Patienten gebracht werden, läßt sich die Beckenhochlagerung des Patienten ebenso einfach erzielen wie mittels einer schragstellbaren Platte des Trochoskoptisches.

Zwischen Patient und Röhre soll unbedingt eine Filterung von mindest $^1/_2$, womöglich 1 mm Aluminium zwecks Abhaltung allerweichster Strahlen angebracht sein.

Ob nun der *Durchleuchtungsschirm* mit dem verschiebbaren Röhrenkasten zwangslaufig verbunden ist oder ob der Schirm von demselben *unabhangig* am Durchleuchtungsgerät angebracht ist, ist nicht gleichgultig. Obzwar die *zwangsläufige Anordnung* des Schirmes bei der Aufnahme in unmittelbarem Anschlusse an die Durchleuchtung den Vorteil der leichteren Kasettenfixierung bietet, so bietet wieder der von der Röhrenstellung unabhängige Schirm den Vorteil, daß so Durchleuchtungen bei den verschiedenen schragen Strahlengängen jederzeit leicht vorgenommen werden können. Nun ist aber besonders bei der Untersuchung des subphrenischen Speiseröhrenabschnittes und zur Beurteilung, ob eine Veranderung supra- oder infradiaphragmal liegt, eine freie Verschiebbarkeit von Röhre und Schirm zueinander unerläßlich. Es ist dabei eine Sache der Gewohnheit, ob man den mit dem Röhrenkasten nicht zwangsläufig verbundenen Durchleuchtungsschirm an Schnüren mit Gegengewichten frei schwebend oder mit der Wand in mehr oder weniger starrer oder federnder Verbindung, jedenfalls aber unabhangig von der Röhrenstellung, nach allen Richtungen des Raumes beweglich angebracht hat.

Nicht unerläßlich, doch die Schärfe und Deutlichkeit des Bildes in hohem Maße fördernd, besonders bei der Untersuchung des subphrenischen Speiseröhrenabschnittes, bei dickeren Personen auch des thorakalen Speiseröhrenabschnittes, ist die Anwendung irgendeiner Form der *Vorderblende* (Bucky-Potter, Akerlund, Schwarz, Chromadka, Iten usw.).

Zur Erzielung guter gezielter Aufnahmen während der Durchleuchtung ist die Anwendung einer Konstruktion angezeigt, bei welcher die Filmkassette rasch in das Bildfeld gebracht werden kann (Berg-Kassette, Fallkassette nach Presser, Eisler-Distinktor u. a.).

Vor Inbetriebnahme der angeführten Apparatur muß dieselbe auf ihre Betriebssicherheit geprüft werden, sowohl betreffs der Stromleitungen, wie betreffs des Strahlenschutzes. Die hochgespannten stromführenden Zuleitungsdrähte oder Rohre müssen so angebracht und angeordnet sein, daß bei den verschiedensten, in Betracht kommenden Stellungen und Lagen auch großer Patienten, diese nicht in gefährliche Nähe, geschweige denn Kontakt mit der Leitung kommen können.

Eine gute Erdung (Wasserleitung, nicht Gasrohr oder Ausgußmuschel!) schützt vor lästigen und den Patienten ängstigenden Funken und Aufladungen.

Ableuchten des Standortes des Patienten und des untersuchenden Arztes in weitem Umkreise mit Fluorescenzschirm deckt nur grobe Konstruktionsfehler des Untersuchungsgerates auf; eine genauere Prüfung ist nur dadurch möglich, daß kleine Filmstreifen oder Platten in der Umgebung des Gerätes angebracht werden und nach der Röntgenuntersuchung von 4—5 Patienten entwickelt werden. Gröbere Verfärbungen der Schwarzungen des Filmes oder der Platte sprechen für einen ungenügenden Strahlenschutz an der betreffenden Stelle, welcher verbessert werden muß.

Das auf diese Weise geprüfte Gerät wird dem untersuchenden Arzt die Sicherheit gegen kumulative Strahlungsschädigungen seiner Person bieten und auch ängstlichen Naturen die Scheu vor der Durchleuchtung nehmen. Diese ist ja heute noch als Hemmschuh bei der Untersuchung gerade der Speiseröhre anzusehen.

Es erscheint selbstverständlich, daß die Bewegungsvorgange, welche ja in jedem Falle bei der Röntgenologie der Speiseröhre im Vordergrund stehen, ausschließlich mittels der Durchleuchtung gesehen und deren Abweichungen von der Norm erkannt werden können. Naturgemäß werden geringfügige anatomische Wandveränderungen oft erst aus dem Platten-(Film-)Bilde ersehen werden können, doch auch da wird eine irrtümliche Deutung ohne vorherige Durchleuchtung vielfach nicht nur nicht ausgeschlossen, vielmehr haufig wahrscheinlich sein. Das Platten-(Film-)Aufnahme-Verfahren hat nur dort Wert, wo die Durchleuchtung Wandveränderungen bestimmter Stellen vermuten laßt. Doch die Deutung dieser feinen Veranderungen, welche die Aufnahme gegenüber dem Schirmbilde liefert, kann allerdings wieder nur in Kombination mit den am Schirm wahrnehmbaren Bewegungsanomalien geschehen. Zeigt die Durchleuchtung keine funktionelle Anomalie, so gibt das Röntgenbild in der Regel ebenfalls keinen Aufschluß.

Was die Stereoröntgenographie anbelangt, so scheinen ihre Ergebnisse gerade bei der Speiseröhre geringfügig zu sein. Das ist begreiflich, wenn man bedenkt, daß die Stereoskopie und besonders die Röntgenstereoskopie um so aufschlußreicher ist, je größer die aufzulösenden Tiefendimensionen sind. Da aber nicht so sehr die Lage der Speiseröhre im Rumpf und in bezug auf die sie umgebenden Organe, sondern vorwiegend die räumliche Gestaltung der auf das enge Rohr beschränkten Füllungsanteile in Betracht kommt, also 2—3 cm Tiefendifferenz innerhalb eines Körpers von 20—30 cm, so liegen die Verhältnisse für die Röntgenstereoskopie des Oesophagus sehr ungünstig.

Kontrastmittel. Da die Speiseröhrenwand dieselbe Dichtigkeit hat wie das sie eng umgebende Gewebe, so ist sie im nativen Röntgenbilde von ihrer Umgebung nicht zu unterscheiden. Ihre Untersuchung ohne Anwendung von Kontrastmitteln wird daher nur dann in Betracht kommen, wenn schattengebende Körper gesucht werden sollen, deren Anwesenheit in der Speiseröhre vermutet wird. In allen anderen Fällen wird die Untersuchung der Speiseröhre mittels Kontrastmasse, welche meist auf dem Wege des Schluckaktes, aber auch auf andere Weise in die Speiseröhre eingeführt wird, vorgenommen.

Damit ein Kontrast zustande kommen kann, muß die eingeführte Masse entweder dichter oder weniger dicht sein als die Wand der Speiseröhre. Von weniger dichten Stoffen kommt Luft in Betracht, doch eignet sich dieselbe nur für ganz besondere Verhältnisse. Auf ihre Anwendung kommen wir bei den einschlägigen Erkrankungen zurück. In der Regel werden solche Stoffe verwendet, welche sich von dem Körpergewebe durch ihre wesentlich größere Dichte abheben. Als Kontrastmittel wird heute zur Untersuchung des ganzen Oesophagus das Barium sulfuricum purissimum „pro Röntgen“ verwendet.

Da die Kontrastmittel nicht nur den Zweck haben, die Speiseröhre zur Darstellung zu bringen, sondern auch zur Funktionsprüfung dienen, so werden sie durch Zusatz von Vehikeln den wichtigsten physiologischen Verhältnissen angenähert, man verabreicht sie daher in Form von Flüssigkeit, Brei, Paste und in Form eines festen elastischen Bissens.

Zur Herstellung einer flüssigen *Suspension* werden 40—80 g Barium in ¹/₂ Liter Wasser gut verrührt. Das Verrühren muß knapp vor der Einnahme erfolgen oder erneuert werden, sonst kommt es, je nach Art des Fabrikates, zu einer mehr oder minder raschen Sedimentierung des unlöslichen Pulvers.

Zwecks Herstellung eines *Bariumbreies* werden 3—4 Eßlöffel Grieß mit ¹/₄ Liter Wasser unter stetem Umrühren verkocht und nachher 100—150 g Barium zugesetzt.

Die Paste wird am besten so hergestellt, daß Barium unter Wasserzusatz angerührt wird, bis eine Paste von schlagsahnenähnlicher Konsistenz erzielt wird. Zur Erzielung einer konstant gleichmäßigen Konsistenz der Kontrastpaste hat sich mir eine Mischung von 11 Volumteilen Paraffinum liquidum americanum auf 9 Volumteile Barium sulfur. purissimum bewahrt. Diese Mischung kann monatelang aufbewahrt werden.

Feste Bissen lassen sich dadurch herstellen, daß etwas Weißbrot mit Bariumpaste gut beschmiert wird.

Es werden bei den Bariummischungen der verschiedensten Konsistenz vielfach auch *Geschmackskorrigentien* empfohlen, so ist z. B. eine wohlschmeckende Zusammensetzung für Brei (SCHLESINGER) folgende:

¹/₄ Liter Wasser

180 g Barium

20 g Schokoladepulver

3 g Mondamin.

GÜNTHER empfiehlt eine Bariumsuppe, die aus 150 g Bariumsulfat, 150 g Mondamin, 15 g Zucker und 20 g Kakao durch Kochen mit 500 g Wasser bereitet wird. Als Paste empfiehlt SCHWARZ eine Mischung von Barium und Aprikosenmarmelade von elastisch teigiger Konsistenz. E. SCHLESINGER gibt zu 6 Teelöffel Apfelmuß 80 g Barium. HIRSCH gibt Mucilago zu Barium, bis eine sirupartige Konsistenz entsteht.

Im großen ganzen ist es wohl einerlei, ob die Kontrastmasse in den verschiedenen Konsistenzen auf die eine oder auf die andere Art zubereitet wird. Meiner Erfahrung nach muß individuell vorgegangen werden. Bei Kindern und auch empfindlichen Frauen wird man in vielen Fällen ohne reichlichen Zusatz von Geschmackskorrigentien nicht auskommen. Andrerseits wieder habe ich die Erfahrung gemacht, daß Patienten, die appetitlos sind, oder sogar einen Ekel vor Speisen haben, die zusatzlose Barium-Wassermischung noch am leichtesten vertragen. Von Wichtigkeit sind nur drei Momente: 1. daß die Kontrastmittel keine *extremen Temperaturen* haben, am zweckmäßigsten werden sie lauwarm verabreicht; 2. daß die Paste stets die gleiche oder zumindest annähernd die gleiche Konsistenz hat, damit aus den beschleunigten oder verlangsamten Bewegungen der einmal dünneren, das andere Mal dickeren Paste, keine Fehlschlüsse gezogen werden. Als Maßstab für die Konsistenz dient mir z. B., daß die Paste bei Umkippen des Gefäßes oder Löffels gerade nicht mehr abrinnt; 3. daß die Paste gut verrührt und nicht zu dick ist, weil sie sonst an der Wandung der Speiseröhre so fest haften bleibt, daß die Peristaltik nicht imstande ist, sie auf dem Wege des normalen Ablaufes zu befördern. Bei Säuglingen ist es zweckmäßig, wenn auch nicht notwendig, das Barium in abgenommener Muttermilch zu suspendieren. In den meisten Fällen genügt eine einfache wässerige Bariumaufschwemmung. Wichtig aber ist die Darreichung der Kontrastflüssigkeit mittels der Saugflasche.

Von der Verwendung der auch heute noch vielerorts gebräuchlichen Gelatinekapseln soll unbedingt abgesehen werden, da mit der nicht eingeschlossenen Kontrastmasse auf alle Fälle wesentlich mehr Aufschluß über Morphologie und Funktion des Oesophagus gewonnen werden kann und die Kapseln, welche bei einer Stenose stecken bleiben, den Patienten nur unnötige Beschwerden verursachen, bis sie entweder durch die Enge doch noch mit Mühe durchgepreßt oder unter lästigem Würgen zurückgebracht werden.

In neuerer Zeit wird die Röntgenuntersuchung der Speiseröhre auch mit solchen Kontrastmitteln propagiert, durch deren Anwendung ein Reliefbild zustande kommt. Die hierzu geeigneten Kontrastmittel sind unter der Bezeichnung Kolloidbarium (Roebaryt, Röntium u. a. m.) erhältlich. Jedoch auch gewöhnliches Barium mit Wasser zu gleichen Teilen vermengt und bis 80—90° C erhitzt gibt abgekühlt eine Kontrastmasse, welche an der Wandung der Speiseröhre gut haftet. Durch Verabreichung geringer Mengen eines solchen Kontrastmittels gelingt es vielfach eine partielle Füllung der Speiseröhre zu erzielen; und zwar in dem Sinne, daß im Gegensatz zu der das gesamte Lumen dehnenden, entfaltenden und voll ausfüllenden Kontrastmittelsäule, nur die Vertiefungen zwischen den Erhabenheiten der Innenfläche des Lumens ausgefüllt werden, ohne die Erhebungen zu überdecken. Auf diese Weise kommt es zu einer Gliederung der Schattenfläche, so daß Niveaudifferenzen der Innenauskleidung des Lumens im sog. Reliefbild erscheinen (BERG).

In manchen Fällen wird auch aus diagnostischen oder therapeutischen Gründen die Einführung von Sonden notwendig sein. Zu diesem Behufe werden schattengebende Sonden verwendet, deren Opazität durch Metalleinlagen bewirkt wird.

Bei jeder Untersuchung der Speiseröhre mit Kontrastmitteln muß dem Untersucher gegenwärtig sein, daß er nur die Begrenzung der Kontrastmasse und nicht die Wandbegrenzung der Speiseröhre sehen kann. Da die Speiseröhre von dünnflüssigen und kleinen Quantitäten Kontrastmasse jeglicher Konsistenz derart durcheilt wird, daß sie von der Wand des Oesophagus nicht eng umfaßt wird, so braucht in vielen Fällen die Kontrastschattenbegrenzung keineswegs dem Ausgußbilde des Speiseröhrenlumens zu entsprechen. Das Kontrastmittel kann vielmehr in einer der Falten liegen oder als Rinnsal an einer Wand des luftgefüllten Rohres entlang fließen. Um in solchen Fällen trotzdem ein Ausgußbild zu erhalten, wurden eine Reihe von Instrumenten und Kunstgriffen vorgeschlagen (SCHÜTZE, RETHI, STEWARD, HESSEL u. a. m.), welche sich auf zwei Haupttypen zurückführen lassen:

1. Man läßt einen unten zugebundenen Schweinedarm schlucken und füllt von obenher mittels Trichter das Kontrastmittel ein, es gelingt auf diese Weise, ein komplettes Ausgußbild der Speiseröhre zu erhalten (HESSEL). Man muß sich aber dabei hüten, etwaige Torsionen des Darmes für Stenosen zu halten.

2. Kann das Ausgußbild eines Speiseröhrensegmentes dadurch erhalten werden, daß über eine hohle Sonde mit seitlich durchlochtem Ende ein Condom gezogen und abgebunden wird. Nach Einführen der so armierten Sonde in die gewünschte Tiefe wird nun Kontrastflüssigkeit eingefüllt. Die Flüssigkeit dringt nun durch die Öffnung der Sonde in das Condom und füllt den Raum aus (RETHI).

Die Anwendung dieser Hilfsverfahren wird nur in jenen seltenen Fallen in Betracht kommen, in welchen die Untersuchung mit verschluckten Kontrastmitteln nicht genügenden Aufschluß gibt und die Ösophagoskopie aus irgendeinem Grunde nicht durchführbar ist; sie sind auch in diesen Fallen nicht unbedenklich. Das Verschlucken des Schweinedarmes gelingt nicht in jedem Falle und die Entfernung des gefüllten Sackes ist, besonders bei der zweiten Methode, nicht einfach. Bei Tumorstenose der Speiseröhre kann sich das aborale Ende unterhalb des Tumors verfangen oder einklemmen.

Die Körperstellungen und -Lagen, in welche der Patient für die Untersuchung gebracht wird, sind folgende:

1. die aufrechte Stellung und

2. die Rücken- oder Bauchlage mit bis zu 45⁰ erhöhtem Unter- und gesenktem Oberkörper (Beckenhochlagerung).

Mitunter kommen Zwischenlagen in Betracht.

Die aufrechte Stellung soll nur im dringenden Bedarfsfalle (schwachliche Kranke) durch die sitzende Stellung mit aufrechtem Oberkörper ersetzt werden. Diese Lage erschwert infolge der Stellung der unteren Extremitaten die Beobachtung des subdiaphragmalen Speiseröhrenabschnittes. Auf die Untersuchung in der Vertikalstellung soll man nur dann verzichten, wenn wegen der Schwere oder Art der Erkrankung die aufrechte Stellung auch sitzend nicht möglich ist, ist doch die aufrechte Stellung die natürlich-gewohnte Stellung, in welcher alle motorischen Komponenten des Schluckaktes, auch die Schwerkraft, mitwirken. In der Beckenhochlage, bei welcher die Schwerkraft als aktive Komponente des Schluckaktes ausgeschaltet ist, können gewisse funktionelle Veranderungen beobachtet werden. Vorwiegend aber kommt sie in Betracht für die morphologische und funktionelle Untersuchung der Kardia.

Bei der Kontrastmitteluntersuchung im Stehen ist wohl die orale (ösophageale) Kontur der Kardia im Bereiche der hellen Magenblase als Kontur des kontrastgefüllten untersten Oesophagusabschnittes zu sehen, doch rinnt die schattengebende Kontrastmasse gleich nach Durchtritt durch die Kardia rasch bis in den untersten Fundusanteil, wodurch die aborale (ventrikuläre) Kontur der Kardia nicht zur Darstellung gelangt. In Horizontallage, sowohl am Rücken als auch am Bauch liegend, wird die Kardia von Magenfunduspartien, welche dieselbe überragen, ganz oder teilweise verdeckt, weil die

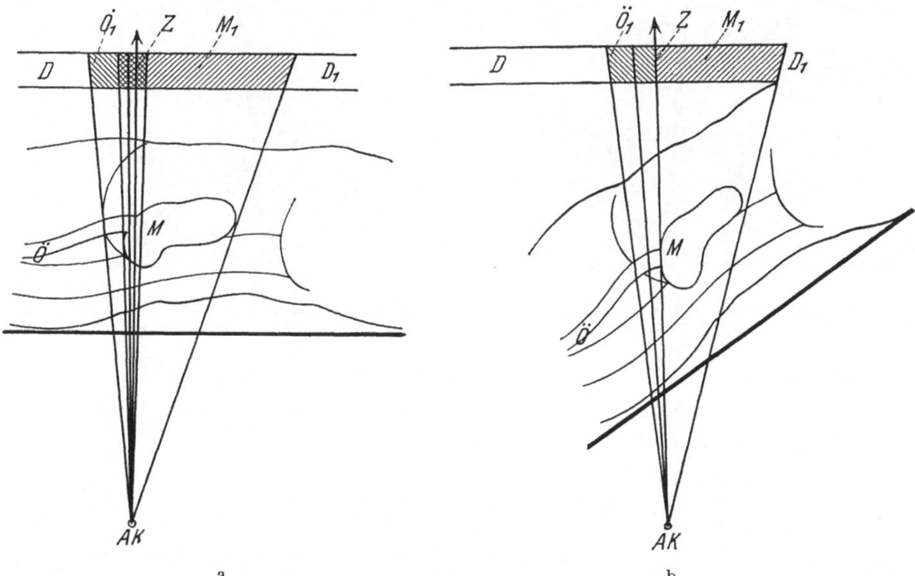

Abb. 15. Schema des Strahlenganges. a in Horizontallage; Kardia in Deckung mit dem Magen. b in Beckenhochlage; Kardia frei projiziert. AK Antikathode. O Oesophagus. M Magen. DD₁ Durchleuchtungsschirm. Z Zentralstrahl. O 1 Schatten des Oesophagus. M 1 Schatten des Magens. (Nach PALUGYAY.)

Einmündungsstelle der Speiseröhre nicht genau an der medialen Oberfläche des Magens liegt, sondern mehr nach vorne zu gelegen ist. Die Kardia kommt erst zur vollkommen deckungsfreien Darstellung, wenn der Patient in Rücken- und Beckenhochlage gebracht wird, so daß sein Körper mit der Horizontalen einen Winkel von annähernd 45⁰ bildet. In dieser Lage tritt das Bild der Kardia aus dem Fundusschatten heraus und wird kranialwärts von ihm projiziert (PALUGYAY) (Abb. 15a u. b).

Was die sonstige Stellung im Strahlengang anbelangt, so wird der liegende Kranke während der Durchleuchtung langsam um seine Längsachse bis 360⁰, zumindest bis 180⁰ gedreht. Dadurch wird die Speiseröhre von allen Seiten projiziert und das ist notwendig, weil es sich um Veränderungen handeln kann, welche nur einen ganz engumschriebenen Abschnitt der Wandung betreffen und nur dadurch sichtbar werden, daß die Röntgenstrahlen diese Partie tangential treffen. In allen anderen Drehlagen würde eine solche Stelle von der im

Oesophagus befindlichen Kontrastmasse verdeckt werden. Auch kann es sich
z. B. um so dünne und wenig dichte Fremdkörper handeln, daß sie nur in einer
einzigen Projektionsrichtung gut sichtbar sind.

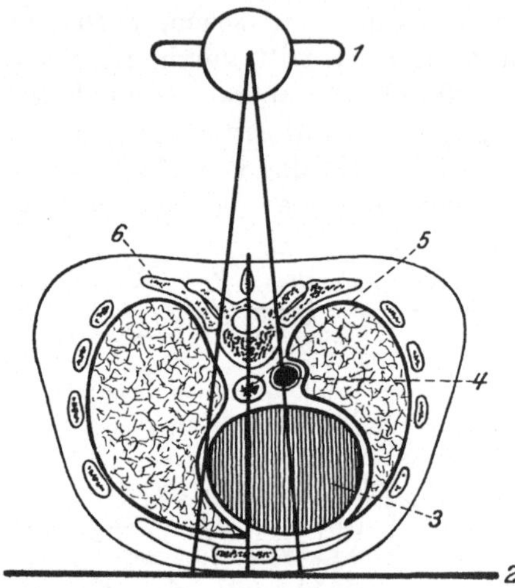

Abb. 16 a. Posterioanteriorer Strahlengang
(Sagittalprojektion).

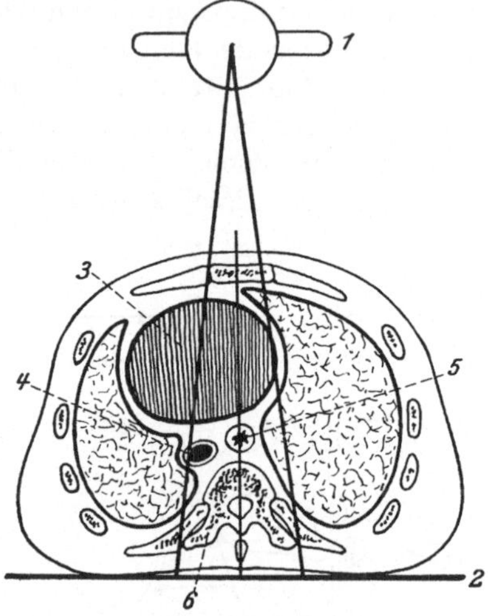

Abb. 16 b. Anterioposteriorer Strahlengang
(Sagittalprojektion).

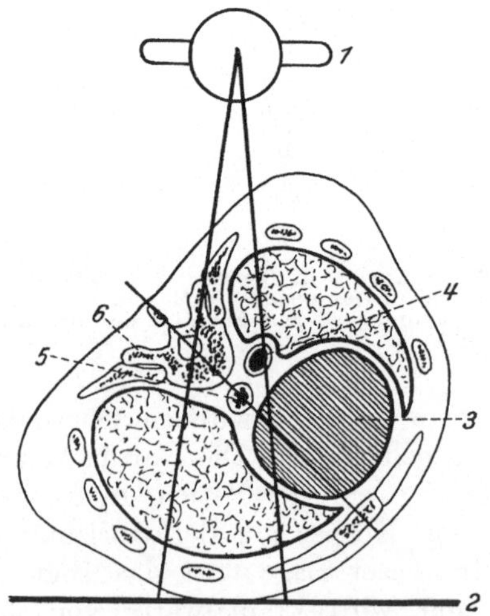

Abb. 16 c. Dorsosinistro — ventrodextraler
Strahlengang (erster Schragdurchmesser).

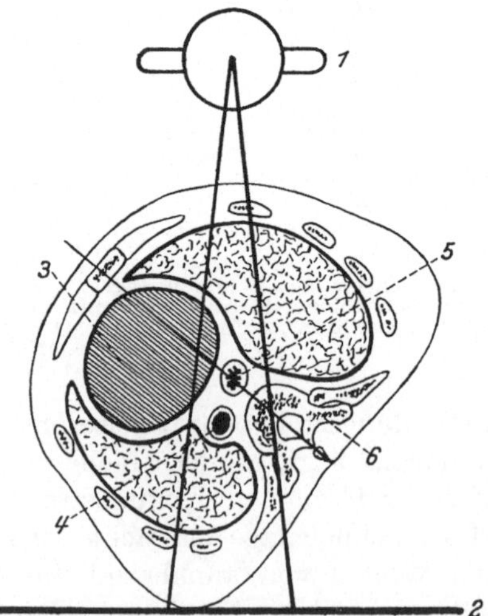

Abb. 16 d. Ventrodextro — dorsosinistraler
Strahlengang (verk. erster Schragdurchmesser).

Ungeachtet der Forderung, daß die Speiseröhre in allen Projektionsrichtungen
betrachtet werden soll, müssen wir die Untersuchung der einzelnen Oesophagusabschnitte bei bestimmten Strahlengängen beginnen, weil diese den besten
Überblick gewähren.

Die Untersuchung kann in folgenden Hauptrichtungen erfolgen: 1. im
Sagittaldurchmesser, wobei die Röntgenstrahlen den Körper von hinten nach

vorne oder umgekehrt durchdringen; 2. im Frontaldurchmesser (SGALITZER), also senkrecht zum vorigen bei von links nach rechts oder von rechts nach links verlaufendem Strahlengang; 3. in den Schrägdurchmessern, a) der erste schräge

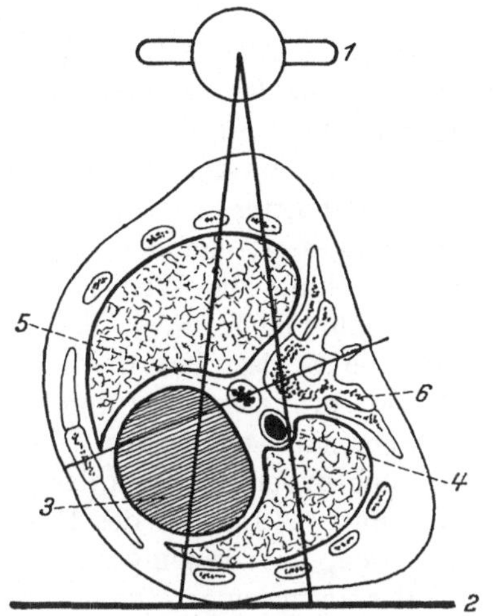

Abb. 16 e. Dorsodextro-sinistroventraler Strahlengang (zweiter Schrägdurchmesser).

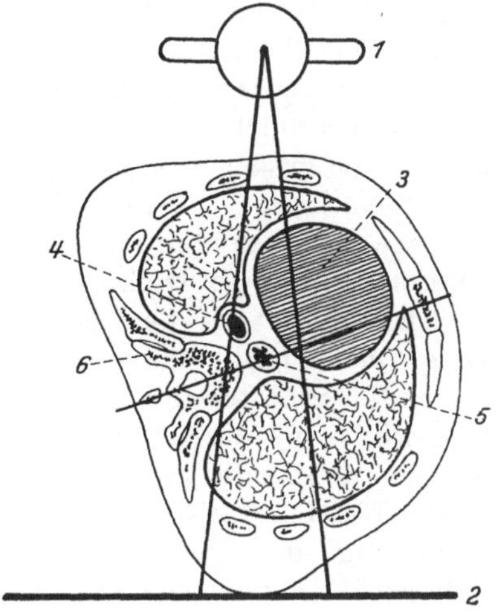

Abb. 16 f. Sinistroventro — dorsodextraler Strahlengang (verk. zweiter Schrägdurchmesser)

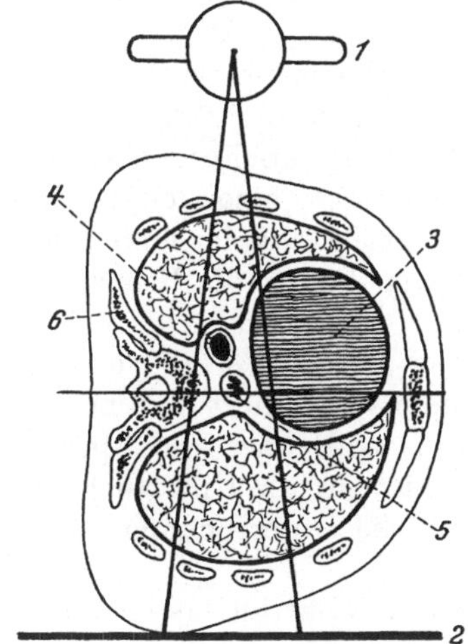

Abb. 16 g. Sinistrodextraler Strahlengang (Frontalprojektion).

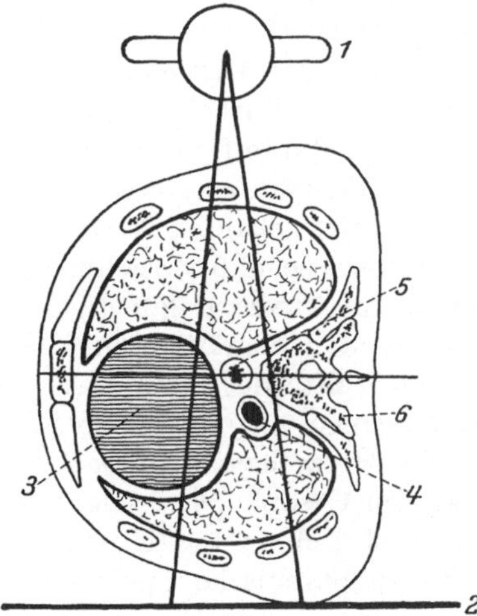

Abb. 16 h. Dextrosinistraler Strahlengang (Frontalprojektion).

Abb. 16 a—h. Schematische Darstellung des Strahlenganges durch den Thorax.
1 Rohre. 2 Durchleuchtungsschirm. 3 Herz. 4 Aorta. 5 Oesophagus.

Durchmesser (HOLZKNECHT), auch Fechterstellung genannt, bei welchem die Strahlen den Körper von links hinten nach rechts vorne durchdringen oder umgekehrt, b) senkrecht auf diesen ist der zweite Schrägdurchmesser (WILMS) gerichtet, bei welchem die Strahlen den Körper von rechts hinten nach links vorne oder umgekehrt durchqueren (Abb. 16 a—h).

Der cervicale Abschnitt der Speiseröhre kann nur im Sagittaldurchmesser weniger gut dargestellt werden, da beim sagittalen Strahlengang die Speiseröhre mit der Wirbelsäule in Deckung gelangt. Alle anderen Projektionsrichtungen eignen sich gut, am besten die frontale Richtung, entsprechend der geringen Schichtdicke der Halsweichteile.

Schwieriger liegen die Verhältnisse schon beim thorakalen Abschnitt. Auch hier wird die Speiseröhre in der Sagittalprojektion von der Wirbelsäule überdeckt, doch projizieren sich außerdem bei dieser Strahlenrichtung auch das Herz und die großen Gefäße in das Feld der Speiseröhre. Am günstigsten für die Untersuchung des thorakalen Speiseröhrenabschnittes ist die Stellung, bzw. Lage des Patienten im ersten schrägen Durchmesser, nachdem durch die annähernd 45gradige Drehung des Patienten nach links die Wirbelsäule auf dem Schirmbilde vom Beobachter aus gesehen mehr nach links, der Herzschatten mehr nach rechts projiziert wird und die Speiseröhre in die Mitte zwischen die Schatten der beiden genannten Gebilde projiziert wird und sowohl hinten wie vorne durch helles, lufthaltiges Gewebe (Lungengewebe) begrenzt wird. Von den beiden entgegengesetzten Durchleuchtungsrichtungen des ersten schrägen Durchmessers, welche in bezug auf die innere Anatomie des Rumpfes und die Lage der Speiseröhre gleich günstig wären, hat diejenige von links hinten nach rechts vorne (Schirm vorne) vor der entgegengesetzten deshalb den Vorzug, weil die Massen der linken Schulter zwar dem eindringenden schmalen Strahlenbundel nicht im Wege sind, wohl aber den hinten plazierten Durchleuchtungsschirm in eine schrage, zu einer Bildverzerrung führenden Lage bringen würden.

Auch bei der Durchleuchtung in frontalem Strahlengang wird die Speiseröhre von der Wirbelsäule und dem Herzschatten nicht überlagert, doch ist die Distanz Rohre-Oesophagus einerseits und Oesophagus-Schirm andererseits, sowie die Schichtdicke des überlagernden Lungengewebes besonders bei korpulenteren, breit gebauten Kranken eine betrachtlich größere als im ersten Schrägdurchmesser, so daß vornehmlich in den erwahnten Fallen die Beobachtungsbedingungen etwas ungünstiger sind.

Im zweiten Schrägdurchmesser ist der Kontrast des Bildes besonders in der caudalen Halfte des thorakalen Abschnittes dadurch vermindert, daß bei diesem Strahlengange nur die Wirbelsaule wegprojiziert wird, aber die Speiseröhre mit dem Herzschatten in Deckung bleibt. Daher ist für die Untersuchung des thorakalen Oesophagusabschnittes am günstigsten die Untersuchung im ersten schragen Durchmesser (HOLZKNECHT).

Der subphrenische Speiserohrenabschnitt kann sowohl im ersten, als auch im zweiten schrägen Durchmesser untersucht werden, doch ist hier, wenigstens in aufrechter Körperstellung, der zweite schrage Durchmesser günstiger, da in dieser Stellung der größte Teil des Oesophagus in die Luftblase des Magenfundus projiziert wird. Das aborale Endstück der Speiseröhre ist schon bei sagittalem Strahlengang gut sichtbar, weil es bereits so stark von der Medianlinie abweicht, daß es außerhalb des Wirbelsaulenschattens fallt.

Die größte Schwierigkeit bietet die Untersuchung des proximalen Anteils der subdiaphragmal gelegenen Speiseröhrenpartie, sowie des distalsten Anteils des thorakalen Speiseröhrenabschnittes. Hier müssen wir eine exzentrische Röhrenstellung zu Hilfe nehmen. In der Regel wird eine kranialexzentrische

Röhrenstellung die günstigsten Bedingungen schaffen, d. h. es wird bei dorsoventralem Strahlengang die Röhre hochgestellt, so daß die Strahlen den Körper
von dorsal-kranial nach ventral-cau-
dal durchdringen. Dies hat aber nur
dann einen Zweck, wenn der Patient
in einem Schrägdurchmesser steht.
Es wird dadurch die Speiseröhre nur
von vorne durch die dichteren abdominalen Weichteile überschattet,
hinten dient das helle Lungengewebe
als Hintergrund. Am besten wird der
subphrenische Abschnitt zur Darstellung gebracht bei einem Strahlengang
von rechts hinten oben nach links
vorne unten bei tiefer Inspirationsstellung und aufgeblähtem Magen
(STÜRZ). So passieren die Strahlen
vorwiegend wenig dichtes Lungengewebe und die helle Magenblase.

Als Grundsatz bei der Röntgenuntersuchung der Speiseröhre hat zu
gelten, daß in jedem Fall der ganze
Oesophagus und die Kardia auf anatomische Veränderungen und auf das
normale oder pathologisch veränderte
funktionelle Verhalten geprüft werden
müssen. Auch in Fällen, bei denen
sich der Verdacht auf Grund der Anamnese und des klinischen Befundes auf
eine bestimmte Veränderung richtet,
hat eine Allgemeinuntersuchung zu
erfolgen, um nicht immer wieder un-
liebsame Überraschungen zu erleben
(Abb. 17). Keinesfalls genügt eine
kurze Durchleuchtung oder gar eine einfache Aufnahme. Die jeweilige Dauer
der Untersuchung, welche durch den
mehr oder weniger raschen Ablauf des
Schluckaktes schon natürlicherweise
vermindert ist, muß nun eine eventuelle Schädigung des Organismus,
vor allem der Haut, durch zu lange
Untersuchung vermeiden und noch
dazu wissentlich möglichst herabgesetzt werden. Deshalb muß die Unter-

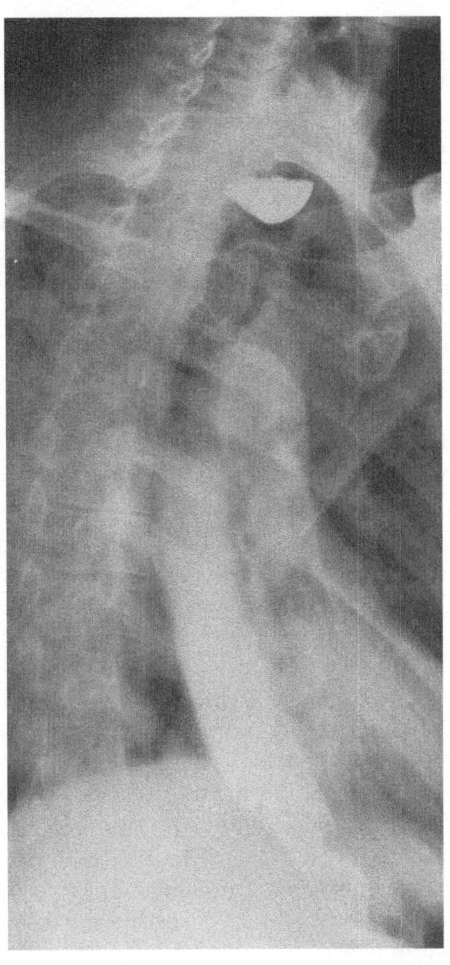

Abb. 17. ZENKERsches Divertikel und wandinfiltrierendes Oesophaguscarcinom. Als Beispiel der
Wichtigkeit stets den ganzen Oesophagus zu untersuchen: ein Fall von ZENKERschem Grenzdivertikel, welches bereits klinisch und rontgenologisch
festgestellt, vor der Operation der nochmaligen
Rontgenuntersuchung zugewiesen wird, zwecks
Feststellung der Große und Ausdehnung des
Divertikelsackes. Durch rontgenologische Untersuchung des ganzen Oesophagus konnte nebst dem
schon festgestellten Divertikel am Oesophaguseingang, ein ausgedehntes Neoplasma des subdiaphragmalen Oesophagusabschnittes nachgewiesen
werden, wodurch die Indikation der einzuschlagenden Therapie eine wesentliche Modifikation
erfahren mußte.

suchung planmäßig vor sich gehen und die dabei gewonnenen Beobachtungen
(Symptome) müssen registriert werden. Läßt sich aus den bei einmaliger Untersuchung gewonnenen Symptomen kein Bild über den Typus des Krankheits-

zustandes gewinnen, so wird eine Wiederholung der Untersuchung nach einem gewissen Zeitraume jedenfalls zweckmäßiger sein als eine Fortsetzung derselben zum gleichen Zeitpunkte.

Besonders bei Vorhandensein von funktionellen Anomalien oder im Falle eines negativen Befundes wird eine oder werden gegebenen Falles mehrmalige Wiederholungen der Untersuchung am Platze sein.

Als Schema für den Gang der Untersuchung, das sich mir gut bewährt hat, habe ich mir folgendes zurecht gelegt:

Die Untersuchung beginnt mit der Durchleuchtung in aufrechter Stellung des Patienten. Bevor ein Kontrastmittel verabreicht wird, müssen Hals, Thorax und der kephale Abschnitt des Abdomens durchleuchtet werden, um eventuelle Form- und Lageanomalien oder irgendwelche Erkrankungen von benachbarten Organen, welche durch die einfache Durchleuchtung wahrnehmbar sind, festzustellen. Erst nach dieser allgemeinen Orientierung erfolgt die Kontrastmitteluntersuchung der Speiseröhre.

Zuerst lassen wir den Patienten einen Schluck flüssiger Suspension schlucken und beobachten dessen Verlauf bis in den Magen. Dann hat der Patient ein maßiges Quantum durch fortgesetztes Trinken zu sich zu nehmen.

In weiterer Folge wird ein Bissen Kontrastpaste verabreicht und wieder der Ablauf des Schluckaktes verfolgt. Endlich werden mehrere Bissen der Kontrastpaste rasch hintereinander gegeben. Wenn sich dabei irgendeine Verzögerung der Passage des Kontrastmittels ergibt, so empfiehlt es sich, den Patienten noch leer nachschlucken zu lassen, um zu prüfen, ob dies einen Einfluß ausübt.

Nach der auf diese Weise durchgeführten Kontrastmitteluntersuchung in Vertikalstellung wird die Durchleuchtung in Beckenhochlage des Patienten fortgesetzt, auch in dieser Lage hat die Verabreichung von Kontrastmitteln in der gleichen Form und Reihenfolge zu geschehen wie in der Vertikalstellung.

Ebenso bei der Vertikalstellung, wie auch in Beckenhochlage hat die Durchleuchtung, wie schon früher bemerkt, nicht nur in einer Projektionsrichtung, sondern in allen Durchmessern zu erfolgen. Die Untersuchung wird am zweckmäßigsten im 1. Schrägdurchmesser mit ganz nach links gedrehtem Kopf begonnen.

Es empfiehlt sich, die Untersuchung stets mit dem flüssigen Kontrastmittel zu beginnen und erst dann auf das festere überzugehen. Denn, wenn es sich z. B. um eine organische Stenose handelt, kann die Paste das verengte Lumen des Oesophagus zeitweise verlegen und die nun nachfolgende Flüssigkeit kann die enge Stelle nicht passieren, obwohl diese vielleicht für flüssige Speisen allein noch durchgangig wäre und so kann unter Umständen die genaue Feststellung der Stenosengrenze vereitelt werden.

Die Verabreichung von festeren Kontrastmassen als Paste, sowie die Einführung von Sonden kommt nur in einzelnen Fällen, bei Verdacht auf bestimmte Erkrankungen, in Betracht, ebenso die Anwendung verschiedener Hilfsmittel und Kunstgriffe, welche in den betreffenden Kapiteln besprochen werden sollen.

Aufnahmen werden nach Bedarf in den Gang der Untersuchung eingeschaltet.

Schema der Untersuchung.

1. Stehend,
   a) ohne Kontrastmittel
   b) Einzelschluck, Flüssigkeit
   c) fortgesetztes Trinken von Flüssigkeit
   d) Einzelbissen, Paste
   e) mehrere Bissen rasch hintereinander
   f) Leernachschlucken

2. In Beckenhochlage,
   a) Einzelschluck, Flüssigkeit
   b) fortgesetztes Trinken von Flüssigkeit
   c) Einzelbissen, Paste
   d) mehrere Bissen rasch hintereinander
   e) Leernachschlucken.

Nur eine auf solche Art durchgeführte sorgfältige Untersuchung bewahrt davor, leichter übersehbare, doch darum nicht minder wichtige Veranderungen (kleines Neoplasma) zu übersehen. Es empfiehlt sich auch in solchen Fällen, bei denen bereits im Anfang der Untersuchung eine leicht ins Auge springende Veränderung wahrgenommen werden kann, die Durchleuchtung in der angegebenen Art bis zu Ende zu führen. Nur so kann jeder Fall eine möglichst vollständige Aufklärung erfahren.

Die vielfachen Zusammenhänge mit Erkrankungen der benachbarten Organe lassen es zweckmaßig erscheinen, bei Erkrankungen der dem Oesophagus benachbarten Gebilde auch diesen zu untersuchen. Besonders gilt dies für Fälle, bei denen der Verdacht einer Magenerkrankung besteht. Denn die reichen Ergebnisse der Röntgenuntersuchung des Magens und das häufige Vorkommen, daß Speiseröhrenkranke ihr Leiden bei tiefem Sitz desselben stomachal schildern, verführen den Untersucher zur intensiven Beobachtung des Magens und zum Übersehen von Oesophaguserscheinungen (HOLZKNECHT).

Es darf also weder die Röntgenuntersuchung der Speiseröhre bei Erkrankungen oder Verdacht auf Erkrankung der benachbarten Organe noch die Untersuchung der Nachbarorgane bei einer Erkrankung der Speiseröhre oder Verdacht auf eine solche unterbleiben.

V. Die normale Speiseröhre im Röntgenbilde.

1. Der normale Schluckakt im Röntgenbilde.

Der in den Mund genommene Schluck oder Bissen eines Kontrastmittels ist im Bereiche des Gesichtsschädels zwischen den Zahnreihen sichtbar, und zwar am besten bei frontalem Strahlengang. Vor dem Einsetzen des willkürlichen, buccopharyngealen Schluckaktes zeigt der Schatten der Kontrastmasse eine unregelmäßige Form, ausgenommen seine caudale Begrenzung, die dadurch, daß die Masse auf der Zunge horizontal ausgebreitet wird, eine mehr oder weniger flachenhafte ist.

Sofort mit Einsetzen des willkürlichen buccopharyngealen Schluckaktes ändert sich unabhangig von ihrer Konsistenz die Form der Masse im Munde. Und zwar nimmt sie stets eine Form an, welche besonders bei der frontalen Betrachtung, mit einer Mondsichel verglichen werden kann. Es erscheinen die spitzen Enden gegen die vorderen Zahnreihen einerseits, gegen den Rachenraum andererseits gerichtet, die kraniale Begrenzung konvex, die caudale Begrenzung konkav. Diese Konfiguration wird dadurch bedingt, daß der Bissen oder

Schluck durch die Zunge gehoben, etwas nach rückwärts geschoben und gegen den harten Gaumen gepreßt wird.

Je fester die Konsistenz des Kontrastmittels ist, desto länger kann es in dieser Stellung gehalten und dementsprechend beobachtet, sowie im röntgenphotographischen Bilde festgehalten werden.

Die nächsten Phasen des buccopharyngealen Schluckaktes erfolgen so rasch, daß ihre Beobachtung bei flüssigem Kontrastmittel gar nicht, bei konsistenteren Massen nur bei der Durchleuchtung möglich ist, doch auch nur so mangelhaft, daß die rasch aufeinanderfolgenden Konfigurationsänderungen vom Beobachter nicht in Einzelformen zerlegt werden können.

Treffend sagt E. Schlesinger: „Dem (willkürlichen) Schluckvorgang haftet etwas Oszillierendes, Schwankendes an, das für den Beobachter bei der ersten Untersuchung die Unsicherheit, die schon die große Schnelligkeit der Bewegung hervorbringt, noch erhöht."

Für die Beurteilung von pathologischen Veränderungen ist es in dieser Phase wichtig, und bei Kontrastmassen dickerer Konsistenz möglich, den Weg, welchen der rasch caudalwärts eilende Schattenstreifen nimmt, zu beobachten. Als Orientierungsobjekt für die Beurteilung dient die in der Frontalstellung als heller Streifen sichtbare Luft im Kehlkopf und Trachea auf der einen Seite, der dichte Schatten der Wirbelsäule auf der anderen Seite. Normalerweise ist bei Ansicht von der Seite das Gleiten der Kontrastmasse während des Schluckens im Bereiche der hinteren Begrenzung des hellen Luftstreifens, nahe der vorderen Begrenzung des Wirbelsäulenschattens zu sehen.

Im Gegensatz zu der ersten Phase des Schluckaktes, welche fast unabhängig von der Konsistenz des Kontrastmittels und vollkommen unabhängig von der Lage des Individuums im Raume so rasch erfolgt, daß ihre Beobachtung großen, in ihren Einzelheiten derzeit noch ungelösten Schwierigkeiten begegnet, kann die zweite Phase des Schluckaktes, die Passage der Kontrastmassen durch die Speiseröhre, so wie die dritte Phase, der Durchtritt durch die Kardia in den Magen, in eingehender Weise beobachtet und zum Teil im Röntgenbilde festgehalten werden. Doch ist ein wesentlicher Unterschied in der Passage der Ingesta zu beobachten, welche einerseits durch die Konsistenz des Kontrastmittels, andererseits durch die Lage des Individuums bedingt ist, weiterhin auch davon abhängt, ob nur ein Schluck oder ein Bissen, oder rasch hintereinanderfolgende Schlucke oder Bissen genommen wurden.

A. Durchleuchtung in aufrechter Stellung.

a) Einzelschluck.

α) Flüssige Kontrastmittel: Diese durcheilen die Speiseröhre in aufrechter Stellung mit so großer Geschwindigkeit, daß sie im Halsteil der Speiseröhre meist gar nicht, sondern erst im thorakalen Abschnitt als rasch vorbeigleitender schmaler Schattenstreifen sichtbar sind. Eine deutliche Wahrnehmung des Kontrastschluckes ist erst im abdominalen Speiseröhrenabschnitt möglich, wo dieser eine ganz kurze Zeit, oft nur Bruchteile einer Sekunde, über der Kardia stehen bleibt, bevor er in den Magen gelangt und als schmaler Streifen (als strohhalm- bis bleistiftdicker Schatten) ganz verschiedener Länge sichtbar wird. Die Zeitdauer zwischen dem Momente, in dem der Schluck Kontrastflüssigkeit in die Speiseröhre eintritt, und zwischen dem Momente, in welchem er an der Kardia sichtbar ist, beträgt weniger als eine Sekunde (Abb. 18).

β) Kontrastpaste, welche mit einmaligem Schlucken in die Speiseröhre gelangt, passiert auch im Stehen den Oesophagus in einem relativ so langsamen Tempo, daß sie auf ihrem Wege durch diesen genau verfolgt werden kann. Der Bissen Kontrastpaste (ungefähr ein gestrichener Eßlöffel voll) wird im Halsteil als 5—15 cm lange, geschlossene Kontrastsäule von Fingerdicke sichtbar. Sie gelangt rasch bis in die Höhe der Trachealbifurkation. Die Form des Schattens ändert sich bis hierher kaum, nur in der Höhe des Aortenbogens zeigt die dem Bulbus anliegende Kontur der Silhouette eine diesem letzteren entsprechende Eindellung. In der Höhe der Trachealbifurkation bleibt der Paste-

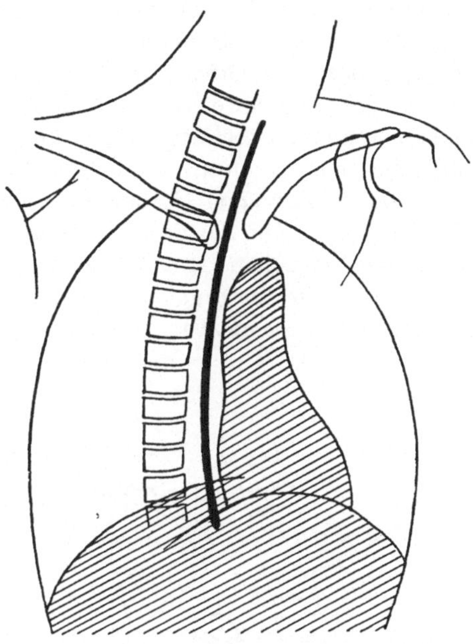

Abb. 18. Einzelschluck Kontrastflussigkeit in aufrechter Stellung.

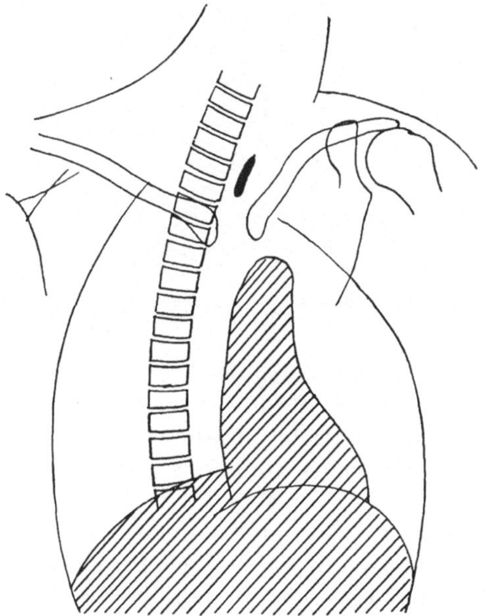

Abb. 19. Einzelschluck Kontrastpaste in aufrechter Stellung. Der Bissen im Halsoesophagus.

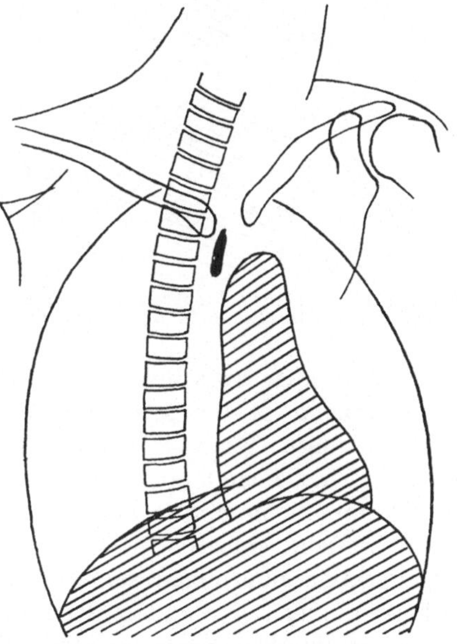

Abb. 20. Einzelschluck Kontrastpaste in aufrechter Stellung. Der Bissen im Anfangsteil des Brustoesophagus.

bissen einen Moment stehen. Von dieser Stelle an ist ein konstanter Wechsel in Form und Länge der Kontrastsäule zu sehen. Bald ist die Silhouette schmal und lang, bald verkürzt sie sich wieder. Ihre Breite schwankt dabei zwischen

Kleinfinger- und Daumendicke. Gleichzeitig sind flache Eindellungen an den Seitenkonturen der Silhouette nachweisbar. Je tiefer kardiawärts der Bissen gelangt, desto lebhafter wird die Formveränderung und desto rascher wird wieder die Fortbewegung. In der Höhe des Hiatus oesophageus ist abermals eine kleine Stockung in der Fortbewegung zu beobachten (inspiratorischer Stillstand nach REICH), ähnlich der Verzögerung in Trachealbifurkationshöhe. Im subdiaphragmalen Oesophagusabschnitt ist die Fortbewegung wieder rasch (Abb. 19—23). Die Zeitdauer zwischen dem Eintritt des Bissens in die Speiseröhre und zwischen dem Momente, in dem die Spitze der Pastensäule die Kardia erreicht, beträgt im Durchschnitt 5 Sekunden. Doch sind große Zeitunterschiede nachweisbar. Es konnten beim normalen Individuum Unterschiede

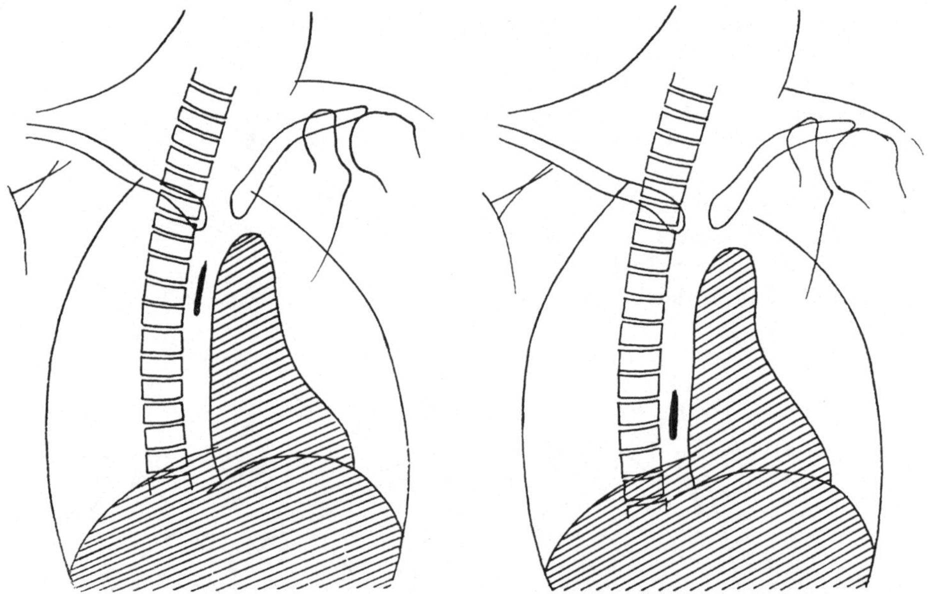

Abb. 21. Einzelschluck Kontrastpaste in aufrechter Stellung. Der Bissen in Bifurkationshohe.   Abb. 22. Einzelschluck Kontrastpaste in aufrechter Stellung. Der Bissen supradiaphragmal.

in der Zeitdauer zwischen 3 Sekunden und 46 Sekunden beobachtet werden. Voraussetzung ist die gleichmäßige Konsistenz der Paste (siehe Technik der Untersuchung). Schon ein längeres Verweilen der Paste im Munde, wobei eine stärkere Einspeichelung des Bissens und damit eine Verdünnung desselben erfolgt, kann eine namhafte Beschleunigung bewirken. Je längere Zeit der Pastenbissen braucht, um die Speiseröhre zu passieren, desto größer sind die Längen- und Formveränderungen seiner Silhouette. Es kann dabei auch in normalen Fällen zu einer Zertrennung der Kontrastmasse kommen, so daß der Kontrastbissen im unteren Speisenröhrenabschnitt in zwei bis drei Schattensäulchen geteilt sichtbar wird (Abb. 24).

γ) Kontrastbrei, welcher mit einem Schluck in den Oesophagus gelangt, durcheilt in langgezogener, jedoch meist geschlossener Säule rasch die Speiseröhre. Eine Beobachtung der Formveränderung ist nur bei höherer Konsistenz des Breies nachweisbar. Überhaupt ergeben sich große Unterschiede betreffs der Zeiten der Speiseröhrendurchwanderung, und zwar je nach der Konsistenz des Breies; bei geringerer Konsistenz: Ablaufzeiten und Formationsbilder,

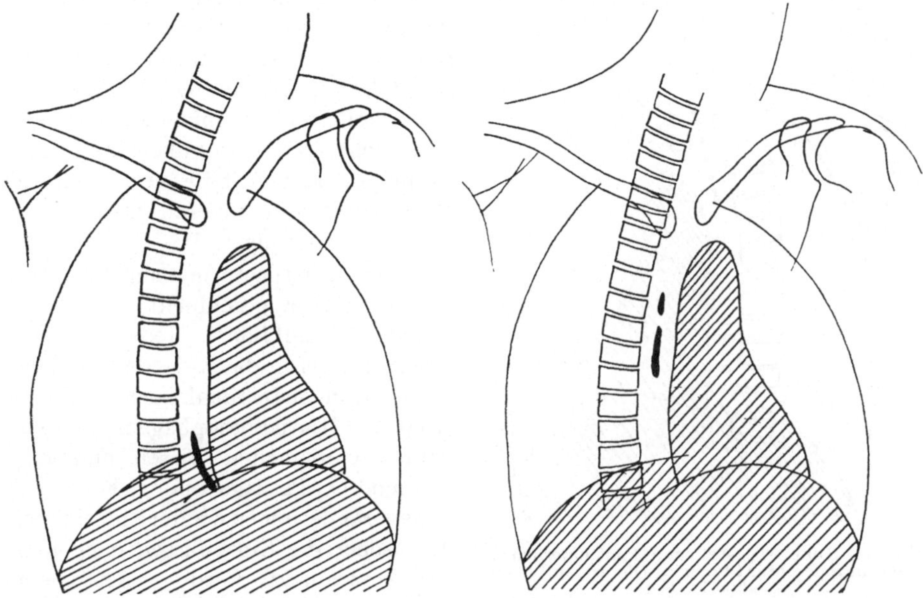

Abb. 23. Einzelschluck Kontrastpaste in aufrechter Stellung. Der Bissen in den Magen eintretend.

Abb. 24. Einzelschluck Kontrastpaste in aufrechter Stellung. Teilung des Kontrastbissens.

welche denen bei Flüssigkeit entsprechen; bei dickem Brei: ähnlich denen bei Verabreichung von Paste.

b) Mehrere, in kurzen Intervallen eingenommene Bissen.

α) Betreffs der Passage von Kontrastflüssigkeit in rasch hintereinander genommenen Schlucken, also beim Trinken von Kontrastflüssigkeit, ist in aufrechter Stellung ein Unterschied vom Schirmbild derselben beim Einzelschluck insoferne zu sehen, als die Kontrastflüssigkeit beim fortgesetzten Trinken während der Dauer des Trinkens als schmaler geschlossener Kontraststreifen entlang dem ganzen Oesophagus gut sichtbar ist (Abb. 25). Formveränderungen der Silhouettenkonturen, wie sie beim Schlucken von Einzelbissen Paste sichtbar sind, können nur

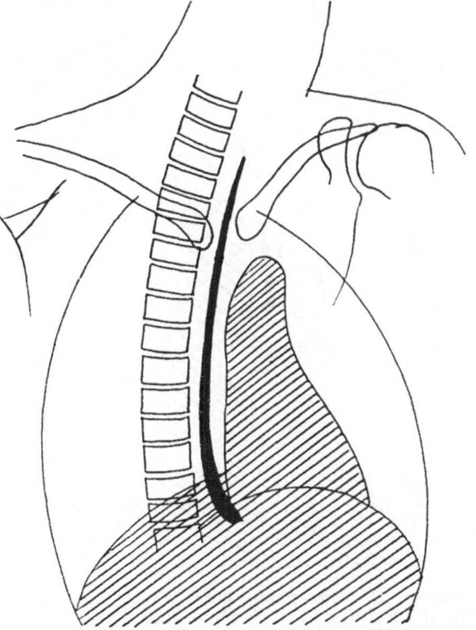

Abb. 25. Kontrastflussigkeit beim kontinuierlichen Trinken in aufrechter Stellung.

dann in den untersten Abschnitten der Speiseröhre gesehen werden, wenn die einzelnen Schlucke Kontrastflüssigkeit so rasch vor sich gehen, daß die Passage

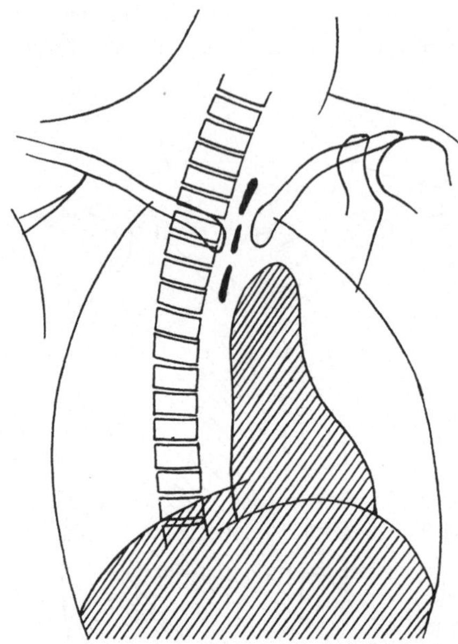

Abb. 26. Kontrastpaste beim kontinuierlichen Essen in aufrechter Stellung. Die ersten Bissen bleiben isoliert.

durch die Kardia nicht mit gleicher Geschwindigkeit erfolgen kann, und dadurch die Flüssigkeit im untersten Abschnitt des Oesophagus für kurze Zeit gestaut wird. In der Regel aber kommt es zu keiner Anstauung der Kontrastflüssigkeit im Oesophagus. Demnach entspricht auch gewöhnlich die Konturierung der Kontrastsilhouette nicht der Begrenzung der inneren Oesophaguswandkonturierung.

β) Kontrastpaste, in mehreren Bissen hintereinander geschluckt, ergibt folgende Schirmbilder: Jeder einzelne Bissen ist bis in die Höhe der Trachealbifurkation, manchmal auch bis in die Höhe des Hiatus oesophageus, getrennt vom nachfolgenden Bissen und zeigt während der Passage analoge Form- und Lageveränderungen wie der Einzelbissen. Je rascher die Einzelbissen nacheinander verschluckt werden, desto eher

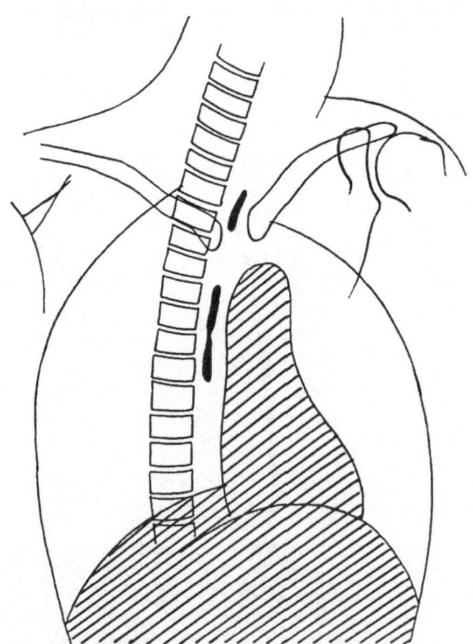

Abb. 27. Kontrastpaste beim kontinuierlichen Essen in aufrechter Stellung. Konfluenz der ersten zwei Bissen aboral von der Trachealbifurkation.

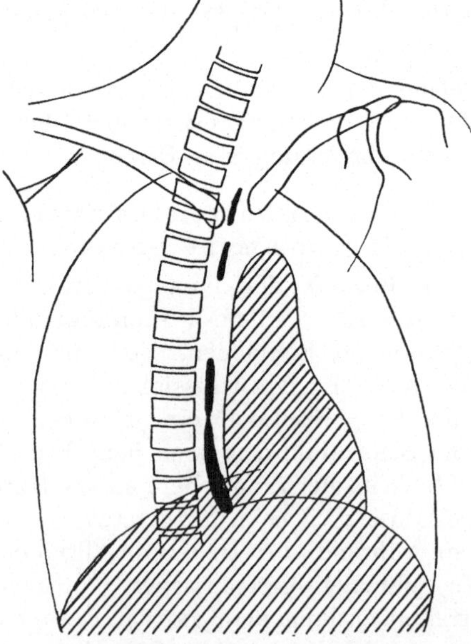

Abb. 28. Kontrastpaste beim kontinuierlichen Essen in aufrechter Stellung. Bei weiterer rascher Aufnahme von Einzelbissen Kontrastpaste erfolgt eine Verschmelzung der ersten Bissen oral der Kardia.

kommt es zu einer Konfluenz der einzelnen Kontrastsäulen (Abb. 26—28). Gegenüber der Passage des Einzelschluckes kann eine deutliche Beschleunigung

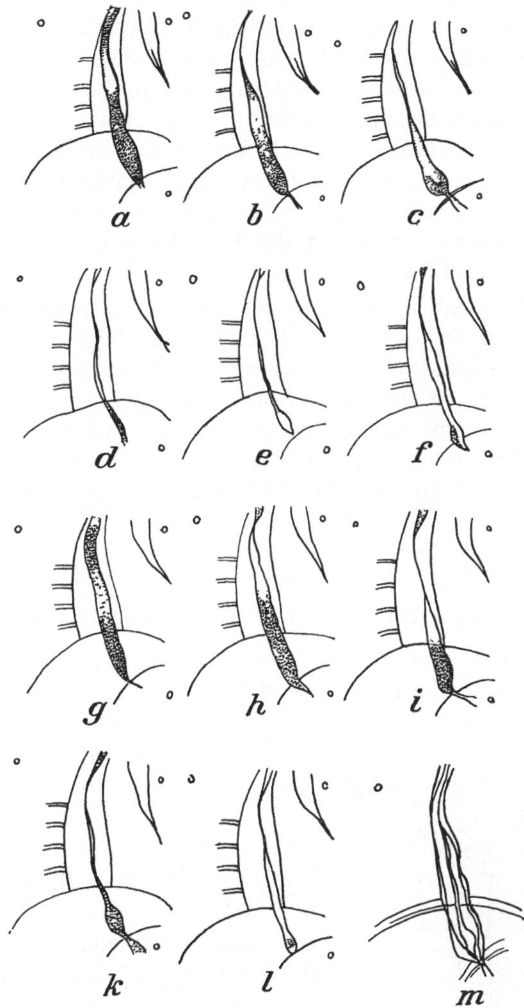

Abb. 29. Kinematographische Aufnahme des normalen Schluckaktes.

a Unteres Ende des Oesophagus (Kardia spitz, dort Bismut abgeschlossen. Dünner Faden nach dem Magen, oberes Ende der Speiseröhre mit Luft gefüllt.

b Oberstes Ende des Oesophagus schließt sich, gleich einem Faden. Die unteren beiden Oesophagusdrittel sehen breiter aus wie a. Oben Luft, unten Flüssigkeit. Unteres Ende spitz, dünner Faden nach dem Magen.

c Kontraktion der Speiseröhre von oben nach unten herabgeschritten; nur mehr im unteren Drittel Luft, Flüssigkeit. Faden nach dem Magen.

d, e, f Fast alles bis auf den Faden verschwunden.

g Zweiter Schluck interessanter, weil der erste Beginn zu sehen. Der ganze Oesophagus zunächst gefüllt mit der Suspension, Luft kaum zu sehen. Unteres Ende der Speiseröhre wieder fadenförmig ausgezogen. Lichtung des Oesophagus verschieden weit, oben enger.

h Oberster Teil vom Oesophagusmund her zusammengezogen. Daran schließt sich eine (nach oben spitz zulaufende) Luftblase: der untere Abschnitt weiter als in g, nach unten ebenfalls fadenförmig abschließend.

i Kontraktion von oben nach unten vorwärts geschritten, immer noch Luft und Flüssigkeit da. Faden nach dem Magen dicker.

k Oben noch sehr wenig Flüssigkeit (ein Rest). Der ganze übrige Teil der Speiseröhre bis zum untersten Ende (dort noch im Flüssigkeitsfaden erkennbar) linienformig zusammengezogen.

m Zeigt einige übereinandergelegte Einzelphotogramme und illustriert die Art des Ablaufs der Kontraktionswelle von oben nach unten. Der Faden nach dem Magen wird im Verlauf der ösophagealen Periode allmählich dicker, bleibt aber ein Faden. Der Einzelschluck hebt somit den kardialen Verschluß nicht vollständig auf. Die ösophageale Druckwelle treibt den Inhalt der Speiseröhre (immer auch Luft) durch.

(Nach KRAUS [aus FAULHABER].)

beobachtet werden. Abkürzungen der Schluckzeit bis zu 1—2 Sekunden sind nicht selten zu sehen, wobei analog dem Einzelschluckversuch die Zeit von dem Momente gerechnet wird, in dem der erste Kontrastbissen die erste Beförderung durch den buccopharyngealen Schluckakt erfahren hat und seine Spitze im Oesophagus eintritt, bis zu dem Moment, in welchem die Spitze desselben Bissens die Kardia erreicht. Beim fortgesetzten Schlucken ist die Stärke der Formveränderungen der Kontrastsilhouette der einzelnen, bis in den untersten Speiseröhrenabschnitt gelangten Kontrastbissen eine größere und der Formwechsel, besonders der durch die Eindellungen der Konturen bedingte, ein rascherer als beim Einzelbissen.

γ) Kontrastbrei zeigt in Analogie zu seinem Verhalten, wenn er in Form eines Einzelbissens geschluckt oder Einzelschluckes genommen wird, in aufrechter Stellung des Untersuchten weitgehende Variationen; bei mehr flüssiger Form verhält er sich ähnlich wie Kontrastflüssigkeit, bei mehr fester Form ähnlich wie Paste. Beim raschen fortgesetzten Trinken von Flüssigkeit oder Schlucken von Pastebissen kann die konfluierte Kontrastschattensäule mitunter durch helle Partien unterbrochen sein, die von mitgeschluckter Luft herrühren. Besonders instruktiv ist dies in den Röntgenkinematogrammen von KRAUS dargestellt (Abb. 29).

B. Durchleuchtung bei vertikalem Kopfstand der Versuchsperson.

Praktisch kaum in Betracht kommend, dient die folgende Schilderung dem Verständnis jener Modifikationen des Schluckaktes, welche wir in geringerem Ausmaße durch die Anwendung der Kontrastuntersuchung bei Beckenhochlage verwerten.

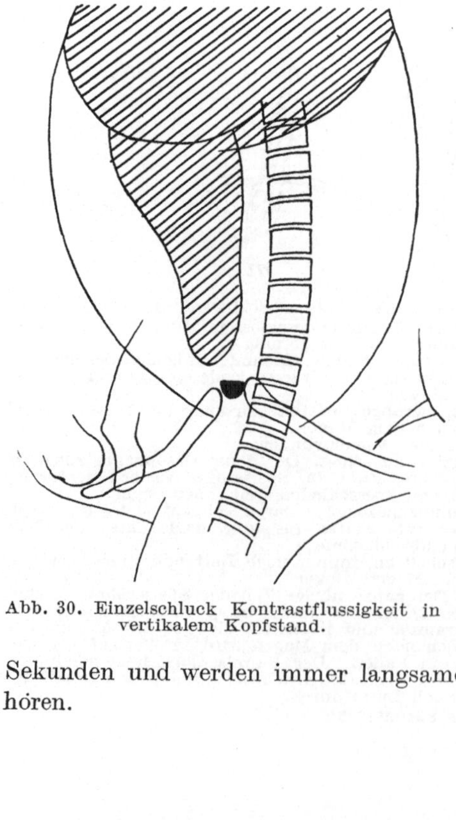

a) Einzelschluck.

α) Kontrastflüssigkeit, im Einzelschluck verabreicht, gelangt bei Kopfstand mit derselben Geschwindigkeit durch den buccopharyngealen Schluckakt bis in den Halsteil der Speiseröhre wie bei aufrechter Stellung. Der Schluck bleibt aber bald etwas näher, bald etwas weiter caudal vom Oesophaguseingang stehen (Abb. 30). Die Distanz seines caudalen Endes vom Kehlkopf beträgt dann zwischen 2 und 5 Querfinger. Die Form der Silhouette ist die einer kurzen Säule, welche ihre Lage nicht ändert, jedoch geringgradige Formveränderungen im Sinne von kardiawarts ablaufenden, seichten Wellen zeigt. Diese Bewegungen dauern meist nur wenige

Abb. 30. Einzelschluck Kontrastflüssigkeit in vertikalem Kopfstand.

Sekunden und werden immer langsamer und flacher, bis sie vollkommen aufhören.

Wenn man leer nachschlucken läßt, so zeigt die Flüssigkeitssäule nach jedesmaligem leerem Nachschlucken eine geringe Fortbewegung, doch sinkt sie rasch wieder in ihre frühere Lage zurück. So löst nun auch ein jeder neuerliche Schluckakt eine neuerliche Bewegung und Formveränderung der Kontrastsäule aus, welche wieder genau so verläuft wie die nach dem ersten Schluck. Die Erscheinungen zeigen auch keine Veränderungen, wenn rasch hintereinander leer nachgeschluckt wird.

β) Kontrastpaste, in Einzelbissen verabreicht, verhält sich bei Kopfstand analog der Flüssigkeit in dieser Lage, nur ist die Kontrastsäule durchwegs schmäler und länger (Abb. 31). Beim leeren Nachschlucken rückt die Kontrastsäule jedesmal um ein bis eineinhalb Querfinger weiter kardiawärts als die Kontrastflüssigkeit, doch sinkt auch die Kontrastpaste wieder in ihre ursprüngliche Stellung zurück.

γ) Kontrastbrei, bei Kopfstellung in Einzelbissen verabreicht, weicht in seinem Verhalten noch weniger von Kontrastflüssigkeit ab wie Kontrastpaste.

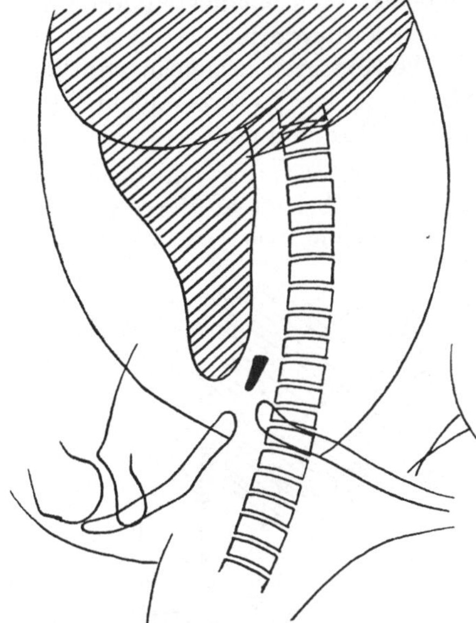

Abb. 31. Einzelschluck Kontrastpaste in vertikalem Kopfstand.

b) Mehrere, in kurzen Intervallen eingenommene Bissen.

a) Kontrastflüssigkeit in kurz aufeinanderfolgenden Schlucken: Die Flüssigkeit steigt mit dem Zuwachs eines jeden Schluckes wie in einem Zylinderrohr. Je höher kardiawärts die Flüssigkeit ansteigt, desto breiter wird sie in ihrem Querdurchmesser. Nun ergeben sich bei fortlaufender Füllung bei den verschiedenen Individuen differente Bilder. Einmal kann die Flüssigkeitssäule nur bis in das erste Drittel des thorakalen Speiserohrenabschnittes gebracht (gehoben) werden; dann kommt es zur Regurgitation in den Mund (Abb. 32); ein andermal wieder kann die Füllung vor der Regurgitation so weit fortgeführt werden, bis die Spitze der Säule

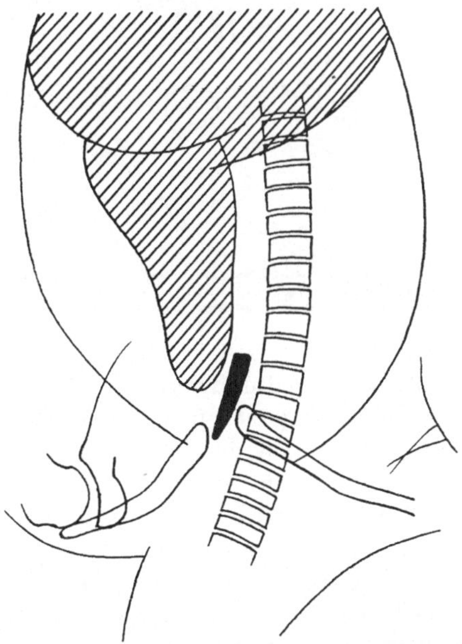

Abb. 32. Kontrastflüssigkeit beim kontinuierlichen Trinken in vertikalem Kopfstand. Die Kontrastsäule gelangt nur zur Trachealbifurkation.

den subphrenischen Abschnitt der Speiseröhre erreicht, in diesen Fällen gelangen auch geringe Flüssigkeitsmengen in den Magen (Abb. 33). An der

Verbreiterung des Oesophagusfüllungsschattens nimmt der subphrenische Speiseröhrenabschnitt niemals teil, sondern es verjüngt sich die Speiseröhrenausgußsilhouette vom caudalsten Abschnitt des thorakalen Oesophagusanteiles angefangen kardiawärts.

Die Konturen zeigen in vertikalem Kopfstand eine konstante Bewegung im
Sinne von kardiawärts ablaufenden Wellen, deren Tiefe kardiawärts deutlich
nachweisbar zunimmt.

β) Kontrastpaste, in rasch aufeinanderfolgenden Bissen verabreicht: Es
ergibt sich bei dieser Versuchsanordnung ein ähnliches Bild der aufsteigenden
Kontrastsäule wie bei Verabreichung von Kontrastflüssigkeit, nur ist die

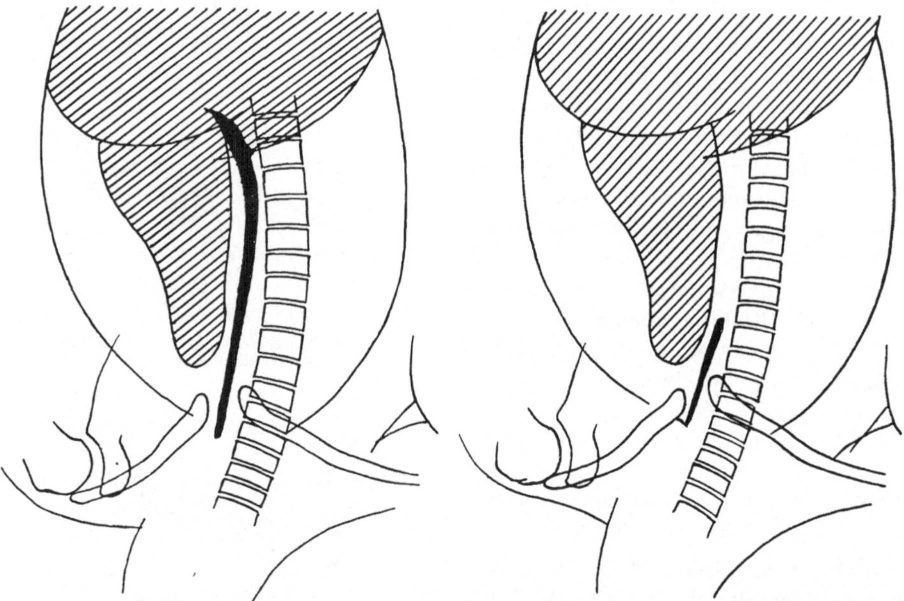

Abb. 33. Kontrastflussigkeit beim kontinuierlichen Trinken in vertikalem Kopfstand. Die
Kontrastsaule erréicht den Magen.

Abb. 34. Kontrastpaste beim kontinuierlichen
Essen in vertikalem Kopfstand. Die ersten
Bissen verschmelzen und bilden eine Schatten-
saule, welche bis zur Trachealbifurkation reicht.

Kontrastsäule durchwegs schmäler, und es kann (im Gegensatze zu dem bei
Kontrastflüssigkeit) fast immer folgender Vorgang beobachtet werden: Die
Kontrastsäule steigt bis 2—3 Querfinger oral vom Hiatus oesophagus dia-
phragmatis, von da lösen sich Kontrastsäulchen von verschiedener Länge
(3—8 cm) ab und werden getrennt zur Kardia und in den Magen befördert.
Nur im Falle eines Nachschubes per os gelangen immer wieder Portionen der
Kontrastmasse, welche die genannte Höhe (2—3 Querfinger oral vom Zwerchfell)
erreicht haben, in den Magen (Abb. 34—36). Auch die Schattensäule von pastöser
Konsistenz zeigt konstant den Ablauf von Wellen ihren Konturen entlang,
welche gleichfalls an Tiefe zunehmen, je näher kardiawärts sie sichtbar werden.

γ) Kontrastbrei, in rasch aufeinanderfolgenden Bissen verabreicht, bildet in
der vertikalen Kopfstellung analog seinem Verhalten bei den vorangegangenen
Versuchsanordnungen, den Übergang zwischen den Bildern bei Verabreichung

flüssiger und pastöser Kontrastmassen bei derselben Untersuchungsanordnung. Natürlich kommen erst bei größerem Unterschiede in der Konsistenz des Breies von den beiden anderen Konsistenzgraden nachweisbare Unterschiede zustande, entsprechend der geringen Differenz, welche bereits pastöse und flüssige Kontrastmassen bei dieser Versuchsanordnung ergeben.

Der Vergleich des Schluckaktes in aufrechter Stellung mit dem bei Kopfstand ergibt folgendes: Am raschesten passiert in aufrechter Stellung Kontrastflüssigkeit die Speiseröhre, Kontrastpaste in derselben Stellung am langsamsten. Bei Kopfstand gelangt Kontrastflüssigkeit durch Einzelschluck gar nicht, beim fortgesetzten Trinken nur in vereinzelten Fällen bis an die Kardia

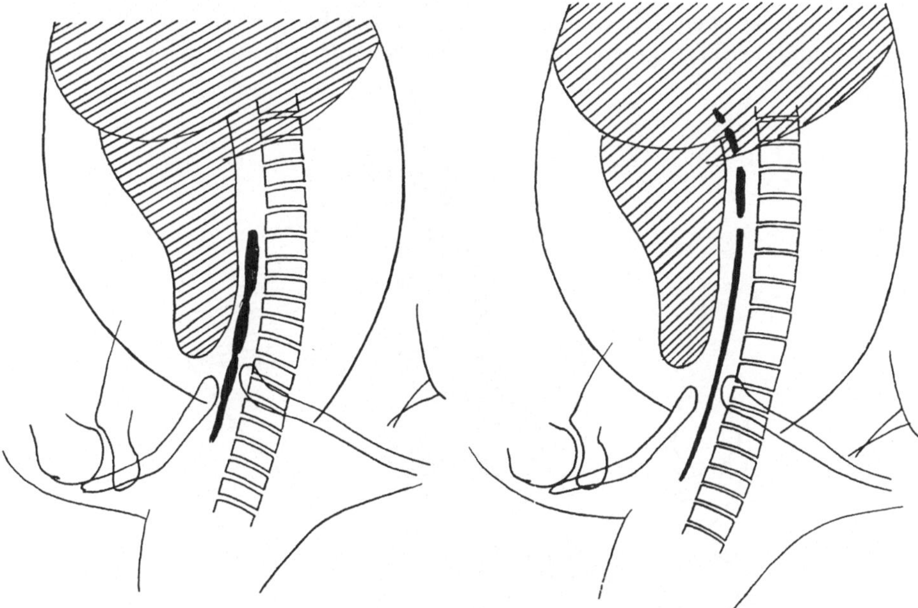

Abb. 35. Kontrastpaste beim kontinuierlichen Essen in vertikalem Kopfstand. Die Schattensaule steigt beim weiteren Essen bis in den unteren Brustoesophagus.

Abb. 36. Kontrastpaste beim kontinuierlichen Essen in vertikalem Kopfstand. Vom aboralen Ende der Schattensaule trennen sich einzelne kurze Teile und gleiten durch die Kardia in den Magen.

und in den Magen. Kontrastpaste hingegen gelangt schon bei Einzelschluck in der Speiseröhre bei Kopfstand weiter als mit Einzelschluck verabreichte Flüssigkeit. Beim fortgesetzten Schlucken von Kontrastpaste kommt die abgetrennte Spitze der Kontrastsäule wesentlich häufiger und rascher an die Kardia und in den Magen, als dies beim fortgesetzten Trinken von Kontrastflüssigkeit der Fall ist.

Weiterhin ist bei aufrechter Körperstellung und Verabreichung von Kontrastpaste eine Wellenbewegung der Konturen der Kontrastsilhouette zu sehen, welche der Peristaltik entspricht; bei Verabreichung von Flüssigkeit aber auch dann nicht, wenn bei fortgesetztem raschem Trinken ein geschlossener Kontrastschatten sichtbar ist. Die Wellenbewegung der Seitenkonturen in Kopfstand ist bei Paste stärker als bei Flüssigkeit und bei Paste in Kopfstand stärker als in aufrechter Stellung, somit sind die wellenförmigen Konturveränderungen

bei Paste konstant und in Kopfstand starker als in aufrechter Stellung nachweisbar, bei Flüssigkeit aber nur in Kopfstand. Die Wellenbewegungen nehmen
unabhängig von der Körperstellung um so mehr zu, je näher zur Kardia sie
beobachtet werden können.

Der buccopharyngeale Schluckakt wirkt in allen Fällen auf die ösophageale
Passage der Kontrastmasse beschleunigend, auch dann, wenn durch ihn dem
ersten, bereits verabreichten Bissen keine weiteren Ingesta nachgesendet werden,
also beim Leerschlucken.

C. Durchleuchtung in verschiedenen Zwischenlagen, zwischen den unter A und B besprochenen.

Es würde zu weit führen, alle Befunde anzugeben, welche bei der Schirmbeobachtung der Passage von einzelnen und gehäuften Bissen der verschiedenen

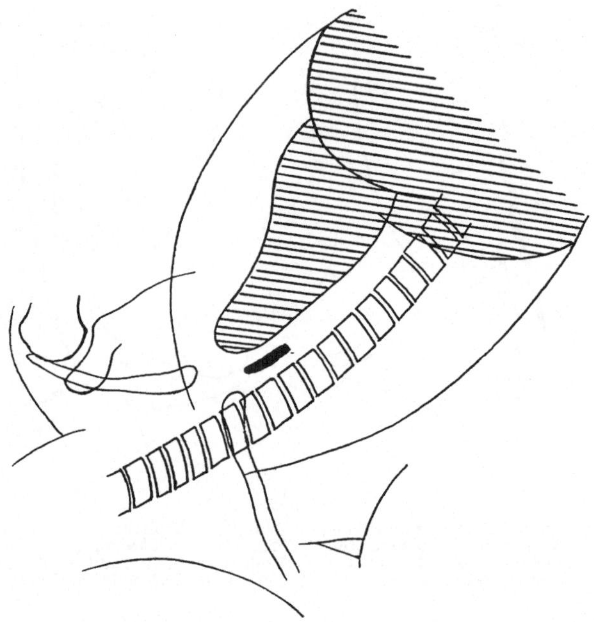

Abb. 37. Einzelschluck Kontrastflussigkeit in 45°-er Beckenhochlage. Derselbe gelangt selten nur
bis in die Hohe der Aortenenge.

Konsistenzen, unter den verschiedenen Neigungswinkeln des Körpers, im
Bereich von 180°, zwischen der aufrechten Stellung und der Kopfstellung erhoben werden können, um so mehr, da ja naturgemäß ein fließender Übergang zwischen den beiden Extremen zu beobachten ist. Ich möchte daher nur
jene Momente hervorheben, welche für die Erkennung von Abweichungen von
der normalen Passage der Kontrastmasse von Wichtigkeit sind.

Der Vergleich der Funktionsbilder von pastösen und flüssigen Ingesta bei
verschiedenem Neigungswinkel ergibt folgendes: Der Unterschied in der Geschwindigkeit des Transportes von flüssigen und pastösen Kontrastingesta nimmt
um so mehr ab, je mehr sich der Neigungswinkel zu der aufrechten Körper-

stellung vergrößert. Schon in Beckenhochlagerung von wenigen Graden über der Horizontalen verschwindet der Unterschied vollständig. Wenn der Neigungs-

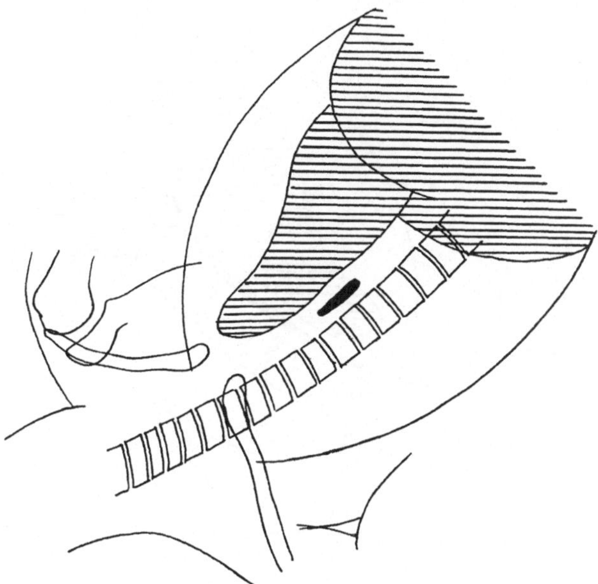

Abb. 38. Einzelschluck Kontrastflussigkeit in 45°-er Beckenhochlage; derselbe gelangt meistens bis in die Hohe der Trachealbifurkation, in vielen Fallen auch bis in den unteren Oesophagus.

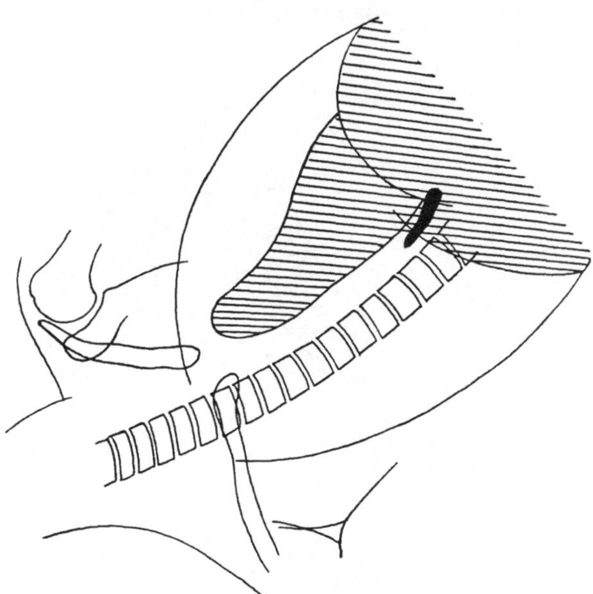

Abb. 39. Einzelschluck Kontrastflussigkeit in 45°-er Beckenhochlage; hat der Einzelbissen den unteren Abschnitt des Brustoesophagus erreicht, entweder gleich oder erst nach wiederholtem Leerschlucken, so gelangt er auch in den Magen.

winkel in Beckenhochlage über 40—50° gesteigert wird, zeigen pastöse Einzel-bissen bereits eine Beschleunigung in der Fortbewegung gegenüber der in einem Schluck verabfolgten Kontrastflüssigkeit. Bei einem Neigungswinkel zur Horizontalen von 50—70⁰ gelangen Einzelschlucke Flüssigkeit bereits nicht

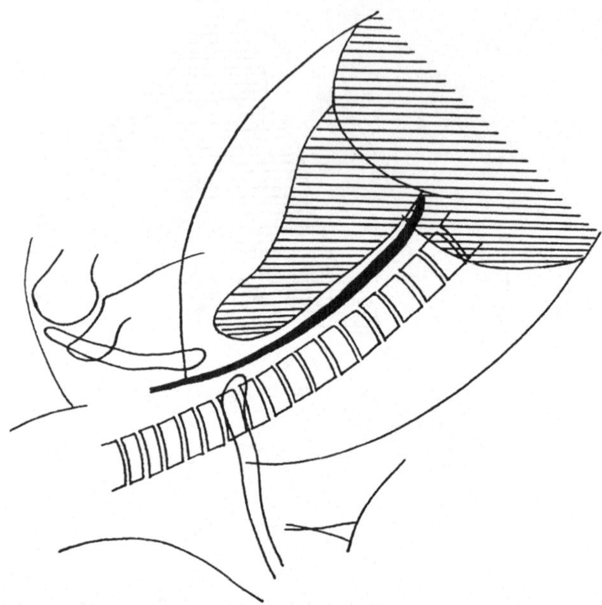

Abb. 40. Kontrastflussigkeit beim kontinuierlichen Trinken in 45⁰-er Beckenhochlage; das aborale Ende der Flussigkeitssaule erreicht den Magen.

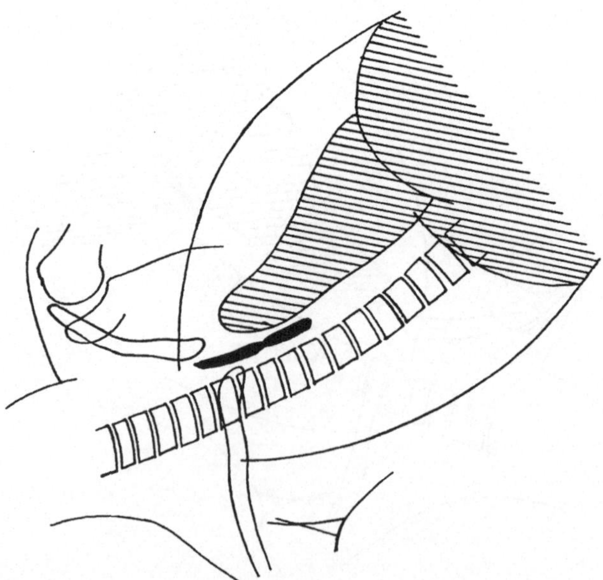

Abb. 41. Kontrastpaste beim kontinuierlichen Essen in 45⁰-er Beckenhochlage; die Einzelbissen bleiben nur kurze Zeit getrennt, bald tritt eine Konfluenz der Bolusschatten ein.

mehr bis an die Kardia, sondern nur bis in den mittleren Anteil des thorakalen Speiseröhrenabschnittes. Bei Paste kann der Neigungswinkel durchwegs

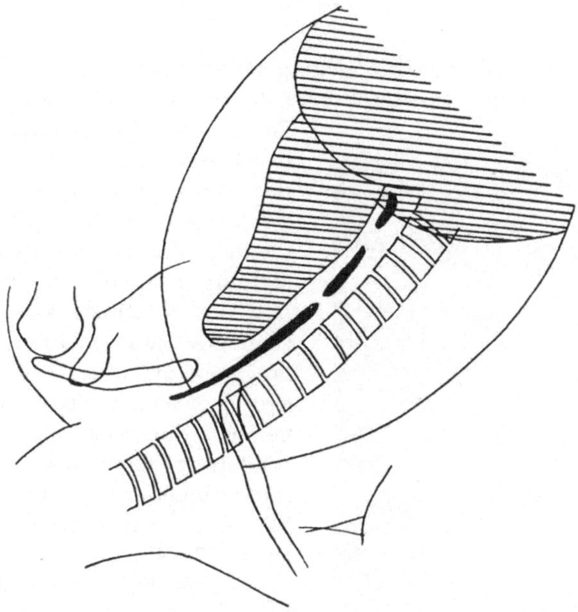

Abb. 42. Kontrastpaste beim kontinuierlichen Essen in 45°-er Beckenhochlage; im unteren Brustoesophagus trennen sich einzelne Teile von der Schattensäule und gleiten in den Magen.

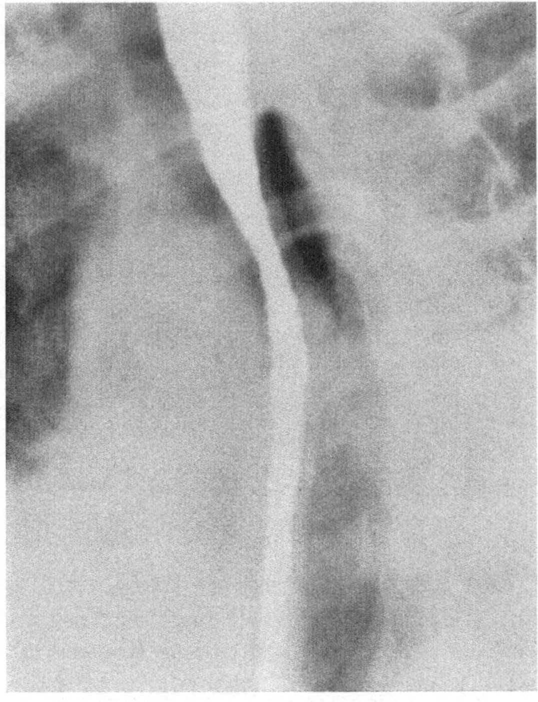

Abb. 43. Speiserohrenperistaltik. Die wellige Begrenzung der Silhouette entspricht der kleinwelligen Peristaltik.

noch um einige Grade erhöht werden, bevor der Einzelbissen in der Speiseröhre stecken bleibt.

Wenn beim Einzelbissen die Schrägstellung (Beckenhochlagerung) so weit gesteigert wird, daß die Speiseröhre in der Beckenhochlage einen Winkel von 75—85⁰ zur Horizontalen bildet, so bleibt der Bissen oder Trunk im oberen Anteile des thorakalen Speiseröhrenabschnittes stecken, so wie bei Kopfstand. Nun kann in den Fällen, bei denen die Schrägstellung nur so weit gesteigert wurde, daß die Kontrastmasse mittels Einzelschluckes zwar nicht in den Magen gelangen kann, aber doch bis in die Mitte des thorakalen Speiseröhrenabschnittes gelangt, durch leeres Nachschlucken, besonders wenn dieses einige Male rasch hintereinander geschieht, der Bissen oder Trunk in den Magen gebracht werden (Abb. 37—42).

Die Beobachtung der Peristaltik erfolgt am besten in Beckenhochlage und bei Verabreichung von Kontrastpaste. Entlang der Schattenkontur sind nun flache Eindellungen sichtbar, welche, kaum aufgetreten, wieder verschwinden, um an anderer, in der Regel an einer nahe daran caudalwärts gelegenen Stelle aufzuscheinen. Es ergibt sich eine kardiawärts gerichtete Wellenbewegung. Diese Konturveränderungen sind im oberen Abschnitt des thorakalen Speiseröhrenabschnittes nur selten nachweisbar, im

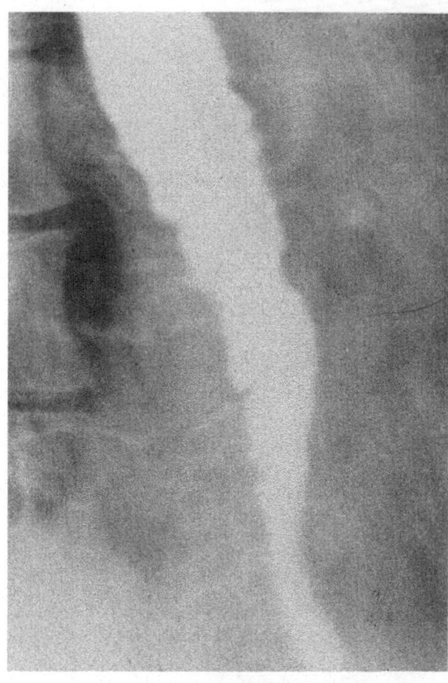

Abb. 44. Peristaltik vortäuschende Schattenbegrenzung der Kontrastsilhouette. Die mehr zackige begrenzte Schattensäule entspricht nicht dem Ausgußschatten, sondern einer zusammengeballten, das Lumen nicht ausfüllenden, zu dicken, trockenen Kontrastpaste. Bei der Durchleuchtung ergibt sich der Unterschied gegenüber Peristaltik aus der mangelnden kardiawärts ablaufenden Bewegung entlang der Silhouettenkonturen.

mittleren Abschnitt sind sie in der Regel sehr seicht, erst im untersten Anteil des thorakalen Oesophagus erreichen sie eine größere Tiefe. Nach erfolgtem buccopharyngealen Schluckakt ist der Ablauf der peristaltischen Wellenbewegungen nur kurze Zeit nachweisbar; nachdem die Eindellungen immer seichter werden, verschwinden sie endlich ganz. Erst mit einem neuerlichen Schluck (auch Leerschluck) werden die Wellenbewegungen wieder sichtbar (Abb. 43).

Unregelmäßigkeiten der Kontrastsilhouettenkontur, welche dadurch entstehen, daß eine zu trockene bröckelige Paste das Lumen nicht vollkommen ausfüllt, können die Peristaltik im Photogramm vortäuschen (Abb. 44).

2. Die Kardiapassage im Röntgenbilde.

Auch der Durchtritt der Kontrastmassen durch die Kardia ergibt verschiedene Bilder, welche ebenfalls von der Konsistenz des Kontrastmittels und von der Lage des Individuums im Raume abhängen.

In aufrechter Stellung staut sich beim Einzelschluck, wie schon oben bemerkt, die Kontrastflüssigkeit über der Kardia, doch nur Bruchteile von

Sekunden, um alsbald als dünner Schattenstreifen nach links abweichend im Bereiche des Magens zu erscheinen.

Beim fortgesetzten Trinken in der aufrechten Stellung ist in einer Reihe von Fällen auch das ganz kurzfristige Steckenbleiben des Kontraststreifens an der Kardia im Schirmbilde sichtbar, eventuell sogar ein leichtes Anstauen der Flüssigkeit mit nachfolgendem Durchtritt durch die Kardia, wobei sich einzelne schmale Schattenstreifen loslösen und in kurzen Intervallen nacheinander, nach links und caudal ziehend, im Bereiche des Magens sichtbar werden; also in Form getrennter Portionen, entsprechend den rasch hintereinander erfolgenden Öffnungen und Schließungen der Kardia. In manchen Fallen aber ist beim fortgesetzten Trinken von Kontrastflüssigkeit in aufrechter Stellung folgendes zu sehen: Nachdem die Spitze des schmalen Schattenstreifens an der Kardia angelangt ist, bleibt die Schattensaule Bruchteile einer Sekunde stehen, um dann als Ganzes in den Magen zu gleiten, wobei im Bereiche der Kardia keine Unterbrechung der Schattensilhouette zu beobachten ist. Dies entspricht einer einmaligen Öffnung der Kardia, welch letztere nun so lange offen bleibt, bis die ganze Flüssigkeit die Kardia passiert hat.

Der Durchtritt von Paste durch die Kardia in aufrechter Stellung ist bereits viel deutlicher zu sehen als der Flüssigkeitsdurchtritt, weil er langsamer erfolgt. Nachdem die Schattensäule des Bissens an der Kardia für kurze Zeit stecken geblieben ist, sieht man im Durchleuchtungsbilde einen schmalen Fortsatz, welcher sich nach links unten in die helle Gasblase des Magens erstreckt. Nachdem er sich bis zur halben Fingerlange entwickelt hat, bricht er ab und fällt tiefer in den Magen. Nun ist zwischen dem Kontrastschatten und der medialen Begrenzung der Fundusgasblase des Magens ein Zwischenraum nachweisbar; die Kardia ist wieder geschlossen. Beim Einzelbissen kann die ganze Kontrastpaste auf einmal die Kardia passieren, meist wird sie aber, sowie bei fortgesetztem Schlucken von Paste, in einer Reihe von kleinen Portionen in den Magen gelangen.

Viel deutlicher ist der normale Mechanismus der Kardia in der Beckenhochlage des Individuums von annähernd 45⁰ zu sehen, weil in dieser Lage die Kardia deutlich zur Ansicht gelangt (siehe Technik der Untersuchung). Der Vorgang des Durchtrittes geschieht langsamer als in der aufrechten Vertikalstellung. Die Zeitdauer, von dem Momente an gerechnet, in dem der Bissen den caudalen Pol der Speiseröhre erreicht, bis zu dem Augenblick, da er durch die Kardia gleitend im Magenfundus anlangt, variiert stark. Jedoch ist die Zeitdauer, zwischen bestimmten Grenzen wechselnd, abhängig einerseits vom Füllungszustande des Magens, andererseits, wie bei der Durchwanderung der Speiseröhre, von der Beschaffenheit, wie Konsistenz, Temperatur und Schmackhaftigkeit des Bissens. Was die Zeitdifferenz bei verschiedenen Fullungsgraden des Magens anbelangt, so verweilt bei zunehmender Füllung des Magens der Bissen länger am unteren Pol des Oesophagus als bei leerem oder nur wenig gefülltem Magen; und zwar nimmt die Zeitdauer der Intervalle zwischen den einzelnen Speisedurchtritten durch die Kardia in stärkerem Maße zu als die quantitative Zunahme der Magenfüllung. Gleichzeitig wird das Quantum der Kontrastmasse, welches bei Beckenhochlagerung von 45⁰ auf einmal vom Oesophagus in den Magen gelangt, d. h. bei einmaliger Öffnung der Kardia, bei zunehmender Magenfüllung geringer. So wurden z. B. 20 g einer Barium-

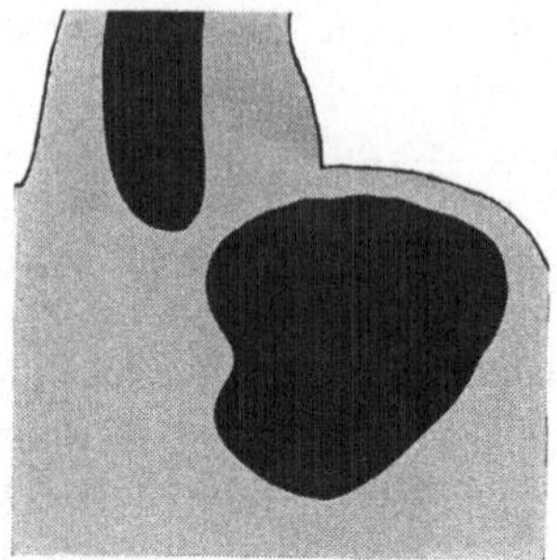

a Kardia geschlossen.

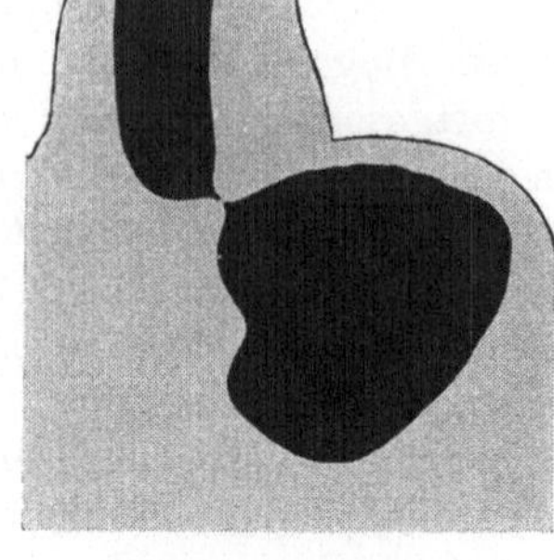

b Bildung der Fortsatze.

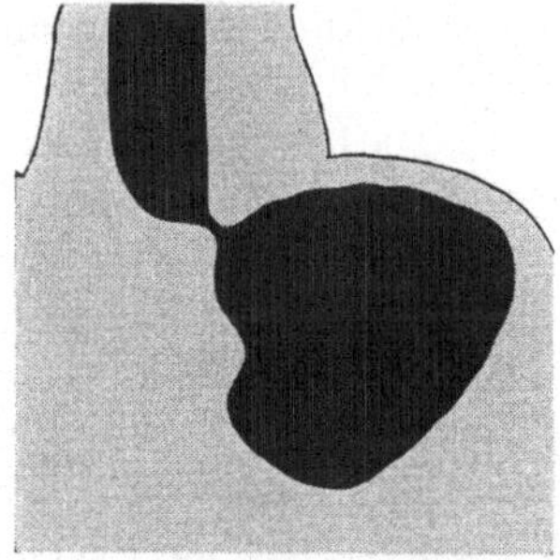

c Verschmelzung der Schattenfortsatze.

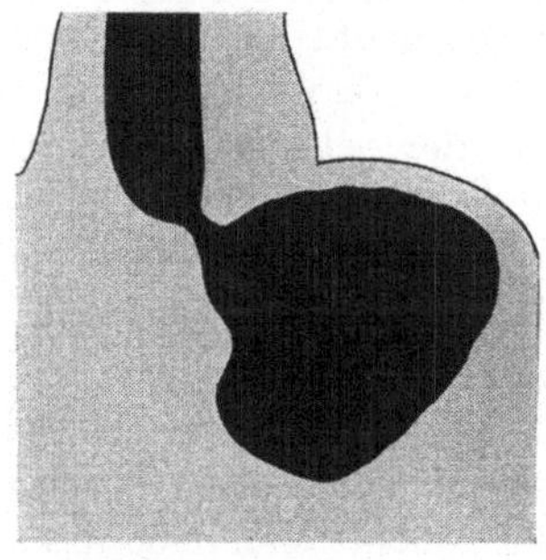

d Verbreiterung des Kardialumens.

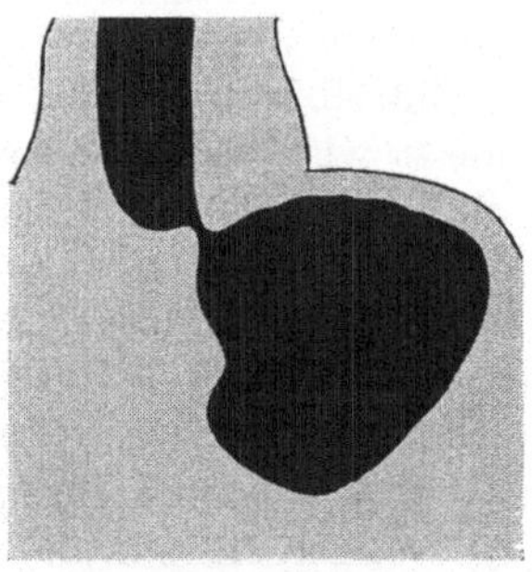

e Verschmalerung des Lumens.

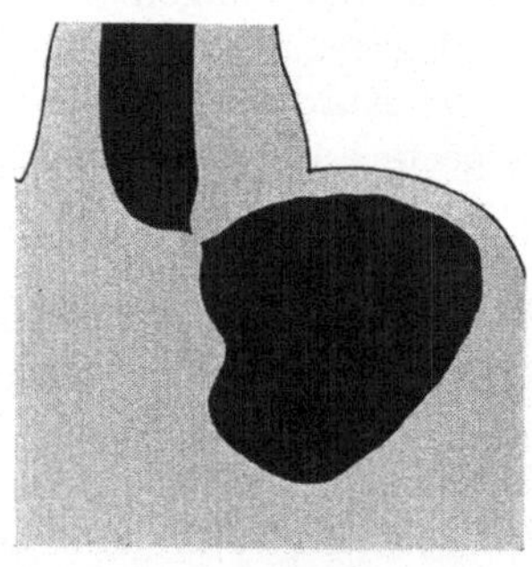

f Trennung der Schattenfortsatze.

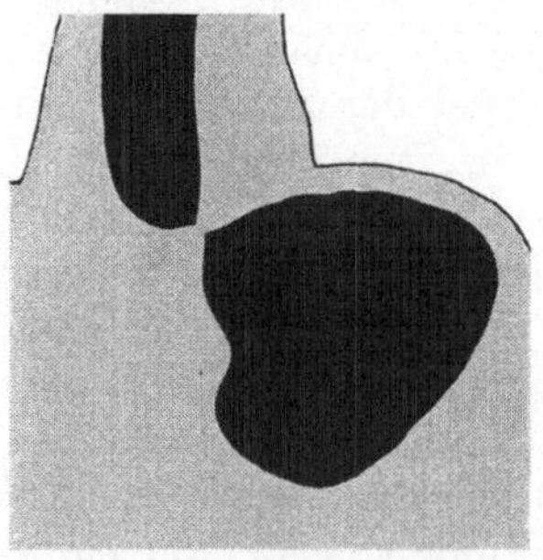

g Ruckbildung der Fortsatze.

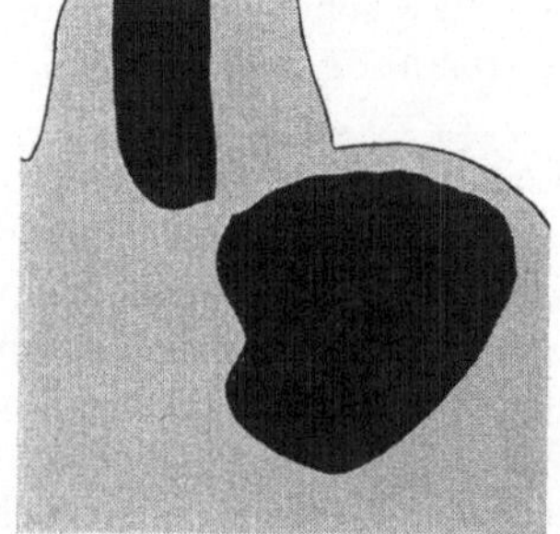

h Ruhezustand.

Abb. 45 a—h. Schematische Darstellung des Kardiamechanismus in 8 Phasen. (Nach PALUGYAY.)

aufschwemmung bei leerem Magen vom untersten Oesophagusabschnitt mit einmaliger Öffnung der Kardia in den Magenfundus befördert, in einem Zeitraum, der von 5—40 Sekunden zählt. Bei einer Vorfüllung des Magens mit einem Viertelliter Bariumaufschwemmung gelangt die nun nachträglich in Beckenhochlage eingenommene Aufschwemmung von 20 g Bariumwasser vom untersten Oesophagusabschnitt nicht mit einmaliger Öffnung der Kardia in den Magen, sondern in 2—4 Abschnitten und in Zeitintervallen, die einige Minuten betragen.

Solange keine Kontrastmassen durch die Kardia treten, also bei geschlossener Kardia, ist diese bei Rückenlage des Individuums in der Beckenhochlage als Spalt zwischen den Silhouetten des kontrastgefüllten Oesophagusendes und der Silhouette des kontrastgefüllten Magenfundus zu sehen. (Die Kontrastmassen, welche sich bereits im Magen befinden, gelangten bei der vorhergehenden Beobachtung des Schluckaktes in aufrechter Stellung in denselben.) Bei Öffnung des Kardiaverschlusses erfolgt der Durchtritt der Kontrastmassen auch in der Beckenhochlage in einem kurzen Zeitraum, doch ist die Schirmbeobachtung durchaus möglich. Während des Durchtrittes sind nach meiner seinerzeitigen Beschreibung folgende Bewegungen der Kontrastsilhouette zu sehen:

„Der unterste Abschnitt der Speiseröhre sendet an seiner unteren, dem Magen zunächst gelegenen Kontur gegen den Fundus einen pfriemenartigen Fortsatz aus, dessen Spitze gegen den Magen zu sieht. Zur selben Zeit tritt ein gleichgestalteter Fortsatz an der korrespondierenden Magenkontur auf. Die beiden Schattenfortsätze nähern sich bis zur Berührung ihrer Spitzen, worauf die Seitenwände der Fortsatzspitzen so lange auseinanderweichen, bis ein parallel konturierter Kanal resultiert, welcher sich nach Bruchteilen einer Sekunde wieder zurückbildet bis zum Bilde der sich mit ihren Spitzen berührenden Fortsätze, welche sich nun einerseits in die Silhouette des Magens, andererseits in die des Oesophagus zurückziehen" (Abb. 45 u. 46).

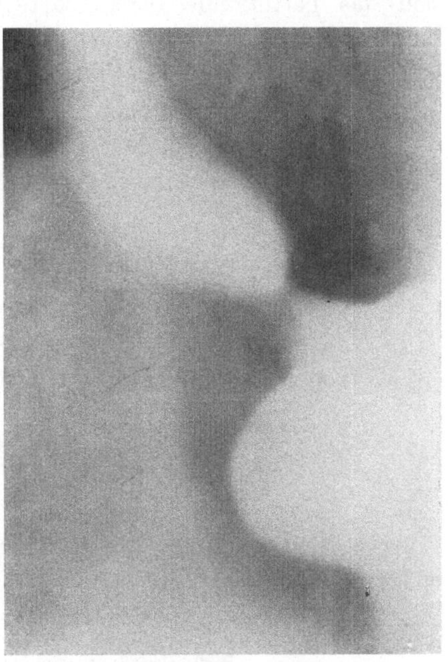

Abb. 46. Filmaufnahme der beginnenden Kardiapassage. Beginnende Vorstulpung der Fortsatze.

3. Der Verlauf des Kontrastbissens und seine Beziehungen zu den sichtbaren Nachbarorganen der Speiseröhre.

Der Schatten des Kontrastmittels jeglicher Konsistenz hält auf seinem Wege zwischen Rachen und Magen in allen Körperstellungen eine bestimmte, dem Verlauf des Oesophagus entsprechende Richtung ein. Und zwar zwischen Rachen und Zwerchfell eine kranio-caudale, wobei in der Sagittalprojektion die Verlaufslinie von kranial-dorsal nach caudal-ventral verläuft. Unterhalb des Zwerchfelles biegt der Weg der Kontrastmasse im Bogen nach links ab, wobei die Einmündungsstelle der Speiseröhre in den Magen noch etwas mehr ventral liegt als der Zwerchfelldurchtritt.

Bei der Durchleuchtung und Aufnahme in den verschiedenen Projektionsrichtungen wird der Schatten der Kontrastmasse (abgesehen von der dünnen Speiseröhrenwand) vom Schatten der Nachbarorgane begrenzt. Nach der charakteristischen Form und nach Schatten- oder Helligkeits-Intensität läßt sich das betreffende benachbarte Organ und damit die jeweilige Lage des Kontrastbolus bestimmen.

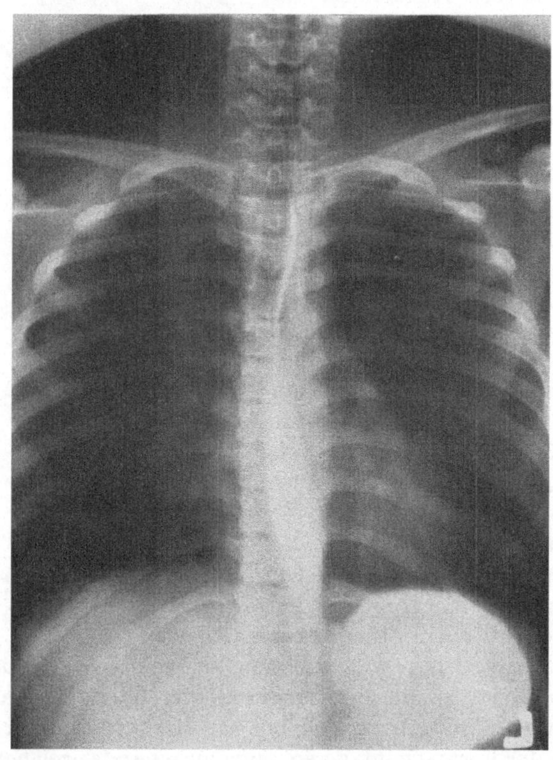

Abb. 47. Kontrastsilhouette der Speiserohre in Horizontallage bei sagittalem Strahlengang.

a) Im sagittalen (anteroposterioren oder posteroanterioren) Durchleuchtungs- bzw. Film-Platten-Bilde wird im Halsanteil und oberen Brustanteil der Speiseröhre die Begrenzung des Bolusschattens vom Wirbelsäulenschatten gebildet: dieser ist in seiner Intensität wesentlich geringer als der Bolusschatten, doch kommt in diesem Bereiche noch der Schatten des Sternums und derjenige der großen Gefäße hinzu, wodurch die Intensitatsdifferenz zwischen Bolusschatten und dem der benachbarten und den Bolus überdeckenden Gebilden eine geringere wird. Im unteren thorakalen Abschnitt ist die Dichtigkeit der Schatten, welche den Bolus überdecken, durch den Herzschatten vermehrt, welcher eine größere Schichtdecke besitzt als der Schatten der großen Gefäße. Im subdiaphragmalen Speiseröhrenabschnitt fällt zuerst der sternale Schatten weg, wodurch der Bolusschatten bereits etwas deutlicher sichtbar wird. Noch größer wird seine Intensität, nachdem er so weit nach links abgewichen ist, daß er aus dem Wirbelsäulenschatten heraustritt. Im subdiaphragmalen Abschnitt wird der Herzschatten von demjenigen der Abdominalorgane abgelöst, welche dieselbe Dichtigkeit wie der Herzschatten aufweisen. Nur im Bereiche der Kardia, das heißt im Endstück der Speiseröhre tritt der Bolus mit starkem Kontrast dann hervor, wenn die Untersuchung in Vertikalstellung erfolgt und die Pars cardiaca ventriculi mit Luft gefüllt ist; in diesem Falle wird der genannte

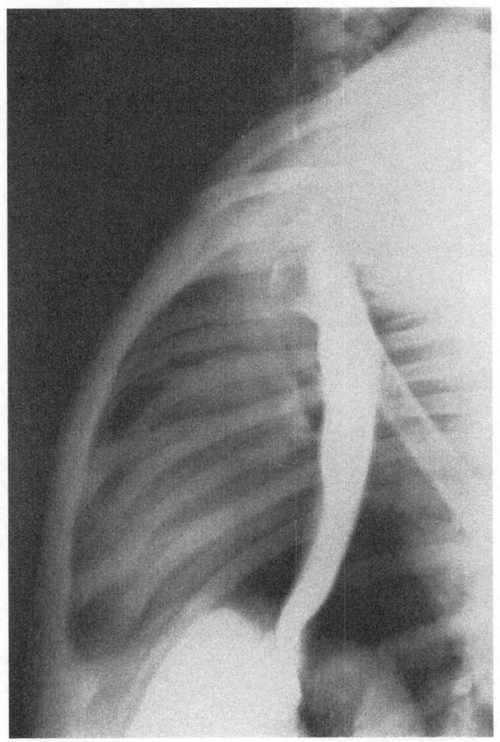

Abb. 48. Kontrastsilhouette der Speiseröhre in Horizontallage bei frontalem Strahlengang.

Abschnitt ventral, vorwiegend aber dorsal durch das helle Luftfeld begrenzt (Abb. 47).

b) In der Frontalprojektion (sowohl bei dextro-sinistralem, wie auch bei sinistro-dextralem Strahlengang) tritt der Bolusschatten vom Halsanteil bis zum Diaphragma sehr kontrastreich in Erscheinung, da er sowohl rohrenwärts als auch gegen den Fluorescenzschirm, bzw. gegen die Platte durch die breiten Schichten wenig dichten, stark lufthältigen Gewebes der Lungen begrenzt wird. Die im Abschnitt über die topographische Anatomie angeführte ventrale und dorsale Begrenzung des Oesophagus läßt sich auch im Rontgenbilde bestimmen.

Vom Halsanteil der Speiseröhre bis in die Höhe der Trachealbifurkation nimmt der Bolus in Frontalprojektion einen der vorderen Wirbelsaulenkontur parallelen Verlauf. Bis in die genannte Höhe ist der Bolusschatten der vorderen

Kontur der oberen Brustwirbel eng anliegend zu sehen. Ventral wird der Bolus
bis in die Höhe der Trachealbifurkation von der Trachea flankiert, daher tritt
auch seine Grenze scharf hervor. Die Trachealbifurkation ist einerseits an der
Teilung des hellen Luftstreifens im Tracheallumen kenntlich, andererseits an
den etwas dichteren Schattengebilden der Glandulae bronchiales, welche in
dieser Höhe mit der ventralen Kontur des Bolusschattens in Kontakt treten.

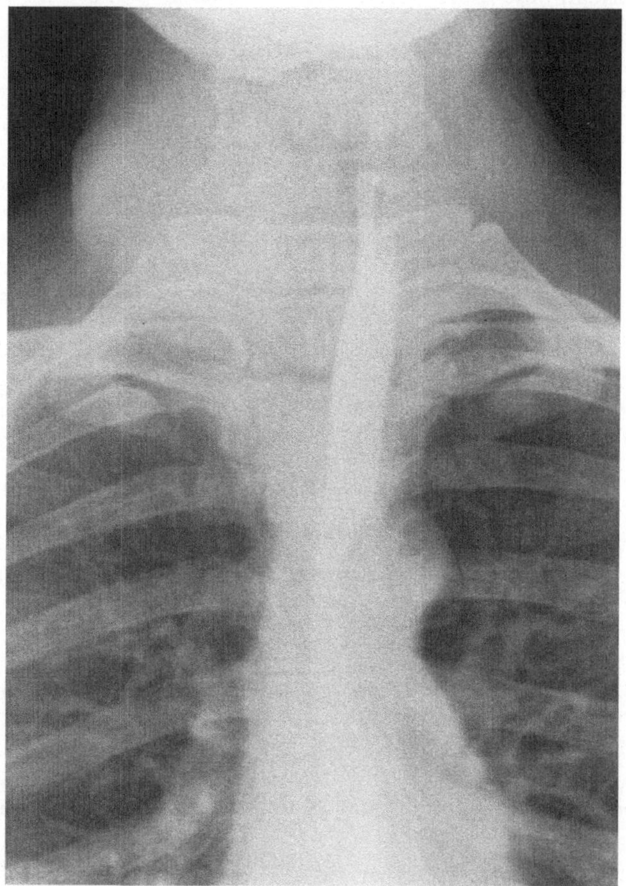

Abb. 49. Eindellung des Oesophagus durch den Aortenbogen.

Von dieser Höhe an weicht der Bolus schräg nach vorne ab, dorsalwärts von
dem nicht deutlich in Erscheinung tretenden Schatten der Aorta descendens
und ventralwärts von der deutlich sichtbaren dorsalen Kontur des linken Vor-
hofschattens flankiert. Etwa 1—2 Querfinger kranial vom Zwerchfell ist zwischen
dem Schatten des Kontrastbissens und der nun ventralwärts abbiegenden
Schattenkontur des linken Herzventrikels ein helleres Dreieck sichtbar, welches
von der nicht so stark schattengebenden Vena cava inferior erfüllt ist und die
Trennung zwischen Bolus und Herzkontur bildet. Der Durchtritt des Bolus
vom hellen Thorakalraum in den dichten Abdominalschatten erfolgt im mittleren

Drittel zwischen ventraler und dorsaler Körperkontur. Im Abdominalanteil tritt bei dieser Projektion der Bolusschatten gegenüber den dichteren Schatten der Abdominalorgane, welche den Bolusschatten in großer Breite überlagern, wenig deutlich in Erscheinung. Außerdem ist der Bolusschatten in dieser Projektion verkürzt, da der subphrenische Anteil des Oesophagus nach links vorne abweicht (Abb. 48).

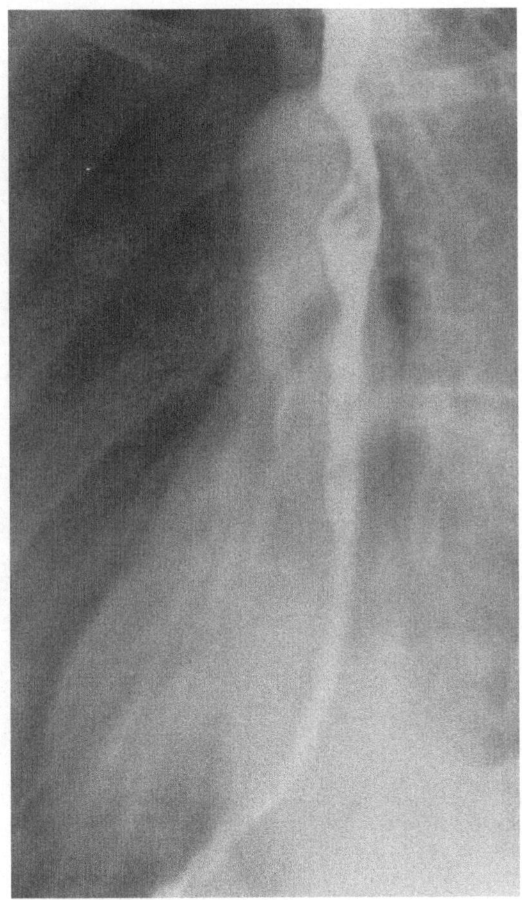

Abb. 50. Aortenenge und caudal davon eine Bifurkationsenge des Oesophagus.

c) Im ersten schrägen Durchmesser, also bei einem Strahlengang von sinistro-dorsal nach dextro-ventral, oder umgekehrt dextro-ventral nach sinistro-dorsal erscheint der helle Raum, in welchem der Bolus sich fortbewegt, zwischen dem Wirbelsäulenschatten und dem Schatten der großen Gefäße und des Herzens wesentlich breiter als bei frontalem Strahlengang. Im Halsteil der Speiseröhre ist der dorsale Anteil des Bolusschattens durch die ventralen Partien der Halswirbelkörper teilweise überdeckt. Im oberen Brustanteil gelangt der Bolusschatten weiter ventralwärts, so daß in der Höhe der Aortenenge der Kontrastschatten des Bissens bereits durch ein breiteres helles Feld vom

Schatten der Wirbelsäule getrennt ist und seine vordere Kontur vom Schatten der Aorta descendens zuerst flankiert, distalwärts immer mehr überdeckt wird. Trotzdem tritt die ventrale Kontur des Bolusschattens deutlich hervor, da der vordere Anteil der Speiseröhre vom Rachen bis zur Bifurkation vom hellen Band der lufthältigen Trachea flankiert wird.

In der Höhe des Aortenbogens zeigt der Kontrastschatten eine durch den Aortenbulbus bedingte Eindellung (Aortenenge des Oesophagus) (Abb. 49).

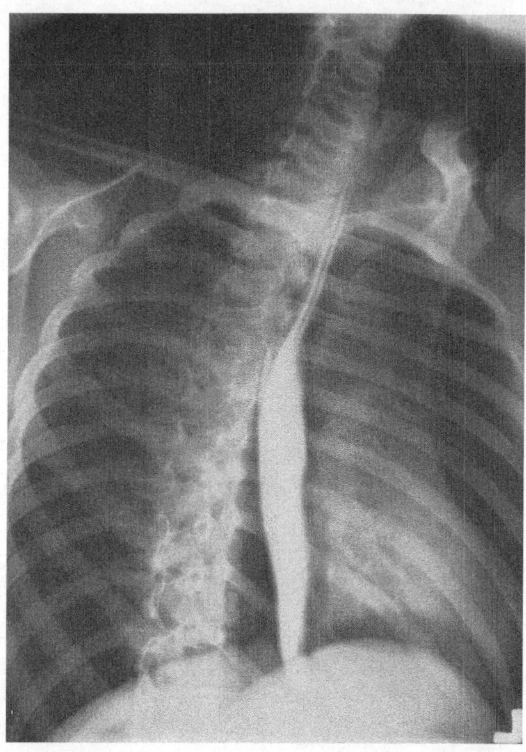

Abb. 51. Kontrastsilhouette der Speiseröhre in Horizontallage bei sinistrodorso-dextroventralem Strahlengang. (1. Schrägdurchmesser. HOLZKNECHT.)

Der ganze weitere Verlauf des Bolus im thorakalen Speiseröhrenabschnitt erfolgt in Überdeckung mit der Aorta descendens, welche aber in den schräg getroffenen hellen Lungenfeldern so weitgehend aufgehellt (weggeleuchtet) wird, daß sie kaum in Erscheinung tritt. Etwas weiter caudal überschneidet der Bolus ein Schattengebilde, welches im hellen Felde deutlich zur Darstellung kommt und den Drüsen der Trachealbifurkation entspricht. Diese Stelle ist daran kenntlich, daß hier das helle Band der luftgefüllten Trachea seine Teilung erfährt. Auch ist an dieser Stelle mitunter eine deutliche Verschmälerung des Oesophagus nachweisbar (Bifurkationsenge) (Abb. 50). Caudal von der Trachealbifurkation bildet nun die ventrale Begrenzung des Bolusschattens zunächst der linke Vorhofbogen und im untersten thorakalen Abschnitt der rechte Vorhofbogen. Wenn auch die Begrenzung durch den linken Vorhofbogen auf eine längere Strecke erfolgt als durch den rechten, so ist dies Variationen unterworfen, welche vom Grade der Drehung des Patienten und von der Lage des Herzens (mehr steil oder mehr schräg) abhängt. Im subphrenischen Anteil des Oesophagus erleidet der Bolusschatten im ersten Schrägdurchmesser im Vergleich zur Sagittalprojektion nur eine geringe Verkürzung, doch ist auch hier die Überdeckung des Bolusschattens, entsprechend der Schrägstellung, durch breite Partien der Abdominalorganschatten eine große (Abb. 51).

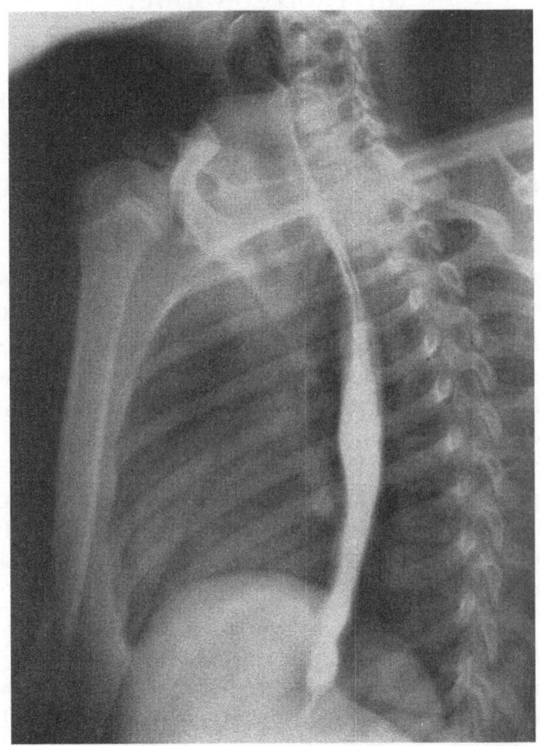

Abb. 52. Kontrastsilhouette der Speiserohre in Horizontallage bei dextrodorso-sinistroventralem Strahlengang. (2. Schragdurchmesser.)

d) Im zweiten schragen Durchmesser (dextrodorso-sinistroventraler Strahlengang und umgekehrt) sind bis in die Höhe des Herzschattens die Bildverhaltnisse zwischen den Schatten des Kontrastbissens und den Schatten der Nachbarorgane dieselben wie im ersten schragen Durchmesser. Von der Höhe des Herzschattens bildet die ventrale Begrenzung des Bissenschattens auf eine kurze Strecke der linke Vorhof, dann der Schatten des linken Herzventrikels, in dessen Schatten die Kontrastbissensilhouette allmählich, im Bogen nach vorne verlaufend, eintritt. Annähernd handbreit kranial vom Zwerchfellbogen liegt der Bolusschatten in völliger Deckung mit dem Herzschatten. Erst knapp über dem Zwerchfelldurchtritt kommt er wieder mit seinem dorsalen Anteil aus der Überdeckung. Im subphrenischen Abschnitt erscheint der Bolusschatten in starker Verkürzung, doch wird seine Sichtbarkeit dadurch stark begünstigt, daß der Schatten des Kontrastbissens in das helle Feld der Luftblase der

Pars cardiaca ventriculi projiziert wird, naturgemäß nur in vertikaler Stellung des Individuum, in Horizontallage oder Beckenhochlage nicht mit derselben Deutlichkeit bzw. in Horizontallage gar nicht, da er in Deckung mit den kranialen Magenabschnitten liegt (Abb. 52).

VI. Die pathologischen Veränderungen der Speiseröhre im Röntgenbilde.

1. Funktionelle Veränderungen.

A. Änderung der Passagegeschwindigkeit verschluckter Kontrastmassen.

a) Beschleunigte Passage der Kontrastmassen.

Schon bei der normalen Passage der Kontrastflüssigkeit im Einzelschluck, welcher in aufrechter Stellung genommen wurde, ist der Transport ein so rascher, daß die Kontrastmasse als undeutlicher Streifen gegen die Kardia zieht. Eine beschleunigte Passage kann demnach beim Einzelschluck in aufrechter Stellung nicht beobachtet werden, da sie nicht sinnfällig wird.

Beim fortgesetzten Trinken von Kontrastflüssigkeit kann in aufrechter Stellung eine Beschleunigung der Passage dann beobachtet werden, wenn die einzelnen Schlucke rasch hintereinander erfolgen. Es kann nun mitunter beobachtet werden, daß nicht nur die zuerst verschluckten Kontrastmassen in der für den Einzelschluck charakteristischen Form bis zum untersten Speiseröhrenende gelangen, sondern daß auch die nachfolgenden Portionen von Kontrastflussigkeit in Form von zarten, streifenförmigen Schatten bis zum untersten Pol der Speiseröhre ziehen, im Gegensatz zum normalen Verhalten, bei welchem eine Anstauung erfolgt.

Eine Beschleunigung der Passage von Kontrastmassen pastöser Konsistenz ist mitunter deutlich durch die ganze Speiseröhre zu sehen, und zwar in der Form, daß Kontrastpaste sowohl im Einzelbissen als auch beim fortgesetzten Essen nicht nur rasch bis in die Höhe der Aortenenge gelangt und in der genannten Höhe, wie normalerweise, für kurze Zeit stecken bleibt, um dann unter konstant wechselnder Länge langsam kardiawärts zu gelangen, sondern der Schatten der Kontrastpaste den Thorax in mindestens ebenso raschem Tempo wie den Pharynx und Halsanteil durcheilt, ja womöglich mit zunehmender Beschleunigung, gleichsam frei herunterfällt. Beim fortgesetzten Essen kommt es bei der Anstauung der Schattenmassen zu keiner nennenswerten Höhe der Schattensäule.

Dieses Verhalten spricht dafur, daß die Speiseröhrenwandung nicht imstande ist, die Kontrastmasse so zu umschließen, daß schon geringere Quantitäten von Flüssigkeit oder Paste, sich kurze Zeit über der Kardia stauend, eine Auffüllung der Speiserohre von mehr oder weniger großer Hohe bewirken würden.

Als Ursache kann zunächst sowohl eine verminderte Kontraktilität, also Hypotonie oder Atonie der Speiseröhrenwand, als auch eine mehr oder weniger hochgradige Erweiterung des Oesophagus angenommen werden.

Es kann aber der Schatten der in aufrechter Stellung verschluckten Kontrastmasse auch eine beschleunigte Passage auf kürzere Strecken erfahren, so vor allem Kontrastpaste im unteren thorakalen Abschnitte, wenn eine erhöhte peristaltische Tätigkeit die Beförderung beschleunigt, oder aber es kann eine Beschleunigung auf kurze Strecken in jedem beliebigen Abschnitte der Speiseröhre dadurch in Erscheinung treten, daß eine lokale Erweiterung (oberhalb einer Stenose) vorliegt.

Eine relative Beschleunigung der Passage von Kontrastmassen jeglicher Konsistenz in aufrechter Stellung kann sich in der Form ergeben, daß zunächst eine verlangsamte Fortbewegung sichtbar ist und die Geschwindigkeit der kardiawärts gerichteten Bewegung des Kontrastschattens sich, von einer Stelle angefangen, im Sinne der Beschleunigung ändert.

Dieses Symptom ergibt sich bei inkompletter Stenose des Speiserohres. Durch die verengte Partie wird die Kontrastmasse nur langsam und in vermindertem Quantum durchgebracht, der unterhalb der größten Enge gelegene Abschnitt des Oesophagus verhält sich nun zu dem dünnen Strahl, welcher die Enge passiert, wie eine dilatierte Speiseröhre zum normalen Bissen, da er nicht imstande ist, den so verschmälerten Bissen zu umfassen. Dieser fallt daher frei kardiawärts. Die Stelle, wo der Kontrastschatten, welcher sich bis dahin verlangsamt bewegt hat, plötzlich rasch kardiawärts zu eilen beginnt, entspricht somit der engsten Stelle einer Stenose.

In einer Lage des Patienten, in welcher die Schwerkraft ausgeschaltet wurde, oder im entgegengesetzten Sinne wirkt, also z. B. in Beckenhochlage von $30-45^0$, kann unter pathologischen Verhältnissen eine beschleunigte Passage der Kontrastmasse beobachtet werden, entweder in der Form, daß der Schatten der verschluckten Kontrastmasse — dies vor allem bei Paste, doch auch bei Kontrastflüssigkeit — den Thorax rascher durcheilt als der Norm entsprechen würde, oder aber (und dies ist weitaus sinnfalliger), daß Kontrastflüssigkeit auch im Einzelschluck bis in den Magen noch in einer so steilen Beckenhochlage gelangt, in welcher normalerweise der Kontrastschatten des Einzelschlucks im oberen Abschnitt keine kardiawärts gerichtete Bewegung mehr zeigt.

Die Beschleunigung der Bewegung des Kontrastschattens, bzw. sein abnormal weites Vordringen bei Beckenhochlage des Patienten spricht für erhöhte Kontraktilitat der Speiseröhrenwand und kann bei Kardiospasmus besonders dann beobachtet werden, wenn es sich um einen spastischen Verschluß der Kardia handelt, dei dann gewöhnlich mit Elongation, doch ohne Dilatation vergesellschaftet ist.

b) Verlangsamte Passage der Kontrastmassen.

Eine Verlangsamung der Kontrastpassage durch die Speiseröhre kann schon beim Einzelschluck von Kontrastflüssigkeit, welcher in aufrechter Stellung genommen wurde, ersichtlich werden, wenn der Schattenstreifen der Kontrastflüssigkeit (die, als Einzelschluck genommen, in den oberen Abschnitten der Speiseröhre, entsprechend ihrer raschen Fortbewegung, gewöhnlich kaum nachgewiesen werden kann) deutlicher dadurch in Erscheinung tritt, daß seine Fortbewegung eine mehr oder weniger starke Verlangsamung erfahrt. Gleichzeitig zeigt der Schatten eine Formveränderung entsprechend der Ursache der verlangsamten Fortbewegung. Als Ursache kommen zwei Möglichkeiten in Betracht: 1. Obturation des Speiseröhrenlumens durch ein flüssiges Medium und 2. eine Verengerung des Lumens der Speiseröhre höheren Grades (Stenose).

Auf die gleiche Ursache kann auch die beim fortgesetzten Trinken auftretende Verlangsamung der Fortbewegung des Kontrastschattens zurückgeführt werden. Erfolgt aber die Verlangsamung der Fortbewegung des Einzelschluckschattens erst in der Höhe der Lumenverengerung, bzw. an Stelle der Obturation, so erfahren die nachfolgenden Schattenmassen auch schon in immer mehr oralwarts gelegenen Abschnitten eine Verlangsamung. Auch tritt beim fortgesetzten Trinken von Kontrastflüssigkeit in aufrechter Stellung eine Verlangsamung schon sinnfällig in Erscheinung, welche beim Einzelschluck noch nicht eindeutig wahrgenommen werden konnte. Auf diese Weise kann auch schon eine Lumenverengerung mäßigen Grades erkannt werden.

Ätiologisch kommen fur eine Lumenverengerung Stenosen des Oesophagus in Betracht, die sowohl durch organische, wie durch funktionelle Veranderungen bedingt sind, sowie durch Kompression von außen bedingte Stenosen.

Verlangsamte Fortbewegung der Kontrastmasse flussiger Konsistenz durch Obturation des Lumens wird vor allem durch angestautes Sekret hervorgerufen, doch auch durch angestaute Speise- bzw. Flussigkeitsreste.

Viel eher als der Schatten der in aufrechter Vertikalstellung genommenen Kontrastflüssigkeit erfahrt der als Einzelschluck genommene Kontrastpastenschatten eine Verzögerung in der Fortbewegung. Schon physiologischerweise ist hier die Fortbewegung in den verschiedenen Abschnitten eine differente und die Bewegung des Bolusschattens stockt schon normalerweise an den physiologischen Engen fur kurze Zeit. Dementsprechend ist in der meisten Abschnitten des Oesophagus nur eine geringe Lumenverengerung nötig, um die Passage der Paste zu verzögern. Im unteren, normalerweise etwas weiteren Abschnitt des Oesophagus hingegen bedarf es schon einer Verengerung höheren Grades, um eine sinnfallige Verlangsamung der Fortbewegung des Einzelbissen-Schattens zu bewirken.

In aufrechter Stellung und bei fortgesetztem Essen wird der Pasteschatten auch im Falle geringgradiger Stenose des unteren Thoraxoesophagus eine zunehmende Verlangsamung erfahren, wenn die Stenose durch eine Wandveranderung des Oesophagus bedingt ist. Ist die Lumenverengerung durch eine Kompression von seiten benachbarter Organe verursacht, so kann die Verlangsamung der Fortbewegung des ersten Bolusschattens durch die nachdrängenden Pastebissen wieder aufgehoben werden.

Obturation des Lumens durch Flüssigkeit bewirkt nur eine unwesentliche oder gar keine Verlangsamung der Fortbewegung des Bolusschattens. Erst ein Inhalt höherer Konsistenz, welcher das Lumen nicht völlig verschließt, fuhrt zu einer Verlangsamung der Passage.

Da der Transport der Ingesta festerer Konsistenz, beginnend vom oberen Anteil der Speiseröhre, bei guter Kontraktilität der Wandung vorwiegend durch die Peristaltik geschieht, ist die Verlangsamung der Bolusschattenfortbewegung nicht in jedem Falle auf eine Verengerung oder Verlegung des Lumens zuruckzuführen, sondern sie kann ihre Ursache eben in der mangelhaften peristaltischen Tätigkeit oder in einer Verminderung des Tonus haben. Die Verlangsamung der Fortbewegung des Einzelbissenschattens wird auch hier wie in vielen Fällen von Kompression von außen deutlicher in Erscheinung treten als beim fortgesetzten Essen von Kontrapaste; dies im Gegensatz zur Stenose durch

Wandveränderung, bei welcher die Verzögerung der Schattenfortbewegung mit der zunehmenden Quantität der verschluckten Kontrastmassen wächst.

Noch sinnfälliger wird die Verlangsamung der kardiawärts gerichteten Fortbewegung des Kontrastschattens in Beckenhochlage. Da ja die Fortbewegung der Kontrastmasse flüssiger Konsistenz, auch der Schwerkraft entgegen, ausschließlich mittels der Peristaltik erfolgt — was nur bei guter Kontraktilität des Speiserohres möglich ist —, ist eine geringgradige Verminderung dieser zwei Komponenten, der Fortbewegung der Peristaltik und des Tonus, schon bei mäßiger Beckenhochlage dadurch wahrnehmbar, daß sich der Schatten der verschluckten Kontrastflüssigkeit wesentlich langsamer fortbewegt.

c) Sistieren der Passage der Kontrastmassen.

Ein vollkommener Stillstand in der Fortbewegung des Schattens der in aufrechter Vertikalstellung verschluckten Kontrastflüssigkeit tritt nur bei vollkommenem Verschluß des Speiseröhrenlumens auf, sei dieser nun durch einen Inhalt festerer Konsistenz oder durch funktionelle oder organische Wandveränderung bedingt. Stillstand der Schattenfortbewegung von Kontrastpaste, die bei aufrechter Stellung genommen wurde, ist schon normalerweise fur kurze Zeit im Bereiche der physiologischen Engen möglich, doch nur beim Einzelschluck. Demnach wird der Stillstand nur in jenen Abschnitten des Oesophagus als Zeichen einer Anomalie gewertet werden können, in welchen normalerweise eine konstante Fortbewegung erfolgt. Deutlicher erscheint die Anomalie beim fortgesetzten Essen in aufrechter Stellung, bei welcher die Fortbewegung des Kontrastschattens ganzlich stockt. Schon stärkere Obturation und Stenose hoheren Grades können die kardiawärts gerichtete Fortbewegung vollig aufheben. Jedoch kann auch bei Ausbleiben der Fortbewegungskomponenten: Buccopharyngealer Schluckdruck und Peristaltik ein Stillstand der Fortbewegung von Kontrastpasteschatten eintreten.

Das Sistieren der Fortbewegung des Kontrastschattens kann dauernd oder nur vorübergehend sein. Die nicht dauernd aufgehobene kardiawarts gerichtete Fortbewegung schließt Obturation und durch organische Wandveränderung bedingten Lumenverschluß aus. Eine dauernde Aufhebung der Fortbewegung des Schattens muß aber durchaus nicht organische Ursachen haben.

B. Abweichungen der Kontrastschattenfortbewegung von der kardiawärts laufenden Richtung.

Der Schatten von Kontrastmassen jeglicher Konsistenz kann auch eine der normalen, kardiawärts laufenden, entgegengesetzte Fortbewegung zeigen. Diese oralwärts gerichtete Bewegung erfolgt gewöhnlich nur uber eine kurze Strecke, um dann wieder in die normale, kardiawärts gerichtete überzugehen, meist jedoch nur über einen kleinen Abschnitt, um wieder die abnormale, oralwärts gerichtete Bewegung aufzunehmen, bis endlich die Fortbewegung der Schattenmasse vollkommen aufhört oder der Schatten doch zur Kardia, bzw. in den Magen gelangt. Diese auf kurze Abschnitte, maximal auf ein Fünftel der Speiseröhrenlänge sich erstreckenden, in wechselnder Richtung erfolgenden Pendelbewegungen sind als Symptom einer Antiperistaltik der Speiseröhrenwand anzusehen. Für die Kontraktionen ihrer Segmente in abnormaler Reihenfolge kommen ätiologisch Stenosen der Speiseröhre in Betracht, und zwar neben organischen Stenosen vorwiegend solche, welche durch Okklusionen des Oesophagus spastischer Natur verursacht wurden.

Oralwärts gerichtete Bewegungen des Schattens verschluckter Kontrastmassen können aber auch über längere Strecken beobachtet werden; sie können an einer beliebigen Stelle des Oesophagus beginnen, wo die kardiawärts gerichtete Fortbewegung der Schattenmasse aufhört. Aber auch Schattenmassen, welche bereits bis in den Magen gelangt sind, zeigen diese Erscheinung. Bei dieser rückläufigen Bewegung gelangt in der Regel das kephale Ende der Schattensilhouette, oft aber auch der ganze, die Speiseröhre rückläufig passierende Schatten durch den Pharynx bis in die Mundhöhle. Die Bewegung setzt plötzlich ruckartig ein und erfolgt mit großer Geschwindigkeit, welche jene der Fortbewegung des Einzelschluckes in aufrechter Stellung vielfach übertrifft, zumindest erreicht.

Diese Art der rückläufigen Bewegung des Kontrastschattens, die Regurgitation, kann am häufigsten beim Erbrechen von Kontrastmassen beobachtet werden, also bei der oralen Entleerung des Magens. Sonst kommt sie bei Vorhandensein von Stenosen oder Divertikeln der Speiseröhre vor. Doch erfolgt eine Regurgitation mitunter auch in Fallen, bei welchen keine Erkrankung der Speiseröhre vorliegt, und zwar dann, wenn durch die Kontrastspeise Ekel oder Brechreiz erzeugt wird. In der Regel beginnt dann die rückläufige Bewegung des Kontrastschattens in die Mundhöhle an einer Stelle, welche noch im Pharynx gelegen ist.

C. Abweichungen des Kontrastschattens von seiner normalen Bahn.

Bei Abweichungen des Schattens der verschluckten Kontrastmasse vom normalen Wege zwischen Pharynx und Magen können im wesentlichen zwei Arten unterschieden werden. Bei der einen Art der Abweichung erfolgt zwar diese Abweichung des Schattens aus der normalen Verlaufsrichtung, aber er kehrt in dieselbe nach einer kurzen oder langen Strecke zurück und kann durch die Kardia in den Magen gelangen (Abb. 53). Bei der zweiten Art der Abweichung verläßt der Schatten der verschluckten Kontrastmasse ebenfalls die normale Verlaufsrichtung, kehrt aber nicht mehr in diese zurück und erreicht nicht den Magen durch die Kardia. Die zweite Art der Abweichung

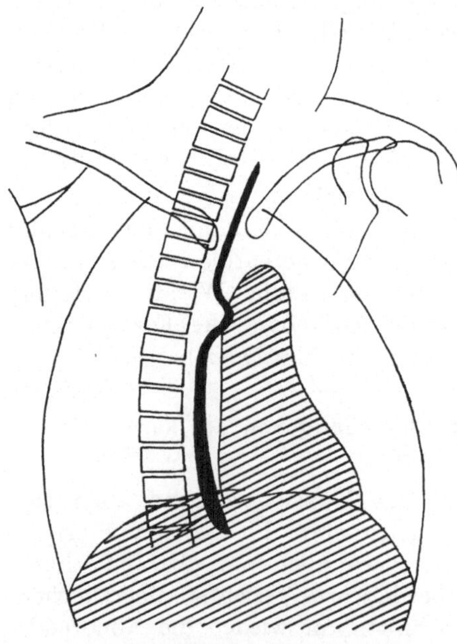

Abb. 53. Abweichungen der Kontrastmasse von ihrer normalen Bahn mit Ruckkehr in die normale Richtung.

ist auch noch dadurch charakterisiert, daß nicht unbedingt die ganze Kontrastmasse, welche verschluckt wurde, eine Deviation erfahren muß. Es ergeben sich verschiedene Möglichkeiten. Zunächst kann auch hier, wie bei der ersten Art der Abweichung, der ganze Schatten des einzeln genommenen Kontrastschluckes oder Kontrastbissens von der normalen Richtung abweichen, so wie die gesamte, bei fortgesetztem Essen genommene Kontrastmasse den normalen Weg verlassen. Häufiger verfolgt nur ein Schattenteil des Kontrastbolus einen abnormalen Weg, der restliche Teil aber folgt der normalen Verlaufsrichtung (Abb. 54). Beim fortgesetzten Schlucken von Kontrastmasse kann die Schattenmasse anfangs auf dem normalen Weg zur Kardia gelangen, später ein Teil der nachfolgenden Bolusschatten an einer Stelle ihres Weges von dieser Richtung abweichen, indem sie sich von normal verlaufenden Schatten abtrennen. Oder es nehmen bereits die ersten Bolusschatten oder einige von ihnen gleich von

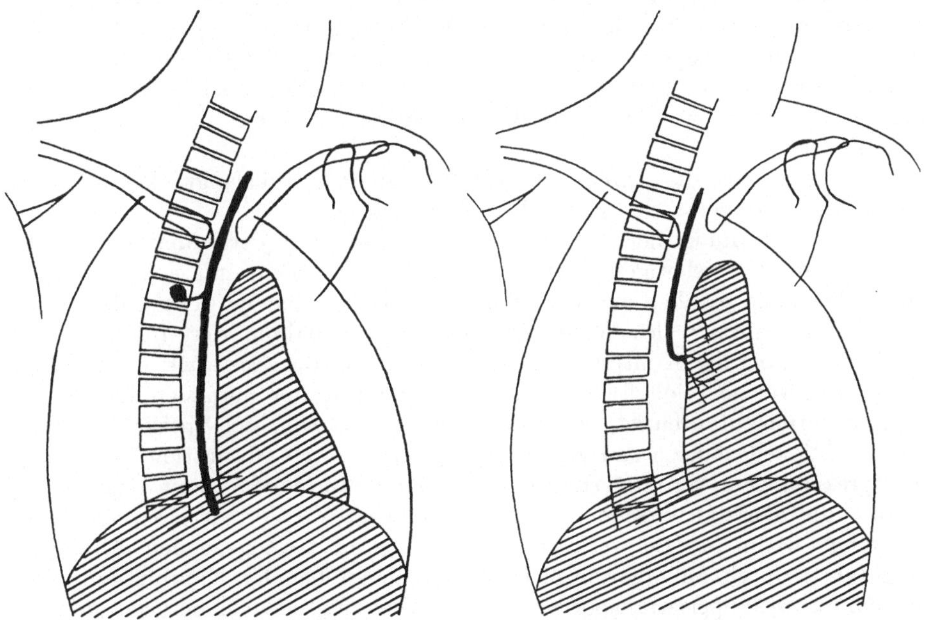

Abb. 54. Abweichungen der Kontrastmasse von ihrer normalen Bahn; Abzweigung des Kontrastschattens.

Abb. 55. Abweichung des Kontrastschattens von seiner normalen Bahn, ohne Rückkehr.

Anfang an, an einer Stelle des Weges eine abnormale Richtung und erst die nachfolgenden Bolusschatten folgen der normalen Richtung zur Gänze. Endlich kann auch die gesamte Kontrastmasse einen abnormalen Weg beschreiten, ohne daß Schatten entlang der normalen Bahn sichtbar werden (Abb. 55).

Bei der ersten Art der Abweichung des Kontrastschattenverlaufes, bei welcher die gesamte Masse auf dem gleichen abnormen Weg zur Kardia gelangt, handelt es sich um Deviation der Speiseröhre in toto oder um eine solche eines oder einzelner Abschnitte derselben. Ätiologisch kommen Verlagerungen, Verdrängungen, Verziehungen der Speiseröhre in Betracht, welche in der Regel durch Erkrankung benachbarter Organe bedingt sind. Die zweite Art der Abweichung des Kontrastschattenverlaufes ist ein Symptom dafür, daß die Speiseröhrenwand entweder eine Ausbuchtung erfahren hat (also im Gegensatz zur segmentären Deviation eine partielle Wanddeviation aufweist) oder aber, daß eine Unterbrechung der Speiseröhrenwandkontinuität besteht. Ätiologisch kommen im ersten Falle Divertikel der Speiseröhrenwand, so callöse Ulcera derselben, Dilatationsausbuchtungen in Betracht; in letzterem Falle penetrierende Geschwüre, Penetrationshöhlen bei exulcerierenden Neoplasmen, sowie alle sonstigen abnormalen Kommunikationen der Speiseröhrenwand mit ihrer Umgebung, seien sie nun kongenitaler, traumatischer, entzündlicher oder neoplastischer Natur.

D. Abweichungen der peristaltischen Formveränderungen des Füllungsschattenrandes von der Norm.

Die kleinwelligen, normalerweise kardiawärts gerichteten Bewegungen der Kontrastschattenkontur, welche in aufrechter Stellung bei Einnahme von Kontrastpaste etwa von der Höhe des Aortenbogens angefangen sichtbar sind und in Beckenhochlage bei jeglicher Konsistenz schon in der Höhe der oberen Thoraxapertur in Erscheinung treten, können in zweierlei Hinsicht eine Anomalie aufweisen, erstens in bezug auf ihre Intensität, zweitens in bezug auf ihre Ablaufsrichtung.

Was zunächst die Intensität der Bewegungen anbelangt, können diese verstärkt, verringert oder gänzlich aufgehoben sein.

Eine Verstärkung der Intensität, im Sinne einer Vertiefung der Wellen geht, soweit die bisherigen Beobachtungen reichen, nicht mit einer Änderung der Wellenlange parallel, meist aber mit dem Grade der Vertiefung der Wellen eine Verlangsamung des Wellenablaufes. Die Zunahme der Intensität der Wellenbewegung der Kontrastsilhouettenkontur ist der Ausdruck einer Hyperperistaltik, welche ätiologisch auf eine Behinderung der normalen Passage der Ingesta zurückzuführen ist, sei es nun, daß das Lumen der Speiseröhre durch eine funktionelle oder organische Lumenstenose, durch Obturation oder durch Kompression eine verminderte bis aufgehobene Durchgangigkeit zeigt. Doch erfahrt die Peristaltik schon unter physiologischen Verhältnissen eine Verstärkung, wenn die Schwerkraft, wie schon im vorangehenden Abschnitte ausgeführt, durch außergewohnliche Bedingungen bei der Nahrungsaufnahme als Faktor des Speisetransportes ausgeschaltet ist oder in entgegengesetzter Richtung wirkt.

Die verminderte Stärke der Wellenbewegung des Kontrastschattenrandes kommt dadurch zum Ausdruck, daß der mehr oder weniger rasche Wechsel der Form des Silhouettenschattens in den aufeinander folgenden Segmenten ein geringer ist und die Silhouettenkontur anstatt eine wellenförmige, eine mehr gerade Begrenzung zeigt. Dabei tritt eine Konturveränderung im Sinne der ablaufenden Wellenbewegungen kaum mehr in Erscheinung. Bei höheren Graden der Intensitätsverminderung ist ein Wellenablauf uberhaupt nicht mehr sinnfällig und das Schattenbild ist von der vollkommenen Aufhebung des peristaltischen Wellenablaufes nicht mehr zu unterscheiden. Schon unter physiologischen Bedingungen kommt es zu einer verminderten Intensitat und schließlich zu einem Stillstand der Peristaltik, wenn sich der durch den buccopharyngealen Schluckakt erteilte Impuls erschöpft hat. Unter pathologischen Verhältnissen ist diese Abnahme der Intensität und der schließliche Stillstand der kardiawärts ablaufenden Wellenbewegungen der Silhouettenkontur dann sichtbar, wenn die mit einmaligem Impuls ausgelöste Peristaltik nicht imstande war, die Kontrastmasse unter Bedingungen bis an die Kardia zu befördern, unter denen dies normalerweise geschieht, wie z. B. beim Einzelbissen Paste in aufrechter Stellung. Ätiologisch können Innervationsstörungen oder aber organische Wandveränderungen in Betracht kommen. In ersterem Falle handelt es sich in der Regel um einen Ausfall oder eine Verminderung der Peristaltik im Bereiche der ganzen Speiseröhre oder eines mehr oder weniger großen Abschnittes derselben. So etwa bei Oesophaguslähmung oder auch manchmal bei idiopathischer Dilatation des Oesophagus. In letzterem Falle erstreckt sich der Ausfall der peristaltischen Silhouettenkonturbewegung nur auf diejenige Partie der Speiseröhrenwand, welche die morphologische Veränderung aufweist. Von organischen Wandveränderungen sind hier entzündliche, ulcerative oder neoplastische Infiltrationen, Narbenbildungen zu nennen.

Bei deutlich vorhandener Wellenbewegung der Silhouettenkonturen der Kontrastmasse muß eine Stelle, an welcher die Welle plötzlich halt macht, oder eine Stelle, welche von der Welle übersprungen wird, als eine für circumscripte Wandinfiltration verdächtig gelten. Die Beurteilung, ob der Ablauf der kardiawärts gerichteten wellenförmigen Bewegungen der Kontrastsilhouettenkontur auf eine kurze Strecke aufgehoben ist, kann im Bereiche der distalen Hälfte des thorakalen Speiseröhrenabschnittes dann erschwert sein, wenn durch starke Herzpulsation hervorgerufene, pendelnde Mitbewegungen der Kontrastmasse die Schirmbeobachtung erschweren.

Die zweite Art der Abweichung vom normalen Ablauf der Wellenbewegungen der Silhouettenkonturen des verschluckten Kontrastbissens besteht darin, daß der Ablauf der Wellen plötzlich, statt kardiawärts zu verlaufen, eine umgekehrte oralwärts gerichtete Aufeinanderfolge der kleinen Eindellungen zeigt. Diese Umkehr der Ablaufsrichtung ist nur selten zu beobachten und ist als Symptom einer Antiperistaltik aufzufassen. Ätiologisch kommen Stenosen funktioneller und organischer Natur in Betracht.

E. Veränderungen der Kardiapassage.

Die Kardiapassage kann unter pathologischen Verhältnissen sehr mannigfache Abweichungen vom normalen Verhalten zeigen. Sie kann vollkommen aufgehoben, verlangsamt oder beschleunigt sein, oder aber auch einen wechselnden abnormen Rhythmus aufweisen.

a) Die aufgehobene Kardiapassage.

Die Erkennung eines vollkommenen Sistierens der Kardiapassage unterliegt keinerlei Schwierigkeiten. Es ist daran kenntlich, daß der Schatten eines Kontrastbolus, welcher die Speiseröhre passiert hat, in der Höhe, meistens aber knapp unterhalb des Diaphragmaschattens

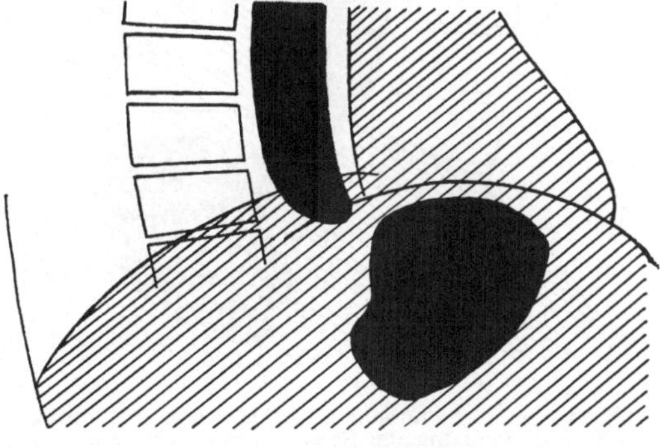

Abb. 56. Die aufgehobene Kardiapassage im Bilde des Ruhezustandes.

stehen bleibt und auch nach längerem Zuwarten nicht in den Magenbereich gelangt. Ist eine Kontrastfullung des Magens etwa durch eine Fistel möglich,

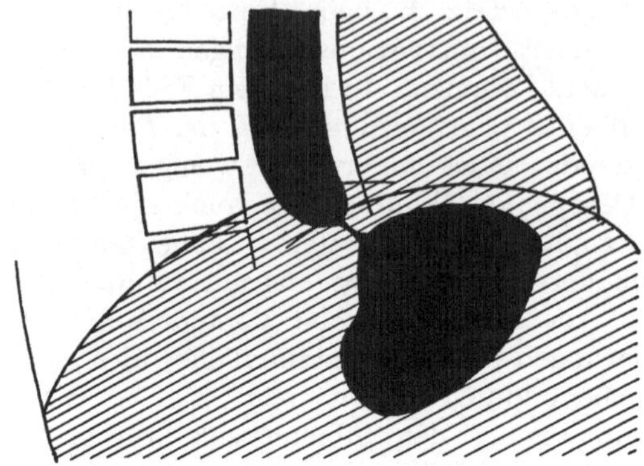

Abb. 57. Die aufgehobene Kardiapassage mit beiderseits vortretendem Fortsatz.

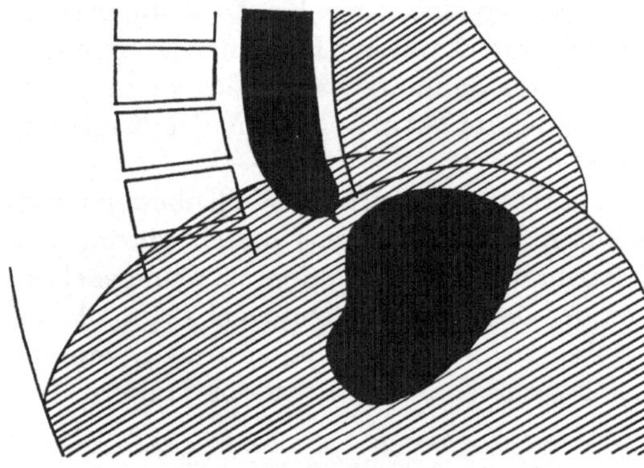

Abb. 58. Die aufgehobene Kardiapassage mit einseitig vortretendem Fortsatz.

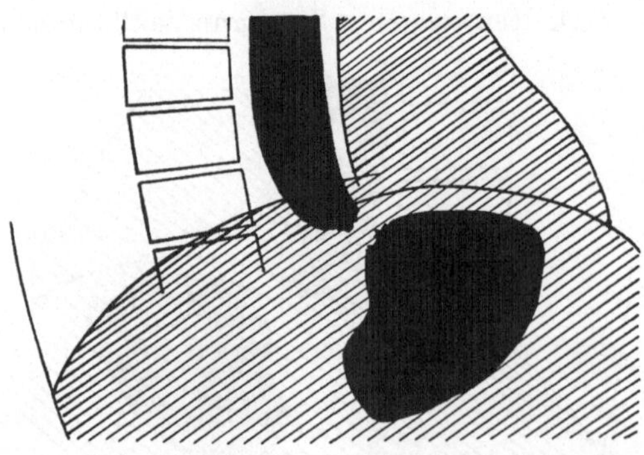

Abb. 59. Die aufgehobene Kardiapassage mit unregelmäßiger Begrenzung der Schatten des Oesophagus und des Magens.

so ist in Beckenhochlage zwischen dem Schatten des kontrastgefüllten Magen-Fundus und dem Schatten des Kontrastbolus, welcher das distale Speiseröhrenende füllt, ein Spatium zu sehen, welches entweder der normalen Länge des physiologischen Kardiaverschlusses entspricht, oder aber eine geringere, häufiger eine größere Länge als dieser hat. Sowohl der ösophageale, als auch der ventrikuläre Schatten kann dabei kontinuierlich die für den Ruhezustand charakteristische abgerundete Kontur zeigen, oder aber bestandig unregelmäßige Begrenzungen entweder beider Schattensilhouetten oder eines der Kontrastschatten aufweisen. Es können aber auch Konfigurationsveranderungen auftreten, welche, wenigstens partiell, dem Wechsel der Schattenkonfigurationen beim normalen Kardiadurchtritt entsprechen. So können sich pfriemenartige Schattenfortsätze bilden, die sich aber nicht vereinigen, sondern sich nach einem dem normalen Rhythmus mehr oder weniger entsprechenden Zeitintervalle wieder zurückziehen. Es kann die Vortreibung eines solchen pfriemenartigen Fortsatzes der Schattensilhouette auch einseitig erfolgen, ohne daß es zu einer Vereinigung der Schatten kommt (Abb. 56—59).

Das komplette dauernde Sistieren der Kardiapassage ist das Symptom eines kompletten Verschlusses, welcher rein funktioneller Natur sein oder auf einer kompletten organischen Stenose beruhen kann. Ätiologisch kommt in ersterem Falle Kardiospasmus, in letzterem Falle Neoplasma der Kardia, seltener Narbenstriktur oder Kompression von außen in Betracht.

b) Die verlangsamte Kardiapassage.

Die verlangsamte Passage der Kontrastmasse aus der Speiseröhre in den Magen kann in zweifacher Weise in Erscheinung treten. Erstens dadurch, daß sich beim Durchtritt durch die Kardia bei einmaliger Öffnung derselben nur geringe Schattenmengen vom distalen Speiseröhrenfüllungsende lösen, zweitens so, daß der Übertritt der Schattenmassen seltener erfolgt als der Norm entsprechen würde. Auch können beide Möglichkeiten eine Kombination erfahren, indem nämlich eine Verminderung der Quantität der auf einmal übertretenden Kontrastmasse erfolgt und gleichzeitig die Öffnung der Kardia seltener geschieht.

Am deutlichsten ist der seltenere Übertritt dann wahrnehmbar, wenn der in Beckenhochlage nachweisbare Spalt zwischen den Kontrastschatten des distalen Oesophagusendes und der kontrastgefüllten Pars cardiaca ventriculi in größeren Intervallen von Schattenmasse ausgefüllt erscheint als der Norm entsprechen würde. Da mit zunehmender Füllung des Magens mit Kontrastmasse, Luft, Sekret oder nicht schattengebenden Ingesta die Intervalle zwischen den einzelnen Kardiaöffnungen sich schon normalerweise zunehmend vergrößern, gelingt die Beobachtung der Abweichung vom normalen Verhalten am eindeutigsten beim Verschlucken der ersten Bissen einer Kontrastmasse, welche, nachdem sie die Kardia erreicht haben, nicht sofort, sondern erst wesentlich später als der Norm entsprechen würde, in den Magen gleiten.

Die erstgenannte Möglichkeit der Passageverlangsamung ist gewöhnlich bei normalem Rhythmus der Kardiaöffnung sichtbar. Auch hier gelingt die Beobachtung am besten beim ersten Schluck oder Bissen, welcher die Kardia erreicht und nun längere Zeit, als der Norm entsprechen würde, in der Höhe der Kardia sichtbar ist, da mit jedesmaliger Öffnung der Kardia nur ganz geringe Teile der Kontrastmasse sich vom Bissen lösen und in den Magen gelangen. Hiebei kann nun bei der Röntgenuntersuchung in Beckenhochlage der normale Kardiamechanismus beobachtet werden. Die Schattenfortsätze treten an den korrespondierenden Schattenenden von Oesophagus und Magen vor, doch ohne stärkere Verbreiterung des Schattens, nach Konfluenz der Fortsätze. Es kann aber auch ein von der Norm abweichendes Bild sichtbar werden, nämlich daß die Verbindung zwischen Oesophagus- und Magensilhouette während ihres Vorhandenseins Unregelmäßigkeiten ihrer Konfiguration, Begrenzung und Breite zeigt.

Noch eklatanter tritt die Verlangsamung der Passage durch die Kardia dann in Erscheinung, wenn nebst der Verminderung des Quantums bei jedesmaliger Öffnung der Kardia auch die einzelnen Öffnungen derselben seltener beobachtet werden konnen, also schon bei leerem oder nur wenig gefülltem Magen jener Vorgang sichtbar wird, welcher sonst erst bei einer mehr oder weniger hochgradigen Magenfüllung in Erscheinung tritt.

Eine verlangsamte Kardiapassage kann aber auch vorliegen, wenn bei der Röntgendurchleuchtung — eindeutig in Beckenhochlage sichtbar — ein kontinuierlicher Durchtritt von Kontrastmassen durch die Kardia zu sehen ist. Es kann sich dabei die Verbindung zwischen dem Schatten des distalen Oesophagusendes und der Silhouette des kontrastgefüllten Magens als glatt begrenzter, geradliniger Schattenstreifen zeigen, entsprechend etwa der 3. Phase der normalen Kardiapassage, in welcher sich die pfriemenartigen Fortsätze gerade vereinigen. Daher nimmt im vorliegenden Falle die Breite des Schattens nicht zu, und es wird auch keine Rückbildung der Fortsätze sichtbar. (Siehe Abb. 45c.) In anderen Fällen wieder zeigt die kontinuierlich sichtbare Schattenverbindung zwischen Oesophagus- und Magensilhouette gleichartige Unregelmäßigkeiten, wie sie auch bei rhythmischer Entleerung des Oesophagus als eine unregelmäßige Begrenzung, unregelmäßige Breite und Konfiguration des Verbindungsschattens erscheinen können. Häufig ist auch eine Verdoppelung oder Verzweigung des Verbindungsschattens sowie eine mehr oder weniger hochgradige Verlängerung desselben im Schirmbilde sichtbar.

Auch die Verlangsamung der Kardiapassage ist als Symptom der Stenose der Kardia aufzufassen, analog wie beim kompletten Sistieren der Passage. Auch sie kann funktionell oder organisch bedingt sein. Ätiologisch kommen Spasmus einerseits, Neoplasma, Narben oder Kompressionsstenosen andererseits in Betracht.

Die Veränderungen des Rhythmus der Kardiaöffnung sowie ein quantitativ verringerter Transport der Kontrastmassen, auch bei kontinuierlichem Durchtritt, sprechen dann für rein funktionelle Veränderung, wenn der Kontrastschatten, welcher die Silhouettenenden von Oesophagus und Magen während der Kardiapassage verbindet, dem Bilde entspricht, welches beim normalen Kardiamechanismus sichtbar ist, bloß daß die Breite des Verbindungsschattens nie die normale Breite erreicht. Zeigt aber dieser Verbindungsschatten in seiner Gänze, oder aber auch nur in einem Teil seiner Ausdehnung eine Abweichung von der normalen Konfiguration und Länge, so spricht dies für eine morphologische Veränderung im Bereiche der Kardia. Verzweigungen oder Verästelungen des Schattens, Unschärfe seiner Begrenzung sind fast eindeutig als Symptom für eine neoplastische Wandveränderung aufzufassen.

c) Die beschleunigte Kardiapassage.

Eine Beschleunigung der Passage kann auf drei Arten zustande kommen: erstens dadurch, daß die Kardia sich häufiger öffnet, als dem normalen Rhythmus entsprechen würde (diese Art der Beschleunigung kommt in der Regel nicht zur Beobachtung); zweitens dadurch, daß der quantitative Durchtritt bei einmaliger Kardiaöffnung durch verzögerte Schließung der Kardia ein vergrößerter ist; endlich drittens dadurch, daß die Kardia kontinuierlich offen ist.

Das längere Offenstehen der Kardia kommt beim raschen Trinken von Flüssigkeit normalerweise vor, tritt aber nur bei Durchleuchtung in aufrechter Stellung in Erscheinung und eben nur bei Anwendung flüssiger Kontrastmasse. Eine längere Zeit hindurch sichtbare Schattenverbindung zwischen Magen und Speiseröhrensilhouette in Beckenhochlage bei normal breitem oder verbreitertem Schatten ist als abnormal zu werten. Vom länger anhaltenden Offenstehen der Kardia während der rhythmischen Öffnung mit nachfolgender Schließung ergeben sich fließende Übergänge bis zum kontinuierlichen Offenstehen derselben. Auch beim kontinuierlichen Durchtritt kann das Schattenband der vom Oesophagus in den Magen ohne Unterbrechung übertretenden Kontrastmasse normal breit oder verbreitert sein. Es kann dieser Schatten auch Abweichungen von seiner normaler Konfiguration, Länge und seinem Verlauf zeigen.

Auch die beschleunigte Kardiapassage kann rein funktionell bedingt oder aber organisch sein. Ätiologisch kommt in ersterem Falle eine Hypotonie oder Atonie der Kardia in Betracht, welche manchmal als Insuffizienz des Kardiaverschlusses bei hochgradiger idiopathischer Dilatation des Oesophagus, besonders bei einer solchen in seinem unteren Abschnitte in Erscheinung tritt. Dabei ist ein direktes kontinuierliches Übertreten der Schattenmasse aus dem erweiterten Speiseröhrensack durch eine breite Verbindung in den Magen zu sehen.

Von morphologischen Veränderungen kommen wandinfiltrative Prozesse entzündlicher oder neoplastischer Natur in Betracht, die eine Starrheit der Wandung bedingen. So z. B. entzündliche Infiltrationen bei kardianahem Ulcus oder ein kleines Neoplasma, das erst eine Wandpartie betrifft und noch zu keiner Obturation des Lumens geführt hat, eventuell auch durch Schädigung des autonomen (OPENCHOVSKYSCHEN) Zentrums, die im Wege einer Innervationsstörung zu einer Daueröffnung der Kardia führt. In den morphologisch bedingten Fällen kommt es bald zu Form-, Lage-, Längenveränderungen des Schattens, welche die Ätiologie vermuten oder erkennen lassen. Nur bei einer Daueröffnung der Kardia im Wege einer Innervationsstörung kann eine carcinomatöse Ätiologie unerkannt bleiben, da konfigurative Veränderungen des kontinuierlich sichtbaren Schattens der Kontrastmasse im Bereiche der Kardia vollkommen fehlen können.

Endlich wäre noch zu erwähnen, daß eine beschleunigte Passage auch durch Insuffizienz des Kardiaverschlusses auf operativem Wege zustande kommen kann, und zwar nach den verschiedensten Arten der Kardiotomie.

d) Kardiapassage bei wechselndem Rhythmus.

Ungemein mannigfaltig und auch noch keineswegs erschöpfend beschrieben sind die Variationen im aufeinanderfolgenden Wechsel der oben beschriebenen Abweichungen, verbunden miteinander oder mit einer normalen Kardiafunktion. So kann eine normale Kardiapassage plötzlich von komplettem dauernden Sistieren derselben abgelöst werden; es kann auf gänzlichen Verschluß eine verlangsamte, beschleunigte oder normale Passage folgen, oder es können auch umgekehrt diese Passagearten von einem vollständigen Verschluß gefolgt sein.

Diese Änderungen des Rhythmus sind in der Mehrzahl der Fälle bei Kardiospasmus mit idiopathischer Dilatation zu beobachten. Bei Besprechung dieses Krankheitsbildes wird auch auf diesen Rhythmuswechsel noch näher eingegangen werden.

Außer dem genannten Krankheitsbilde kommt ätiologisch ein Spasmus knapp oral von einer organischen Kardiaveränderung in Betracht, besonders dann, wenn nach komplettem Verschluß der Kardia eine atypische Passage mit Konfigurationsveränderungen der Kontrastschattenverbindung folgt.

2. Morphologische Veränderungen.
A. Breiten-Veränderungen der Kontrastsilhouette.

Der bei der röntgenologischen Untersuchung entlang des Verlaufs der Speiseröhre sichtbare Schatten von verschluckter Kontrastmasse muß keineswegs das Lumen des Oesophagus ausfüllen. Daher ist aus der Konfiguration des Kontrastschattens nicht unter allen Bedingungen ein Schluß auf die Konfiguration des

Speiseröhrenlumens zulässig. Wenn aus der Konfiguration des Kontrastschattens auf die Konfiguration des Oesophagus geschlossen werden soll, so müssen bei der Röntgenuntersuchung jene Bedingungen geschaffen werden, welche gewährleisten, daß die Wandung der Speiseröhre in ihrer ganzen Zirkumferenz mit der Kontrastmasse in Kontakt stehen. Da bei der normalen Nahrungsaufnahme der Abtransport der Ingesta aus der Speiseröhre in gleichem Tempo vor sich geht, wie der Zustrom in diese, müssen außergewöhnliche Bedingungen geschaffen werden, um dem Zustrom gegenüber dem Abtransport ein Übergewicht zu verschaffen und damit ein Anstauen der Ingesta in der Speiseröhre zu erzielen. Dies wird am besten durch rasches fortgesetztes Verschlucken von Kontrastmasse einer solchen Konsistenz erzielt, bei welcher der Transport vorwiegend durch die Peristaltik erfolgt, und durch die Untersuchung in einer Lage, bei welcher die Schwerkraft ausgeschaltet ist oder als negativer Faktor wirkt. Bei Anwendung dieser Maßnahmen tritt die Peristaltik sicher in Aktion, was nur bei innigem Kontakt der Kontrastmasse mit der Speiseröhrenwand erfolgen kann. Dementsprechend ist als Konsistenz Paste, als Lage des Patienten die horizontale oder die TRENDELENBURGsche Lage geeignet.

Durch bestimmte pathologische Veränderungen erfahren die Bedingungen, unter welchen der Schatten der Kontrastmasse einem Ausgußbilde des Oesophagus entspricht, eine Änderung, entweder in förderndem oder in hemmendem Sinne. Eine Verengerung des Speiseröhrenlumens fördert die Erzielung eines Ausgußbildes in dem Anteile der Speiseröhre, welcher oral von der Stelle liegt, an welcher das Lumen die stärkste Verengerung erfahren hat, erschwert aber die Darstellbarkeit der aboral von der engsten Stelle gelegenen Abschnitte des Speiserohres. Je höher der Grad der Stenose ist, desto schlechter sind die Aussichten für die Passage von Kontrastmasse pastöser Konsistenz. Daher ist man in Fällen von Stenosen, welche für Paste undurchlässig oder nur wenig durchlässig sind, zur Erzielung eines Ausgußbildes der Speiseröhre allein auf die Ausschaltung der Schwerkraft angewiesen durch geeignete Lagerung (Horizontal- oder Beckenhochlage) des Patienten. Doch gelingt es nicht in jedem Falle, ein Ausgußbild in einem längeren Abschnitt des Oesophagus aboral von der Stenose zu erzielen. So wenn eine Stenose höheren Grades in einem distaler gelegenen Abschnitt des Oesophagus lokalisiert ist, also in einem Abschnitt, in welchem die Peristaltik den Abtransport der Kontrastmasse so rasch besorgt, daß die spärlich durch diesen Abschnitt dringenden Kontrastmassen sich aboral von der Stenose nicht anstauen können.

Die Breite des Oesophagus ist schon unter physiologischen Bedingungen größeren Variationen unterworfen. Zunächst sind Differenzen der Breite je nach dem Habitus und der konsekutiven Thoraxkonfiguration vorhanden, die jedoch nur relativ geringe Schwankungen zeigen und leichter berücksichtigt werden können, da eben die Thoraxkonfiguration als Vergleichsobjekt eine Relation zuläßt. Außer diesen konstitutionellen Schwankungen zeigen sich auch individuell weitgehende Differenzen, die abhängig sind vom Grade des Kontraktionszustandes und parallel damit vom Grade der Füllung. Die Schwankungen der Speiseröhrenbreite, welche durch die letztgenannten Faktoren bedingt werden, sind einerseits beträchtlich, andererseits different in den einzelnen Abschnitten des Speiserohres. Mangels eines jeweiligen Vergleichsobjektes sind nur größere Abweichungen von der Norm als sicher pathologisch zu erkennen.

a) Verbreiterung des Kontrastschattens.

Eine Verbreiterung des Oesophagus in toto oder eines größeren Abschnittes desselben kann, wenn sie im thorakalen Speiseröhrenanteil auftritt, im Röntgenbilde schon ohne Kontrastfüllung in Erscheinung treten, wenn die Verbreiterung einen höheren Grad aufweist. Und zwar in der Form, daß der Mediastinalschatten in der Sagittalprojektion eine mehr oder weniger starke Rechtsverbreiterung erfährt und die normale, durch den Aorten- und rechten Vorhofbogen gebildete Schattenbegrenzung von einem Schatten überragt wird, der eine gerade oder nur wenig gekrümmte Bogenlinie als Begrenzung gegen das helle rechte Lungenfeld zeigt. Die nachfolgende Auffüllung der Speiseröhre mit Kontrastmasse ergibt die Verifizierung, daß die Rechtsverbreiterung des Mediastinums durch die Verbreiterung des Oesophagus bedingt ist (Abb. 60).

Die Verbreiterung der Kontrastsilhouette des mit Kontrastmassen gefüllten Oesophagus kann bei diffuser

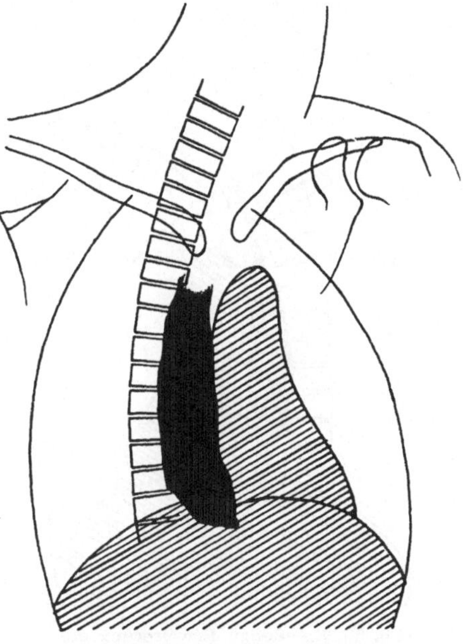

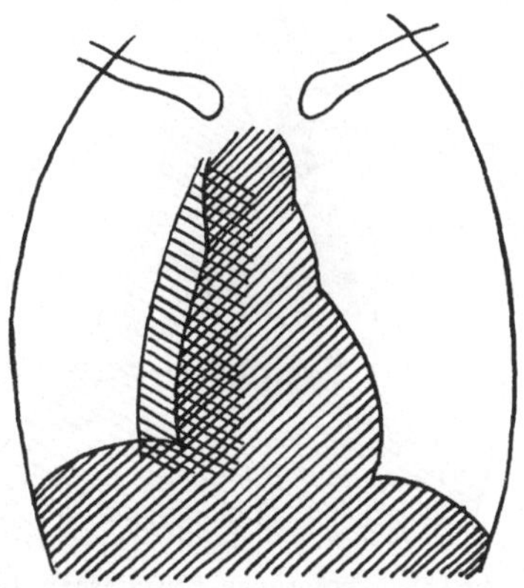

Abb. 60. Durch Verbreiterung des Oesophagus bedingte Schattenverbreiterung des Mediastinums.

Abb. 61. Zylindrische Erweiterung der Speiserohre.

Erweiterung verschiedene Formen zeigen, je nachdem die Erweiterung die ganze Speiseröhre oder nur einzelne, größere Abschnitte derselben betrifft. Eine zylindrische Form des Ausgußschattens mit parallel verlaufenden Längskonturen spricht für totale Verbreiterung, wenn die Breite des Schattens eine so große ist, daß der HOLZKNECHTsche Raum bei der Röntgenuntersuchung im ersten schrägen Durchmesser zum größten Teil oder zur Gänze vom Schattenband des Oesophagus ausgefüllt ist. Spindelförmige Konfiguration des verbreiterten Speiseröhrenausgußschattens ist als Zeichen einer Dilatation vorwiegend im mittleren Abschnitt der Speiseröhre anzusehen, eine birnförmige Gestalt wieder als das einer solchen der aboralen Partien der Speiseröhre. Eine Flaschenform zeigt der Ausgußschatten dann, wenn die proximalen Anteile des Oesophagus an der Verbreiterung nicht oder nur wenig beteiligt sind, hingegen der mittlere und distale Anteil des Oesophagus eine Erweiterung aufweisen (Abb. 61—63).

Bei diffuser Erweiterung der Speiseröhre kommt ätiologisch in erster Linie die idiopathische Dilatation in Betracht. Bei der Oesophaguslähmung kommt ebenfalls das Bild der Verbreiterung zustande und diese kann ebenso hohe Grade wie bei der idiopathischen Dilatation erreichen. Geringere Grade der diffusen Dilatation sind bei stärkerer Verkürzung der Speiseröhre zu beobachten, also bei pathologischer Verkürzung des Thoraxraumes durch Wirbelsäulenverkrümmung und bei intrathorakaler Verlagerung des untersten Oesophagusabschnittes infolge Hiatusbruches.

Erweiterungen der Speiseröhre, deren kephale Enden mit dem oralen Ende der Speiseröhre zusammenfallen und einen mehr oder weniger großen Abschnitt

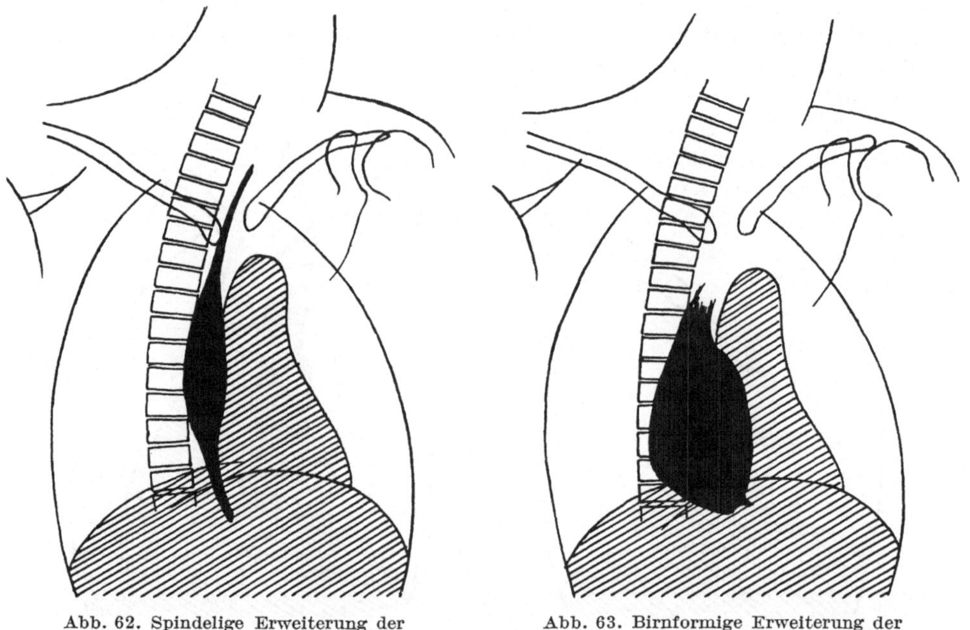

Abb. 62. Spindelige Erweiterung der Speiserohre.

Abb. 63. Birnformige Erweiterung der Speiserohre.

der Speiseröhre betreffen, haben in der Regel eine aboral von der Dilatation gelegene Verengerung der Speiseröhre zur Ursache.

Circumscripte Verbreiterung des Speiseröhrenausgußschattens kann bei einem auf die erste Richtung senkrechten Strahlengang eine Verschmälerung der Kontrastsilhouette zeigen und dementsprechend einer Abflachung des Speiserohres entsprechen, verursacht durch Kompression von zwei Seiten her durch benachbarte Gebilde.

Nur eine in zwei aufeinander senkrechten Strahlenrichtungen als verbreiterter Schatten in Erscheinung tretende Kontrastfüllung eines Speiseröhrenabschnittes kann als Symptom einer Dilatation desselben aufgefaßt werden.

Die circumscripte Verbreiterung des Schattens kann Sackform, Schüsselform, Trichterform oder eine schwer bestimmbare Konfiguration zeigen (Abb. 64—67).

Als Ursache für eine circumscripte Verbreiterung kommen in erster Linie Dilatationen des Oesophagus oder Stenosen der verschiedensten Ätiologie (Neoplasmen, Narbenstrikturen, seltener Kompression oder Spasmus) in

Betracht. Weitere Ursachen circumscripter Dilatationen sind Verziehungen der Speiseröhrenwand, welche nicht deren ganze Zirkumferenz betreffen (Traktionsdivertikel, bei Spondylitis mit Adhäsionen). Endlich können auch Penetrationshöhlen und Pulsionsdivertikel eine Verbreiterung des Kontrastschattens bewirken, sind aber im engeren Sinne nicht als Verbreiterung des Speiseröhrenlumens aufzufassen.

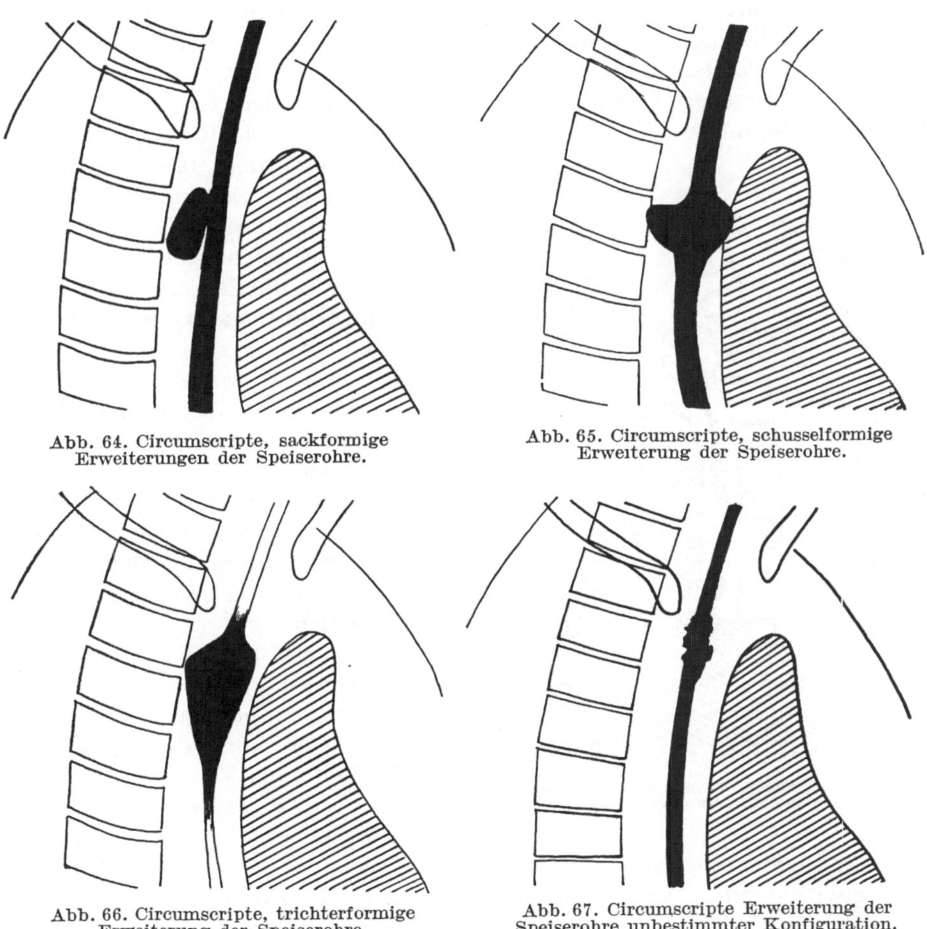

Abb. 64. Circumscripte, sackformige Erweiterungen der Speiserohre.

Abb. 65. Circumscripte, schusselformige Erweiterung der Speiserohre.

Abb. 66. Circumscripte, trichterformige Erweiterung der Speiserohre.

Abb. 67. Circumscripte Erweiterung der Speiserohre unbestimmter Konfiguration.

Eine tatsächliche circumscripte Dilatation des Oesophagus ist ein relativ selteneres Vorkommnis. Die so häufig bei Stenosen anzutreffende Schattenbreite der Kontrastmasse ist in der Mehrzahl der Fälle nur eine scheinbare Verbreiterung, in Wirklichkeit erfolgt nur eine stärkere Füllung des Oesophagus durch die angestauten Kontrastmassen. Dadurch ist ein breiterer Schatten zu sehen als gewöhnlich bei Auffüllung der Speiseröhre mit Kontrastmasse durch fortgesetzte Bolusaufnahme, da sich der Oesophagus physiologischerweise auch konstant entleert. Dazu kommt noch der Vergleich des breiteren Schattens mit jenem im benachbarten stenosierten Abschnitt. Auch dieser unmittelbare Kontrast der Schattenbreiten verleitet, eine Verbreiterung des Schattens und in der Schlußfolgerung eine Dilatation anzunehmen, wo in Wirklichkeit nur eine Breite des Oesophagus vorliegt, welche oft noch durchaus als physiologisch zu bezeichnen ist.

b) Verschmälerung des Kontrastschattens.

Eine Verschmälerung der Kontrastsilhouette kann nur dann als Symptom einer Speiseröhrenlumenverengerung angesprochen werden, wenn durch die geschaffenen Bedingungen eine komplette Auffüllung des Speiseröhrenlumens mit der einverleibten Kontrastmasse gewährleistet ist.

Eine Verschmälerung des Ausgußschattens entlang dem Gesamtverlauf des Oesophagus kommt nur selten zur Beobachtung und spricht für einen erhöhten Kontraktionszustand des Oesophagus. Als selteneres Vorkommnis kann eine solche bei Kardiospasmus mit Elongation des Speiserohres beobachtet werden. Auch dadurch kann es zu einer Einengung des Lumens der Speiseröhre kommen, daß diese zum Teil mit zähem Sekret erfüllt ist, das, entlang des ganzen Rohres an der Wand haftend, die Schleimhaut in mehr oder weniger breiter Schichte bedeckt.

Verschmälerung des Speiseröhrenausgußschattens im Bereiche eines mehr oder weniger langen Abschnittes der Speiseröhre kann in drei Formen beobachtet werden.

Erstens als eine Verschmälerung, welche wechselnde Stärke zeigt, so daß einer starken eine geringere Verschmälerung auf eine kürzere oder längere Strecke folgt, oder Verschmälerung mit normaler Breite wechselt. Diese Form der Verschmälerung spricht für eine unregelmäßige Stenosierung der Speiseröhre von längerer Ausdehnung (Abb. 68).

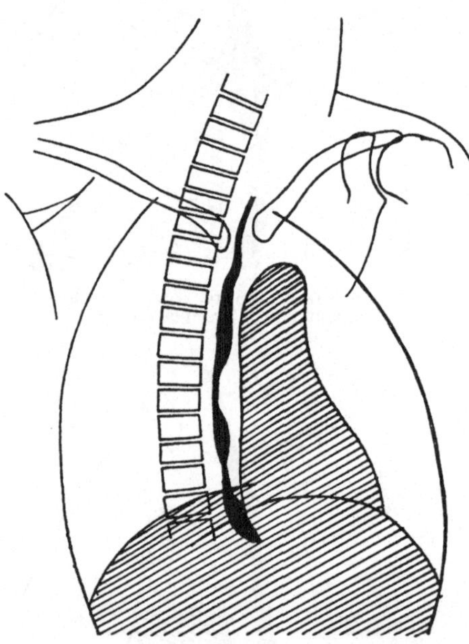

Abb. 68. Verschmälerung des Speiseröhrenausgußschattens mit wechselnder Breite.

Ätiologisch kommen wandinfiltrierende Prozesse entzündlicher Natur oder deren Folgeerscheinungen, hauptsächlich Narbenstrikturen, in Betracht. Auch neoplastische Wandinfiltrationen (Scirrhus) können zu einer gleichartigen Silhouettenverschmälerung führen. Seltener sind Erkrankungen benachbarter Thoraxorgane für das Zustandekommen einer solchen Verengerung des Oesophagus dieser Form durch Kompression verantwortlich zu machen.

Bei Kompressionseinengung des Speiseröhrenlumens kommt häufiger die zweite Form der Verengerung in Betracht, bei welcher die Kontrastsilhouette auf eine längere Strecke eine mehr gleichmäßige Verschmälerung in allen Projektionsrichtungen zeigt (Abb. 69).

Die dritte Form endlich zeigt eine allmählich zunehmende Verjüngung der Schattensilhouette, als Symptom einer gleichmäßig zunehmenden Enge des Oesophaguslumens (Abb. 70). Eine solche Verengerung kann organisch bedingt sein und in allen Abschnitten des Oesophagus zur Beobachtung kommen, am häufigsten bei Narbenstrikturen, seltener bei neoplastischer Stenose und bei Kompression durch Nachbarorgane. Funktionell bedingt kommt diese Form der Verengerung des Lumens im Bereiche des distalen Oesophagusabschnittes bei hypertonischer Einstellung der physiologischen Kardia vor; dabei kann aber der Beginn der Enge auch supradiaphragmal gelagert sein.

Die circumscripte Verschmälerung der Silhouette kann verschiedene Grade aufweisen, bis zur kompletten Abschnürung des Schattens. Sie kann der

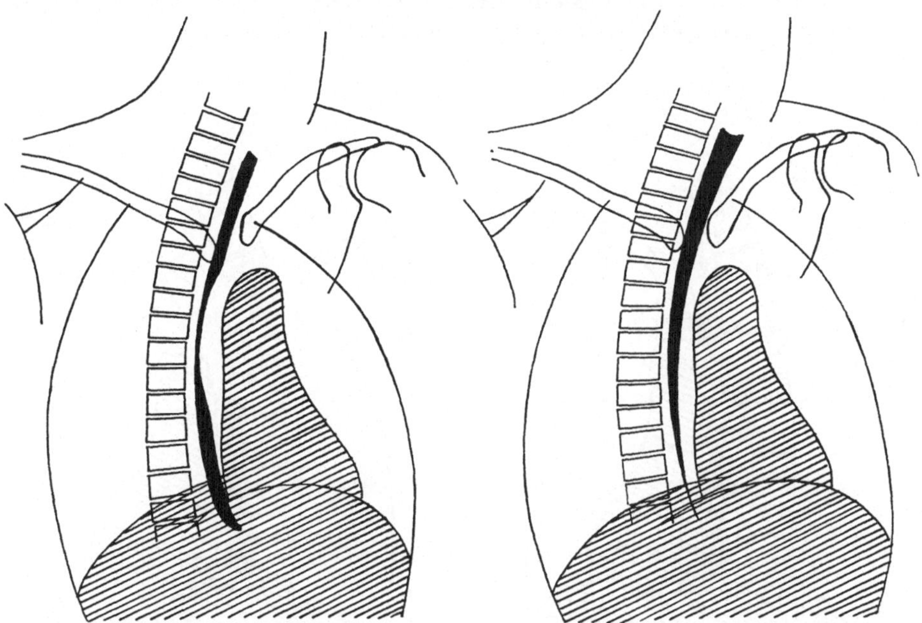

Abb. 69. Gleichmaßige Verschmälerung des Speiserohrenausgußschattens.

Abb. 70. Gleichmaßig zunehmende Verjüngung des Speiserohrenausgußschattens.

normalen Schattenbreite ganz unvermittelt folgen oder aber allmählich — trichterförmig — aus dieser hervorgehen. Die circumscripte Verschmälerung des Speiseröhrenausgußschattens ist als Symptom einer Stenosierung des Lumens auf kurze Strecke aufzufassen. Wenn aber die Verjüngung des Schattenbandes bis zur Abschnürung des Schattens erfolgt, so kann das distale Ende der Stenose nicht festgestellt werden. Ätiologisch kommen spastische Stenosen (Ösophago-kardiospasmus), organische Stenosen (kongenital, entzündlich, Narbenstriktur, Neoplasma, vorwiegend medullär) und auch Kompression von außen in Betracht. Die Lage und die Länge der Verschmälerung des Kontrastschattens allein ermöglichen keine Differentialdiagnose.

B. Längen-Veränderungen der Kontrastsilhouette.

a) Abnormale Länge des Kontrastschattens.

Die Längenveränderung der Kontrastsilhouette kann absolut und relativ sein. Eine absolute Verlängerung der Schattensäule kommt im normal konfigurierten Thorax dadurch zum Ausdruck, daß der Kontrastschatten einen geschlängelten Verlauf zeigt. Diese Elongation kann den ganzen Oesophagus betreffen, wobei das Schattenband eine, meistens aber mehrere Krümmungen zeigt. In hohen Graden von wirklicher Elongation können einzelne Abschnitte kranialwärts verlaufen. Die Durchleuchtung in verschiedenen Strahlenrichtungen ergibt, daß der Schatten der Speiseröhrensilhouette nebst den Krümmungen vielfach auch Torsionen aufweist. An der Elongation können aber auch bloß einzelne Abschnitte des Oesophagus beteiligt sein, oft der distale, in erster Linie aber der abdominale Speiseröhrenanteil, welcher bei Elongation geringeren Grades einen horizontalen Verlauf zeigt, bei hochgradiger Verlängerung hingegen mit dem distalen Ende schräg, ja sogar steil

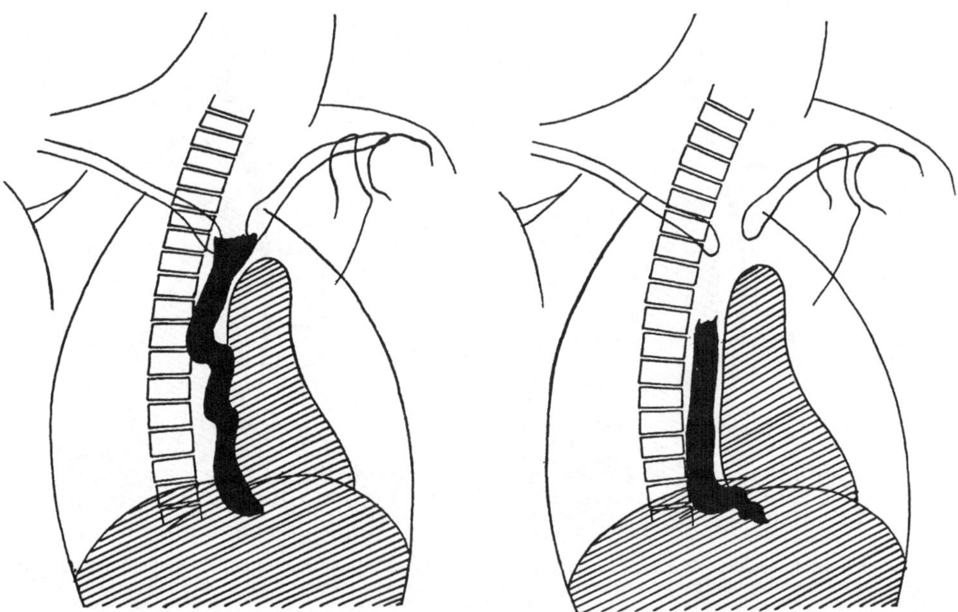

Abb. 71. Elongation des ganzen Speiseröhrenausgußschattens.

Abb. 72. Partielle subdiaphragmale Elongation des Speiseröhrenausgußschattens.

kranialwärts ansteigen kann, nachdem das Schattenband eine Schleife gebildet hat. Beginnt die Elongation bereits intrathorakal, so kommt es zu einer mehr oder weniger ausgeprägten „S"förmigen Krümmung, welche bei der Sagittaldurchleuchtung, bei dorsoventralem Strahlengang, ein verkehrtes „S" darstellt. Die Elongation der Schattensäule als Symptom einer Längsdehnung des Oesophagus kommt beim Elongationstypus des mit „idiospastischer Dilatation einhergehenden" Kardiospasmus vor (Abb. 71 u. 72).

Eine scheinbare Verlängerung des Speiseröhrenausgußschattens kann auf zweierlei Art zustande kommen. Erstens durch Verkürzung des Thorax bei Kyphoskoliose und zweitens dadurch, daß der normal lange Oesophagus nicht bis in die Bauchhöhle reicht, sondern, wie dies bei erworbenen Hiatusbrüchen der Fall zu sein pflegt, schon supradiaphragmal in den nach oben dislozierten Magenfundus mündet. In beiden Fällen kommt es zu einer Schlängelung des Kontrastschattens, jedoch meist nur im caudalen Anteil des Oesophagus, bloß bei Skoliose kann noch außerdem eine Ausbiegung des Oesophagus im kranialen Abschnitte durch die intrathorakale Raumbeengung bedingt sein.

b) Abnormale Kürze des Kontrastschattens.

Eine abnormale Kürze des Speiseröhrenausgußschattens kann naturgemäß dadurch zustande kommen, daß die Kontrastmasse durch einen kompletten Verschluß des Oesophagus an irgendeiner Stelle am weiteren Vordringen gehindert wird.

Von dieser Möglichkeit abgesehen, kann eine abnormale Kürze des Kontrastschattens, welcher die ganze Speiseröhre ausfüllt, als Symptom einer wirklichen Verkürzung des Oesophagus zur Ansicht gelangen. Ätiologisch kommt eine kongenitale Verkürzung des Oesophagus bei angeborenem Hiatusbruch in Betracht.

Eine tatsächliche Verkürzung kann der Oesophagus auch bei kyphoskoliotischer Verkürzung des Thorax erfahren. Diese Verkürzung tritt aber meist wenig in Erscheinung, weil das Schattenband der Kontrastfüllung des Oesophagus in dem ebenfalls verkürzten Thorax scheinbar normale Länge zeigt.

C. Verlaufsänderungen des Speiseröhrenausgußschattens.

Die Verlaufsabweichungen der Kontrastschattensäule der Speiseröhre können einzelne, kürzere Abschnitte derselben, oder aber das ganze, bzw. fast das ganze Schattenband betreffen.

Ausbiegungen kürzerer Abschnitte des Halsteiles der Speiseröhre lassen sich in der Regel auf eine Verdrängung durch Strumaknoten zurückführen. Die Ausbiegung erfolgt dabei entweder nur nach einer Seite oder aber gleichzeitig nach hinten und seitlich. Im kephalen Thoraxanteil kann eine gleichartige Ausbiegung durch intrathorakale Strumaknoten bedingt sein. In diesem wie auch im caudalen Abschnitte des thorakalen Speiseröhrenanteiles kommen partielle Ausbiegungen des Oesophagusschattens durch Verziehung bei Schrumpfungsprozessen der Lunge zustande. Dabei ist die Ausbiegung in der Regel eine rein seitliche oder nach der Seite und gleichzeitig etwas ventral gerichtet.

In den oberen und mittleren thorakalen Anteilen des Schattenbandes kommen Ausbiegungen nach der Seite und nach vorne, seltener nach hinten zu durch Verdrängung seitens mediastinaler Tumorbildungen zustande. Bogenförmige Ausbiegungen des gleichen Kontrastsilhouettenanteiles in derselben Richtung, doch vorwiegend nach rechts, kommen durch Verdrängung seitens eines Aortenaneurysmas zustande.

Im mittleren und unteren Abschnitte der thorakalen Speiseröhre können bogenförmige Ausbiegungen durch den vergrößerten linken Vorhof zustande kommen. Diese Abweichung ist meist nach rechts und rechts-hinten, seltener nach links und links-hinten gerichtet.

Partielle Abweichungen im Abdominalanteil des Oesophagus sind im Sinne einer Streckung des Schattens durch abnormale Rechtslage oder Tieflage des Magenfundus bedingt. Stärkere Krümmung oder sogar Knickung des subdiaphragmalen Schattenbandes kann bei partieller Elongation des genannten Oesophagusabschnittes beobachtet werden.

Abweichungen eines kürzeren Schattenanteiles bei gleichzeitiger Knickung desselben ist mitunter bei intrathorakaler Verlagerung des subphrenischen Speiseröhrenanteiles bei Hiatusbrüchen zu sehen.

Auch in den höher kranialwärts gelegenen Abschnitten des Ausgußschattens können Verlaufsabweichungen nach hinten mit Knickung beobachtet werden, wenn bei Kyphoskoliose der Wirbelsäule Adhäsionen zwischen ihr und der Speiseröhre im Bereiche cariöser Wirbel bestehen.

Die zweite Art ist eine Deviation des Schattenbandes über eine größere Strecke oder eine solche entsprechend einer Totalabweichung des Speiserohres.

Eine Verlagerung des Ausgußschattens der ganzen thorakalen Speiseröhre nach der Seite ohne Krümmung derselben kommt bei Lungenschrumpfung zur Beobachtung, und zwar in Fällen, in welchen das Mediastinum eine seitliche Verlagerung in toto erfährt.

„S"förmige Ausbiegungen des Oesophagusschattens sind bei Skoliose der Wirbelsäule zu beobachten; „Z"-förmige Krümmungen wieder kommen bei partieller Lungenschrumpfung zur Beobachtung.

Abweichen der Silhouette von der physiologischen Lage mit Bildung eines Bogens nach vorne ist die Regel bei Kyphoskoliosen geringen Grades.

Wirbelsäulenverkrümmungen höheren Grades bedingen wieder häufiger eine Ausbiegung des Oesophagusschattens in breitem Bogen nach rechts hinten. Bei Pneumothorax findet eine Abweichung des Oesophagusschattens nach der entgegengesetzten Seite statt, wobei der Schatten des ganzen thorakalen Speiseröhrenabschnittes einen lateralkonvexen Bogen bildet. Eine bogenförmige Abweichung nach rechts kann aber durch Relaxatio diaphragmatica sinistra bedingt sein.

D. Konturveränderungen des Speiseröhrenausgußschattens.

Schon bei morphologisch und funktionell normalem Verhalten des Oesophagus zeigt der Kontrastschatten keine gleichmäßige glatte Begrenzung, sondern Eindellungen, welche durch die physiologischen Engen (z. B. Aortenbogen) bedingt sind und eine konstante Konfiguration zeigen. Wechselnde Konkavitäten und Konvexitäten sind durch die Peristaltik schon physiologischerweise bedingt; dabei zeigt die Kontur, komplette Lumenausfüllung vorausgesetzt, stets scharfe Begrenzungslinien. Unregelmäßige Begrenzungen, welche durch mitverschluckte Luft bedingt sind, lassen sich dadurch leicht erkennen, daß die dem Schatten aufgelagerte Luft durch ihre stärkere Helligkeit eindeutig als solche erkannt wird.

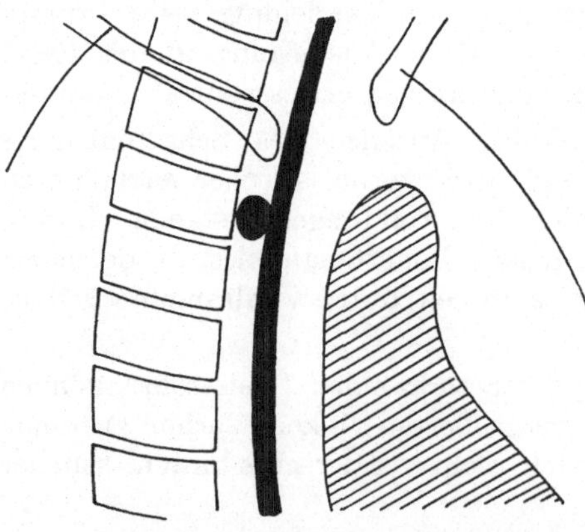

Abb. 73. Circumscripte rundliche Ausstulpung der Kontrastsilhouettenbegrenzung.

Von der Norm abweichende Schattenbegrenzungen der Kontrastsilhouette in Form von Ausbuchtungen und Eindellungen, unregelmäßigen Zackungen oder Unschärfe sind, technisch einwandfreie Füllung des Oesophagus vorausgesetzt, als Zeichen zweier verschiedener

Möglichkeiten aufzufassen, erstens als Zeichen einer Wandveränderung und zweitens als Zeichen des Vorhandenseins von nicht schattengebenden Massen, welche eben den Kontakt zwischen Kontrastfüllung und der Schleimhaut der Speiseröhre vereiteln.

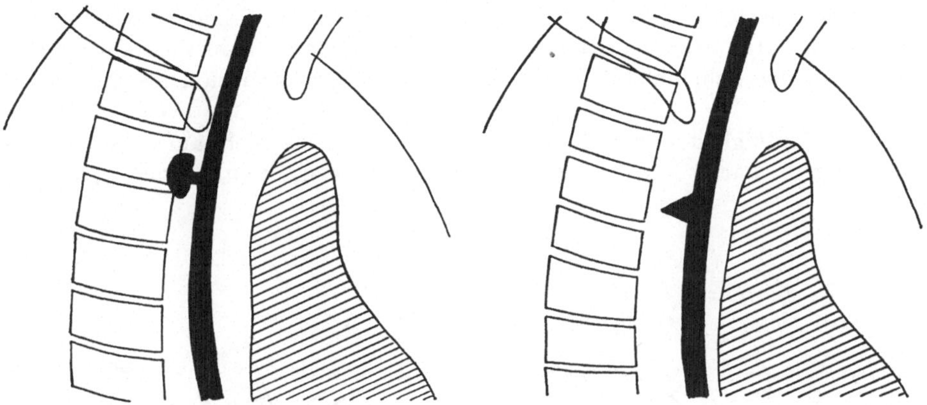

Abb. 74. Circumscripte, pilzformige Ausstulpung der Kontrastsilhouettenbegrenzung.

Abb. 75. Circumscripte, zeltformige Ausstulpung der Kontrastsilhouettenbegrenzung.

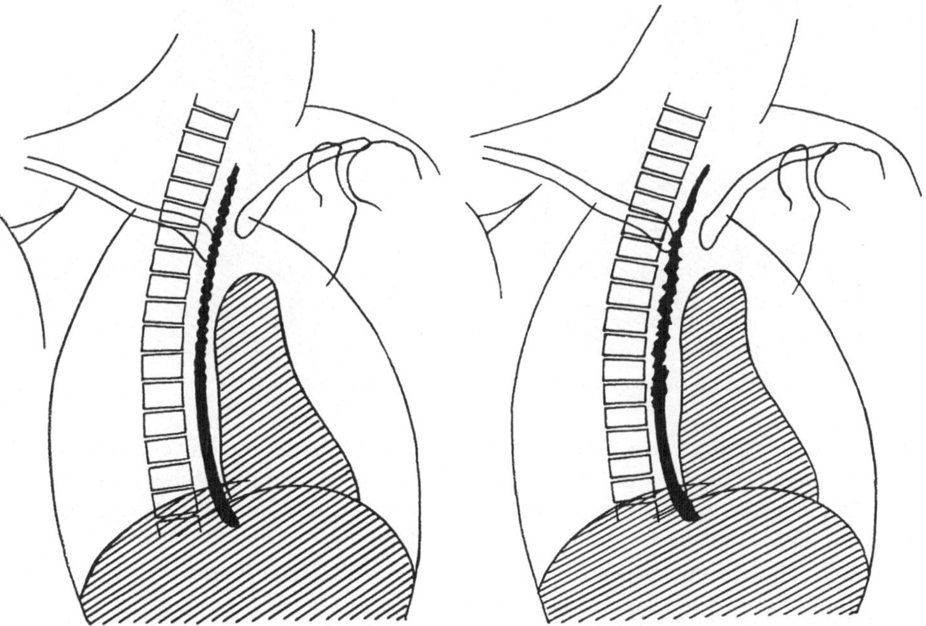

Abb. 76. Wellige Schattenbegrenzung.

Abb. 77. Zackige Schattenbegrenzung.

Circumscripte Ausstülpungen der Schattenbegrenzung können zunächst rundlich sein; im distalen Anteil des Oesophagus als Zeichen einer Ulcusnische; im Verlaufe des ganzen Oesophagus als Zeichen einer Divertikelbildung und zwar eines Traktions- oder Traktionspulsionsdivertikels. Mitunter zeigt die Ausstülpung mehr eine Pilz- oder mehr eine Zeltform. Auch Ausstülpungen solcher Art sprechen für Divertikel. Obzwar auf Grund der Konfiguration eine sichere Entscheidung nicht möglich ist, sprechen die pilzförmigen Ausstülpungen des Schattens mehr für funktionelle, die zeltförmigen eher für Adhäsionsdivertikel (Abb. 73—75).

Circumscripte Eindellungen der Wandung können ätiologisch sowohl für eine Neoplasmabildung der Speiseröhrenwand (Papillom, Ca. u. a.) wie für eine Impression durch extraventrikuläre Tumorbildung sprechen. Auch ein kleiner, glatter, an der Schleimhaut haftender Fremdkörper kann zum gleichen Bilde führen.

Unregelmäßigkeiten der Silhouettenkontur, welche sich auf eine kürzere oder längere Partie des Schattenbandes erstrecken, können zackig, wellig,

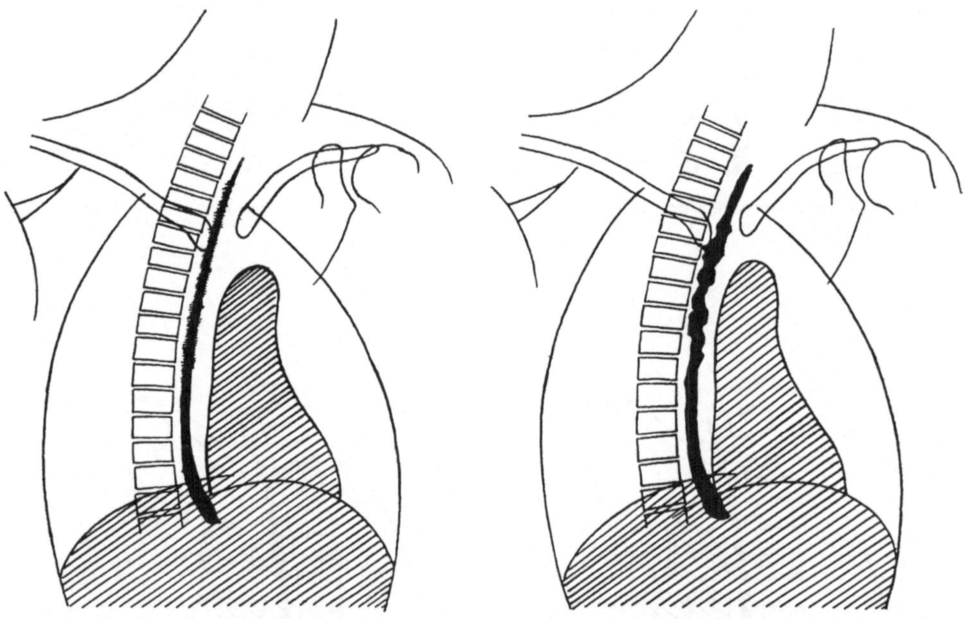

Abb. 78. Gezahnte Schattenbegrenzung.
Abb. 79. Unregelmäßige Schattenbegrenzung.

gezähnt oder ganz unregelmäßig sein. Ätiologisch kommen ebenso Wandveränderungen des Oesophagus entzündlicher oder neoplastischer Natur, wie extraösophageale, in die Speiseröhre hineinwuchernde Neoplasmen und endlich auch ein Sekretbelag der Schleimhaut in Betracht (Abb. 76—79).

Sowohl die circumscripten als auch die mehr diffusen Konturveränderungen der Silhouette können scharf oder unscharf sein.

Obzwar unscharfe Begrenzungslinien vorwiegend bei neoplastischen Wandveränderungen in Erscheinung treten, so können sie doch nicht als allein charakteristisch für solche angesprochen werden, da, wenn auch selten, entzündliche Wandveränderungen, vor allem aber Sekretbelag und auch nichtschattengebende Fremdkörper mit unregelmäßiger Oberfläche, wie Speisereste, in einer Ulcusnische oder in einem Divertikel ebenfalls zu einer Unschärfe der Kontrastschattenbegrenzung führen können.

E. Veränderungen der Kontrastschattendichte.

Die Schattendichte der Speiseröhrenausgußsilhouette kann zunächst eine Herabsetzung erfahren, bei der aber auch diese helleren Partien homogen erscheinen. Diese Art der Schattenherabsetzung kann durch eine gleichmäßige Verschmälerung des Lumens bedingt sein, durch welche die Tiefe der zu durchstrahlenden Kontrastschichte mehr oder weniger hochgradig vermindert ist. Ätiologisch kommt in erster Linie eine Kompression des Oesophagus in Betracht, durch die eine Abflachung des Oesophagus erfolgt. Dementsprechend wird die Dichte des Schattens bei einer Strahlenrichtung senkrecht auf die Wand der abgeflachten Speiseröhre am geringsten erscheinen, bei Drehung an Intensität so lange zunehmen, bis die Richtung dieser Wand erreicht ist (Abb. 80a u. b).

Als zweite Ursache für eine Herabsetzung der Schattendichte kommen neoplastische Tumorbildungen in Betracht, welche das Lumen des Oesophagus

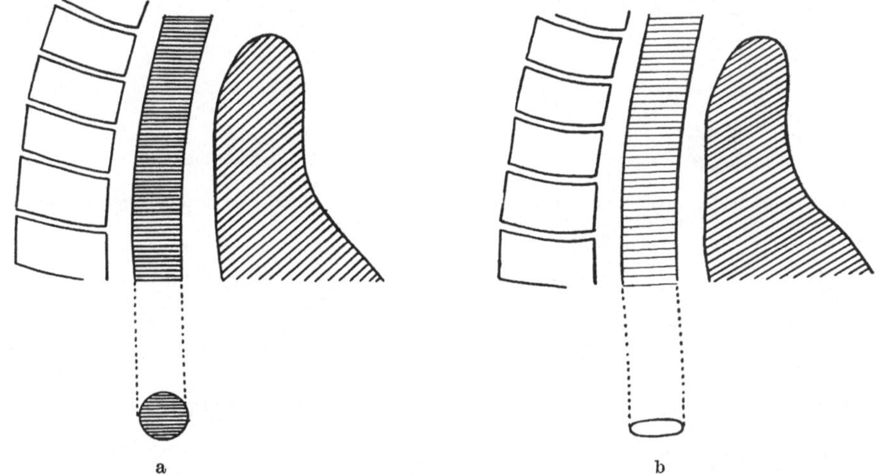

a   b

Abb. 80 a u. b. Verminderung der Schattendichte des Speiserobrenausgußschattens durch Abflachung des Oesophagus. a normal, b abgeflacht.

zum Teil ausfüllen. Ist zwischen dem Tumor und der Speiseröhrenwandung noch ein, wenn auch noch so reduzierter Raum vorhanden, so wird dieser von der Kontrastmasse erfüllt und in Anbetracht seiner geringen Tiefe als mehr oder weniger dichte, jedenfalls aber als Schattenbildung sichtbar sein. Erst bei vollkommener Obturation des Lumens oder wenigstens eines Segmentes desselben kommt es zur Schattenaussparung. Außer Tumorbildungen bei medullarem Carcinom, welche mehr circumscripte Schattenaussparungen bedingen, sind die Ursache solcher Aussparungen auch festere, nicht schattengebende Fremdkörper, am häufigsten Speisereste festerer Konsistenz, welche an irgendeiner Stelle stecken geblieben sind.

Eine Verminderung der Schattendichte des Speiseröhrenausgußschattens in den mittleren Anteilen des Schattenbandes im Sinne einer zentralen Aufhellung kann durch einen gestielten Tumor bedingt sein, welcher, in das Lumen der Speiseröhre hineinhängend, dieses nicht komplett ausfüllt, so daß die Kontrastmasse den Tumor umspült, aber nur in den (der jeweiligen Strahlenrichtung nach) lateralen Partien des Rohres die volle Flüssigkeitstiefe zeigt (Abb. 81).

Sowohl bei den kompletten Schattenaussparungen, wie auch bei den inkompletten kommt es nur selten zu einer scharfen Trennung zwischen Fehlen des Schattens, verminderter Schattendichte und normal intensivem Schatten. Durch die meist mehr rundliche oder vielfach auch ganz unregelmäßige Begrenzung des Gebildes, welches das Speiseröhrenlumen zum Teil erfüllt, kommt

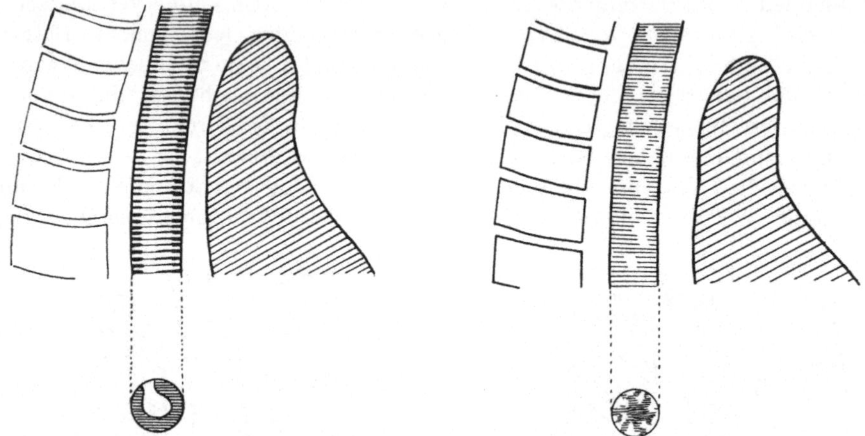

Abb. 81. Verminderte Schattendichte durch nicht schattengebende Gebilde, welches das Lumen der Speiseröhre nicht völlig ausfüllen.

Abb. 82. Fleckiger Kontrastschatten.

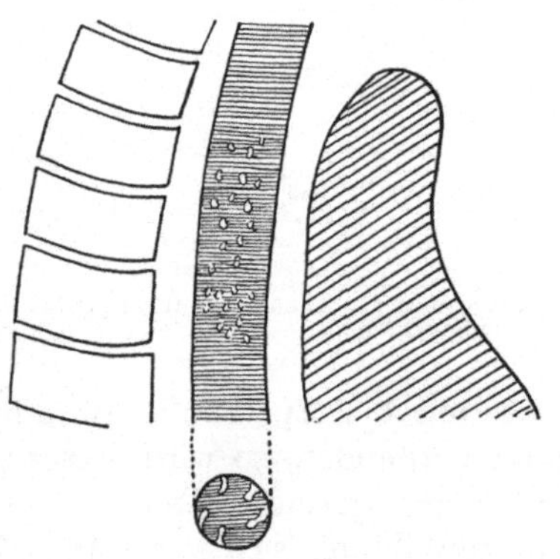

Abb. 83. Getupfelter Kontrastschatten.

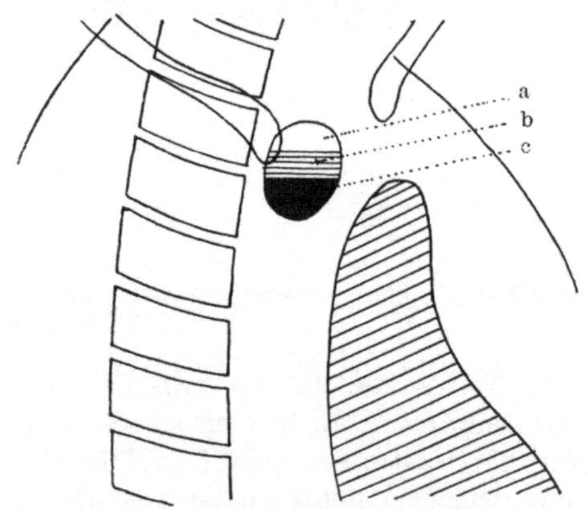

Abb. 84. Dreischichtung des Schattens, bzw. Aufhellung in der Kontrastsilhouette. a Gas, b nicht schattengebende Masse mit Kontrastmassenresten, c sedimentierte Kontrastmasse.

es fast durchwegs zu unscharfen Begrenzungen, so wie zu fließenden Übergängen zwischen den Schattenbildungen verschiedener Dichtigkeit.

Durch diese Unregelmäßigkeit der Konfiguration des obturierenden Gebildes, sei dieses ein schattengebender Fremdkörper, ein Tumor oder zähes Sekret, kann es zu einer Fleckung des Kontrastschattens kommen, indem stark verengte Anteile des Speiseröhrenlumens mit wenig oder gar nicht verengten Partien unvermittelt und regellos abwechseln, wodurch die Kontrastmassen stellenweise eine größere und gleich daneben wieder nur eine ganz geringe Schichttiefe besitzen (Abb. 82).

Ein getüpfelter Schatten, d. h. einer, der durch kleine, helle Tüpfel unterbrochen ist, kommt dann zustande, wenn schmale, jedoch nicht schattengebende Gebilde in das Lumen des Oesophagus quer hineinragen. Charakteristisch ist dies für Mediastinaltumoren, welche in den Oesophagus mit papillomatösen Wucherungen hineinwachsen (Abb. 83).

Sehr intensive Aufhellungen im Bereiche des Kontrastschattens kommen durch eingeschlossene Luft zustande. Sie sind in der Regel durch eine Helligkeit, die über diejenige der Weichteilschatten hinausgeht, kenntlich.

Endlich kann eine mehr wolkige, ganz unregelmäßig begrenzte, verminderte Schattendichte dadurch zustande kommen, daß die Kontrastmasse durch nicht schattengebende Flüssigkeit eine Verdünnung erfährt, sei es durch dünnes Sekret oder durch retinierte verschluckte Speisen flüssiger Konsistenz.

Eine vermehrte Schattendichtigkeit kann dadurch zustande kommen, daß bei kontinuierlichem Schlucken von Kontrastflüssigkeit das suspendierte Kontrastmittel in einer Wandnische (Ulcus, kleines Divertikel) zurückgehalten wird und daselbst sedimentiert, die Flüssigkeit hingegen abfließt. Durch die stärkere Konzentration der Kontrastmasse und die dadurch bedingte größere Schattenintensität kann die Aufmerksamkeit auf eine solche Stelle gelenkt werden, vielfach wird allerdings die durch stärkere Konzentration bedingte Schattendichte durch eine geringe Schichtdicke weitestgehend paralysiert.

Vermehrte und verminderte Schattendichte kombiniert, können im Bereiche des Speiseröhrenverlaufes bestimmte Erkrankungen charakterisieren. Durch die sog. Dreischichtung können Divertikel oder peptische Ulcera, vorwiegend penetrierende, gekennzeichnet sein. Diese Dreischichtung beruht darauf, daß sich drei verschieden stark schattengebende Schichten gebildet haben, caudalwärts sedimentierte Kontrastmassen die dichten Schatten geben, darüber ein Gemenge von Speiseresten, Sekret und Kontrastmasse das weniger intensiven Schatten gibt, zu oberst eine ganz helle, einer Gasblase entsprechende Schichte von Luft, oder von Gasen, die bei der Zersetzung von retinierten Speisen entstehen (Abb. 84).

F. Kontrastschattenbildungen außerhalb des Speiseröhrenausgußschattens.

Rundliche oder längsovale, sowie schüsselförmige Schatten, welche vom Speiseröhrenausgußschatten in einer Projektionsrichtung deutlich abzutrennen sind, entsprechen Höhlenbildungen außerhalb des normalen Oesophagus und können so eine Penetrationshöhle eines Ulcus, eines Neoplasmas, wie auch die Höhle eines Pulsionsdivertikels kennzeichnen. Eine solche Schattenbildung kann mit dem Schatten der Speiseröhre in breiter Kommunikation stehen oder aber nur durch einen schmalen, mehr oder weniger kurzen Schatten (Verbindungskanal) in Zusammenhang sein. Auch kann die Verbindung vollkommen unsichtbar sein.

Unregelmäßige Konfiguration und unscharfe Begrenzung des Schattenbildes sprechen in erster Linie für eine neoplastische Penetrationshöhle, doch kann auch bei einem Divertikel oder Ulcus eine unregelmäßige Konfiguration und unscharfe Begrenzung dadurch zustande kommen, daß die Höhle zum Teile mit nicht schattengebenden Speiseresten oder Sekret erfüllt ist, so daß die Begrenzung des Kontrastschattens nicht die Begrenzung der Höhle wiedergibt.

Ganz unscharf begrenzte, unregelmäßige, wolkige, meist zarte Schatten, welche außerhalb des Speiseröhrenausgußschattens im Bereiche des Mediastinums auftreten, sprechen für eine Perforation der Speiseröhre in das Mediastinum, wodurch die Kontrastmasse in das lockere Gewebe, welches die Speiseröhre umgibt, eindringt.

Von Schattenbildungen, die während des Schluckens von Kontrastmasse in Partien auftreten, welche nicht in unmittelbarer Nähe des Speiseröhrenverlaufes liegen, ist in erster Linie der Bronchialausgußschatten zu nennen. Derselbe kann beiderseits auftreten oder nur das Verzweigungsgebiet eines Hauptbronchus oder eines Bronchialastes betreffen. Bei doppelseitiger Schattenbildung muß mit zwei ätiologischen Möglichkeiten gerechnet werden, erstens mit einer Perforation der Speiseröhre in die Trachea, zweitens aber auch damit, daß die Kontrastmasse mit Umgehung des normalen Weges aus dem Pharynx direkt in die Luftwege gelangt ist. Ein zarter, meist ganz schmaler Schatten, welcher vom Oesophagusausgußschatten bis zum hellen Streifen der luftgefüllten Trachea führt, entsprechend dem Ausgußbilde der abnormalen Verbindung, kann als differentialdiagnostisches Symptom für Perforation entscheiden. Einseitige Schattenbildung im Bereiche der Bronchialverzweigung spricht für Perforation in einen Bronchus.

Schmale, meist unregelmäßig begrenzte, ungleich breite und unregelmäßig verlaufende Schattenstreifen, die, vom Speiseröhrenschatten ausgehend, bis in fernabgelegene Körperpartien ziehen können, entsprechen Kontrastschattenmassen, welche einen Fistelgang oder einen Verletzungskanal ausfüllen. Solche Schatten können bis an die Hautoberfläche reichen oder auch im Mediastinum, in den Lungen endigen. Ihr Ende kann auch wieder von einem rundlichen oder sackförmigen Schatten gebildet werden, z. B. bei einer Absceßhöhle in der Lunge, oder in wolkige Schattenbildungen übergehen, entsprechend der Verteilung der Kontrastmasse in Gewebsspalten.

G. Kontrastschatten-Reste im Bereiche der Speiseröhre nach beendetem ösophagealen Schluckakt.

Abgesehen von den Kontrastmassenschatten, die im Bereiche des Oesophagus durch verlangsamte oder aufgehobene Passage zurückgehalten werden, können Kontrastschatten auch nach komplettem Ablauf des Schluckaktes im Bereiche des Speiseröhrenverlaufes als Restfüllung sichtbar sein.

Kleinste, bis kaum stecknadelkopfgroße Schatten, die nach erfolgter Entleerung des Oesophagus in der Einzahl, seltener in der Mehrzahl entlang dem Verlaufe der Speiseröhre sichtbar sind, sprechen für ein Haftenbleiben kleinster Menge von Kontrastmasse an der Schleimhaut. Ätiologisch kommen kleine Schleimhautdefekte, Ulcerationen in Betracht. Bei Schleimhautläsionen größerer Ausdehnung können Füllungsreste in Form zarter, mehr oder weniger ausgedehnter, wolkiger Schatten sichtbar sein.

Ein mehr oder weniger dichter Schattenstreifen entlang einer größeren Partie des Speiseröhrenverlaufes kann einem dickeren kontinuierlichen Belag entsprechen, der bei normaler Peristaltik, doch gestörter Kontraktilität der Speiseröhre durch Ausschmieren des verschluckten Kontrastbolus entlang der Speiseröhrenwand entstehen kann.

Bei Anwendung von trockener Kontrastpaste, sowie auch bei Anwendung von Kontrastmitteln, die an der Wandung leichter haften bleiben, können auch bei normalem funktionellen und morphologischen Verhalten der Speiseröhre Schattenreste längere Zeit in der Speiseröhre sichtbar sein, und zwar in Form von zarten, längsgerichteten Schatten, Füllungsresten in den längsgerichteten Schleimhautfalten entsprechend. Zeigen diese zarten, dem Schleimhautrelief entsprechenden Schatten keine parallel längsgerichtete Anordnung, sondern einen gewundenen, spiraligen Verlauf, so spricht dies für eine Torsion der Speiseröhre.

Strahlige Anordnung von zarten Reliefstreifen in einem kleinen Abschnitt des Oesophagus kann als Symptom für ein Ulcus oder eine Ulcusnarbe verwertet werden, entsprechend einem konzentrischen Verlauf der Schleimhautfalten.

Spezieller Teil.

I. Funktionelle Erkrankungen der Speiseröhre.

1. Spastische Dysphagien.

A. Der Speiseröhrenkrampf.

I. Pathologie.

Zu Schluckstörungen verschiedenen, meistens aber schweren Grades führen die spastischen Kontraktionen der Speiseröhrenwand (Oesophagospasmus, spastische Oesophagusstriktur). Das sind krampfartige, oft zu einem kompletten Lumenverschluß fuhrende Annaherungen der Oesophaguswandung.

Sie sind eine Folge meist plötzlich einsetzender und vorübergehender, oder langere Zeiträume (Monate, Jahre) hindurch bestehender, oder vollständig intermittierender tonischer Kontraktionen der Muskulatur. Der Spasmus befällt manchmal lange, meistens aber nur kurze Abschnitte des Speiserohres. Die Lokalisation des Spasmus kann bei ein und demselben Individuum stets an der gleichen Stelle sitzen oder abwechselnd verschiedene Abschnitte der Schluckbahn betreffen.

Der Spasmus kann an jeder Stelle des Oesophagus auftreten. Bevorzugt werden jene Stellen, an welchen härtere, weniger bewegliche Teile der Umgebung des Oesophagus dem Schluckakt einen gewissen Widerstand entgegen setzen. Die häufigste Lokalisation betrifft den subphrenischen Abschnitt. Eine weitere Lieblingsstelle bildet die Höhe des Arcus aortae, wo ja oft schon normalerweise eine nicht organisch bedingte Einengung und ein bald vorübergehender Aufenthalt des hinuntergleitenden Bissens festzustellen ist. Gerade in dieser Höhe sind wiederholt schwere Spasmen beobachtet worden. Auch der KILLIANsche Oesophagusmund am Speiseröhrenbeginn ist als bevorzugte Stelle anzusehen. Hier finden sich oft Übergänge vom physiologischen zum pathologischen Zustande. So ist der krampfartige Schmerz, der bei ganz gesunden Individuen auftritt, wenn sie unversehen einen zu großen Schluck oder einen zu großen Bissen geschluckt haben, nichts anderes als ein kurz dauernder Spasmus des Oesophagusmundes. VAN EIKEN ist auch der Meinung, daß in vielen Fällen das Entstehen dieser Krankheit durch ungenügendes

Kauen, zu hastiges Essen oder ein schlechtes Gebiß begünstigt wird. KILLIAN glaubt, daß derartige Brocken die Schleimhaut des Pharynx abnorm reizen und dieser Reiz dann auf den Nervus glossopharyngeus fortgeleitet wird, der dieses Gebiet innerviert. Dieser Nerv hemmt das Schlucken und verengt den Oesophagusmund, wenn er gereizt wird. Dauert nun ein derartiger Prozeß Jahre hindurch, dann kann schließlich an dieser Stelle ein spastischer Zustand der Speiseröhre entstehen. STIERLIN hingegen meint die Ursache in einer Hyperinnervation der Vagusäste suchen zu müssen, die den M. cricopharyngeus innervieren.

Man unterscheidet zwei Formen des Oesophagospasmus: eine primäre und eine sekundäre Form. Bei der primären Form ist der Krampf der Speiseröhre die alleinige Erkrankung, ohne sonstige organische Veränderung, welche als auslösendes Moment angesprochen werden könnte („idiopathischer Oesophagospasmus", oder „neuropathischer Oesophaguskrampf"). Den primären Oesophagospasmus findet man nach v. HACKER und LOTHEISEN bei nervösen und hysterischen Patienten; er ist durch seine wechselnde Intensität charakterisiert. Die psychotherapeutischen Erfolge, über welche KRAUS und RIDDER berichten, sprechen für den rein neurogenen Charakter dieser Form der Spasmen. Diese Form gehört wohl zu den Seltenheiten, da auch ein Teil der als idiopathisch angenommenen Spasmen des Oesophagus sich oft später als zur sekundären Form gehörig entpuppt. Diese Form des Krampfes tritt am Oesophaguseingang, am häufigsten am Ende desselben auf und wurde in anderen Lokalisationen selten nachgewiesen.

Bei der zweiten, der sekundären Form des Oesophagospasmus müssen wieder zwei Kategorien unterschieden werden. Bei der einen Kategorie der sekundären Spasmen handelt es sich um genau charakterisierte Erkrankungen, bei welchen der Speiseröhrenkrampf nur ein Symptom, ein Akzidens, darstellt (symptomatischer Spasmus nach HENDERSOHN). Als solche Erkrankung wären zu nennen: Lyssa, Tetanus, Chorea, Epilepsie; zum Teil handelt es sich um Infektionskrankheiten, u. a. Malaria. Manchmal findet sich auch der Oesophagospasmus als höchst unangenehme Komplikation bei Urinintoxikation und Urosepsis.

Bei der zweiten Kategorie der sekundären Spasmen wird eine reflektorische Auslösung des Speiseröhrenkrampfes bei lokalen Erkrankungen der Speiseröhre oder deren nächster Nachbarschaft angenommen. Wir können einen Spasmus bei jedweder organischen Veränderung der Speiseröhrenwand beobachten. So tritt er auf bei kleinen Läsionen der Mucosa, z. B. wenn nach dem Verschlucken eines Fremdkörpers eine kleine Fissur geblieben ist. Auch bei Divertikel verschiedenster Art sind nicht selten Spasmen der Speiseröhre zu beobachten.

Speziell bemerkenswert ist das Zusammentreffen von Spasmus am Oesophaguseingang und ZENKERschem Pulsionsdivertikel. KILLIAN, GOLDMANN, v. EIKEN und besonders STIERLIN sind der Meinung, daß der Spasmus die Ursache der Divertikelbildung ist. KILLIAN stellt sich vor, daß bei einem lange andauernden Oesophagospasmus der darüberliegende Teil der Speiseröhre sich allmählich erweitert und dadurch das Divertikel entsteht, da die schwache hintere Hypopharynxwand nach hinten ausbiegt. Demgegenüber steht die Ansicht anderer Autoren mit KULENKAMPF an der Spitze, daß das Divertikel ein angeborenes Leiden und der Oesophagospasmus nur ein sekundäres sei. Als Unterstützung dieser Auffassung dient die klinische Beobachtung, daß der Spasmus nach operativer Entfernung des Divertikels ebenfalls verschwindet. Wäre der Spasmus primär, so würde er auch nach Entfernung des Divertikels fortbestehen und der Patient würde auch nach der Operation seine Beschwerden beim Schlucken behalten.

Als häufigste Ursachen eines sekundären Oesophagospasmus sind von jenen in der Speiseröhre lokalisierten, das Ulcus oesophagi und vor allem das Carcinom, besonders das Carcinom der Kardia, doch auch das anderer Lokalisation in der Speiseröhre zu nennen. Speziell beim Carcinom der Kardia tritt in einer großen Zahl der Fälle der Spasmus sehr frühzeitig auf, so daß er das erste und oft zunächst das einzige Symptom der Erkrankung darstellt (PALUGYAY). Die Lokalisation des Spasmus ist vielfach knapp oral von der organischen Veränderung lokalisiert, in manchen Fällen wieder ist der Spasmus fernab von der organischen Speiseröhrenwandveränderung oral oder aboral von dieser zu finden.

Von extraösophagealen Ursachen des Spasmus wurden Ulcera im Kehlkopf gefunden, dabei kann der Krampf auch an der Kardia lokalisiert sein. So sah KRAUS den kardianahen Spasmus nach erfolgreicher Behandlung eines tuberkulösen Larynxgeschwüres verschwinden. Bei Magengeschwüren in der Umgebung der Kardia, doch auch bei kardiafernen Ulcera ventriculi hat man öfters Spasmen des Oesophagus beobachtet, sogar so ausgedehnte Krämpfe, daß sie das ganze aborale Drittel des Speiserohres umfaßten (SENCERT, HÖLDER, KRETSCHMER, COHN u. a.). Auch HEYROVSKY sah mehrmals Kardiospasmus bei Magengeschwüren, doch meint er, daß hier der Krampf und die Ulceration eine gemeinsame neuropathische Ursache haben. Auch bei Carcinomen des Magens kann ein Spasmus schon in frühem Stadium als sekundäre Störung auftreten (SCHLESINGER, ELSNER, LOTHEISEN u. a.). Bei kardianaher Lokalisation des Magencarcinoms kann allerdings auch ein Spasmus irrtümlich angenommen werden (BAUERMEISTER), wahrend tatsächlich meist ein kollaterales Ödem, welches das Lumen einengt, vorliegt. Als weitere extraosophageale Ursache des Speiseröhrenkrampfes wurde auch Drüsenschrumpfung in der Trachealbifurkationshöhe angesprochen (ASSMANN), allerdings kann es sich dabei auch um Traktionsdivertikel gehandelt haben, welche nicht beachtet wurden und ihrerseits in letzter Linie als auslösendes Moment gewirkt hatten. Auch bei den extraösophageal gelegenen Ursachen des sekundären Spasmus der Speiseröhre kann der Krampf die verschiedensten Lokalisationen einnehmen, am häufigsten auch bei dieser Kategorie im subphrenischen Abschnitt der Speiseröhre, bzw. an der Kardia.

II. Klinik.

Die Schluckbeschwerden beim Oesophagospasmus bestehen im wesentlichen in einem, für kurze oder längere Zeit anhaltenden Steckenbleiben der Speisen. Sie variieren von der Empfindung des erschwerten Hinuntergleitens des Bissens bis zum wirklichen Steckenbleiben der Speisemasse mit nachfolgender Regurgitation. Nicht selten macht sich diese Ungleichheit in der Weise bemerkbar, daß selbst bei ein und derselben Mahlzeit ein Teil der Bissen die Speiseröhre schwer, ein anderer leicht passiert und ferner dadurch — und das ist dann recht bezeichnend, — daß feste Speisen besser als flüssige hinuntergleiten. In manchen Fällen kombiniert sich der Oesophagospasmus mit Schlundkrämpfen. Oft liegt jedoch bloß die Empfindung vor, als wäre der Hals geschwollen, dabei besteht dann kein effektiver Schlingkrampf. In anderen schweren Fällen macht sich beim Schlingakt oder spontan die Sensation geltend, daß der Hals ganz zugeschnürt sei: dann geht das Schlucken, besonders das fester Bissen, nur mühsam vor sich oder wird unmöglich. Nicht selten ist der Spasmus mit einem dumpfen Schmerz in der Brust verbunden, von wo dieser zum Nacken und in die Schultern ausstrahlt, und manchmal gesellen sich zum Bilde, besonders auf der Höhe des Krampfes, Dyspnoe, Herzklopfen und sogar Kollaps. Wie schwer und wechselnd solche Fälle sich gestalten können, dafür sprechen die zahlreichen Synonima, die von den Beobachtern für die in ihrem Wesen gleichen Zustände angewendet werden: Oesophagismus, Dysphagia spasmodica, Angina convulsiva, Stenosis spastica, fixa et migrans u. a. m.

Die Lokalisation des Spasmus, sowie das Vorhandensein eines solchen, muß sich auf den objektiven Befund eines Passagehindernisses stützen, weil mitunter die gleichen, oft sehr schweren, subjektiven Symptome auch durch andere Affektionen, besonders durch Sensibilitätsneurosen hervorgerufen werden können.

Der Oesophagospasmus kann schon vielfach mit der Sonde nachgewiesen werden. Es zeigt sich dann entsprechend der Höhe des Spasmus eine Stenose. GANGOLPHE hat darauf aufmerksam gemacht, daß dünne Sonden unverzüglich einen Spasmus auslosen, während man mit den dicksten Sonden die spastisch verengte Stelle glatt passieren kann. Manchmal merkt man, daß die Sonde die Höhe des Spasmus schon passiert hat und sich die Speiseröhre erst dann um das Instrument, und zwar so kraftig kontrahiert, daß es nur mit der größten Mühe zurückgezogen werden kann.

Untersucht man die spastische Speiseröhre mit dem Oesophagoskop, so kommt es vielfach zu einer Lösung des Krampfes, gelingt es aber, das Lumen während des Krampfes zu beobachten, so sieht man die typische sternförmige Figur des geschlossenen Oesophagus, welche durch die konvergierenden Schleimhautfalten gebildet wird und sich auch während der Respiration nicht ändert. Im Gegensatz zur normalen Speiseröhre, bei welcher man in der Inspiration eine Erweiterung, in der Expiration eine Verengerung des Lumens und damit eine Lösung und Bildung der Sternfigur wahrnimmt.

III. Röntgenuntersuchung.

Die Röntgenuntersuchung ermöglicht in der Mehrzahl der Fälle die Erkennung und die genaue Lokalisation eines Spasmus. An der Stelle, wo der Spasmus lokalisiert ist, bleiben während des Krampfanfalles verschluckte Kontrastmassen stecken. Je nach dem Grade der Annäherung der Speiseröhrenwande aneinander, welche durch den Krampf bedingt wird, ist eine komplette Retention der Kontrastmassen sichtbar, oder aber es passieren diese durch eine mehr minder hochgradig enge Stelle und stauen sich über derselben nur dann, wenn die Kontrastmasse in größerem Quantum genommen wurde. Die Kontrastsilhouette zeigt im Bereiche der spastischen Stenose glatte Konturen. Die Verjüngung des Stenosentrichters ist entweder eine allmähliche oder — dies aber seltener — eine plötzliche. Wenn die tonische Kontraktion sich auf eine längere Partie der Wandung erstreckt, so ist eine allmähliche Verjüngung des

Kontrastschattens nachweisbar, bei ringförmigem Spasmus hingegen kann ein breiter Abschluß zu sehen sein. Die Feststellung, daß es sich um eine funktionelle und nicht um eine organische Stenose irgendeiner Ätiologie (Narbe, Neoplasma, Fremdkörper, extraösophageal bedingte Kompression) handelt, ist röntgenologisch nur dann eindeutig möglich, wenn es sich nicht um einen Dauerspasmus handelt und während der Untersuchung oder gelegentlich der Wiederholung derselben an Stelle der Verengerung der Kontrastsilhouette normale Breite des Kontrastschattens, eventuell mit normaler peristaltischer Wellenbewegung

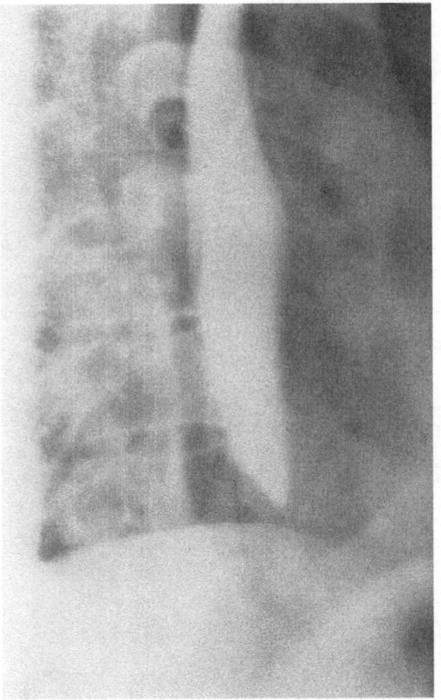

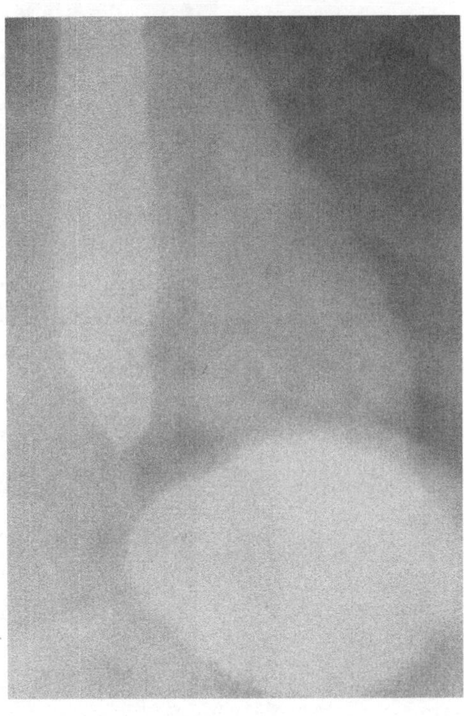

Abb. 85. Oesophagospasmus oral vom Zwerchfelldurchtritt mit komplettem Verschluß durch den Krampf.
(Aufnahme in aufrechter Stellung.)

Abb. 86. Bei der Wiederholung der Röntgenuntersuchung bei dem in Abb. 85 dargestellten Falle, im krampffreien Stadium kommt das kleine Carcinom im untersten Speiserohrenabschnitt zur Darstellung.
(Aufnahme in Beckenhochlage.)

der Konturen sichtbar wird, zumindest aber an Stelle des Spasmus wechselnde Breiten des Kontrastschattens beobachtet werden. In vielen Fällen gelingt es schon während der ersten Untersuchung, eine plötzlich einsetzende normale Passage der Kontrastmassen zu beobachten. Besonders charakteristisch ist für die röntgenologische Feststellung einer spastischen Stenose das divergente Verhalten von flüssigen und pastösen Kontrastmassen, nämlich daß flüssige Kontrastmasse stecken bleibt, Paste hingegen anstandlos passiert. Bei spastischem Dauerverschluß gelingt die Lösung des Krampfes in manchen Fällen auf medikamentösem Wege, durch orale Verabfolgung, am besten durch subcutane Injektion von Antispasmodica. Als solche helfen: 1 mg Atropin (EINHORN und SCHOLZ) oder 0,04—0,06 Papaverin subcutan injiziert. Zweckmäßig ist es auch, die Verabreichung von Antispasmodica an einigen aufeinander folgenden

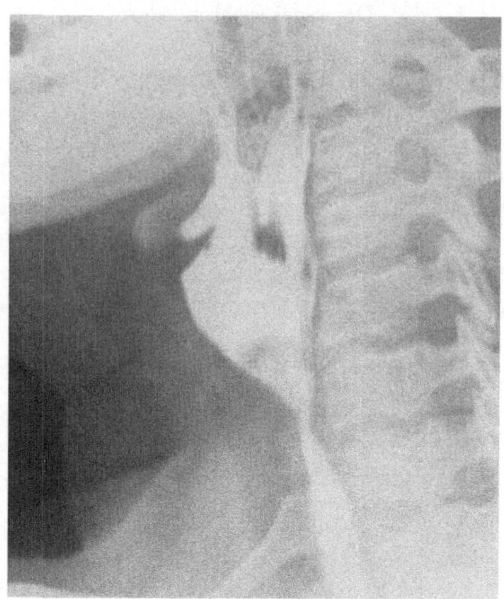

Abb. 87. Spasmus am KILLIANschen Oesophagusmund. Die Beschwerden der 48 Jahre alten Patientin wurde stets in die Hohe des Halsoesophagus lokalisiert, trotzdem konnte auch bei wiederholter Untersuchung langere Zeit hindurch nur ein gleichzeitig vorhandenes epiphrenales Traktions-Pulsionsdivertikel nachgewiesen werden. Erst 5 Monate nach der ersten Untersuchung gelang die Untersuchung wahrend eines Krampfes.

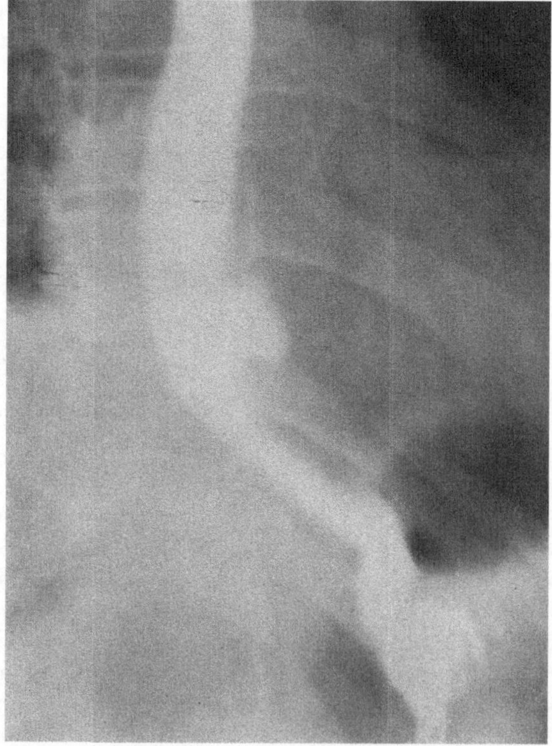

Abb. 88. Epiphrenales Divertikel bei dem in Abb. 87 dargestellten Fall.

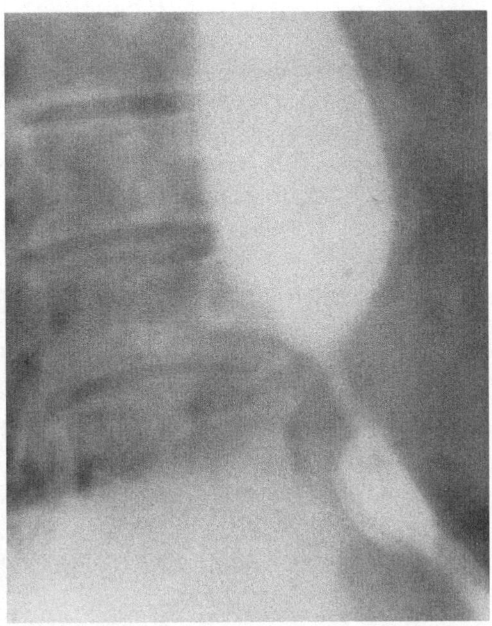

Abb. 89. Oesophagospasmus im mittleren Drittel des Brustoesophagus.

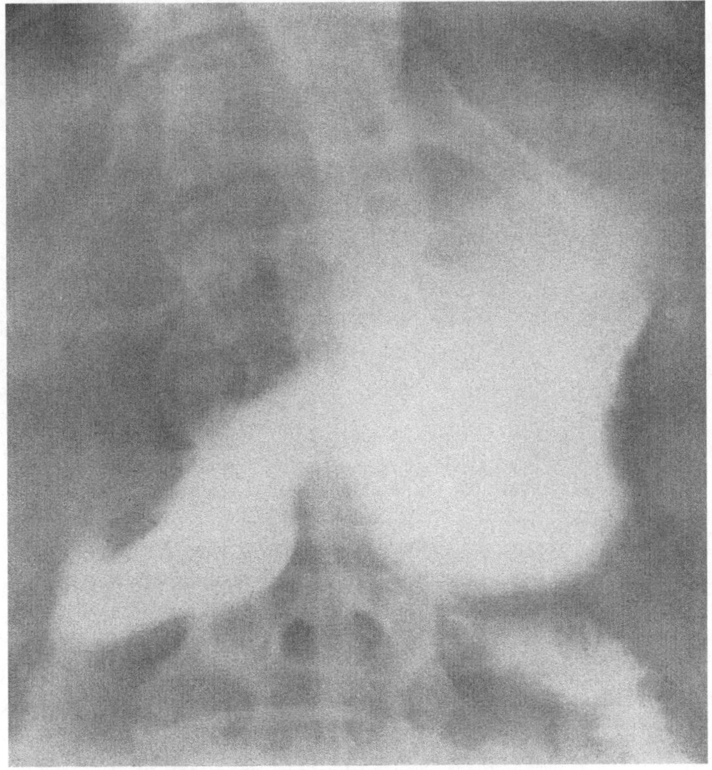

Abb. 90. Bei dem in Abb. 89 dargestellten Fall besteht gleichzeitig auch ein regionarer Gastrospasmus.

Tagen zu wiederholen. Trotzdem versagen oft diese Mittel und dann gelingt es trotz reichlicher Verabreichung von krampflösenden Arzneien nicht, den spastischen Verschluß zum Verschwinden zu bringen. In anderen Fällen wieder kann der Patient genau angeben, zu welchen Tagesstunden oder bei welcher Konsistenz, Temperatur usw. der Ingesta der Schluckakt anstandslos erfolgt. Erst die Wiederholung der Untersuchung zu einer angegebenen Zeit oder bei

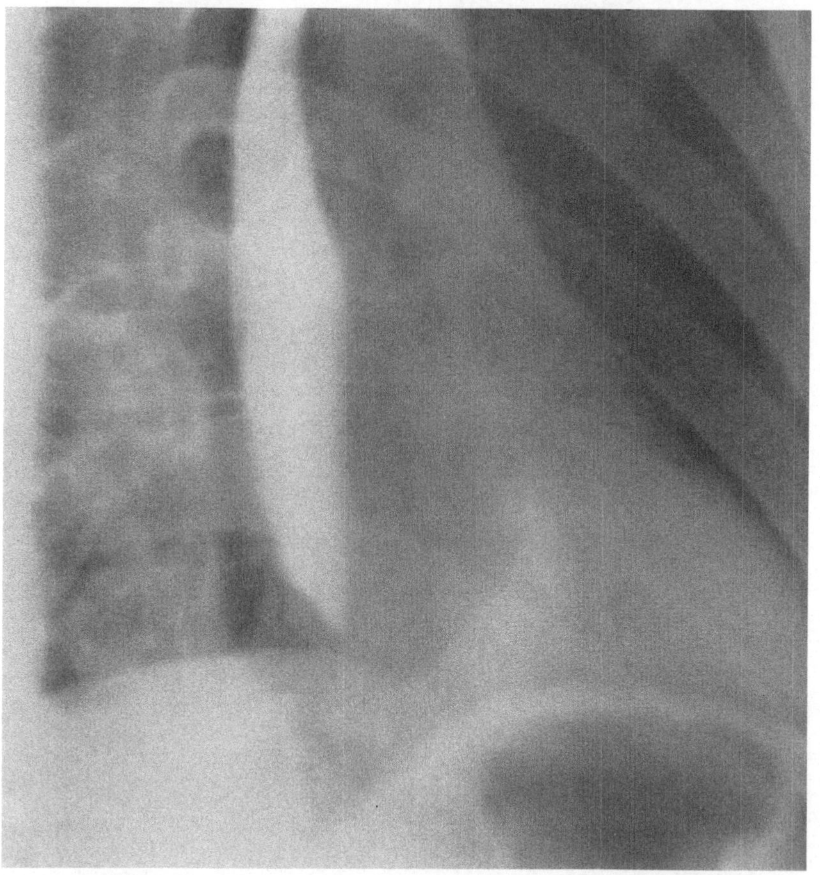

Abb. 91. Oesophagospasmus im unteren Brustoesophagus ohne Dilatation der Speiserohre.

Erfullung der Bedingungen, unter welchen eine glatte Passage zu gewärtigen ist, ermöglicht, mitunter erst nach wiederholten Versuchen, die röntgenologische Kontrastuntersuchung im krampffreien Stadium. Abgesehen von der, nur auf diesem Wege möglichen, eindeutigen Feststellung, ob es sich um einen Spasmus und nicht um eine organische Stenose des Oesophagus handelt, ist die Untersuchung im krampffreien Stadium besonders dann von allergrößter Bedeutung, wenn der Krampfverschluß des Speiseröhrenlumens ein kompletter ist und dadurch die aboral vom spastischen Verschluß gelegenen Abschnitte des Digestionstraktes der Beobachtung nicht zugänglich sind. Da nun aber in einer großen Zahl von Fallen dem Spasmus eine organische Veränderung

zugrunde liegt, es sich somit um einen sekundären Spasmus handelt, ist es
grundsätzlich notwendig, in jedem Falle von Oesophagospasmus nach dessen
eventueller Ursache im Oesophagus oder in den ihm benachbarten Organen
zu suchen (Abb. 85—90).

Besondere Charakteristika des Spasmus mit Bezug auf seine Lokalisation
konnten bisher, wenn wir vom Kardiospasmus absehen, nicht ermittelt werden.
Oral von der spastischen Enge ist die Speiseröhre in der Regel nicht dilatiert,
doch kann in manchen Fällen schon bald nach Auftreten der ersten Symptome

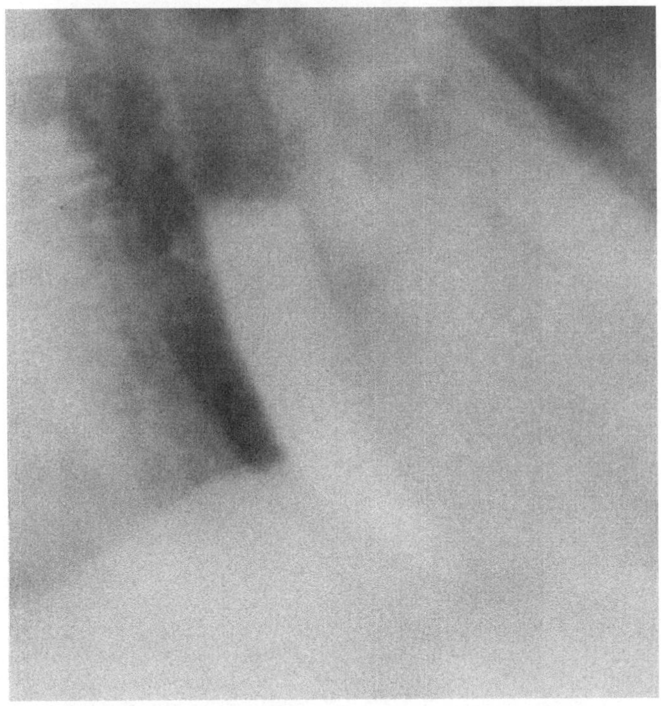

Abb. 92. Spasmus an der Kardia ohne Dilatation der Speiserohre.

eine mehr oder weniger hochgradige Dilatation beobachtet werden, besonders
bei Spasmus im subphrenischen Abschnitt des Oesophagus. Es bestehen hier
fließende Übergänge zum Bilde der sog. idiopathischen Dilatation der Speiseröhre,
welche in einem folgenden Abschnitte besprochen werden soll (Abb. 91—93).

In manchen Fällen ist das funktionelle Verhalten des Oesophagus sehr
charakteristisch. Die Kontrastmasse, welche in normaler Weise bis an die
spastische Enge gelangt ist, wird unter starken Wellenbewegungen der
Silhouettenkonturen — das Zeichen lebhafter Peristaltik und Antiperistaltik —
oralwärts gehoben und pendelt in manchen Fällen über größere Strecken auf
und ab.

Häufiger als bei organischer Stenose ist bei spastischem Verschluß des
Oesophagus aboral von der Lokalisation des Spasmus ein — im Gegensatz
zum normalen Befunde — kontinuierliches Füllungsbild zu sehen, wobei man

die Kontrastmasse, auch pastöser Konsistenz, in kleinen Portionen hinuntergleiten sieht. Besonders bei hochgelegenem Spasmus kann es zu diesem Bilde
kommen. Nach STIERLIN ist dies darauf zurückzuführen, daß durch die Stenose,
sei sie nun organisch oder rein funktionell bedingt, der normale Verlauf der
peristaltischen Wellen in der Speiseröhrenwand gehemmt wird. Nach den
Beobachtungen des Autors ist diese Erscheinung eher auf eine Hypotonie des

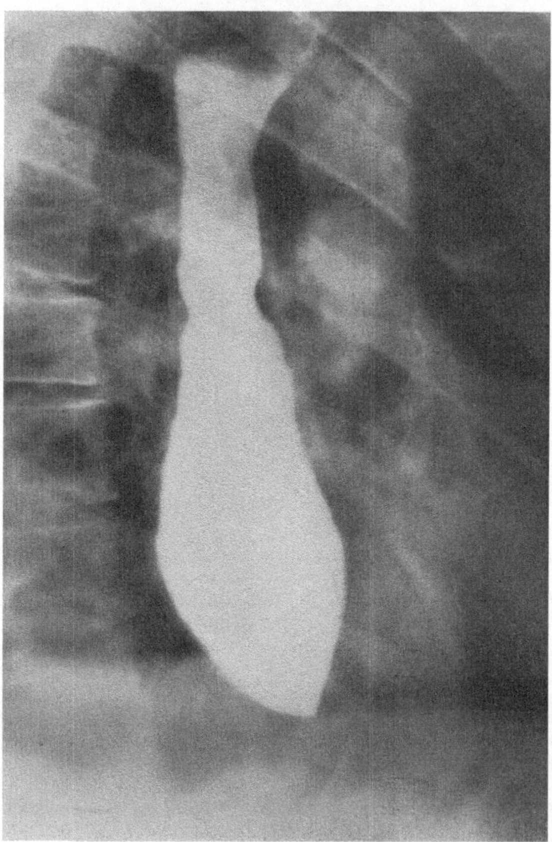

Abb. 93. Oesophagospasmus im unteren Brustoesophagus mit Dilatation der Speiserohre.

Oesophagus zurückzuführen, da er in zwei Fällen, bei welchen er das beschriebene
Verhalten der Kontrastmasse beobachten konnte, sowohl den Ablauf von
peristaltischen Wellen, wie auch die typischen Röntgensymptome der Atonie sah.
Bei langanhaltendem spastischen Verschluß des Oesophagus können sich
oberhalb der Stenose Speisereste ansammeln. Die bei der Röntgenuntersuchung
verschluckte Kontrastmasse vermengt sich nun vielfach nur mangelhaft mit
den nicht schattengebenden, von zähem Schleim eingehüllten Speiseresten,
wodurch die Kontrastsilhouette völlig unregelmäßig und unscharf, der Kontrastschatten verschieden dicht erscheint, und so das Bild eines eventuell exulcerierten Neoplasmas vorgetäuscht werden kann. Da in den Fällen von
Dauerstenose in der Regel auch eine hochgradige Dilatation des oral gelegenen

Speiseröhrenabschnittes besteht, und zwar höhergradig, als sie bei Carcinom vorzukommen pflegt, so wird dieser Umstand vor einer Fehldiagnose bewahren und eine neuerlich durchgeführte Untersuchung den Sachverhalt erklären.

IV. Differentialdiagnose.

Differentialdiagnostisch gegenüber einer organischen Stenose ist nur die freie Passage der Kontrastmasse im krampffreien Stadium beweisend. Die Beobachtung des krampffreien Stadiums kann, wie schon oben beschrieben, auf verschiedene Art gelingen. Sie ist meistens möglich und gelingt in der Regel leichter, als den Krampf, der subjektiven Beschwerden zugrunde liegt, auch tatsächlich unter dem Schirm zu beobachten. Aus dem letzteren Grunde ist eine spastische Stenose des Oesophagus, mit Ausnahme der kardianahen, lange Zeit angezweifelt worden. Und doch ist es in vielen Fallen von größter Wichtigkeit, durch wiederholte Untersuchung womöglich zu einem Zeitpunkte und unter Bedingungen, welche der Patient angibt, die Lokalisation der spastischen Stenose festzustellen, um dadurch wieder die Lokalisation geringgradiger organischer Veränderungen, die spasmusnahe gelegen sind, zu ermitteln, bzw. diese, durch genaueste Beobachtung dieses engeren Abschnittes, zu entdecken.

Gegen organische Stenose und für Spasmus spricht ein plötzlich einsetzender absoluter Verschluß des Lumens. Doch ist dies nicht absolut beweisend, da auch bei organischer Stenose ein solcher Verschluß durch Verlegung des Lumens bei rigider Wandung plötzlich erfolgen kann.

B. Oesophagospasmus im Kindesalter.

I. Pathologie.

Der Oesophagospasmus tritt nicht selten auch im frühen Kindesalter auf und es kann die Differentialdiagnose zwischen ihm und angeborener Atresie des Speiserohres beim Neugeborenen mitunter Schwierigkeiten bereiten.

Lust weist darauf hin, daß auch nach Heilung von ätzungsbedingten Strikturen infolge Nachwirkung des starken psychischen Traumas Störungen des Schluckaktes bei Kindern bestehen bleiben können, die rein funktioneller Natur sind und die er als sekundären Oesophagospasmus bezeichnet. Dieser sekundären Form stellt Lust den essentiellen primaren Oesophagospasmus gegenüber, bei dem es sich um eine im frühen Kindesalter sich einstellende Neurose ohne vorangegangene Läsion handelt. In den ösophagealen Affektkrämpfen bei neuropathischen Säuglingen erblickt Lust schließlich die dritte Form der rein funktionell bedingten Störungen des Schluckaktes, die nur dann auftritt, wenn den Kindern die Nahrung aus irgend einem Grunde nicht behagt. Zuweilen tritt der essentielle Oesophagospasmus periodenweise auf, d. h. Zeiten guter Durchgängigkeit wechseln mit solcher kompletter Passagestörung ab.

Bei Kindern ist nach Stein der Krampf der Oesophagusmuskulatur in der Regel auf die unteren Partien der Speiseröhre beschränkt und verhältnismäßig selten ist er im oberen oder mittleren Drittel des Oesophagus zu beobachten.

II. Klinik.

Die wesentlichen Züge des klinischen Krankheitsbildes des Oesophagospasmus im Kindes-, vorwiegend im Säuglingsalter sind folgende: Im Säuglingsalter

und auch im späteren Kindesalter tritt eine eigenartige Form des Erbrechens
auf, bald ohne nachweisbare auslösende Ursache, bald im Anschlusse an nachweisbare mechanische Läsionen der Speiseröhre, bald nach einem psychischen
Insult oder schließlich bei Widerwillen gegen eine bestimmte Nahrung, und zwar
häufiger bei festen Speisen als bei flüssiger Kost, zuweilen beim Übergang
zur gemischten Ernährung, wenn nicht gar von vorneherein die Aufnahme
der Nahrung, und zwar bei älteren Kindern mit der Begründung verweigert wird,
daß die Speisen alle im Halse stecken bleiben. Dieses Erbrechen, welches bisweilen unter Geschrei erfolgt, ist dadurch gekennzeichnet, daß es bereits nach
den ersten Bissen oder Schlucken erfolgt, daß es mehr einem Zurückfließen
der Nahrung als einem Erbrechen gleicht, und daß die zurückgegebene Nahrung
eine völlig unveränderte Beschaffenheit zeigt. Es kann entweder kürzere oder
längere Zeit anhalten oder auch intermittierend auftreten und in diesem Falle
sich unter Umständen über eine Reihe von Jahren erstrecken.

III. Röntgenuntersuchung.

Bei der Röntgenuntersuchung mit Kontrastnahrung beobachtet man, genau so
wie beim Erwachsenen, das Liegenbleiben schon der ersten verabreichten Kontrast-
portionen im Oesophagus. Der im Verlauf des Oesophagus sich zeigende Kontrastschatten hat meist eine lange, trichterförmige Gestalt mit kaudalwärts gerichteter Spitze und läßt so die Gegend der Zuspitzung als Sitz der spastischen Verengerung der Speiseröhre erkennen. Mitunter schließt der Röntgen-
schatten am unteren Ende nicht mit einer ausgesprochenen Spitze ab, sondern
läuft in einen fadenförmigen Fortsatz aus, ein Zeichen dafür, daß der Krampf
das Lumen des Oesophagus nicht ganz verschlossen hat, sondern noch einem
Teil der genossenen Nahrung, vor allem flüssiger Kontrastmasse, einen all-
mählichen Durchtritt durch die stenosierte Stelle der Speiseröhre gestattet.

IV. Differentialdiagnose.

Auch beim Spasmus im Kindesalter ist die Unterscheidung der organischen
Speiseröhrenverengerung von der funktionell bedingten auf Grund der Röntgen-
untersuchung nur dann mit Sicherheit zu fällen, wenn man beobachtet, daß die
Kontrastmasse nach anfänglichem längeren Liegenbleiben plötzlich aus dem
Oesophagus in den Magen hinuntergleitet.

C. Spastische Pseudo-Divertikelbildungen.

(Funktionelle Divertikel (BARSONY), falsche Divertikel (GRÉGOIRE.)

I. Pathologie.

In der Speiseröhre treten in seltenen Fällen intermittierende, zirkulär spastische Einschnürungen, meist an mehreren Stellen zu gleicher Zeit, auf. Die
Abschnürung ist aber dabei keine komplette. Oberhalb der Einschnürung
kommt es gleichzeitig zu einer Erschlaffung der Speiseröhrenwand, wodurch
es zwischen zwei solchen Spasmen zu einer scheinbaren Ausstülpung kommt.
Diese Spasmen treten meist in der aboralen Hälfte des thorakalen Abschnittes
auf und wechseln meist unter heftiger motorischer Unruhe des Oesophagus
ihre Kontraktionsstärke, bisweilen auch ihre Lokalisation.

Das Krankheitsbild wurde zuerst von Grégoire im Jahre 1926 beschrieben und als „falsche Divertikel" bezeichnet. Zu gleicher Zeit wurden ähnliche Beobachtungen, wie sie Grégoire auf röntgenologischem Wege machte, auch von Barsony und später von Barsony und Polgar beschrieben, letztere Autoren benannten diese Veränderung „funktionelle Divertikel". Nach diesen beiden Autoren erfolgt die Ausstülpung der Oesophaguswand oberhalb einer ringförmigen, inkompletten spastischen Einschnürung, nicht allein durch die Erschlaffung der Wand, wie dies Grégoire annimmt, sondern es kommt durch den Druck der Ingesta zu einer lokalen Dehnung der Wand, so daß der oberhalb der Einschnürung gelegene Sack als wirkliches Divertikel anzusehen sei. Von einem wirklichen Divertikel unterscheidet sich diese Veränderung aber dadurch, daß sie nur vorübergehend nachweisbar ist und beim Nachlassen der Spasmen verschwindet.

Nach Barsony und Polgar dürfte dieses Krankheitsbild durch Innervationsstörungen hervorgerufen werden, welche eine umschriebene Relaxation der Muskulatur verursachen. Im Zeitpunkt der Drucksteigerung innerhalb des betreffenden Abschnittes wird die erschlaffte Stelle vorgewölbt. Es könne diese Muskelerschlaffung als reflektorische Fernwirkung bei Magen- und Darmerkrankungen auftreten; doch könne auch eine andere organische Erkrankung der Nachbarorgane als auslösendes Moment wirken. In einzelnen dieser Fälle konnten die genannten Autoren auch eine allgemeine Hypotonie der Speiseröhrenmuskulatur als Zeichen einer Innervationsstörung beobachten; in manchen Fällen wieder gleichzeitig das typische Bild der idiopathischen Speiseröhrendilatation.

II. Klinik.

Das Krankheitsbild der spastischen Pseudodivertikelbildung geht in der Regel mit Beschwerden in Form von Schlingbeschwerden, vom gleichen Typus wie beim intermittierenden Oesophagospasmus, einher.

III. Röntgenuntersuchung.

Bei der Röntgenuntersuchung in aufrechter Stellung ergibt sich für Kontrastflüssigkeit in der Regel kein Passagehindernis und es ist auch keine Abweichung des Durchleuchtungsbildes von der Norm nachweisbar. Erst bei Anwendung von Kontrastpaste, die einen kompletten Ausgußschatten der Speiseröhre ergibt, sieht man ein oder mehrere, umschriebene, pilz- oder hutförmige (Barsony), birnförmige (Grégoire) Vorwölbungen der Kontrastsilhouette. Die Ausstülpung bleibt einige Sekunden, mitunter auch minutenlang sichtbar. Gleichzeitig ist unterhalb der Silhouettenausstülpung eine Verschmälerung der Pastesäule nachweisbar. Bei multiplen Ausstülpungen der Silhouette können dieselben durch zirkuläre Einschnürungen der Kontrastsilhouette voneinander abgetrennt sein (Teschendorf). Mit Verschwinden der Verschmälerung verschwindet auch die Ausstülpung. Nach Entleerung des Oesophagus, welche in der Regel ohne Schwierigkeit erfolgt, bleiben keine Schattenreste im Speiseröhrenbereich zurück. Bei wiederholter Untersuchung können diese Erscheinungen immer wieder beobachtet werden (Abb. 94).

IV. Differentialdiagnose.

Differentialdiagnostisch kommen gegenüber den spastischen Pseudodivertikelbildungen, die man als funktionell entstanden betrachten soll, die echten

Pulsions- und Traktionsdivertikel (Traktions-Pulsionsdivertikel), vor allem aber die von FLEISCHNER beschriebenen Adhäsionsdivertikel in Betracht. Nach BARSONY und POLGAR ist auf röntgenologischem Wege keine strenge Unterscheidung möglich. Nach den Beobachtungen anderer Autoren (GRÉGOIRE, TESCHENDORF, REICH) scheint als differentialdiagnostisches Moment die Verschmälerung der Kontrastsilhouette aboral von der Ausstülpung, als Ausdruck

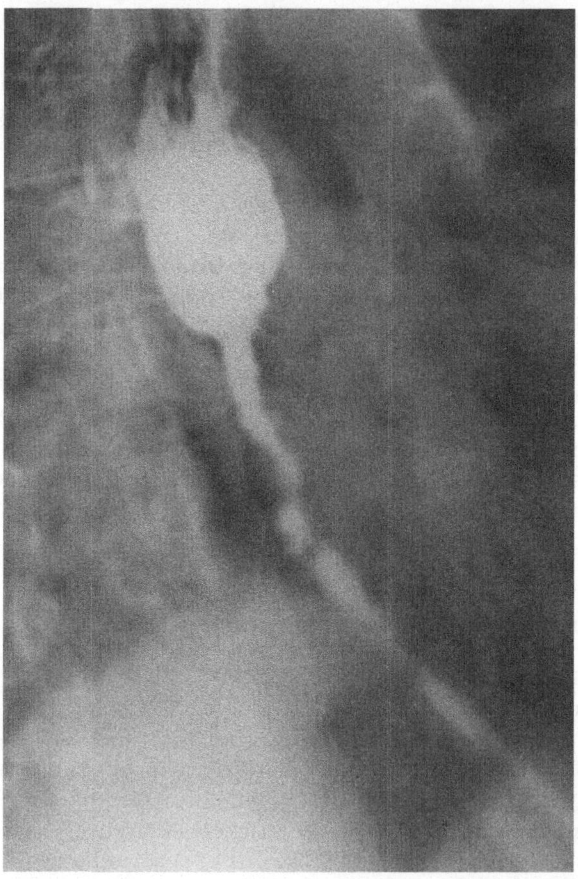

Abb. 94. Funktionelle Pseudodivertikel. Zwischen den kleinen Ausstulpungen des kontrahierten Oesophagusausgußschattens tiefe Einschnurungen. Ein besonders deutlich in Erscheinung tretendes Divertikel ober der Zwerchfellkuppe. Der Oesophagus nur im oberen Bildanteil in voller Entfaltung sichtbar.

der spastischen Kontraktion von ausschlaggebender Bedeutung zu sein. Da in den Serienabbildungen der Veröffentlichung von BARSONY und POLGAR gerade diese als spastisch anzusehende Einschnürung der Silhouette durchwegs fehlt, liegt die Annahme nahe, daß es sich bei den Fällen der genannten Autoren tatsächlich nicht um funktionelle, sondern entsprechend FLEISCHNERs Annahme um Adhäsionsdivertikel handelt.

Als weiteres differentialdiagnostisches Symptom kann das Verschwinden oder Geringerwerden der Veränderungen nach Einverleibung von Antispasmodika verwertet werden, was bei organischem Divertikel nicht in Erscheinung tritt.

Auch die Bildung von Diaphragmen in der Speiseröhre kommt differential-diagnostisch in Betracht. Bei dieser kongenitalen Anomalie handelt es sich um Septen in der Speiseröhre, welche nach CABOT zu ähnlichen Bildern wie die spastischen Pseudodivertikel führen können. Nach TESCHENDORF kann die Differentialdiagnose hier ebenfalls durch den positiven Ausfall des pharmakologischen Versuches zugunsten der spastischen Anomalie erbracht werden.

2. Paretische und paralytische Dysphagie.

Der Ingestentransport kann nicht nur bei spastischen, sondern auch bei paretischen und paralytischen Zuständen der den Transport der Speisen bewirkenden Muskulatur gestört sein. Die Herabsetzung der motorischen Funktion kann die buccopharyngeale Schluckmuskulatur betreffen, wodurch der buccopharyngeale Schluckdruck vermindert oder aufgehoben wird, oder es kann der Ablauf der Peristaltik eine Störung erfahren, sowie die Peristole (die Kontraktilität der Speiseröhrenwand) vermindert sein. Endlich kann aber auch der tonische Verschluß der Kardia dauernd unvollständig oder aufgehoben sein. Die funktionelle Herabsetzung kann durch diese einzelnen Ursachen oder durch deren Kombinationen hervorgerufen werden. Auch dem Grade der Funktionsverminderung entsprechend können die Störungen des Schluckaktes die mannigfaltigsten Formen annehmen. Dementsprechend sind auch röntgenologisch sehr differente Abweichungen des Schluckaktes von der Norm zu beobachten und dem Grade nach fließende Übergänge vom normalen Ablauf des Ingestentransportes, der klinisch nicht in Erscheinung tritt, bis zur vollkommenen Behinderung des Ingestentransportes, die zu den schwersten klinischen Symptomen führt, zu sehen.

A. Die buccopharyngeale Schlucklähmung (Schlinglähmung).

I. Pathologie.

Die unter dem Namen Schlucklähmung im Sinne der Hypofunktion zusammengefaßten Veränderungen des buccopharyngealen Schluckaktes können durch die verschiedensten Ursachen ausgelöst werden, die man oft nicht auseinanderhalten kann. Zunächst kann es sich beim Bilde der Schlucklähmung überhaupt nicht um eine Störung der motorischen Innervation handeln, sondern um das Ausbleiben des Schluckreflexes. Dies kann zustande kommen, wenn die Erregbarkeit der sensiblen Nerven oder der zentralen Partien herabgesetzt ist, so daß die normalen Reize den Reflex nicht mehr erzeugen können. Als Ursache sind Vergiftungen mit Narkotika (Morphium, Chloroform, Chloral) zu nennen. Zu den zentralen Ursachen gehören das Coma diabeticum und uraemicum, Bewußtlosigkeit nach Gehirnblutungen. Die letztere Ursache ist jedoch selten. Der Schlingreflex kann auch willkürlich gehemmt werden, Potatoren erlernen es, große Quantitäten von Flüssigkeiten gewissermaßen direkt in den Magen zu gießen. Auch Hypästhesie der Pharynxschleimhaut können eine Störung oder Behinderung des buccopharyngealen Schluckaktes bewirken. Den betreffenden Kranken fehlt die normale Schluckempfindung. Die Hypästhesie der Pharynxschleimhaut kommt auch unter sonst normalen Verhältnissen als individuelle Abweichung vor. Verständlich ist ihr Auftreten bei Kompression des Vagus und Glossopharyngeusstammes nach epileptischen Insulten. Nach Diphtherie und

Rachenkatarrhen bleibt öfters eine Anästhesie zurück. Auch Parästhesien des Pharynx können zu Störungen des Schluckreflexes und durch diese sensible Hypofunktion zum Bilde der Schlucklähmung führen. Dieselben können sowohl periphere, wie zentrale Ursachen haben. Unter den zentralen Ursachen spielen Hysterie, ferner Neurasthenie eine Rolle. Die peripheren Ursachen sind meist akute, aber auch chronische, entzündliche Prozesse der Schleimhaut, sowie Neoplasmen.

Abgesehen von den Störungen, welche aus dem gestörten Ablauf oder dem Ausbleiben des Reflexes resultieren, sind die tatsächlich durch Muskellähmung bedingten Schluckstörungen zu nennen, die jedoch nicht eindeutig erklärt werden können, da die motorische Versorgung der am buccopharyngealen Schluckakt beteiligten Muskulatur nicht durch den Glossopharyngeus, Vagus, Akzessorius und Hypoglossus geschieht, sondern an der Innervation auch der Sympathicus und der Vagus beteiligt sind. Als weitere Komplikation ist zu erwähnen, daß eine Reihe von Muskeln, welche den buccopharyngealen Schluckakt besorgen, vikariierend für den Ausfall anderer Muskeln eintreten können.

Schon der erste Akt des buccopharyngealen Schluckaktes kann eine Störung, bzw. eine Behinderung erfahren durch die Lähmung der Zungenmuskulatur. Ihre Ursache liegt meist zentral, vor allem bei bulbären Prozessen, welche eine Schädigung des Hypoglossuskernes oder der aus diesem ausstrahlenden Wurzelfasern bedingen (Bulbärparalyse, Lateralsklerose, Syringomyelie, usw.). Eine einseitige Lähmung führt noch zu keiner Schluckstörung. Bei der Zungenlähmung bleibt der Bissen auf dem hinteren Teil der Zunge liegen, oder er gerät wieder in die vordere Hälfte des Cavum oris zurück. Der Patient muß den Finger zu Hilfe nehmen, um den Bissen in den Pharynx und damit in die Speiseröhre zu bringen.

Die häufigste Ursache des gestörten buccopharyngealen Schluckaktes ist die Lähmung des Gaumensegels. Die Ursachen, welche dazu führen, sind seltener zentraler Natur, so bei Erweichung, Abscessen, Tumoren, Verletzungen der Zentren (der Medulla oblongata), der Bulbärparalyse als Teilerscheinung bei Tabes, traumatischer oder neoplastischer Kompression der Medulla oblongata im Bereiche der obersten Halswirbel. Zu den häufigeren peripheren Ursachen der Gaumensegellähmung gehören gewisse Infektionskrankheiten: Diphtheritis, Scarlatina, Variola, Typhus. Weiterhin liegen Fälle von Gaumensegellähmung bei Erkrankung des Vagus und des Facialis vor. Die Paralyse des Gaumensegels führt zum Eindringen von Ingesten in den Nasenrachenraum.

Auch die Lähmungen der Pharynxmuskulatur können zentralen oder peripheren Ursprungs sein. Von zentralen Ursachen sind wieder die mit dem bulbären Symptomenkomplex einhergehenden am häufigsten; so bei epidemischer Encephalitis, Apoplexie, Embolie und Thrombose der Basilararterie, auch bei Tabes (Assmann). Von peripheren Lähmungen führt am häufigsten eine Verletzung des Plexus pharyngeus und des Nervus laryngeus superior zu Störungen des pharyngealen Anteils des buccopharyngealen Schluckaktes. Die Pharynxmuskulatur kann auch gelähmt werden durch Schädigung der Rami palatini bei Tonsillektomie (Veraguth) und bei Mastoiditis purulenta (v. Falkenberg). Zu denselben Erscheinungen können auch Vagusschädigungen infolge Giftwirkung (Blei, Kupfer, Arsen, Phosphor, Alkohol, Morphium, Äther, Kohlenoxyd usw.) führen. Die Lähmung der Pharynxmuskulatur führt zum Ausbleiben des buccopharyngealen Schluckdruckes, so daß die Speisen verlangsamt oder gar nicht in den Oesophagus gelangen oder aber mit Zurücklassung von größeren Resten. Bei Lähmung der Konstriktoren gelangen die Speisen in die Trachea.

II. Klinik.

Die klinischen Symptome variieren je nach der Lokalisation der Lähmung und je nach dem Ergriffensein eines kleineren oder größeren Abschnittes. Flüssige Speisen gelangen meistens glatt oder zumindest ohne nennenswerte Störung in die Speiseröhre. Feste Bissen und bei ausgedehnter Lähmung auch breiige Speisen bleiben aber im Pharynx stecken und werden erst durch Nachtrinken von Flüssigkeit weiterbefördert. Auch der intakte buccale Schluckdruck reicht in der Regel nicht aus, um eine normale Beförderung der festeren Speisen in die Speiseröhre zu bewirken. Im Vordergrund der Erscheinungen steht meist das „Verschlucken" mit Flüssigkeit, welches schon bei rascherem Trinken, meistens aber dann zustande kommt, wenn der Patient die im Pharynx angestauten Ingesta festerer Konsistenz hinunterspülen will. Zwar wird durch die geschlossene Stimmritze das Eindringen von Speisen in die Luftwege zunächst verhindert, doch wird bei einer inspiratorischen Öffnung derselben der Weg für die überfließenden Massen frei.

III. Röntgenuntersuchung.

Die Röntgensymptome bei der buccopharyngealen Schlucklähmung sind sehr charakteristisch. Schon bei der Untersuchung in aufrechter Stellung ist bei Verabreichung von flüssigen Kontrastmassen auffallend, daß diese nicht in den Oesophagus gespritzt werden, sondern wie durch ein starres Gefäß in den Oesophagus rinnen. Bei raschem Trinken und bei normaler Kontraktilität der Speiseröhre kann eine kurze Stauung der Schattenmassen oberhalb des KILLIANschen Oesophagusmundes beobachtet werden. Paste bleibt je nach der Lokalisation und Ausdehnung der Lähmung entweder am Zungengrunde oder im Schlunde liegen. Bei weiterem Nachschub von Kontrastpaste wird durch Auffüllen des Pharynx dessen Ausgußsilhouette deutlich sichtbar. Er tritt als mehr oder wenig breiter Sack in Erscheinung mit einer Eindellung an der vorderen kranialen Schattenbegrenzung, welche dem Kehldeckel entspricht. Eine zweite Eindellung der ventralen Schattenbegrenzung im kaudalen, sich verjüngenden Anteil der Pharynxausgußsilhouette ist durch den Ringknorpel bedingt. Erst durch stärkeres Auffüllen des Pharynx mit Kontrastmasse wird das kaudale, etwas verjüngte Ende der Schattensäule in die Speiseröhre vorgeschoben. Der vorgeschobene Teil des Schattenbandes wird auch bei intakter Funktion des ösophagealen Schluckaktes erst dann kardiawärts weiterbefördert, wenn er den oberen Anteil des thorakalen Speiseröhrenabschnittes und damit den Bereich der Peristaltik erreicht hat. Wenn zur stärkeren Auffüllung des Pharynx statt pastöser Kontrastmasse Kontrastflüssigkeit verwendet wird, kann ein durch Überfließen derselben in die Luftwege bedingtes Ausgußbild sichtbar werden (Abb. 95).

In anderen Fällen wieder werden schon geringe Quantitäten der pastösen Kontrastmasse in die Speiseröhre befördert, ohne daß ein kompletter Ausgußschatten des Pharynx sichtbar wird, und zwar dadurch, daß der Pharynx mit

Luft gefüllt wird. In diesem Fall ist der Rachenraum als deutliche Aufhellung sichtbar.

Wenn der Hauptanteil der Kontrastmasse in den Oesophagus gelangt ist, sei es durch Nachtrinken von Kontrastflüssigkeit oder aber auch, weil die Schlinglähmung keinen sehr hohen Grad erreicht hat, dann ist ein sehr charakteristisches Bild, auf welches ASSMANN aufmerksam gemacht hat, sichtbar.

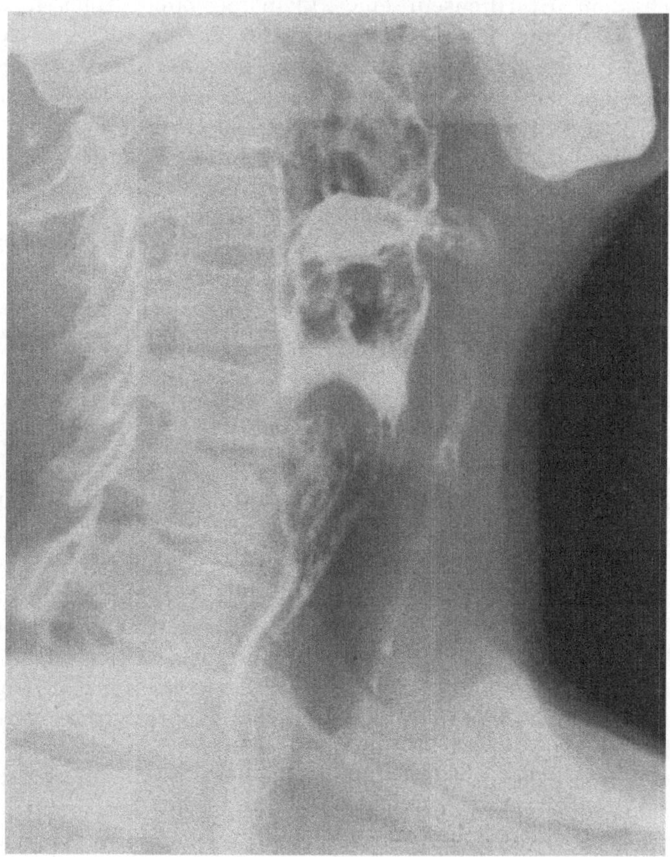

Abb. 95. Ausgußschatten des Pharynx bei Schlinglahmung. Zarter Belag an der ventralen Trachealwand durch Überfließen.

Es bleiben nämlich Reste der Kontrastmasse an typischen Stellen haften, so besonders in den Valleculae über der Epiglottis und in den Sinus piriformes zu beiden Seiten des Schildknorpels. Die Reste der Kontrastpaste in den Valleculae rufen Schatten hervor, die durch eine scharfe lineare, mediane Aussparung, die der Plica glossoepiglottis entspricht, charakterisiert sind. Die Pastereste in den Sinus piriformes bilden sich beiderseits als längliche, kaudalwärts sich verschmälernde und spitz zulaufende Schattenstreifen, in der Höhe des Schildknorpels ab.

Die so charakteristischen Röntgensymptome, welche in der Vertikalstellung in Erscheinung treten, machen die Untersuchung in Horizontallage überflüssig.

Meist gelingt in dieser Lage der Ingestentransport überhaupt nicht oder noch wesentlich schwerer als normalerweise.

Der Bronchialausguß kann mitunter schon zu Beginn der röntgenologischen Untersuchung mit Kontrastflüssigkeit als erstes Symptom in Erscheinung treten. Differentialdiagnostisch kommt beim „Verschlucken" (Überfließen) der Kontrastflüssigkeit eine abnormale Kommunikation des Oesophagus mit der Trachea oder den Bronchien in Betracht. Die Beobachtung des Überfließens unter dem Röntgenschirm schon zu einem Zeitpunkt, in welchem noch keine Kontrastmassen in die Speiseröhre gelangt sind, sowie die Beobachtung weiterer, für eine Schlucklähmung charakteristischer Symptome ermöglicht eine Differenzierung schon auf röntgenologischem Wege (s. auch das einschlägige Kapitel dieses Buches über abnormale Kommunikationen der Speiseröhre).

IV. Differentialdiagnose.

Differentialdiagnostisch gegenüber leichteren Graden des paretisch oder paralytisch gestörten buccopharyngealen Schluckaktes kommen sowohl funktionelle, als auch organische Stenosen im Bereiche des Oesophaguseinganges, hervorgerufen durch Wandveränderung oder Kompression von außen, in Betracht, da auch bei einer Stenose in diesem Bereiche eine Auffüllung des Parynx mit konsekutiver Dilatation dieses Abschnittes erfolgt. Die Passage der pastösen Kontrastmasse, welche erst durch stärkeres Auffüllen des Pharynx durch die vermeintliche Enge gelangt, wird dann gegen eine organische Stenose sprechen, wenn der Kontrastschatten beim Durchtritt durch die genannte Stelle eine wechselnde Breite und (bei Anwendung nicht zu trockener, fester Paste) stets eine glatte Konturierung zeigt und wenn bei wiederholten Beobachtungen eine wechselnde Breite des Schattenbandes zu sehen ist. Eine gleichmäßige, charakteristische, ringförmige Einschnürung erfährt die Kontrastsilhouette nur im Bereiche der physiologischen oberen Enge des Killianschen Oesophagusmundes. Gegenüber spastischer Stenose im Bereiche des Oesophagusmundes ist die Unterscheidung mittels der Röntgenuntersuchung einfach. Im Gegensatz zur Passage beim Spasmus, bei welchem vorwiegend flüssige Ingesta stecken bleiben und Kontrastbissen pastöser Konsistenz durch Sprengung des Spasmus oft glatt passieren, zeigen bei Schlinglähmung gerade flüssige Kontrastingesta zunächst eine glatte Passage. Die charakteristische Konfiguration des mit Kontrastmasse oder Luft aufgefüllten Pharynx wird wohl in keinem Falle Anlaß zu einer Verwechslung mit einem Grenzvertikel geben.

B. Die Speiseröhrenhypotonie (-atonie).

Betreffs der Bezeichnung Atonie der Speiseröhre wäre zu bemerken, daß in der ersten Zeit der wissenschaftlichen Betrachtung des Gegenstandes die Tonuslehre noch wenig weit gediehen war. „Hypotonie war in der Literatur noch unbekannt, die Herabsetzung des Tonus, am Darm und Magen beobachtet, wurde schlechtweg als Atonie bezeichnet. Diese Bezeichnung wurde wegen ihrer Gebräuchlichkeit und da sie nicht mißzuverstehen ist, weil absoluter Tonusmangel wohl nur ausnahmsweise in Betracht kommt, in Holzknecht und Olberts Veröffentlichung, sowie in den folgenden Publikationen beibehalten. Immerhin erscheint es zweckmäßiger, von leichter, mittlerer, schwerer und schwerster Hypotonie zu sprechen.

Unter den paretischen und paralytischen Dysphagien ist am häufigsten eine Verminderung des Speiseröhrentonus, der Kontraktilität der Speiseröhrenwand, zu beobachten. Die Herabsetzung des Speiseröhrentonus kann sehr verschiedene Grade aufweisen. Entsprechend den physiologischen Schwankungen des normalen Speiseröhrentonus sind vom normalen Zustand fließende Übergänge zu jenen Zuständen zu beobachten, welche als pathologisch anzusprechen sind.

Das klinisch nicht scharf umschriebene Krankheitsbild der Speiseröhrenatonie wurde zuerst von ROSENHEIM beobachtet. Bereits im Jahre 1901 hat HOLZKNECHT in seiner Monographie über die röntgenologische Diagnostik der Baucheingeweide auf die röntgenologische Erkennbarkeit der Herabsetzung des Speiseröhrentonus aufmerksam gemacht. Später besprachen HOLZKNECHT und OLBERT an der Hand einer Reihe von Fällen das Krankheitsbild der Speiseröhrenatonie. Sie machten die Beobachtung, daß im Rahmen einer mehr oder weniger allgemeinen Atonie der glatten Muskulatur, selten auch als isolierte Organveränderung im Anschluß an Katarrh verschiedener Ursache, der Pharynx und der Oesophagus eine eigenartige Motilitätsstörung zeigen. Diese ist dadurch charakterisiert, daß weiche Ingesta in kleinen Quantitäten schlecht befördert werden, indem die Oesophagusperistaltik sie über die Wandung des ganzen Organs entlang ausstreicht und längere Zeit hindurch liegen läßt, statt sie in kurzer, geschlossener Säule fast restlos bis an die Kardia zu befördern. Größere Quantitäten breiiger Speisen werden in gewöhnlicher Weise befördert, wobei jeder folgende Schluck den früheren, der dem Organ entlang ausgestrichen ist, vor sich herschiebt, wie in einem Schlauche, fast ohne selbständige motorische Einwirkung. Schließlich bleibt die letzte Portion in langen Streifen liegen, bis sie durch Wassernachtrinken oder zahlreiche, immer wieder begonnene Serien von Schlucken befördert wird. Im Gegensatz dazu werden flüssige Ingesta, wie beim normalen Oesophagus, glatt durchgespritzt und, was besonders auffällig ist, es passieren auch große Bissen in gewöhnlicher Weise. Die genannten Autoren sehen die Ursache dieser Erscheinungen in einer gestörten Kontraktilität, einer Hypo- oder Atonie der Speiseröhre. Große Mengen oder größere Bissen festerer Ingesta werden normal befördert, weil sie von der zu engster Kontraktion nicht befähigten atonischen Wand genügend umschlossen werden können. Hingegen vermag die Wand den Inhalt breiiger und pastöser Speisen nicht vollständig zu umschließen, die ablaufende peristaltische Welle kann ihn deshalb nicht geschlossen vorwärts schieben und streicht denselben zu einer langen, unvollständigen Füllung aus.

I. Pathologie.

Das Zustandekommen der Hypotonie des Oesophagus wird auf verschiedene Ursachen zurückgeführt. In erster Linie kommen Störungen des nervösen Apparates auf dem Boden allgemeiner Neurose in Betracht. Sehr häufig ist die Hypotonie bei Hysterie zu beobachten (SCHLESINGER); seltener bei nervösen Störungen infolge Typhus, Gelbfieber (BENSAUDE und BIRET). Auch bei Erkrankungen des Zentralnervensystems kann es nach RUSSI zur Speiseröhrenatonie kommen. Nach HART ist für das Zustandekommen des Krankheitsbildes das Zusammenwirken von reflektorischen, peripheren und zentralen Reizen verantwortlich zu machen, doch dürften diese Faktoren auch einzeln zur Auslösung einer Hypotonie genügen. In einer nicht geringen Zahl der Fälle mag die

Hypotonie auf abnormale Reize im Bereiche der Nachbarorgane zurückzuführen sein, ob dabei auch neuropathische Veranlagung eine Rolle spielt, muß wohl dahingestellt bleiben.

Die Speiseröhrenhypotonie tritt häufig bei allgemeiner Hypotonie der Hohlorgane mit glatter Muskulatur auf. Nach Beobachtungen des Autors ist die Hypotonie des Oesophagus in der Mehrzahl jener Fälle deutlich nachweisbar, bei welchen eine Hypotonie des Magens vorliegt, wobei sie ganz hohe Grade erreichen kann.

In einer zweiten Reihe von Fällen kann die Speiseröhrenhypotonie auch als Begleiterscheinung organischer Erkrankungen des Magens beobachtet werden, z. B. bei Ulcus ventriculi (PALUGYAY, FEDDER). Es besteht zwar die Möglichkeit, daß das Zusammentreffen der beiden Veränderungen, nämlich des Ulcus im Magen und der gestörten Peristole des Oesophagus, ein rein zufälliges ist, da ja die Hypotonie der Speiseröhre nicht selten vorkommt; doch muß die Möglichkeit zugegeben werden, daß ein kausaler Zusammenhang zwischen den beiden Erkrankungen besteht, ähnlich wie zwischen Ulcus des Magens und Kardiospasmus. Bei mehreren Fällen, bei welchen ein Ulcus des Magens und Hypotonie des Oesophagus beobachtet wurde, handelte es sich auch um eine Pylorusstenose mit Ektasie des Magens und Magenhypotonie höheren Grades. Es liegt in diesen Fällen die Annahme nahe, daß die infolge der Pylorusstenose entstandene Dilatation und Hypotonie des Magens reflektorisch die Atonie der Speiseröhre bewirkt haben.

Eine dritte Gruppe von Fällen, bei welchen eine Atonie der Speiseröhre beobachtet werden kann, betrifft Patienten mit Kardiospasmus. Unter 19 Fällen von Kardiospasmus konnte der Autor bei nicht weniger als 16 Fällen eine meist hochgradige Verringerung des Speiseröhrentonus konstatieren.

Obzwar bei einer Dilatation des Oesophagus der Tonus desselben normal sein kann, liegt doch die Annahme nahe, daß in vielen Fällen die Speiseröhrendilatation das Primäre ist und es erst sekundär (infolge Überdehnung?) zu einer Verminderung der Kontraktilität der Speiseröhre kommt. Doch sprechen gegen diese Annahme die Beobachtungen an einem Falle von PALUGYAY bei dem die wiederholten Untersuchungen im Verlaufe von $1^1/_2$ Jahren Folgendes ergaben: Zuerst konnte eine Atonie der Speiseröhre, vier Monate nach der ersten Untersuchung ein Kardiospasmus mit Speiseröhrenatonie, jedoch ohne nennenswerte Dilatation festgestellt werden. Bei der Röntgenuntersuchung nach weiteren elf Monaten war nebst den genannten Erscheinungen auch eine bereits stärkere Dilatation der Speiseröhre nachweisbar. Es ging also in diesem Falle die Atonie der Dilatation des Oesophagus und auch dem Spasmus der Kardia voraus. Wenn auch die Beobachtungen an einem einzigen Fall nicht gestatten, einen weitgehenden Schluß zu ziehen, also die Möglichkeit besteht, daß es sich um ein zufälliges Zusammentreffen von Störungen handelt und die Ursachen in differenten Momenten zu suchen sind, so muß doch daran gedacht werden, daß vielleicht ein gemeinsamer Faktor (Innervationsstörung?) als Grund für die nacheinander einsetzenden Störungen anzusehen ist.

Eine ähnliche Beobachtung konnte A. HUBER machen. Er kam zu der Annahme, daß die sog. Atonie der Speiseröhre durchwegs identisch sei mit dem Anfangsstadium des Kardiospasmus oder, wie er das Krankheitsbild lieber benannt wissen möchte, mit dem Anfangsstadium der allgemeinen oder diffusen

Speiseröhrendilatation. Gegen die Richtigkeit dieser Annahme, daß nämlich die Atonie der Speiseröhre durchweg als der Beginn einer idiopathischen Speiseröhrendilatation anzusehen ist, sprechen zwei Momente: erstens die relative Häufigkeit der Speiseröhrenatonie im Vergleich zur relativen Seltenheit idiopathischer Speiseröhrendilatation, und zweitens die Beobachtung, daß der Speiseröhrentonus auch bei dilatiertem Oesophagus nicht verringert zu sein braucht.

JATRON und POLGAR sahen Oesophagusatonie bei Strumen, die auf den Vagus drücken. ASSMANN konnte bei verkästen Bronchialdrüsen das Krankheitsbild beobachten. FEDDER sah die Hypotonie bei Lungenprozessen und führt die Veränderung auf Reize zurück, die eben vom Lungenprozess ausgelöst werden. MORACHOWSKY bezeichnet Oesophagitis, CHURZOLA verschiedene Wandschädigungen als Ursache der Hypotonie.

Die Hypotonie des Oesophagus kann jedenfalls sehr oft als Teilerscheinung anderweitiger Veränderungen des Oesophagus oder der benachbarten Organe, dann bei Allgemeinerkrankungen beobachtet werden, schließlich auch in Form einer isolierten Organveränderung in Erscheinung treten.

II. Klinik.

Was die subjektiven Beschwerden anbelangt, so können diese sehr verschieden hohe Grade erreichen. In vielen Fällen sind gar keine oder nur geringe subjektive Symptome vorhanden. Besonders in Fallen, wo es sich gleichzeitig auch noch um andere funktionelle oder mechanische Veränderungen handelt, einerlei, ob um solche der Speiseröhre oder anderer Organe, treten die subjektiven Erscheinungen, welche durch die Atonie hervorgerufen werden, meist vollkommen in den Hintergrund. In der Regel bestehen die subjektiven Beschwerden in einem Druckgefühl im Bereiche der Speiseröhre, welches jedoch nur während des Essens von festen und breiigen Speisen auftritt. Um das Druckgefühl zu verlieren, müssen die Patienten beim Essen oft größere Mengen von Flüssigkeit nachtrinken. Die Beschwerden sind durchwegs von sehr wechselnder Intensität und ihre Stärke scheint nicht immer von der Stärke der Tonusverminderung abzuhängen, da der Autor beobachten konnte, daß in manchen Fällen geringer Hypotonie des Oesophagus die Beschwerden wesentlich stärker waren als bei hochgradiger Atonie. Auch ist nicht selten ein standiger Wechsel im Grade der Beschwerden zu sehen; es können vollkommen beschwerdefreie Perioden mit solchen hochgradiger Beschwerden abwechseln.

Die Frage, ob die „Speiseröhrenatonie" in jedem Falle als Krankheit anzusprechen ist, ist heute noch strittig. Von einer Reihe von Autoren (PRATJE, E. SCHLESINGER u. a.) wird diese Frage im verneinendem Sinne beantwortet. Demgegenüber steht die Ansicht anderer Autoren (HOLZKNECHT und OLBERT, PALUGYAY), daß die Atonie des Oesophagus auch dann als Krankheit anzusprechen ist, wenn sie keine Beschwerden verursacht.

Es ist wohl nicht nötig, sich auf das noch viel umstrittene, der allgemeinen Pathologie angehörige Gebiet des Krankheitsbegriffes zu begeben, um zu zeigen, daß hier eine Krankheit vorliegt. Denn nur jene Abweichungen vom Durchschnitt, welche in keinem Falle Beschwerden machen, sind es, welche in den Bereich der physiologischen Variationsbreite verwiesen werden können. Beschwerdelos werden zahlreiche Krankheiten, darunter auch schwerste, unaufhaltbare, lebensbedrohende, häufig lange Zeit, oft bis zu einem weit entfernten

Lebensende ertragen; sie bilden einen Teil der Überraschungen bei den Autopsien. Ebenso wie es nicht angeht, den beschwerdelosen Teil der Verlaufsdauer einer Krankheit von dieser auszunehmen, ist es unrichtig, bei leichten, das Leben nicht bedrohenden Affektionen von Krankheit nicht zu sprechen, weil sie nur selten Beschwerden machen. Vielmehr hat man es eben mit einer durchwegs unbedrohlichen, bisweilen leichte, selten schwererträgliche Beschwerden machenden Krankheit zu tun. (Begrifflich entscheidet hier die Minorität der Fälle; selbst der gesicherte Einzelfall würde, im Sinne der Zuweisung zur Krankheit, entscheiden.)

Wenn kleine und kleinste Boli nicht verschluckt werden können, Fremdkörpergefühl im Hals (Valleculadepôt) auftritt, jede Mahlzeit nur mit Zwang oder fortgesetzten ösophagealen Restschlucken möglich ist und über den Umweg einer Mißdeutung der harmlosen Affektion ernste Befürchtungen das Leben vergällen, so liegen sicherlich Beschwerden vor. Dabei ist es zunächst belanglos, ob die Beschwerden auf einem hohen Grade der Hypotonie beruhen und vom normalen Empfindungsvermögen wahrgenommen werden oder ob eine zweite Abweichung von der Norm — die gesteigerte Sensibilität — schon einen mäßigen Grad der Veränderung wahrnehmen läßt. Weiterhin kann aber auf Grund der feineren Funktionsprüfung, durch Feststellung des Grades der ösophagealen Störung, auf den Grad der sensorischen geschlossen werden. Wenn die ärztliche Untersuchung infolge Unkenntnis des Bildes der Oesophagusatonie zur Annahme einer anderen Affektion führt, oder auch bloß dazu, mehrere andere Möglichkeiten offen zu lassen, so ist ferner die differentialdiagnostische Bedeutung des Bildes klargelegt.

Zu bekämpfen ist nichts weiter als der mögliche Irrtum, daß die Oesophagusatonie eine ernste Krankheit sei, was allerdings bisher in der Literatur nie geschehen ist. Eine absolut scharfe Grenze zwischen normal, Variation und pathologisch möchten wir aber trotzdem nicht aufstellen, sehen wir doch bei jeder Veränderung fließende Übergänge, um deren möglichst weitgehende Differenzierung wir uns bemühen, damit solche Veranderungen, wenn nicht als Erkrankung sui generis, so doch als Symptom von allgemeinen oder lokalen Erkrankungen gewertet werden können; dazu aber benötigen wir verfeinerte Untersuchungsmethoden, bei welchen die Funktion eines Organes in seinem keineswegs immer gewöhnlichen Ablauf beobachtet werden kann.

III. Röntgenuntersuchung.

Die Erkennung der Oesophagushypotonie und -atonie ist auf röntgenologischem Wege eindeutig möglich an der Hand der von HOLZKNECHT und OLBERT angegebenen Symptome; jedoch ist auch der Grad der Tonusverminderung auf röntgenologischem Wege bestimmbar (PALUGYAY).

Kontrastflüssigkeit, in Vertikalstellung getrunken, passiert auch bei verminderter Kontraktilität der Speiseröhrenwand den Oesophagus in normaler Weise, ebenso beim Einzelschluck wie bei fortgesetztem Trinken. Bei stärkerer Tonusverminderung kommt es bei raschem Trinken von Kontrastflüssigkeit sogar zu einer etwas beschleunigten Passage in den proximalen und mittleren Abschnitten des thorakalen Oesophagus, da die Wandung der größeren Flüssigkeitsmenge einen verminderten Widerstand entgegensetzt, so daß diese wie in einem schlaffen Sack herunterfällt.

Die in Vertikalstellung im Einzelschluck genommene Kontrastpaste zeigt nun ein von der Norm abweichendes, sehr charakteristisches Verhalten. Der Bolusschatten gelangt zwar mit seinem kaudalen Ende konstant weiter kardiawärts, das orale Ende verändert aber seine Lage im Gegensatz zur Norm nur wenig, so daß der ursprünglich rundliche, bzw. längsovale Schatten des Pastebissens immer länglicher und schmäler erscheint und endlich aus dem Bissen ein streifenförmiger Belag des Oesophagus wird. Bei fortgesetztem Schlucken von Pastebissen ist die Veränderung des Tonus zunächst nicht sinnfällig, da jeder folgende Bissen den vorhergehenden vor sich schiebt — wie in einem Schlauch ohne motorische Einrichtung (HOLZKNECHT) — und eine geschlossene Füllungssäule im Schirmbild sichtbar wird. Schließlich aber bleibt dem ganzen thorakalen Abschnitte des Oesophagus entlang ein langer Schattenstreifen sichtbar, welcher erst durch Nachtrinken von Flüssigkeit verschwindet (Abb. 96).

Es muß an dieser Stelle mit Rücksicht auf Einwendungen, welche gegen das HOLZKNECHT- und OLBERTsche Symptom, besonders von PRATJE und später TESCHENDORF gemacht wurden, ausdrücklich betont werden, daß dieses so charakteristische Symptom der verminderten Kontraktilität des Oesophagus nur dann erkannt werden kann, wenn die Kontrastpaste eine zur Untersuchung der Oesophagusfunktion geeignete Konsistenz aufweist (s. Technik der Speiseröhrenuntersuchung). Bei zu dünner Konsistenz der Paste wird das Symptom des Ausschmierens nicht in Erscheinung treten können, da die Paste nicht genügend haften bleibt und, ähnlich den Kontrastmassen flüssiger Konsistenz, einfach durch die Schwerkraft kardiawärts sinkt. Auch zu dicke Paste wird zur Erkennung der verminderten Speiseröhrenkontraktilität ungeeignet sein, ebenso wie zur Untersuchung geringgradiger Wandveränderungen. Die Speiseröhrenmuskulatur ist nicht sehr kräftig. Experimentelle Untersuchungen SCHREIBERs haben gezeigt, daß schon ein geringer Gegenzug die Wirkung der Speiseröhrenmuskulatur aufheben kann. Zu wenig gekaute, zu wenig eingespeichelte, zu trockene Bissen, wenn sie auch breiig oder pastös (und keineswegs bloß fest) sind, bleiben leicht in der Speiseröhre stecken. Je dicker, je zäher die Kontrastpaste ist, desto länger braucht

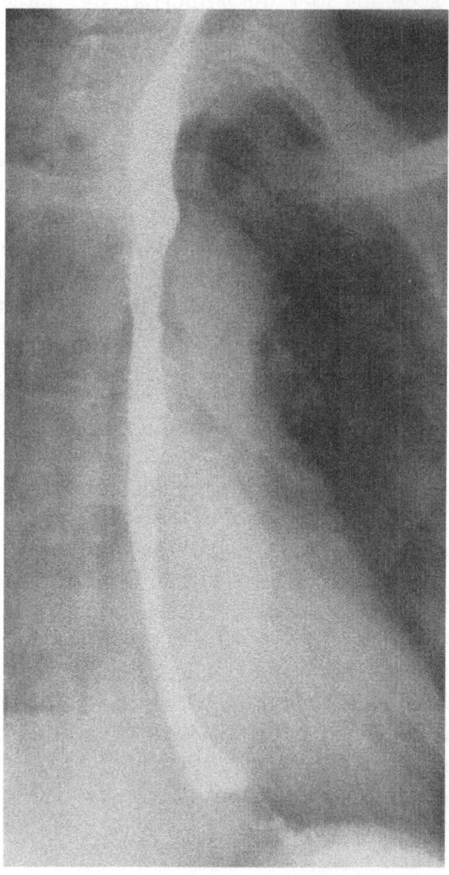

Abb. 96. Ein Bissen Standard-Paste in aufrechter Vertikalstellung geschluckt, verteilt sich über den ganzen Oesophagus als Zeichen der *Hypotonie* der Speiseröhre.

sie, um die Speiseröhre zu passieren und desto eher kann sie auch bei normalem Tonus, als Einzelbissen verabreicht, an verschiedenen Stellen zum Teil haften bleiben und daselbst ausgeschmiert werden. Wird nun eine zähe Paste in größerer Quantität verabreicht, wie dies PRATJE zur Erzielung eines Oesophagusausgußbildes getan hat, so kann auch bei normalem Speiseröhrentonus durch Haftenbleiben von klebriger Kontrastmasse ein kontinuierlicher Wandbelag zustande kommen. Doch weder der Wandbelag als Rest größerer Quantitäten von Kontrastmassen beliebiger Konsistenz, noch das Steckenbleiben des Bolus als ganzen ist charakteristisch, sondern das oben beschriebene, von der Norm abweichende, funktionelle Verhalten eines bei Vertikalstellung geschluckten Kontrastbissens, welcher die zur Untersuchung der Speiseröhre geeignete Konsistenz hat.

Die Deutlichkeit, mit welcher das Symptom in Erscheinung tritt, hängt naturgemäß in erster Linie vom Grade der Veränderung ab, doch spielen auch andere Momente, wie Einspeichelung, Größe des Bissens, die Anregung der Peristaltik durch wiederholtes Leerschlucken u. a. eine Rolle. Nach dem Maße der Erfahrung des Untersuchenden können auf Grund dieses Symptomes auch geringgradige Abweichungen der Tonusverminderung erkannt werden.

Der Grad der Tonusverminderung läßt sich annähernd nach der Art des Durchganges der Kontrastingesten in Horizontal- und Beckenhochlage feststellen (PALUGYAY). Handelt es sich um eine geringgradige Verminderung des Speiseröhrentonus, so bleiben flüssige Kontrastmassen beim fortge-

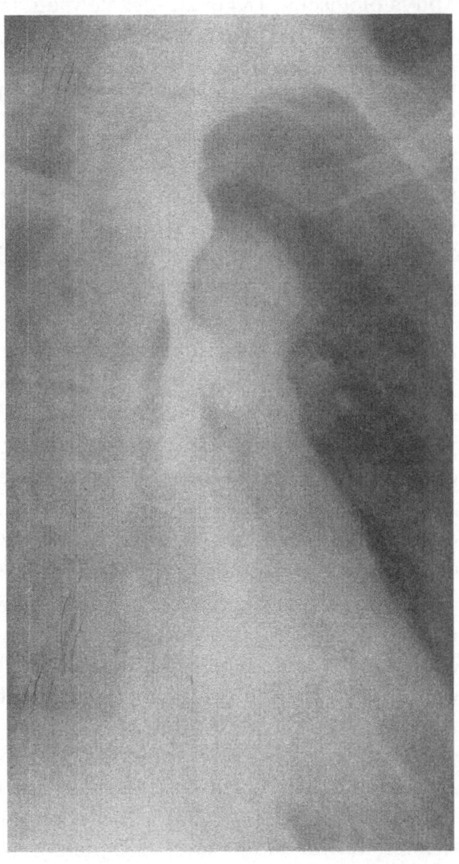

Abb. 97. Hypotonie des Oesophagus. In 30 ° Beckenhochlage verschluckte Kontrastpaste bleibt, im Gegensatz zur Norm, im ersten Drittel des Brustoesophagus liegen.

setzten Trinken in einer Beckenhochlage von 40—60 Grad auch bei fortgesetzter Anregung der Peristaltik, deren Ablauf an den Wellenbewegungen der Kontrastsilhouette erkennbar ist, im oberen Abschnitte des thorakalen Oesophagus liegen; die aborale Spitze des verschluckten Pastebissens erreicht in dieser Lage noch die Kardia. Bei hochgradiger Tonusverminderung gelangt schon in Horizontallage des Patienten die Spitze des Pastebissens nicht mehr an die Kardia, sondern bleibt in den oberen Abschnitten der thorakalen Speiseröhre endgültig stecken. Flüssigkeit bleibt naturgemäß schon im unteren Halsanteil stecken und ist als verbreiterter Schatten sichtbar (Abb. 97).

Zwischen beiden Extremen liegen die verschiedenen Abstufungen der Tonusverminderung.

Den Einwendungen Pratjes gegenüber, daß die Beckenhochlage eine zu unnatürliche Lage ist und sich daher für die Beurteilung von pathologischen Veränderungen nicht eignet, ist entgegenzuhalten, daß die Beckenhochlage für die Nahrungsaufnahme beim Menschen als außergewöhnliche, jedoch nicht als aphysiologische Lage zu bezeichnen ist, da das Trinken und Essen wider die Schwerkraft bei normalem funktionellen Verhalten der am Schluckakt beteiligten Organe in Beckenhochlage genau so gut und (unbewußt der außergewöhnlichen Lage) vor sich geht wie in Vertikalstellung.

Gelingt nun das Essen und Trinken in Beckenhochlage nicht, so liegen eben Veränderungen vor, die morphologisch oder funktionell sein können. Bei Ausschluß von morphologischen Veränderungen kommen von den funktionellen Störungen vorwiegend drei in Betracht: 1. eine Störung der peristaltischen, 2. der peristolischen Funktion der Speiseröhre und 3. eine Störung im Ablaufe des buccopharyngealen Schluckaktes.

Wenn 1 und 3 normal sind, was direkt beobachtet werden kann, so liegt die Störung in der Peristole. (Siehe allgemeiner Teil.)

Je geringer die Konsistenz der Speise ist, desto größer muß die Kontraktion der Speiseröhrenwand sein, um in der Beckenhochlage die Masse gegen die oralwarts wirkende Schwerkraft in einer gegebenen Lage festzuhalten, so daß sie durch die Peristaltik magenwärts getrieben wird. Durch Vermehrung oder Verminderung der Konsistenz einerseits, durch Steigerung oder Verminderung des Neigungswinkels in der Beckenhochlage andererseits kann nun der Grad der Tonusverminderung festgestellt werden.

Wenn die Beckenhochlage beim Menschen auch eine für die Nahrungsaufnahme ganz außergewöhnliche Lage ist, so ist sie doch nicht unnatürlich, weil sie eben am Lebenden angewendet wird. Unnatürlich sind als Nahrung Gelatinekapseln oder unverdauliche Schwermetallsalze zu nennen und doch wird man zugeben müssen, daß auch durch ihre Anwendung funktionelle Veränderungen des Magens und des Darmes festgestellt werden können. Es ist überhaupt kein zutreffender Grundsatz, daß die Prüfung der Funktion auf natürliche, dem Leben entnommene Anforderungen beschränkt werden muß. Dafür ließen sich nicht nur zahlreiche Beispiele aus der Funktionsprüfung der Lungen, des Herzens, der Nieren, des autonomen Nervensystems beibringen, sondern dies ergibt sich auch aus der Überlegung, daß auf diesem Wege nur die Gesamtfunktion, nicht aber die Komponenten derselben geprüft werden könnten, deren Messung eben besondere Versuchsbedingungen erfordert. Entscheidend ist nicht die Art der Prüfung, sondern die Feststellung der Reaktion normaler Organe und die davon abweichende Reaktion abnormaler.

Wichtig ist wohl vor allem, daß wir unter den gegebenen Untersuchungsbedingungen, gleichgültig welcher Art sie sind, die Funktion bei gesunden Individuen kennen, um aus den Abweichungen unsere Schlüsse ziehen zu können.

IV. Differentialdiagnose.

Differentialdiagnostisch kommt neben der Hypotonie der Speiseröhre nur eine Störung der Peristaltik in Betracht. Eine röntgenologische Differenzierung ergibt sich aus dem Ablauf der Wellenbewegungen, beobachtet an den Konturen der verabreichten Kontrastpaste.

C. Die Speiseröhrenlähmung.

Außer dem Tonus der Speiseröhre kann auch die Peristaltik eine mehr oder minder starke Herabsetzung erfahren oder aufgehoben werden. Bei gemeinsamer Schädigung der peristolischen und peristaltischen Funktion des Oesophagus kommt es zum Bilde der Oesophagusparese oder der Speiseröhrenlähmung. Dieselbe kommt selten isoliert vor, meist ist sie mit Schlinglähmung oder zumindest mit paretischen Störungen des buccopharyngealen Schluckmechanismus vergesellschaftet.

I. Pathologie.

Die Speiseröhrenlähmung tritt meist im Rahmen ausgedehnter Lähmungen nach Diphtherie, Botulismus, Bleivergiftung, nach Alkoholintoxikation, bei multipler Sklerose, Tabes, Bulbärparalyse auf. Auch cerebrale und periphere Vagusaffektionen führen zum Bilde der Oesophagusparese oder -paralyse, wobei Apoplexien, Kopfverletzungen, Schußverletzungen des Vagus als Ursachen festgestellt wurden. Assmann und auch Russi sahen je eine Speiseröhrenparese, welche infolge Vagusstörung durch verhärtete Bronchialdrüsen auftrat. Bemerkenswert sind die Beobachtungen von Tainiya, der durch experimentelle Exstirpation des Ganglion nodosum eine Oesophagusparese erzeugen konnte, während er bei Unterbrechung der Rami oesophagei des Vagus keine Parese erzielte.

II. Klinik.

Die Beschwerden von seiten der Speiseröhre treten bei Speiseröhrenlähmung gegenüber denjenigen von seiten der Schlinglähmung, welche fast immer gleichzeitig zu bestehen pflegt, in der Regel ganz in den Hintergrund. Die Beschwerden von seiten des Oesophagus sind die Folge des Steckenbleibens von Bissen festerer Konsistenz in verschiedenen Abschnitten derselben. Wenn der Bissen endlich in die Speiseröhre gelangt, so wird er in der Regel erst durch Nachtrinken von Flüssigkeit weiterbefördert.

III. Röntgenuntersuchung.

Bei der Röntgenuntersuchung in Vertikalstellung des Patienten ist eine normale Passage flüssiger Kontrastmassen nachweisbar. Kontrastpaste in Einzelbissen bleibt, nachdem sie die Speiseröhre erreicht hat, zunächst in den oberen thorakalen Abschnitten stecken; erst durch Aufnahme eines neuerlichen Kontrastbolus oder durch Nachtrinken von Flüssigkeit erfolgt eine Vorwärtsbewegung des Kontrastschattens, entsprechend dem Gewichte des Bissens, mit welchem er bei ausschließlicher Beförderung durch die Schwerkraft kardiawärts vorgeschoben wird.

Bei höhergradiger Parese und bei Paralyse des Oesophagus kommt es auch zu einer stärkeren Dilatation des Speiserohres, die aber vorwiegend den mittleren und kaudalen Speiseröhrenabschnitt betrifft. In solchen Fällen ist nun bei Schirmbeobachtung zu sehen, wie der ursprünglich im oberen Speiseröhrenabschnitt steckengebliebene Kontrastbolus plötzlich rasch zur Kardia gleitet, gleichsam im schlaffen Sack kardiawärts fällt, sobald er durch neuerliches Schlucken von Kontrastmassen genügend vorgeschoben wurde. Nachdem die

Hauptmasse der Kontrastpaste die Speiseröhre passiert hat, bleiben in der Regel an verschiedenen Stellen der Speiseröhrenwand Kontrastschattenreste als Wandbelag zurück. Der Grad der Dilatation läßt sich mittels Auffüllung des Oesophagus durch rasches Trinken von Kontrastflüssigkeit feststellen. Bei Ausschaltung der Schwerkraft, also in Beckenhochlage, findet kein Transport von Ingesten durch die Speiseröhre statt. Die Kontrastmassen stauen sich vielmehr auch bei fortgesetztem Schlucken im oberen Speiseröhrenanteil an und werden meist bald regurgitiert.

IV. Differentialdiagnose.

Differentialdiagnostisch ist die Oesophaguslähmung von den Stenosen einerseits und vom Kardiospasmus mit sekundärer Dilatation anderseits zu unterscheiden.

Das komplette Steckenbleiben von Kontrastpaste, nachdem die Kontrastflüssigkeit den Oesophagus ohne Schwierigkeit passiert hat, kann zunächst den Verdacht auf eine Stenose des Oesophagus lenken. Abgesehen von Anamnese, klinischen Erscheinungen und einem Sondierungsversuch ergibt sich die Unterscheidung leicht aus folgenden zwei Momenten: Erstens sind auch bei neuerlicher Anregung der Peristaltik durch Leerschlucken (falls dies nicht mit Rücksicht auf die meist auch vorhandene paretische Störung des buccopharyngealen Schluckaktes unmöglich ist) keine peristaltischen Wellenbewegungen an den Kontrastsilhouettenkonturen sichtbar; zweitens kann bei Aufnahme eines neuen Kontrastbissens deutlich im Schirmbilde beobachtet werden, daß der erste Bolus in seiner ganzen Breite weitergeschoben wird und das aborale Ende des Kontrastschattens keine einer Verengerung des Speiseröhrenlumens entsprechende Verjüngung oder Deformation erfährt.

Im Falle einer Dilatation der Speiseröhre bei Kardiospasmus ergibt sich die Unterscheidung nicht so leicht. Für Kardiospasmus wird die gestörte Kardiafunktion sprechen, doch wird die normale Kardiafunktion einen Kardiospasmus noch keineswegs ausschließen lassen, da ja in manchen Fällen von Kardiospasmus auch dann noch zeitweilig ein normaler Kardiamechanismus beobachtet werden kann, wenn es schon zu einer betrachtlichen Dilatation gekommen ist. Im Zweifelfalle kann nur das Vorhandensein oder Fehlen von peristaltischen Bewegungen der Kontrastsilhouette den Ausschlag geben.

3. Kombinierte spastische und paretische Dysphagie.

A. Der Kardiospasmus und die idiopathische Dilatation der Speiseröhre.

Eine Reihe von Störungen des Schluckaktes, die auf spastische und paralytische Zustände der Speiseröhre zurückgeführt werden, sind heute noch keineswegs geklärt. So insbesondere der mit Ektasie der Speiseröhre kombinierte Kardiospasmus. Diese Fragen sind umso komplizierter, als es sich meist nicht um selbständige Krankheiten handelt (Thieding), sondern nur um Symptome von lokalen und Allgemeinerkrankungen oder um Konstitutionsanomalien, die zu einer Dysfunktion im vegetativen Nervensystem geführt haben, nämlich zu einer Unterbrechung der normalen Reflexabläufe des Ineinandergreifens der Speiseröhren- und der Mageneingangmuskulatur.

Eine weitere Komplikation für die Beurteilung der pathologischen Verhältnisse bildet der noch unaufgeklärte Widerspruch in den experimentellen Ergebnissen betreffs der Kardiainnervation. Im Gegensatz zu OPENCHOVSKY, welcher durch Reizung des Vagus eine Öffnung der Kardia auslösen konnte, fand LANGLEY den Sympathicus als Öffner der Kardia.

I. Pathologie.

Die Begriffsbestimmung des Kardiospasmus ist sehr einfach, sie lautet: Krampf des Magenmundes (PAL). Nicht so einfach ist es in jedem Falle, der hier in Betracht kommt, einwandfrei festzustellen, ob es sich wirklich um einen Kardiospasmus handelt. Es besteht gleichzeitig eine Erweiterung der Speiseröhre. Die Frage der Beziehung der Speiseröhrenerweiterung zum Verhalten der Kardia beschäftigt fast die gesamte einschlägige Literatur. Der strittige Punkt ist, ob in jedem Falle eine kausale Beziehung zwischen diesen beiden Momenten anzunehmen ist, d. h. ob eine Speiseröhrenerweiterung immer eine Folge des Kardiopasmus ist, oder ob umgekehrt dieser immer infolge der Insuffizienz der Speiseröhrenwand entsteht.

v. MIKULICZ stellte die Theorie auf, daß der Kardiospasmus als das primare Leiden anzusehen, die Dilatation aber die Folge der Arbeitshypertrophie ware. Dieser Ansicht schlossen sich eine Reihe von Autoren an (MELTZER, GLAS, STRÜMPELL, HÖLDER, JAFFÉ, PALUGYAY, LEICHTENSTERN, ZUSCH, HIRSCH, SIMMONDS u. a.). Dagegen sahen ROSENHEIM, ZENKER und ZIEMSSEN u. a. den Spasmus als sekundären Reizeffekt einer durch die primäre Ektasie entstandenen Oesophagitis an. Für die primäre Dilatation sprechen die Falle, bei denen die Autopsie eine normale oder atrophische Kardia und keine Kontraktion derselben ergab; ebenso der negative Befund der Kardia bei Operation (MARWELDER u. a.), wobei der Krampf allerdings durch die Narkose gelöst sein kann (GEPPERT). Nach der KRAUSschen Theorie endlich wird ein gleichzeitiges Auftreten des Kardiospasmus und der Dilatation der Speiseröhre (infolge Atonie) durch die Wirkung des Vagusfunktionsausfalls auf die autonomen Zentren erklärt.

Noch weniger als die Reihenfolge des Auftretens der Störungen ist die Ätiologie derselben geklärt. Es ist auch keineswegs erwiesen, ob den so mannigfaltigen Krankheitsbildern eine einheitliche Ätiologie zugrunde liegt.

Den bisherigen Beobachtungen nach waren ätiologisch zwei Gruppen zu unterscheiden: erstens die angeborenen Formen, die entweder oft gar keine Erscheinungen machen, oder einen Ventilverschluß, oder aber einen Kardiospasmus aufweisen; zweitens die erworbenen Formen, bei denen aber auch schon eine gewisse Anlage vorhanden sein könnte.

Mehrere Autoren verlegen die Entstehung des Leidens in die frühe Kindheit (BARD) und nehmen eine kongenitale Grundlage für die Ausbildung an (BAUMGARTNER, UMBER). Eine angebliche Wandschwäche soll die Ursache der Speiseröhrendilatation sein. HACKER hat die Meinung ausgesprochen, daß bei einer Reihe diffuser Ektasien des Oesophagus, ein angeborener Zustand vorliegt, ähnlich dem von HIRSCHSPRUNG beschriebenen Megakolon und er bezeichnet die Veränderung als Megaoesophagus. Er nimmt an, daß es sich hierbei um angeborene Innervationsstörungen von Seiten des Vagus handelt und daß eine Faltenund Ventilbildung, sowie eine direkte Abknickung des Oesophagus das Hindernis für das Vordringen der Speisen bilden. Den Ausdruck Megaoesophagus haben später außer MINTZ und O. PRIBRAM vorwiegend die Franzosen (BARD, SARGON, GUIZES, OETTINGER u. a.) angenommen, jedoch als Bezeichnung für die Ektasie des Oesophagus überhaupt. Man kennt aber auch einen kongenitalen Typus des Megaoesophagus, der nicht bloß zu weit ist, sondern auch zu lang, einen Dolichooesophagus (LIGAAC).

Nach FLEINER, ZUSCH, MAY, SIEVERS, MOHR, ZENKER, BAUMGARTNER, BESTER, WILBRECHT u. a. ist die Entwicklung des Krankheitsbildes aus einer angeborenen Formanomalie der Speiseröhre abzuleiten. Als solche Formanomalien kommen einfache, tiefsitzende Speiseröhrenektasien, in erster Linie der von FR. ARNOLD und LUSCHKA beschriebene Vormagen, bzw. das Antrum cardiacum in Betracht; wobei unter Vormagen die supradiaphragmale, unter Antrum cardiacum aber die infradiaphragmale sackartige Ausbuchtung des Oesophagus zu verstehen sind. Eine derartige angeborene Formveränderung der Speiseröhre kann nun lange Zeit, manchmal sogar zeitlebens bestehen, ohne auffallende Beschwerden hervorzurufen (POENSGEN). Kommt es dagegen einmal infolge irgendeiner Gelegenheitsursache zu einer länger andauernden Anstauung von geschluckten oder aus dem Magen durch Erbrechen hochgekommenen Massen in dem Speiseröhrensack, so kann derselbe alsbald aus seinem Latenzstadium hervortreten und schwere Folgeerscheinungen bedingen. Zunehmende Stauung von Nahrungsbestandteilen führt zu allmählicher Dehnung und Dilatation des ursprünglich kleinen Sackes. Infolge einer Reizung der Schleimhaut durch die angedaute Speise kommt es zu einer chronischen Schleimhautentzündung, wodurch reflektorisch ein gesteigerter Kontraktionszustand an beiden Polen des Sackes, oft insbesondere bei bestehendem Vormagen, ein Spasmus der Kardia bzw. des unteren Oesophagusabschnittes entsteht.

Von mechanischen Ursachen ist eine abnorm schiefe Einmündung des Oesophagus in den Magen, Knickung unterhalb des Zwerchfells, wodurch ein kappenartiges Ventil resultiert, und Drehung der Speiseröhre angegeben worden (SHAW und WOO, BREUME, GUBAROFF).

Die Beobachtung, daß das Krankheitsbild des Kardiospasmus sich öfters mit Senkung der Eingeweide findet, hat zu der Meinung geführt, die Ptose wäre auch zugleich die Ursache des Leidens der Speiseröhre. CZERNY glaubt, daß die Zerrung des gesenkten Magens die Kommunikation des Oesophagus mit dem Magen erschwert. Ähnlich FRANKENHAUSSER, GLÜCKSMANN u. a., die eine Verengerung durch Dehnung annahmen. Die Längsdehnung des Magens als Ursache des Krankheitsbildes erscheint aber umso unwahrscheinlicher, weil die so häufige Senkung der Eingeweide verhältnismäßig nur selten mit Kardiospasmus kombiniert ist. Man hat ja schon den ganzen Magen in einem Leistenbruch gefunden (G. SCHWARZ), ohne daß die geringsten Schluckbeschwerden bestanden.

Daß bei Aerophagie die Blähung des Magens einen ventilartigen Verschluß der Kardiagegend hervorrufen kann, beweist eine Beobachtung ZAAJERS. Ähnliche Beobachtungen konnte auch PALUGYAY machen.

v. MIKULICZ, LEICHTENSTERN u. a. sehen als Ursache des Krankheitsbildes eine funktionelle Kardiostenose an, wobei die Stenose, entsprechend den experimentell begründeten Anschauungen v. OPENCHOVSKYs, KRONECKERs und MELTZERs über das Wesen des normalen Kontraktionszustandes an der Kardia, entweder durch eine abnorme Steigerung des Tonus des kardialen Schließmuskels (aktiver Kardiospasmus: LEICHTENSTERN, MIKULICZ, MERMOD, RUMPEL, MAYBAUM, JAFFÉ, MERKEL, JUNG, WESTFALEN, DEMBER, GOTTSTEIN, MARTIN, u. a., oder durch eine Hemmung des Erschlaffungsreflexes der Kardia beim Schluckakte zustande kommen kann (EINHORN, MELTZER, BOEHM, HURST, ZAAJER, DIGGLE, ROLLESTON u. a.). Auf eine derartige Genese durch Kardiakrampf wurden insbesondere auch eine Reihe von Sektionsbefunden bezogen, bei denen an der dilatierten Speiseröhre, trotz Fehlens jeder organischen Stenose, oft eine enorme Hypertrophie der muskulären Wandung nachweisbar war, wobei die Dilatation als Stauungsektasie, die Muskelhypertrophie als Arbeitshypertrophie aufgefaßt wurde.

v. MIKULICZ hat für den Kardiospasmus zum Vergleich den schmerzhaften Afterkrampf bei Fissuren herangezogen. In manchen Fällen wird der Krampf gewiß auch an der Kardia durch kleine Verletzungen, Einrisse hervorgerufen (HACKER und LOTHEISSEN). Auch peptische Geschwüre dieser Gegend können reflektorisch zum Kardiospasmus führen (v. MIKULICZ, ZUSCH). HEYROVSKY fand bei 6 Fällen von Ektasie der Speiseröhre Geschwüre des Magens, er meint aber nicht, daß sie den Krampf hervorgerufen haben, wie es EINHORN, GRUND und SCHÜTZE annahmen, sondern denkt an eine gemeinsame neurogene Ursache. Auf das Vorhandensein von Hyperchlorhydrie im Magen bei Dilatation der Speiseröhre wurde vielfach hingewiesen (STARK, ROSENHEIM u. a.). F. MANDL hat in einer Reihe von Fällen diese Kombination gesehen und fand, daß in fünf Fällen die dabei vorhandenen Magengeschwüre zu den „unheilbaren" gehörten.

Im Gegensatz zu den Autoren, die einen aktiven Kardiospasmus annehmen, hat MELTZER angenommen, daß nicht ein Krampf an der Kardia vorliege, sondern daß das Hindernis für das Vordringen der Speisen auf einem Ausbleiben der normalerweise beim Schluckakt erfolgenden Erweiterung beruhe. Der Wegfall des Hemmungseinflusses auf die Kardia bedinge einen so starken Verschluß der Kardia, daß die normale Kraft der Speiseröhrenmuskulatur ihn nicht mehr überwinden könne. Zu demselben Ergebnisse kam auch ROLLESTON. ZAAJER nimmt auf Grund seiner Untersuchungen eine motorische Kardiainsuffizienz an, in dem Sinne, daß sich die erweiternden Längsmuskelfasern nicht kontrahieren können. HURST prägte den Ausdruck Achalasie für die Nichterschlaffung der Kardiamuskulatur und er sieht die Ursache der Veränderung in einem Koordinationsdefekt zwischen propulsiver Tätigkeit der Speiseröhrenwand und Erschlaffung des Kardiasphincters.

ROSENHEIM führt die Entstehung des Krankheitsbildes auf einen irregulären Ablauf der Innervation zurück, welcher als Produkt schädigender, lokaler Einwirkungen oder allgemeiner nervöser Alteration anzusehen ist. Dabei handelt es sich zunächst nur um eine muskuläre Schlaffheit der Speiseröhrenwand, die erst in einem späteren Stadium, manchmal erst nach Jahren zur Überdehnung und Ausweitung des Oesophagus führt. Bei längerem Bestande der Erkrankung werden nach ROSENHEIM einzelne Fälle dadurch schwerer, daß im Verlaufe des Leidens sekundär entzündliche Prozesse und Spasmen der Kardia den Erschlaffungszustand komplizieren können. Dieser Ansicht von der primären Atonie schlossen sich JANCZUROWICZ, UMBER, LEWINSON, HUBER u. a. an.

GIESSE hat als erster an eine Erkrankung des Vagus gedacht. Auch FR. KRAUS und RIDDER nehmen als ätiologisches Moment einen Ausfall der Vagusinnervation an. Es gelang den genannten Autoren bei der Obduktion von 6 Fällen, starke Atrophie beider Vagi histologisch nachzuweisen. Auf Grund dieser Beobachtung meint KRAUS, daß Erkrankung des Vagus und damit Wegfall des Hemmungseinflusses auf die Kardia, neben gleichzeitiger Erschlaffung der Wandmuskulatur, eine große Rolle spiele. Auch von anderen Autoren wurden beim Kardiospasmus mit idiopathischer Oesophagusdilatation wiederholt Vaguserkrankungen festgestellt. HEYROVSKY, MARBURG, MILOSLAVICH, ASSMANN, POLLITZER, FRICKER, O. PRIBRAM sahen den Nervenstamm erkrankt. GLAS konnte eine Erkrankung des Vaguskernes feststellen. Trotzdem kann nicht jeder Fall auf eine Vaguslähmung oder eine andere Form organischer Vaguserkrankung zurückgeführt werden. So konnte BENEKE in zwei Fällen von Kardiospasmus mit Speiseröhrendilatation keine Vagusdegeneration finden. Auf Grund von Tierversuchen kommen STARK, GOTTSTEIN, COHNHEIM zu demselben Resultate. Der charakteristische starke Wechsel der Störungen spricht wohl auch dagegen; intermittierende Lähmung ist wohl unwahrscheinlich.

Auf Grund seiner Beobachtungen kommt PAL zu der Ansicht, daß dem Erscheinungskomplex des Kardiospasmus und der Speiseröhrenerweiterung, wenngleich der Kardiospasmus häufig aus einer einzigen Ursache hervorgehen mag, nicht nur Erkrankungen des Vagus zugrunde zu legen sind, die sich anatomisch in Degeneration des Nerven kenntlich machen. Daher möchte PAL vor Überwertung des Degenerationsbefundes im Vagus warnen, weil der Vagus ebenso beim Tiere wie beim Menschen auch im physiologischen Zustande häufig degenerierte Fasern, darunter oft embryonale Formen, aufweist. Daß der Ausfall der sympathischen und parasympathischen Innervation den Anlaß zu Funktionsstörungen abgeben kann, sei in Erwägung zu ziehen. Das Überwiegen der Vagusbefunde in den Beobachtungen führt er darauf zurück, daß dieser Nerv einer makro- und mikroskopischen Untersuchung leicht zugänglich ist, während die des Sympathicus sehr schwierig ist und dessen Veränderungen noch zu wenig erforscht sind.

Nach KAUFMANN, LOEWI und KIENBÖCK wäre die Ursache in einer autonomen Systemerkrankung zu suchen (Vagus-Oculomotorius-Chorda tympani und Pelvicus). Sie zogen daraus den Schluß, daß therapeutisch in erster Linie Atropin zu verwenden wäre.

Nach THIEDING liegt die Störung in einer Dysfunktion im vegetativen System begründet, bei welcher der Vagus entweder in der Funktion überwiegt oder ausgeschaltet ist und der Sympathicus erhöhten Einfluß auf die autonomen Zentren gewinnt.

WILMS, welcher die Spasmen der Kardia, des Pylorus, des Mastdarmes und der Blase gemeinsam bespricht, ist der Ansicht, daß die Spasmen Folgezustände eines spezifischen, wohl im Nervensystem (Sympathicus) begründeten Vorganges sind. Das Gemeinsame dieser verschiedenen Krankheitsbilder ist der Dauerkrampf der glatten Muskulatur, und zwar dort, wo sich ein physiologischer, durch Ringfasern bedingter Verschluß findet. Der Dauerkrampf führt zur Stenose und damit zur Hypertrophie (Arbeitshypertrophie) der Muskulatur des davorliegenden Organes. Die Beobachtung WILMS, daß der normale Reiz nicht mehr zur Öffnung der Kardia genügt, wohl aber ein starker, wie er beim Brechakt entsteht, läßt ihn eine Störung im Reflex annehmen. Am wahrscheinlichsten liegt nach WILMS die Störung bei der Kardia in den Nerven und Ganglien des Sphincters selbst.

GREIN sucht die Lösung auf folgende Weise. Er meint, daß Schluß und Öffnung der Kardia durch Vagus- und Sympathicusfasern bewirkt werden. Daneben müsse noch ein autonomer Verschluß der Kardiamuskulatur angenommen werden. Tatsächlich hat ja OPENCHOWSKI Ganglienhaufen unter der Serosa an der Kardia nachgewiesen. Erkrankt nur der Vagus, so fallen nach GREIN die Hemmungsbahnen fort, die Kardia bleibt verschlossen und es entsteht gleichzeitig Atonie im Oesophagus.

A. BÖHM versucht der Lösung der Frage dadurch näher zu kommen, daß er bei Fällen von Kardiospasmus die Wirkung gewisser pharmakologischer Mittel prüfte, deren Angriffspunkt an bestimmten Teilen des Nervensystems bekannt ist. Er fand, daß der Einfluß des N. vagus auf den Tonus der Kardiamuskulatur nicht bestimmend für das Zustandekommen des Kardiospasmus ist. Weder Vermehrung noch Verminderung des Vagustonus auf medikamentösem Wege ist imstande, den Zustand der funktionellen Kardiastenose zu beeinflussen. Medikamentöse Sympathicusreizung hat eine Öffnung des Kardiaringes zur Folge, Reizung des Sympathicus auf anderem Wege hat nicht denselben Erfolg. Der Versuch einer Herabsetzung des Muskeltonus durch Medikamente, die ihren Angriffspunkt an der glatten Muskulatur selbst haben, war in allen Fällen erfolglos. Aus dieser Tatsache, daß keines der Mittel, die sonst imstande sind, Spasmen der glatten Muskulatur zu beseitigen, den Kardiospasmus zu lösen vermag, zieht BÖHM den Schluß, daß die funktionelle Kardiastenose nicht auf einem echten Spasmus der Kardiamuskulatur, sondern auf einer Störung der Öffnungsreflexe der in Ruhe stets geschlossenen Kardia beruht. Weiterhin konnte BÖHM ermitteln, daß die Öffnung der Kardia unter psychischem Einflusse steht; der Beweis für diese Annahme wurde erbracht durch Beseitigung der Stenose mit Hilfe der Wachsuggestion und Hypnose. Nach BÖHM ist die Dilatation der Speiseröhre höchstwahrscheinlich nicht primär, sondern eine Folge der Stenose, doch scheint es nicht ausgeschlossen, daß eine Erkrankung der Oesophaguswand und besonders eine solche von deren nervösem Plexus, oder des OPENCHOWSKYschen Ganglienhaufens die Grundlage für das Leiden bildet. Die Muskulatur des Oesophagus bei Stenose war bei BÖHMs Fällen funktionstüchtig, was aus der Feststellung tiefer, kräftiger Peristaltik, auch bei hochgradiger Dilatation, bei unter Einfluß von Pilocarpin erfolgter weitgehender Verkürzung und Verengerung des Schlauches einwandfrei hervorging.

Eine weitere Frage, welche ebenfalls noch der Lösung harrt, und über die die Meinungen auseinandergehen, betrifft jene nach der Lokalisation des funktionellen Verschlusses. Den Beobachtungen der meisten Autoren nach erstreckt sich der funktionelle Verschluß am kaudalen Speiseröhrenende auf eine wechselnde Breite in oral-analer Richtung. Nach Ansicht vieler Autoren (RETZIUS, CRUVEILHIER, STRICKER-GOEDALL, STRECKER, FASIJER u. a.) existiert an der Kardia kein selbständiger Schließmuskel, der tonische Verschluß wird vielmehr durch die Muskelfasern bewirkt, welche vom Oesophagus auf den Magen übergehen, verstärkt durch die schräg elliptisch und zirkulär verlaufenden Fasern, welche die Fortsetzung von Magenmuskelfasern bilden. Die Breite des Verschlusses erscheint dementsprechend leicht Variationen unterworfen zu sein. Auch bei röntgenologischer Beobachtung des Kardiaverschlusses in Beckenhochlage ist, selbst bei vollkommen gesunden Individuen, eine wechselnde Breite des hellen Spatiums zwischen der Kontrastfüllung des Speiseröhrenendes und des Magens zu sehen. Diese kann schon normalerweise Schwankungen von 1—2 cm aufweisen (PALUGYAY). Daher erscheint es plausibel, daß die Kontraktion der Muskulatur sich bei hypertonischer Einstellung auf eine größere Breite erstreckt.

Eine andere Gruppe von Autoren (HACKER und LOTHEISSEN u. a.) stellen die Behauptung auf, daß der Krampf nie an der Kardia sitzt, sondern in der Höhe des Hiatus oesophageus. Von hier könne er ein Stück tiefer herabreichen, ja sogar bis zur Kardia gehen. Ihrer Ansicht nach ist daher die Bezeichnung Kardiospasmus nicht richtig, da es sich ja um einen Oesophagospasmus handelt. GUISEZ spricht von Phrenospasmus und deutet damit an, daß der Krampf von der gestreiften Muskulatur des Zwerchfells ausgehe, was DUFOURNIAUTEL direkt behauptet.

LOTHEISSENS Ansicht nach sollte sogar richtiger von einem Hiatospasmus gesprochen werden. Dieser Ansicht schließt sich auf Grund seiner neueren Forschungen REICH an. Die Vorstellung, daß das Zwerchfell die Fähigkeit habe, den Oesophagus abzuschnüren, wäre nach REICH auch geeignet die Ätiologie des Krankheitsbildes des mit idiopathischer Dilatation einhergehenden Kardiospasmus zu klären. Als Beweis, daß das Zwerchfell allein einen Kardiospasmus erzeugen könne, führt REICH u. a. einen Fall IGLAUERS an, bei welchem lediglich durch Anlegung eines Pneumoperitoneums ein „Kardiospasmus“ beseitigt wurde; wobei die Hochdrängung des Zwerchfells eine reflektorische Erschlaffung des Diaphragma bewirkt haben soll.

FLEINER endlich stellte die Behauptung auf, daß in Fällen von sog. Kardiospasmus der Verschluß überhaupt nicht in der Speiseröhre oder Kardia, sondern weiter unten im Magen zu suchen sei; die Kardia stehe dabei offen; es handle sich um den Sulcus gastricus, die Magenstraße an der kleinen Kurvatur, die durch einen Krampfzustand von dem übrigen Magen abgesperrt wird. FLEINER bezeichnet diesen Vorgang als obere Magensperre und begründet seine Auffassung damit, daß die Sonde erst wesentlich tiefer unten, als der Kardia entspricht, ein Hindernis findet, und daß man im Röntgenbilde einen langen, pfriemenartigen Fortsatz des Kontrastinhaltes entlang der kleinen Kurvatur findet. Auch DRÜGG ist der Ansicht, daß der Verschluß weiter abwärts gelegen ist, als der anatomischen Lage der Kardia entsprechen würde. Von A. HIRSCH wurde die Richtigkeit dieser Auffassung und die Stichhaltigkeit der angeführten Beweise allerdings bestritten und darauf hingewiesen, daß schon vor langer Zeit und zuerst von v. MIKULICZ der Kontraktionszustand an der Kardia im Oesophagoskop direkt gesehen wurde, daß ferner STRÜMPELL bei der Sektion eines Patienten, der 10 Jahre lang an schweren Schluckstörungen gelitten hat, die Kardia und den unterhalb des Zwerchfells gelegenen Teil der Speiseröhre auffallend eng fand.

Der Grad der funktionellen Veränderungen des Schluckaktes hängt beim Krankheitsbilde des mit Dilatation der Speiseröhre kombinierten Kardiospasmus von einer Reihe von Momenten ab, unter denen der Grad und die Dauer der Speiseröhrendilatation eine nicht geringe Rolle spielen. Das Fassungsvermögen der Speiseröhre kann ganz enorme Grade erreichen. Der Inhalt der normalen Speiseröhre beträgt 50, manchmal bis 150 ccm. Bei der Dilatation steigt der Fassungsraum auf 500—1500 ccm. Nach Messungen von STRAUSS und mittelst seiner Meßmethode durch GUISEZ ist ein Inhalt bis zu zwei Liter gefunden worden.

Die Erweiterung des Oesophagus betrifft dabei verschiedene Abschnitte in differenter Stärke. Dementsprechend ergeben sich die verschiedensten Konfigurationen. Oft ist eine Spindelform nachweisbar, wenn sich die größte Erweiterung in den mittelbaren Anteilen des thorakalen Abschnittes befindet. Liegt die größte Erweiterung nahe dem Zwerchfell, so zeigt der Oesophagus mehr Flaschenform. Ist die ganze Speiseröhre an der Erweiterung gleichmäßig beteiligt, so kommt eine Zylinderform zustande.

Außer der Querdehnung ist in vielen Fällen auch eine Längsdehnung zu beobachten, dieselbe prävaliert in einer Reihe von Fällen. Dabei nimmt der Oesophagus eine S-förmige Krümmung an. Meist besteht eine gewisse Asymmetrie, indem die rechte Seite mehr vorgebaucht ist. ROSENHEIM erklärt dies damit, daß die Speiseröhre etwas nach links verläuft, so daß die rechte Speiseröhrenwand dem Druck der Speisen mehr ausgesetzt ist. STRAUSS hingegen ist der Ansicht, daß das Herz eine stärkere Linksausbreitung des Oesophagus verhindere.

Der Druck in der Speiseröhre, welcher nach v. MIKULICZ beim Schluckakt unter normalen Verhältnissen etwas geringer ist als der Atmosphärendruck, steigt beim Kardiospasmus in der Regel auf das Doppelte bis Dreifache. Alle Momente, welche schon normalerweise eine Drucksteigerung bewirken, tun dies beim Kardiospasmus in erhöhtem Maße.

Die Peristaltik zeigt vielfach eine Erhöhung ihrer Tätigkeit, welche durch den Reiz der liegengebliebenen Speisen gesteigert wird. Es kann durch die letztgenannte Ursache auch zur plötzlichen Umkehrung der Ablaufsrichtung der Peristaltik (Antiperistaltik) kommen (J. SCHÜTZE). Die auf- und absteigenden Wellen treten manchmal auch alternierend auf (KAUFMANN und KIENBÖCK). Es kommt auch, besonders bei älterer und umfangreicher Dilatation zur Hypertrophie der Oesophagusmuskulatur. Speziell die Ringfaserschicht erreicht manchmal eine Dicke von 5 mm. Nur selten kommt es zu einer Atrophie (ROSENHEIM, DIERLING) oder zur fettigen Degeneration (KLEBS, STERN). Diese vermehrte Arbeitsleistung durch erhöhte peristaltische Tätigkeit kann eine Zeit hindurch einen funktionellen Ausgleich bedingen. Dadurch können die Beschwerden ganz oder doch so weit zurücktreten, daß den Störungen nur wenig Beachtung geschenkt wird. Dieser funktionelle Ausgleich kann längere Zeit anhalten; es sind Fälle beobachtet worden, die bis zu fünf Jahren in diesem Zustande verharrten. Meist ist dieses Ausgleichsstadium nur von kurzer Dauer. Geringere äußere Anlässe, psychische Erregungen, Affekte können dazu führen, daß die funktionelle Mehrleistung nicht mehr ausreicht das Hindernis zu überwinden, oder daß es zu einer Erlahmung der überanstrengten Muskulatur kommt. Es folgt Erweiterung und Erschlaffung der Speiseröhre. Der Zustand der Überdehnung und Schlaffheit kann aber auch schon in einem frühen Stadium eintreten. Um die Ingesta durch den Schluckakt in den Magen zu befördern, reichen die normalen Kräfte nun nicht mehr aus und jene können nur durch Zuhilfenahme von verschiedenen Manövern in den Magen gebracht werden. Vor allem sind zu erwähnen die Erhöhung der Schwerkraftkomponente und die Steigerung des intrathorakalen Druckes. Durch starkes Auffüllen der Speiseröhre mit Flüssigkeit kann nun die Schwerkraft der Ingesta die Verschlußkraft der Kardia überwiegen (MAYBAUM, REIZENSTEIN u. a.). Die Erhöhung des Intrathorakaldruckes wird meist dadurch erreicht, daß bei tiefer Inspiration ein Verschluß des oberen Oesophagusmundes hervorgerufen wird, nachdem die Speiseröhre teils mit Ingesten, teils mit verschluckter Luft vollgefüllt wurde, und zwar durch Zuhilfenahme der Halsmuskulatur, öfters auch durch Zuhilfenahme der Hände (Siever, Meltzer, Einhorn u. a.). Charakteristisch ist, daß feste Bissen öfters leichter geschluckt werden als Flüssigkeiten.

Die Stagnation der Kontrastmasse führt mitunter zu ganz mächtigen sackartigen Erweiterungen des unteren Speiseröhrenendes. Es kann an dieser Stelle auch zu isolierten Ausbuchtungen einzelner Stellen kommen, zur Kombination von Ektasie der Speiseröhre mit tiefsitzenden Divertikeln (Kraus, Stark, A. Schlesinger, Leffler, Kienböck, Lotheissen u. a.).

Durch die Zersetzung der angestauten und liegengebliebenen Speisemassen kommt es zu Schleimhautkatarrhen und Entzündungen, schließlich zu einer chronischen Induration der Mucosa. Das Epithel ist verdickt, bald einfach, bald warzenartig, bald in Form von Leukoplakien; Geschwüre, oft tiefgreifend, werden häufig gefunden und bisweilen entsteht endlich auf dem Boden solcher Geschwüre ein Carcinom.

Die entzündlichen Veränderungen können nun ihrerseits reflektorisch zu einer Steigerung des Spasmus an der Kardia führen (v. Mikulicz).

Noch wechselreicher als die Veränderungen der Morphologie und Funktion der Speiseröhre sind jene, welche der Autor an der Kardia röntgenologisch beobachten konnte. Es konnten folgende Arten der Dysfunktion beobachtet werden (Palugyay):

1. Zeitweiliger Dauerverschluß der Kardia, abwechselnd mit normaler Funktion.

2. Zeitweiliger Dauerverschluß, abwechselnd mit Öffnung der Kardia, auf welche der Verschluß wieder so rasch folgt, daß nur geringe Quantitäten, und zwar unabhängig von ihrer Konsistenz, bei den einzelnen Öffnungen durchtreten können.

3. Dauerverschluß der Kardia, abwechselnd mit Daueröffnung.

4. Dauerverschluß der Kardia, abwechselnd mit Daueröffnung, bei eingeengtem Lumen.

5. Dauernd offene Kardia bei eingeengtem Lumen.

6. Mehrmaliges rasch aufeinanderfolgendes Öffnen und Schließen der Kardia, so daß unabhängig von der Konsistenz nur geringe Quantitäten von Ingesta durchtreten können.

7. Bei Durchtritt von Flüssigkeit vermindert durchgängige Daueröffnung; bei festerer Konsistenz der Nahrung rhythmische Kardiafunktion.

8. Zu Beginn der Nahrungsaufnahme normale Kardiafunktion; plötzlich einsetzender Dauerverschluß.

Die Störung der Kardiapassage kann durch zwei Momente bedingt sein, erstens dadurch, daß die tonische Kontraktion nicht nachläßt und zweitens dadurch, daß der mechanische Verschluß (Ventilverschluß) nicht überwunden wird. Es wäre auch noch der dritte Fall denkbar, daß die Öffnung beider Verschlüsse ausbleibt.

Obzwar in den meisten Fällen von Kardiospasmus außer der gestörten Kardiapassage auch noch andere Symptome von lokalen und allgemeinen Erkrankungen, ferner Konstitutionsanomalien nachzuweisen sind, welche zu einer Dysfunktion im vegetativen Nervensystem, zu einer Störung oder Unterbrechung der normalen Reflexabläufe, des Ineinandergreifens der Muskulatur der Speiseröhre und des Magens geführt haben, erscheint es nach PALUGYAY doch nicht angängig, alle Fälle von nicht organischer Passagestörung auf eine Störung des tonischen Kontraktionsapparates der Kardia zurückzuführen.

Daß das Bild des spastischen Kardiaverschlusses vorgetäuscht werden kann und in Wirklichkeit eine mechanische Behinderung der Ingestenpassage vorliegt, dafür sprechen meines Erachtens nach röntgenologische Beobachtungen, welche ergaben, daß die Kardiafunktion bei leerem Magen, sowohl in Vertikalstellung, als auch in Beckenhochlage, normal ist, aber bei fortgesetztem Trinken sistiert. Gleichzeitig mit der verschluckten Kontrastmasse gelangt auch reichlich Luft in den Magen. Das im Magenfundus (Pars cardiaca) sich ansammelnde erhöhte Luftquantum bewirkt nun einen erhöhten Druck, demgegenüber die normale Druckerhöhung im Oesophagus nun nicht mehr ausreicht, um den mechanischen Verschluß, welchen die Magenwand bildet, zu durchbrechen. Erst eine weitere Erhöhung des Druckes in der Speiseröhre führt zu einer neuerlichen Öffnung der Kardia. Daß eine konsekutive Arbeitshypertrophie des Oesophagus in der Folge zu dem typischen Bilde der ektatischen Speiseröhre führen kann, unterliegt wohl keinem Zweifel.

Abgesehen vom rein funktionell bedingten mechanischen Verschluß bei Aerophagen läßt sich auch in Fällen von Kardiospasmus der veränderte Ingestendurchtritt durch die Kardia nicht in allen Fällen durch die Störungen des reflektorischen Kardiaverschlusses erklären.

Nach PAL setzen sich die Krampfzustände des Speiseröhren-Magendarmkanals aus hyperkinetischen und hypertonischen Vorgängen zusammen. In den akuten Zuständen überwiegt das hyperkinetische Moment, die Bewegung, und dabei ist auch der Tonus labil; in den anhaltenden das hypertonische und ist der Tonus stabil. Fällt eine Komponente weg, so hört der Krampf auf. Ist es die hyperkinetische, die aufhört, dann bleibt eine hypertonische Einstellung, der die Bezeichnung Spasmus, Krampf, nicht entspricht. Dementsprechend unterscheidet er:

1. hyperkinetische, 2. hypertonische Spasmen und 3. hypertonische Einstellung.

Nach THIEDING sind Kardiospasmus, Speiseröhrenatonie und idiopathische Dilatation des Oesophagus keine verschiedenen oder selbständigen Krankheitsbilder, sondern nur klinisch hervorspringende Zeichen einer gestörten Harmonie im vegetativen System. Mit Zugrundelegung der von PAL vorgenommenen Trennung zwischen kinetischer und tonischer Funktion schlägt er die Unterscheidung folgender drei Gruppen vor: 1. Dysphagia spasmodica intermittens, 2. Dysphagia hypertonica permanens und 3. Dysphagia atonica.

Nach dieser Einteilung THIEDINGs ist bei den Fällen der ersten zwei Gruppen der Speisedurchtritt durch die Kardia im Wege des spastischen bzw. hypertonischen Verschlusses bedingt, d. h. die reflektorische Öffnung des tonischen Verschlusses bleibt aus. Bei den Fällen der dritten Gruppe ist der tonische Verschluß aufgehoben, so daß die reflektorische Öffnung überhaupt nicht in Betracht kommt; es besteht nur eine mechanisch zu überwindende Passagestörung.

Nach meinen Beobachtungen entspricht der Dysphagia spasmodica intermittens ein kompletter Verschluß der Kardia, welcher mit normaler Funktion abwechselt. Bei der Dysphagia hypertonica permanens ist ein verschiedenes

Verhalten nachweisbar, je nach dem Grade der Hypertonie und dem kinetischen Verhalten des Oesophagus. Entweder besteht ein kompletter, anhaltender Verschluß der Kardia, welcher erst durch abnormal starke Druckerhöhung in der Speiseröhre reflektorisch gelöst wird; oder es folgen zwar die reflektorischen Öffnungen rasch hintereinander, doch ist die zeitliche Auswirkung der einzelnen, reflektorisch erfolgten Öffnungsimpulse eine so geringe, daß nur ein geringes Quantum der Ingesta bei jeder Öffnung durchtreten kann. Bei Kombination beider Möglichkeiten ergibt sich ein Typus, bei welchem nach einem länger anhaltenden kompletten Verschluß durch den erhöhten intraösophagealen Druck zwar eine reflektorische, doch zeitlich verkürzte Öffnung hervorgerufen wird; bei welchem also ein verminderter Ingestendurchtritt erfolgt.

Bei der Dysphagia atonica ist, wie THIEDING hervorhebt, der tonische Verschluß der Kardia vollkommen aufgehoben. Es besteht eine Atonie der Kardiamuskulatur. Dementsprechend gelangt die reflektorische Komponente der Kardiaöffnung in Wegfall. Gegen die Annahme THIEDINGs aber, daß die Behinderung des Ingestendurchtrittes durch die Kardia in der zu großen Hubhöhe besteht, spricht vor allem der Umstand, daß auch bei Linkslagerung des Patienten, bei welcher für den Abfluß der Ingesta aus der Speiseröhre in den Magen günstige Bedingungen vorliegen, auch keine oder zumindest keine bessere Entleerung erfolgt, als in der Vertikalstellung. Wenn THIEDINGs Annahme zu Recht bestünde, so müßte es in der Linkslage zum Überrinnen des Inhaltes aus dem unteren, gedehnten Oesophagusende kommen. Meines Erachtens ist in den Fällen dieser Kategorie die Behinderung dadurch bedingt, daß der im schlaffen Oesophagus herrschende Druck zur Öffnung des mechanischen Kardiaverschlusses nicht ausreicht, und es erst bei Steigerung des intraösophagealen Druckes zur Überwindung des mechanischen Verschlusses an der Kardia und zur plötzlichen Entleerung in den Magen kommt.

Abgesehen von den fließenden Übergängen von der Dysphagia hypertonica zur Dysphagia atonica, bei denen die Veränderungen im Röntgenbilde bzw. das Verhalten der Speiseröhre und Kardia parallel wechseln, scheinen sich Komplikationen für die Beurteilung der Verhältnisse dadurch zu ergeben, daß die Änderung der kinetischen Funktion und der tonischen Einstellung keineswegs immer in Parallele stehen. Es kann nämlich zu einer frühzeitigen Hypokinese der Speiseröhrenmuskulatur kommen zu einer Zeit, in welcher die hypertonische Einstellung der Kardia noch besteht; umgekehrt kann eine Hyperkinese des Oesophagus bei atonischer Einstellung der Kardia vorhanden sein.

Weil die reflektorische Öffnung der Kardia durch Drucksteigerung in der Speiseröhre vom kinetischen Verhalten der Speiseröhrenwand abhängig ist, kann es bei den genannten Übergangsformen zu der Komplikation kommen, daß durch die Hypokinese der Speiseröhre ein verminderter Reiz auf die Kardia wirkt, deren Öffnung, der hypertonischen Einstellung entsprechend, erst auf einen erhöhten Reiz erfolgen würde, was zum Dauerverschluß führen muß. Im umgekehrten Falle ist anzunehmen, daß die Hyperkinese im Wege der erhöhten Drucksteigerung zu einem rascheren Abfluß der Ingesta durch die Kardia führen müßte, wenn die tonische Kontraktion der Kardia aufgehoben ist, somit die reflektorische Komponente und nur der mechanische Verschluß zu überwinden ist. Für die Annahme, daß ein wechselnder Übergang von hypertonischer Einstellung zur Atonie der Kardia bei noch bestehender Hyperkinese zu einer beschleunigten Entleerung führt, sprechen die Fälle, bei denen nach völligem Verschluß der Kardia eine rasche, völlige Entleerung des Speiseröhreninhaltes in den Magen erfolgt, und zwar bei breit offener Kardia.

Im Gegensatz zu den Fällen, bei welchen der Dauerverschluß der Kardia ein kompletter ist, sehen wir in manchen Fällen den Speisedurchtritt aus dem Oesophagus in den Magen nicht völlig aufgehoben, dabei wird die Kardia in einer mehr oder weniger starken Kontraktion erhalten. Diese Kontraktion erreicht aber nicht den normalen Grad des völligen Lumenverschlusses. Die reflektorische Aufhebung des eingestellten Kontraktionsgrades bleibt ebenfalls aus. Die Speiseröhre kann sich hierbei im kompensatorisch hypertrophischen Stadium befinden, oder aber bei mächtiger Ektasie ein hyperkinetisches Verhalten zeigen. Obzwar diese Art der Funktionsstörung dem ösophagealen Bilde nach in die Kategorie der Dysphagia hypertonica permanens einzureihen wäre, ist sie doch entschieden von den Veränderungen der genannten Gruppe zu unterscheiden. Meiner Meinung nach liegt der letzt besprochenen Art von Dysfunktion eine kompliziertere Störung zugrunde als der gewöhnlichen Dysphagia hypertonica permanens, bei der die tonische Einstellung auf die normale oder über die normale Verschlußbreite des Kardialumens erfolgt. Dagegen erfolgt bei der letzt besprochenen Art die tonische Einstellung in einer von der normalen Verschlußbreite abweichenden Form, indem eine verminderte Verschlußbreite konstant erhalten wird, ohne daß eine reflektorische Erweiterung des Lumens erfolgen würde. Es kann daher auch mit Bezug auf die konstante Einstellung der Kardiamuskulatur nur von einer relativen Insuffizienz gesprochen werden.

Eine weitere Komplikation der Dysfunktion zeigt die Kategorie von Fällen, bei welchen bei Flüssigkeit ein konstanter verminderter Durchtritt durch die Kardia sichtbar ist, bei Kontrastmassen fester Konsistenz aber normale tonische Kontraktion mit normaler reflektorischer Öffnung der Kardia alternieren. Auf Grund der Röntgenbeobachtung allein konnten keine Anhaltspunkte für die Erscheinung gefunden werden, daß nur Flüssigkeit eine Dysfunktion bewirkt. Doch wäre es denkbar, daß es sich in diesen Fällen um eine verminderte Kontraktilität des untersten Speiseröhrenabschnittes handelt, bei welcher die Drucksteigerung durch flüssigen Inhalt nicht ausreicht, um die Kardiaöffnung auszulösen, wobei aber vorausgesetzt werden muß, daß die Kardia auch im ruhenden Zustande nicht bis zum völligen Verschluß des Lumens tonisch eingestellt ist, da sonst Flüssigkeit nicht durchsickern könnte. Dabei wäre auch noch in Betracht zu ziehen, daß der mechanische Verschluß auch nachgeben muß. Nun erscheint es unwahrscheinlich, daß so geringe Abstufungen der Druckdifferenz in Betracht kämen, daß die geringe Druckerhöhung einerseits ausreichen würde, den mechanischen Verschluß zu lösen, andererseits aber nicht ausreichen sollte, die reflektorische Öffnung der Kardia zu bewirken. Es müssen, wie ich glaube, daher komplizierte Störungen der kinetischen und tonischen Funktion vorliegen, die noch der weiteren Klärung harren.

Das Krankheitsbild des mit Dilatation der Speiseröhre einhergehenden Kardiospasmus ist schon seit der ersten Beobachtung von BLASIUS im Jahre 1674 bekannt, wurde jedoch als ein äußerst seltenes Leiden angesehen, erst die häufigen röntgenologischen Befunde haben uns gelehrt, daß es sich um ein relativ oft anzutreffendes Leiden handelt. Soweit aus den zahlreichen veröffentlichten Fällen zu ersehen ist, scheint das Geschlecht für die Entstehung des Leidens keine Rolle zu spielen. Auch die Heredität scheint trotz vereinzeltem familiären Auftreten des Spasmus (ROLLESTON) keine Rolle zu spielen. Was das Lebensalter anbelangt, in welchem das Leiden am häufigsten zu beobachten ist, konnte bisher kein Prävalieren bestimmter Altersklassen festgestellt werden. Es liegen beobachtete Fälle von den frühesten Lebensjahren bis in das höchste Greisenalter vor.

II. Klinik.

Die Krankheit zeigt also sehr verschiedene morphologische und funktionelle Veränderungen und Krankheitsgrade. Es steht keineswegs fest, sondern es ist sogar, wie oben ausgeführt wurde, sehr unwahrscheinlich, daß sie immer auf dieselben ätiologischen Momente zurückzuführen ist und auch die Erscheinungen, welche zur Beobachtung gelangen, sind sehr wechselnde.

In manchen Fallen verläuft die Erkrankung vollkommen symptomlos, so daß sie einen Zufallsbefund bei der Obduktion bildet. Andererseits kann das Krankheitsbild auch mit hochgradigen Schmerzen einhergehen. In den meisten Fällen stehen die Stenosenerscheinungen mit denen der konsekutiven Dysphagie im Vordergrunde. Bisweilen aber fallen beide nicht auf, besonders wenn der Kardiospasmus und die Dilatation der Speiseröhre mit Erkrankungen anderer Organe gemeinsam oder als Folge derselben auftreten.

Die Beschwerden sind bei der in Frage stehenden Erkrankung sehr mannigfaltig. Schon das Einsetzen der Beschwerden kann auf verschiedene Weise erfolgen. Nicht selten setzen die Beschwerden ganz plötzlich und ohne irgendwelche Vorboten ein, und zwar wird der vom Patienten genau fixierte Zeitpunkt mit den verschiedensten Momenten in ursächlichen Zusammenhang gebracht, mit heftiger Gemütsbewegung (ZUSCH, NATTER), mit körperlichen Traumen, wie Stoß oder Schlag auf die Brust, Erschütterungen des Thorax, Fall auf den Rücken, Verschüttung u. a. Auch nach Schlucken zu heißer Speisen treten die Beschwerden plötzlich auf. Diese plötzlich einsetzenden Beschwerden können Ähnlichkeit mit einem Gallensteinanfall haben, nur mit dem Unterschiede, daß die Schmerzen in die Höhe des Epigastriums oder noch höher lokalisiert werden (STARK). Diese anfallsweise auftretenden Beschwerden können von verschieden langer Dauer sein; meist nur kurz anhaltend, sind sie von vollkommen beschwerdenfreien Intervallen unterbrochen. Gewöhnlich kommt es bei dieser Form des Auftretens erst nach Wochen oder Monaten zu manifesteren Erscheinungen. Der Patient merkt eines Tages, daß der Bissen beim Schlucken stecken bleibt. Es stellt sich das Gefühl eines heftigen Druckes im Thorax ein, welcher sich plötzlich löst oder aber erst nach erfolgtem Erbrechen verschwindet.

In anderen Fallen setzen die Beschwerden allmählich ein, wie bei organischer Stenose, doch fällt vielen der Patienten auf, daß zwischen der Passage von Flüssigkeit und der Passage von Ingesta festerer Konsistenz kein nennenswerter Unterschied besteht, ja daß sogar feste Bissen leichter verschluckt werden als flüssige Ingesta. In anderen Fällen wieder wird das Leiden mit leichten Beschwerden eingeleitet, welche als Magendrücken angesprochen werden. Manche Kranke müssen schon jahrelang etwas vorsichtig essen, bis durch einen äußeren Anlaß ein akuter Anfall von Stenosenerscheinungen ausgelöst wird.

Die größten Beschwerden werden durch die Stauung der Speisen in der dilatierten Speiseröhre hervorgerufen. Der Druck auf die Gefäße und Nerven führt zu Atemnot, Angstgefühl, Herzbeklemmungen, Schweißausbruch, sogar zur Hyperämie im Kopf. Der lästige, ja sich bis zur Unerträglichkeit steigernde Druck wird ganz verschieden lokalisiert, einmal hinter das Sternum, ein anderes Mal wieder zwischen die Schulterblätter. Die Schmerzen, welche beim Kardiospasmus mit Speiseröhrendilatation auftreten, werden nicht allein auf die Stauung in der Speiseröhre zurückgeführt. STIERLIN nimmt an, daß ein gewisser Parallelismus zwischen Spasmus und Schmerz besteht. Nach PAYNE wieder werden bei Einwirkung von Druck nur während der Zusammenziehung der Speiseröhre Schmerzen empfunden.

Da die Ingesta oft nur zum Teil oder gar nicht in den Magen gebracht werden können, kommt es auch häufig zu Erbrechen. Oft führt der Patient das Erbrechen künstlich herbei, um sich von dem qualenden Druck zu befreien. Ist dieses Erbrechen bei manchen Patienten anfänglich mit Schwierigkeiten verbunden und bedarf es dazu gewisser Manöver, so erfolgt es in späteren Stadien meist ohne Schwierigkeiten, indem die Speisen einfach ausfließen. Ähnlich wie bei Divertikel, können manche Patienten ihre Speiseröhre durch reichliches Wassertrinken direkt auswaschen. Es wurde auch eine Art von Wiederkäuen beobachtet (BEUSAUDE), indem manche Kranke nach der Nahrungsaufnahme die Speisen stundenlang immer wieder in den Mund bringen und abermals schlucken. Diese Speisen waren aber noch gar nicht im Magen und gelangen gar nicht, oder erst später in diesen hinein. Dieser Vorgang hat also mit echter Rumination, welche auch beim Menschen hie und da beobachtet werden kann, nichts zu tun.

Außer dem Erbrechen, bzw. Rückfließen der Speisen aus dem Oesophagus in den Mund während oder unmittelbar nach der Nahrungsaufnahme kann der Rückfluß auch zwischen den Mahlzeiten erfolgen. Oft ist dann die regurgitierte Masse mit sehr zahem, fadenziehenden Schleim reichlich untermischt, dem Produkte des chronischen Katarrhs, welcher ja häufig bei der Dilatation der Speiseröhre besteht. Dieser Rückfluß von Speiseröhreninhalt erfolgt meistens dann, wenn sich der Kranke niederlegt. Durch ihn, namentlich aber durch die Oesophagitis, kommt es auch zu heftigen Hustenanfällen. Die längere Zeit im Oesophagus verweilenden Speisen unterliegen der Zersetzung. Durch gelegentliche Aspiration solcher ausfließender Massen kann es auch zu Aspirationspneumonie kommen.

Schon die anamnestischen Daten geben oft wichtige Fingerzeige für die Diagnose des Leidens, so die Dauer und Art der Beschwerden, das charakteristische Erbrechen oder die verschiedenen Hilfsmittel, um die Speisen in den Magen zu befördern. Bei großer Dilatation ergibt die Perkussion eine ausgedehntere Mediastinaldämpfung. Bei der Sondierung fällt mitunter eine abnormale seitliche Beweglichkeit auf, sobald die Sonde den Oesophaguseingang passiert hat. In der Höhe des Hiatus etwa in 40 cm Tiefe ist für gewöhnlich ein Hindernis zu spüren, welches mitunter durch stärkeren Druck überwunden werden kann, in vielen Fällen aber unüberwindlich bleibt. Auch kann eine dicke Sonde oft leicht passieren und nur dünne Sonden bleiben stecken. In anderen Fällen dringt die Sonde bis auf 50 und mehr Zentimeter vor, so daß man meinen würde, schon längst in den Magen gelangt zu sein. Aus der bei weichen Sonden abgelesenen abnormal hohen Zahl darf aber auf eine Elongation des Oesophagus keineswegs geschlossen werden (THIEDING), da sich die weiche Sonde im dilatierten Speiserohre leicht aufrollen kann. Die Oesophagoskopie, welche erst nach gründlicher Entleerung des Oesophagus von den angestauten Speisen und Schleim erfolgen kann, läßt in erster Linie die anatomischen Schleimhautveränderungen des Oesophagus, aber auch die Hypertrophie der Kardia und das Krampfstadium derselben sehen.

III. Röntgenuntersuchung.

Am aufschlußreichsten ist beim Kardiospasmus die Röntgenuntersuchung, welche vielfach erst zur Aufdeckung des gar nicht so seltenen Krankheitsbildes

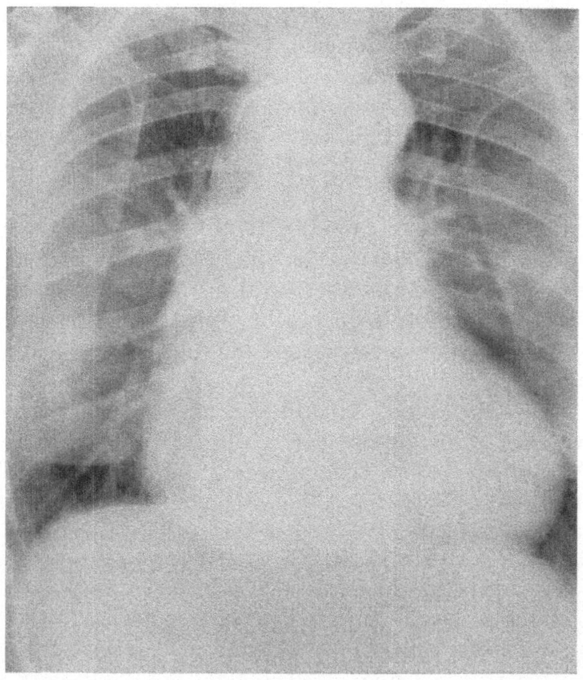

Abb. 98. Mit idiopathischer Dilatation einhergehender Kardiospasmus. Rechtsverbreiterung des Mediastinalschattens im nativen Bild, durch den nicht kontrastgefullten, stark erweiterten Oesophagus.

führt. Das Röntgenbild kann solche Charakteristika bieten, daß die Diagnose oft auch ohne Kenntnis der begleitenden Umstände aus dem Bilde abgelesen werden kann.

Der mit Dilatation der Speiseröhre kombinierte Kardiospasmus bietet je nach der Art der Dysfunktion der Kardia recht verschiedene Bilder. Auch die Speiseröhre zeigt je nach dem Grade der Erweiterung verschiedene Bilder, welche sich aber auf wenige Grundformen zurückführen lassen.

In vielen Fällen fällt als erstes die Dilatation der Speiseröhre auf, welche so hohe Grade erreichen kann, daß deren Kontur schon im nicht kontrastgefüllten Zustande, über den Mediastinalschatten seitlich hinausragend, auch in der Sagittalprojektion im Bereiche des hellen rechten Lungenfeldes als bogenförmiger Schatten sichtbar wird. Auch bei weniger hochgradiger Dilatation kann im Schrägdurchmesser der nicht kontrastgefüllte Oesophagus als Schatten sichtbar sein, wenn er mit Flüssigkeit oder Speisen prall gefüllt ist. Bisweilen erkennt man auch den oberen Flüssigkeitsspiegel (Abb. 98). Der Schatten ist in der Regel scharf konturiert; bei gleichzeitig bestehender Elongation kann die Begrenzungslinie auch Einkerbungen aufweisen, die denen von Drüsentumorschatten des Mediastinums ähnlich sehen und zu einer Verwechslung mit Tumoren des Mediastinums führen können (LENK).

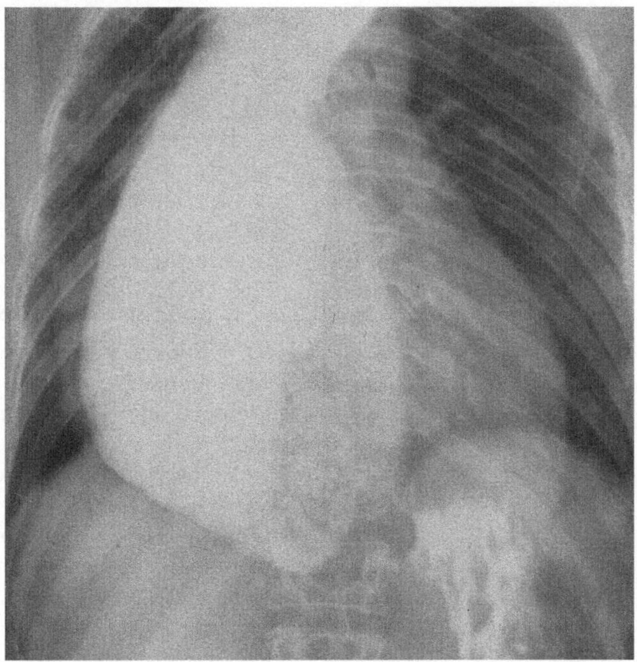

Abb. 99. Große sackformige Erweiterung der Speiserohre bei einem mit idiopathischer Dilatation einhergehenden Kardiospasmus.

Wenn die Speiseröhre stark dilatiert ist, fallen Kontrastingesta jeglicher Konsistenz wie in einem offenen starren Rohr bis zur Kardia hinab. Doch kann es auch bei stark erweitertem Oesophagus vorkommen, daß selbst Flüssigkeit nur langsam kardiawärts gelangt, und zwar erfolgt dies dann, wenn die dilatierte Speiseröhre mit zähem Sekret und Speiseresten gefüllt ist. Auch kann durch reichliche nichtschattengebende Flüssigkeit eine so starke Verdünnung der Kontrastmassen erfolgen, daß die verschluckten Massen nur im oberen Anteil der Speiseröhre als deutliche Schatten sichtbar sind, nach unten zu aber undeutlich werden. In anderen Fällen wieder sieht man während der Einnahme von Kontrastingesta in Vertikalstellung caudal-konvexe, bogenförmige Schatten mit horizontalem oberem Flüssigkeitsniveau in verschiedenen Höhen auftreten, als Zeichen einer starken Schlängelung des Oesophagus.

In Horizontallage gelangt verschluckte Kontrastflüssigkeit, auch wenn die Speiseröhre vor der Untersuchung entleert wurde, oft nicht bis an die Kardia, sondern staut sich im oberen Anteil der Speiseröhre als Zeichen stärkerer Hypotonie. In hochgradigen Fällen kommt es dabei bald zur Öffnung des Oesophagusmundes und zu einem Rückfluß in den Rachen. Bei hochgradiger Tonusverminderung gelangen in Horizontallage auch feste Kontrastingesta nicht bis zur Kardia. Nebst der Tonusabschwächung ist in vielen Fällen auch eine Verminderung der peristaltischen Funktion zu sehen: seichte Wellen, seltener Wellenablauf.

Entsprechend den verschiedenen Querdehnungsgraden und den verschiedenen Lokalisationen der größten Dehnung sehen wir im Röntgenbilde mannigfache Silhouettenformen: Flaschen-, Birn-, Sack- und Zylinderformen (Abb. 99, 100).

Im Gegensatz zu den Fällen, welche nur durch ihre starke Querdehnung der Speiseröhre auffallen, ist bei einem zweiten Typus vorwiegend eine Längsdehnung und eine mit dieser verbundene Schlängelung des Oesophagus nachzuweisen. In der Regel erscheint der subphrenische Abschnitt am stärksten elongiert und sein Verlauf zeigt dann eine mehr oder weniger S-förmige Krümmung (Abb. 101). Der normalerweise nach links vorne und caudal gerichtete Endteil des Oesophagus nimmt dabei einen horizontal, mitunter sogar einen in schwächerem oder stärkerem Maße kranial gerichteten Verlauf. Auch im thorakalen Anteil des Oesophagus können Schlangelungen beobachtet werden (Abb. 102). Die Längs- und Querdehnung der Speiseröhre ist in der Regel kombiniert zu beobachten, doch prävaliert gewöhnlich eine Art der Dehnung. Meist sieht man, daß bei einer starken Querdehnung des kontrastgefüllten

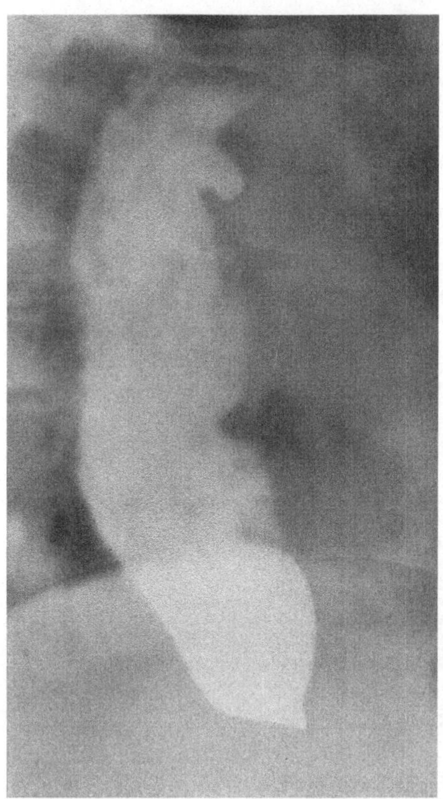

Abb. 100. Zylindrische Erweiterung der Speiserohre bei einem mit idiopathischer Dilatation einhergehenden Kardiospasmus.

Oesophagusschattens die Längsdehnung relativ geringer ist, und im umgekehrten Falle tritt derselbe Gegensatz auf. In fortgeschrittenen Fällen jedoch können auch beide Arten der Dehnung gleich hohe Grade erreichen (Abb. 103).

Wenn die Fälle, bei welchen die Querdehnung vorwiegt, meistens mit einer mehr oder weniger starken Tonusverminderung und geschwächter peristaltischer Funktion einhergehen, zeigen die Fälle mit vorwiegender Elongation bei der Durchleuchtung vielfach eine verstärkte peristaltische Tätigkeit. Manchmal ist der Ablauf von Wellen in oraler Richtung, Antiperistaltik, zu beobachten (nicht Regurgitation durch reine Kontraktion). In der Regel ist die Hyperperistaltik mit einer erhöhten Kontraktilität der Speiseröhrenwand vergesellschaftet. Demgemäß kann am Röntgenschirme bei Horizontallage des Patienten trotz (neben der Elongation) vorhandener, wenn auch nicht allzu hochgradiger Querdehnung ein rascherer Flüssigkeitstransport durch den Oesophagus bis an die Kardia beobachtet werden, als der Norm entsprechen würde.

Die Darstellbarkeit des Speiserohres im Röntgenbilde hängt naturgemäß in erster Linie vom Grade und von der Art des Verschlusses der Kardia ab.

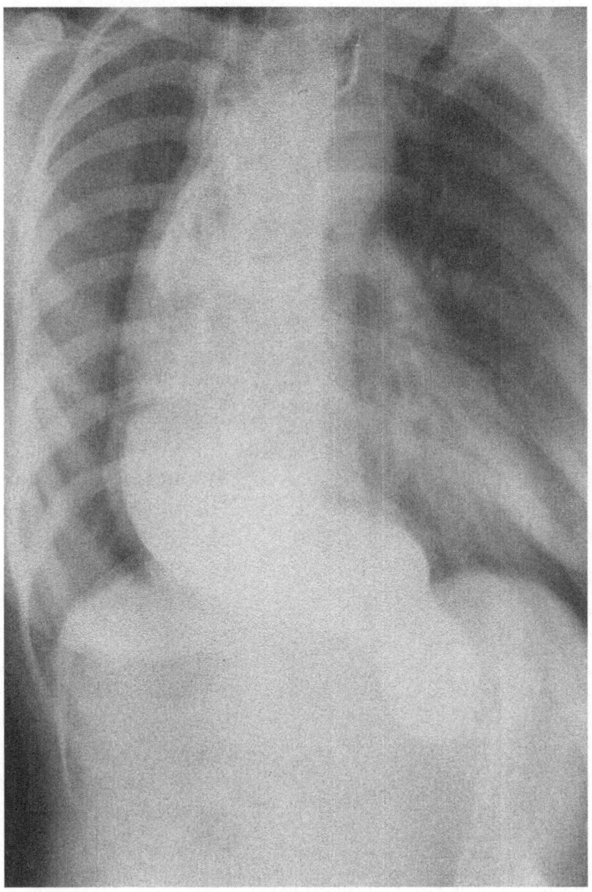

Abb. 101. Elongation des subphrenischen Speiserohrenabschnittes bei einem mit Dilatation einhergehenden Kardiospasmus.

In manchen Fällen gelingt es nur die untersten Abschnitte der Speiseröhre als Schatten zu sehen, in anderen Fällen wieder ist es leicht, durch Trinkenlassen größerer Quantitäten von Kontrastflüssigkeit ein komplettes Ausgußbild des Oesophagus zu erhalten.

Manchmal erfolgt eine Auffüllung der Speiseröhre dadurch, daß die im untersten Speiseröhrenabschnitt angesammelten Kontrastmassen durch Kontraktionen dieses Abschnittes wie in einem Steigrohr hinaufgepreßt werden. Mitunter wird die nur zur Hälfte mit Kontrastmasse gefüllte Speiseröhre dadurch bis zum Oesophagusmund im Röntgenbilde dargestellt, daß der Abschnitt oberhalb des Flüssigkeitsschattens durch Luftaufhellung sichtbar wird, und zwar durch Luftmassen, welche der Patient zur Sprengung des Kardiaverschlusses schluckt (Abb. 104 u. 105).

In der Regel zeigt die Kontrastsilhouette des gefüllten Speiserohres, gute Entleerung der Speiseröhre vorausgesetzt, glatte, regelmäßige Konturen. Alte, stark eingedickte, nicht schattengebende Speisereste können nämlich als Schattenaussparung imponieren, oder zumindest unregelmäßige Wandbegrenzungen des Oesophagus vortäuschen. Manchmal sind glatte Einkerbungen sichtbar als Folge von Knickungen des Rohres, welche dieses durch Längsdehnung und Ausbiegung erfährt. Das distale Ende der Kontrastsilhouette ist bei geringeren Graden von Querdehnung mehr spitz, pfriemenartig sich allmählich verjüngend (Abb. 106); bei stärkerer Querdehnung des Oesophagus in den unteren Abschnitten sieht das Silhouettenende mehr abgerundet aus (Abb. 107).

Auch ist das aborale, (untere) Silhouettenende bei den einzelnen Fällen in verschiedener Höhe zu sehen. Besonders wenn größere Anteile des subdiaphragmalen Oesophagusabschnittes in den Krampf mit einbezogen sind, kann der Abschluß schon in der Höhe des Diaphragmas sichtbar sein. Wenn der Verschluß kein kompletter ist, so schließt sich an die Kontrastsilhouette des Oesophagus caudalwärts ein schmaler, länglicher Kontraststreifen an.

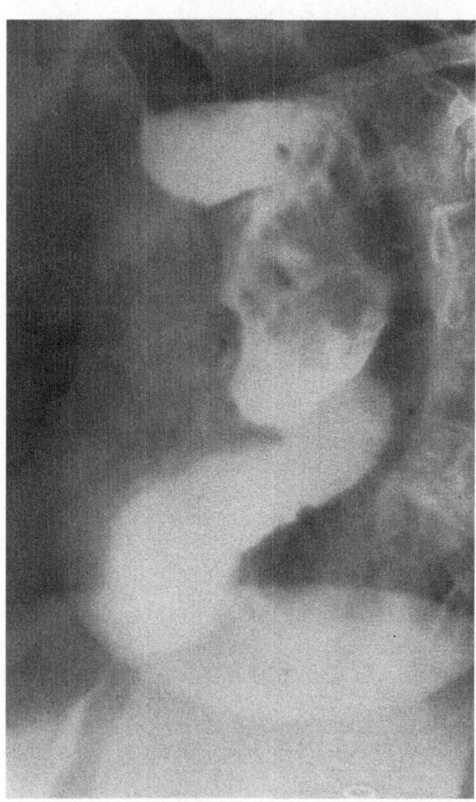

Abb. 102. Langsdehnung und Schlangelung des Oesophagus im thorakalen Anteil bei einem mit idiopathischer Dilatation einhergehenden Kardiospasmus. (Im 2. Schragdurchmesser.)

Mit Zugrundelegung der THIE-DINGschen Einteilung der verschiedenen Krankheitsbilder des Kardiospasmus in drei Hauptgruppen wären die Röntgensymptome in den einzelnen Gruppen folgende:

1. Dysphagia spasmodica intermittens: Schnelle Auffüllung der Speiseröhre bis hinauf zum Schlund, lebhaft ab- und aufsteigende Peristaltik. Das aborale Ende der Speiseröhrenfüllungssilhouette läuft konisch zu. Bei Einbeziehung größerer Abschnitte des subphrenischen Speiseröhrenanteiles in den Krampf ist dieser aborale Abschluß des Oesophagus nahe dem Diaphragma, eventuell sogar darüber zu beobachten. Die Dilatation der Speiseröhre ist relativ gering und erfolgt nur in dem Ausmaße, welches der mechanischen Dehnung durch die angesammelten Kontrastmassen entspricht.

2. Dysphagia spasmodica permanens: Außer dem Verschluß an der Kardia ist eine mehr oder weniger starke Dilatation der Speiseröhre sichtbar. Die Silhouette hat mehr Kolben- oder Sackform. Der Ablauf der peristaltischen Wellen ist lebhaft, macht sich aber manchmal nur wenig bemerkbar oder fehlt ganz.

3. Dysphagia atonica: Hochgradige Ektasie, übermannsfaustdick, geschlängelte Dilatation. Keine Peristaltik nachweisbar. Die Speisen entleeren

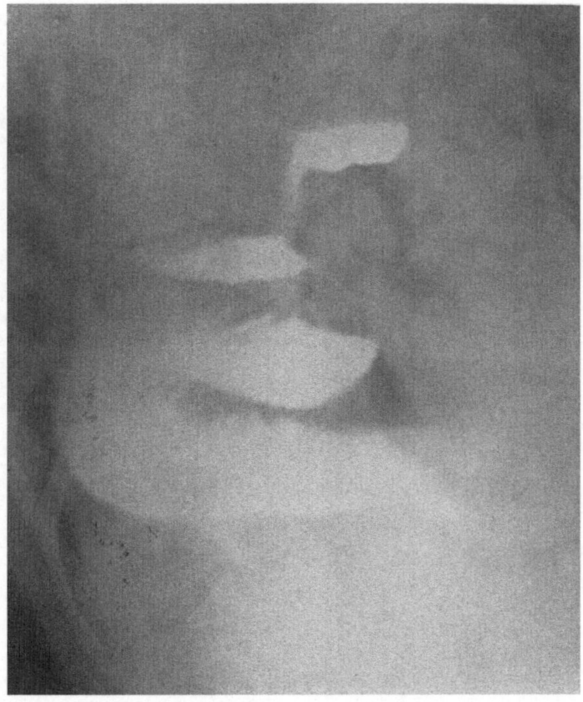

Abb. 103. Hochgradige Langs- und Querdehnung des Oesophagus mit Bildung von horizontalen Kontrastfullungsniveaus im thorakalen Speiseröhrenanteil, bei einem mit idiopathischer Dilatation einhergehenden Kardiospasmus.

sich nicht aus der Speiseröhre in den Magen, da der tiefste Punkt des Speiseröhrensackes in Vertikalstellung unter dem Niveau der Einmündungsstelle des Oesophagus in den Magen liegt.

Die Kardiafunktion, welche, wie schon oben beschrieben, die mannigfachsten Abweichungen von der Norm zeigen kann, läßt sich an Hand der Röntgenuntersuchung deutlich beobachten. Die erste eingehendere Beobachtung liegt von DIETLEN vor. Nach DIETLENs Angaben handelte es sich um einen Patienten, bei welchem außer der Speiseröhrenerweiterung auch eine hochgradige Luftblähung des Magens röntgenologisch zu beobachten war, welche sich nicht nur auf die Pars cardiaca beschränkte, sondern sich bis in die Pars pylorica erstreckte. Wenn es dem Patienten nun gelang, den Verschluß der Kardia durch Preßmanöver zu sprengen, so konnte beobachtet werden, daß außer Kontrastmasse auch Luft aus der Speiseröhre in den Magen gelangte. In einer späteren Phase der

Untersuchung sah man in dem Moment, in dem der Kardiaverschluß durch Preßmanöver von seiten des Patienten gesprengt wurde, Luft aus dem Magen in die Speiseröhre steigen und gleichzeitig ein größeres Quantum Kontrastflüssigkeit in den Magen fließen.

Im folgenden seien einige röntgenologische Beobachtungen angeführt, welche als Grundlage der von Autor angegebenen verschiedenen Möglichkeiten der Kardiadysfunktion gedient haben.

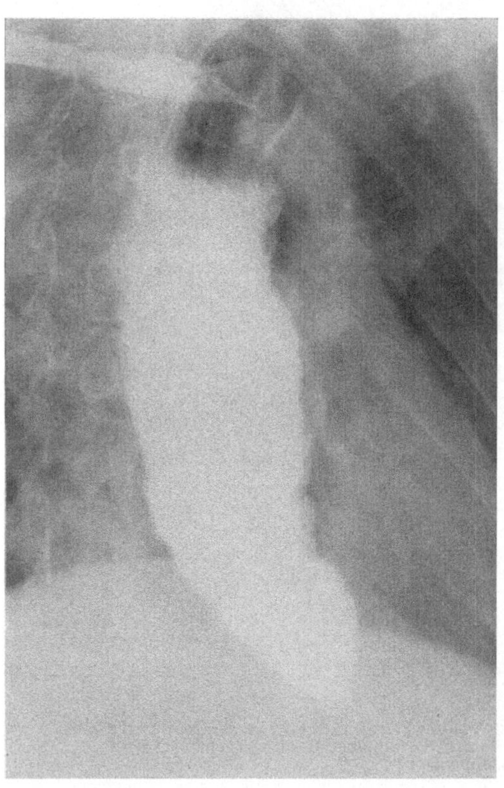 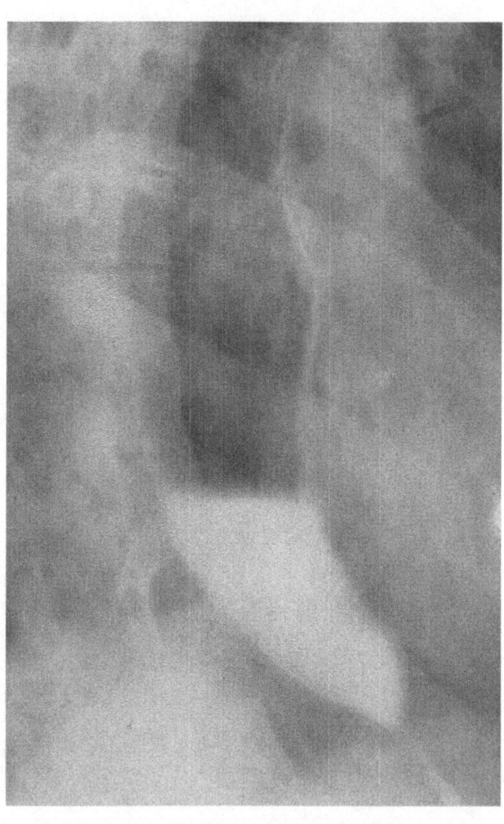

Abb. 104. Starke Auffullung des zylindrisch erweiterten Oesophagus mit Kontrastmasse. Kardia verschlossen.

Abb. 105. Durch starke Luftauffullung der Speiserohre und Erhohung des intrathorakalen Druckes gelingt es dem Kranken, den Kardiaverschluß zu sprengen und dadurch den Speiserohreninhalt in den Magen zu entleeren. (Derselbe Fall wie in Abb. 104 dargestellt).

1. In Fällen von Kardiospasmus, bei welchen es bald oder weniger bald zu einer Lösung des Verschlusses kommt, kann zeitweise normale Funktion der Kardia mit normalem Ablauf des Mechanismus des Speisedurchtrittes beobachtet werden.

Röntgenbefund: Mittelstarke Elongation, mäßige Querdehnung der Speiseröhre. Der subphrenische Oesophagusabschnitt zieht in einem spitzeren Winkel magenwärts als physiologischerweise. Das Speiseröhrenende erscheint verschmälert, zugespitzt. Vollkommener Verschluß der Kardia. Eine 10 Minuten später vorgenommene Untersuchung ergibt einen entleerten Oesophagus. Bei neuerlicher Kontrastfüllung erfolgt eine normale Entleerung der Speiseröhre, sowohl bei Verabreichung von Flüssigkeit wie von Paste. In Beckenhochlage gelangt Flüssigkeit erst bei fortgesetztem Trinken an die Kardia (Hypotonie des Oesophagus). Die Kardia selbst zeigt normale rhythmische Öffnung und normale Kontrastpassage.

2. Bei höheren Graden von Kardiospasmus kann eine Erschwerung der Entleerung des Speiseröhreninhaltes in den Magen dadurch bedingt sein, daß auch nach Lösung des kompletten Verschlusses zwar eine rhythmische Entleerung durch die Kardia stattfindet, doch bei jedesmaliger Öffnung der Kardia nur geringe Quantitäten in den Magen gelangen.

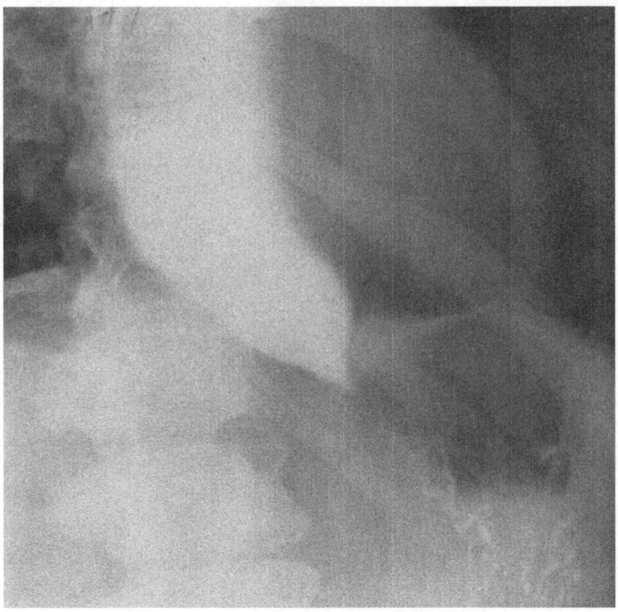

Abb. 106. Pfriemenartig zugespitztes distales Ende der Kontrastsilhouette bei einem mit Dilatation einhergehenden Kardiospasmus.

Röntgenbefund: Stark elongierte, „S"-förmig gekrümmte Speiseröhre mit spitzwinkeliger Abknickung des subphrenischen Abschnittes, mäßige Dilatation. Kontrastflüssigkeit und auch Kontrastpaste bleiben an der Kardia vollständig stecken. Nach starker Auffüllung der Speiseröhre ist jedesmal eine Entleerung in den Magen nachzuweisen; diese sistiert aber bald wieder, und erst nach neuerlicher Auffüllung findet eine wieder nur spärliche Entleerung statt. Die nach starker Auffüllung in Beckenhochlage vorgenommene Untersuchung ergibt, daß die Kardia sich rhythmisch öffnet und schließt, daß jedesmal jedoch nur ein ganz geringes Quantum von Kontrastmasse durchgespritzt wird. Das Lumen der Kardia scheint sich dabei zur normalen Breite zu erweitern, denn es passiert auch dicke Paste, doch erfolgt der Verschluß des Lumens wieder so rasch, daß auch von Flüssigkeit nur ein minimales Quantum durchtreten kann.

3. Im Gegensatz zu diesem Verhalten kann es bei Fällen von Kardiospasmus, bei denen auch bei wiederholter Untersuchung ein kompletter Verschluß an der Kardia zu beobachten war, durch starke Füllung oder Erhöhung des intrathorakalen Druckes zu einer plötzlichen Öffnung des Verschlusses kommen, und zwar bis zu einer normal großen Lumenbreite und so anhaltend, daß sich der ganze Speiseröhreninhalt in einem Zuge in den Magen entleert.

Röntgenbefund: Schon ohne Kontrastfüllung ist die rechte Kontur des Oesophagus im Bereiche des rechten Lungenfeldes sichtbar. Die Kontrastfüllung ergibt eine hochgradig elongierte und auch stärker quergedehnte geschlängelte Oesophagussilhouette. Lebhafte Peristaltik. Kompletter Verschluß der Kardia. Nachdem die Speiseröhre bis in die Höhe der Trachealbifurkation mit Kontrastflüssigkeit aufgefüllt wurde, öffnet sich die Kardia plötzlich und der ganze Speiseröhreninhalt fließt ohne Unterbrechung in breitem Strahl durch die jetzt kontinuierlich offene Kardia in den Magen. Füllung mit Kontrastpaste ergibt denselben Befund. Die wiederholte genaue Beobachtung unter dem Röntgenschirm zeigt, daß bei diesem bekannten Bilde der Entleerung der Kardiamechanismus vollkommen ausbleibt. Der Durchtritt erfolgt konstant wie durch ein breit offenes, starres Rohr.

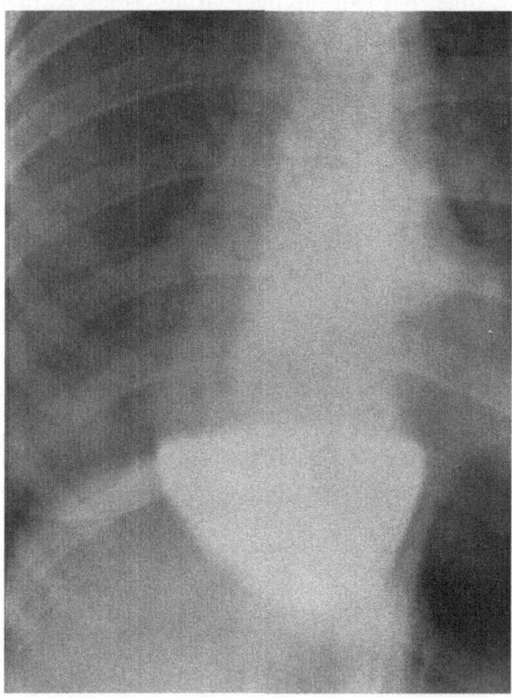

Abb. 107. Abgerundetes Ende der Kontrastsilhouette bei Kardiospasmus mit hochgradiger Speiseröhrenerweiterung.

4. Seltener als dieses Verhalten ist in stark fortgeschrittenen Fällen zu beobachten, daß nach länger andauerndem Verschluß eine Öffnung der Kardia erfolgt, welche nun solange anhält, bis ein größeres Quantum Flüssigkeit in den Magen gelangt ist. Der Durchtritt aber erfolgt dabei nur durch einen schmalen Spalt.

Röntgenbefund: Oesophagusschatten nicht wesentlich verbreitert, beträchtlich elongiert. Der subphrenische Abschnitt ist rechtwinkelig zum thorakalen Teil abgeknickt. Kontrastflüssigkeit bleibt an der Kardia stecken. Nach Einnahme von einigen Löffeln Kontrastpaste dringt diese in dünnem Strahl durch die Kardia. Der ganze Speiseröhreninhalt gelangt von nun an in fortgesetztem langsamen Fluß in den Magen, währenddem keine wiederholte Öffnung und Schließung der Kardia nachweisbar ist. In Beckenhochlage gelangt sowohl Paste als auch mit einmaligem Schlucken genommene Kontrastflüssigkeit rasch an die Kardia; Hypertonie. Dabei tiefe Peristaltik.

Ein ähnliches Verhalten der Kardia kann auch beobachtet werden, wenn im Gegensatz zu diesem Typus die Speiseröhre stark hypotonisch war.

Röntgenbefund: Hochgradige Dilatation und Elongation der Speiseröhre. Die rechte Kontur des obersten Abschnittes der thorakalen Speiseröhre ragt über die nach derselben Seite skoliotische Wirbelsäule in das rechte Lungenfeld. Die Speiseröhre ist mit Flüssigkeitsmassen erfüllt, so daß die Kontrastflüssigkeit nur langsam gegen die Kardia sinkt und sich rasch verdünnt. Kein Durchtritt von Kontrastmasse durch die Kardia nachweisbar. Bei der zwei Tage später vorgenommenen Untersuchung, vor welcher der Speiseröhreninhalt (zähes Sekret) entleert wurde, sinkt die Kontrastmasse rasch an die Kardia. Nach längerem völligen Verschlossenbleiben der Kardia erfolgt ein Durchtritt von Speiseröhreninhalt durch dieselbe in den Magen. Die Entleerung hält längere Zeit an, ohne daß Öffnungen und Schließungen der Kardia zu sehen sind. Die Passage erfolgt durch eine annähernd halbbleistiftdicke Öffnung.

5. Den Fällen von Kardiospasmus, bei welchen der Verschluß längere Zeit hindurch ein kompletter ist, steht eine zweite Gruppe von Fällen gegenüber, bei welchen zwar ebenfalls als erstes eine Stauung der Kontrastmassen in der Speiseröhre auffällt, aber im wesentlichen Gegensatz zu den ersterwähnten Fällen schon von Anfang an eine Entleerung der Speiseröhre erfolgt. Das heißt, es gelangt schon vom ersten Schluck oder Bissen, gleich wenn er an die Kardia gelangt, ein Teil durch diese in den Magen. Am häufigsten sind die Fälle, bei denen die Kardia konstant offen, jedoch nur wenig durchgängig ist. Der offene Spalt ist meist nur so wenig durchgängig, daß durch ihn nur Flüssigkeit passiert, jedoch dickerer Brei oder Paste stecken bleiben. Dabei können sowohl die anatomischen als auch die funktionellen Veränderungen des Oesophagus gleich hohe Grade zeigen wie bei der ersten Gruppe.

Röntgenbefund: Stark quer-, wenig längsgedehnte Speiseröhre. Kontrastflüssigkeit fließt in den Magen, doch so langsam, daß es zu keiner genügenden Auffüllung des Magens kommt. Der subphrenische Speiseröhrenanteil trichterförmig, am kardialen Ende stark zugespitzt. Die Kontrastsilhouette endet in einem fadenförmigen Schatten. Kontrastpaste bleibt im subphrenischen Speiseröhrenabschnitt vollkommen stecken. Die nach halbjähriger Dehnungsbehandlung der Kardia mittels GOTTSTEINscher Sonde in HEYROVSKYs Modifikation, vorgenommene, neuerliche Röntgenuntersuchung ergibt dasselbe anatomische Bild des dilatierten Oesophagus, doch gelangt Flüssigkeit in konstantem Fluß rasch durch die Kardia, auch Brei passiert dieselbe, erst dicke Paste bleibt stecken. In Beckenhochlage ist nachweisbar, daß eine konstante Passage durch die Kardia stattfindet, ohne daß sich letztere auch nur zeitweilig schließen würde. Dabei erscheint der Ausguß der Kardia bzw. des angrenzenden Speiseröhrenendes als strohhalmdünner Streifen.

Die genaue Beobachtung der Fälle dieser Kategorie erscheint besonders dann von Wichtigkeit, wenn die Dilatation der Speiseröhre keine hochgradige ist, weil die Ähnlichkeit des anatomischen und funktionellen Bildes mit dem des Kardiacarcinoms so groß ist, daß nur die genaue Beobachtung der Konturen an der Kardia, und zwar sowohl der ösophagealen wie der ventrikulären Konturen (in Beckenhochlage), eine Unterscheidung ermöglicht. Auch Anamnese und Atropinversuch können im Stich lassen, wie folgendes Beispiel zeigt:

Seit 4 Monaten zunehmende Schluckbeschwerden. Die Patientin kann jetzt nur Flüssigkeit in kleinen Quantitäten zu sich nehmen. Die Beschwerden nehmen allmählich zu. Auch keine kurzdauernden Besserungen. Körpergewichtsabnahme; in den letzten 3 Monaten 9 kg.

Röntgenbefund: Mäßige Dilatation der Speiseröhre, keine Elongation. Der subphrenische Speiseröhrenabschnitt in einen kaum bleistiftdicken, sich gegen die Kardia zuspitzenden Kanal umgewandelt. Kontrastflüssigkeit passiert die Kardia konstant in dünnem Strahl. Kontrastpaste bleibt an der Kardia stecken und gelangt, trotz lebhafter Peristaltik, nicht weiter. In Beckenhochlage keine Funktion des Kardiamechanismus nachweisbar. Die Wände (Konturen der Kontrastsilhouette) glatt und regelmäßig.

Novatropin ohne Effekt. Derselbe Röntgenbefund. Gastrostomie: die Austastung des Fundus ventriculi ergab keine Anhaltspunkte für ein Carcinom.

Die nachher durchgeführte Sondendehnung der Kardia führte zu einer Erleichterung der Nahrungsaufnahme per os.

Die neuerliche Röntgenuntersuchung ergab folgendes: Im Gegensatz zu den ersten Untersuchungen gelangt auch Paste durch die Kardia, doch ebenfalls ohne inzwischen erfolgende Schließungen derselben. Die Kontrastsilhouette zeigt glatte Konturen.

6. Eine weitere Reihe von Fällen ergibt auf den ersten Blick dasselbe Bild wie die unter Punkt 5 beschriebenen Fälle, bei denen ein konstanter Durchtritt von Kontrastmasse erfolgt. Bei genauer Beobachtung aber, besonders bei der Untersuchung in Beckenhochlage, ist bei ihnen deutlich zu sehen, daß die Kardia nicht konstant offen ist, sondern rasch aufeinander folgendes Öffnen und Schließen zeigt, welches in wesentlich rascherem Tempo als physiologischer Weise erfolgt. Bei jedem rasch aufeinander folgenden Öffnen gelangt nur ein ganz geringes Quantum Kontrastmasse in den Magen.

Röntgenbefund: Hochgradige, sackförmige Erweiterung der Speiseröhre. Das distale Ende derselben breit. Sowohl Kontrastflüssigkeit als auch Paste staut sich im Oesophagus und gelangt auch bei starker Auffüllung nur sehr langsam in den Magen. Die Entleerung des Oesophagus erfolgt dabei durch ununterbrochen rasch aufeinander folgendes Öffnen der Kardia. Bei jedem Öffnen gelangt ein kurzer, schmaler Schattenstreifen in den Magen, welcher rasch bis an den caudalen Pol des längsgedehnten atonischen Magens sinkt.

Bei der oberflächlichen Untersuchung, besonders dann, wenn diese nur kurze Zeit hindurch vor dem Durchleuchtungsschirm in Vertikalstellung vorgenommen wird, können die zwei in Punkt 5 und 6 beschriebenen Arten der gestörten Kardiafunktion leicht verwechselt werden. Einerseits kann, wie schon bemerkt, das mehrmals rasch aufeinander folgende Öffnen und Schließen der Kardia übersehen werden, der Durchtritt von Kontrastmasse durch die Kardia erscheint dann kontinuierlich; andererseits aber kann die durch rasche, kräftige Herzpulsation mitgeteilte rhythmische Wellenbewegung der Flüssigkeit im dilatierten Oesophagus bis in den untersten Anteil des subphrenischen Speiseröhrenabschnittes fortgepflanzt, einen rhythmisch unterbrochenen Kontrastingestendurchtritt durch die Kardia vortäuschen. Meist gelingt es, den Patienten in horizontaler oder Beckenhochlagerung durch Drehung um seine Längsachse in eine Lage zu bringen, in der die mitgeteilte

Pulsation im Bereiche des kardialen Oesophagusendes ausgeschaltet ist, wodurch die Unterscheidung eindeutig möglich wird.

7. Im Gegensatz zu den Fällen, bei denen die Kardia konstant oder fast konstant offen ist, jedoch durch den schmalen Spalt nur dünnflüssige Massen durchkommen, und bei denen auch die zu verschiedenen Zeiten und wiederholt vorgenommene Untersuchung keine Änderung im Bilde ergibt, konnte ich in einigen Fällen folgendes Verhalten beobachten:

Röntgenbefund: Mittelstarke Dilatation der Speiseröhre, keine Elongation. Der Oesophagus spitzt sich kardiawärts zu. Starke Atonie. Kontrastpaste bleibt an der Kardia stecken. Kontrastflüssigkeit passiert die Kardia in konstantem dünnen Strahl. Bei der einen Tag später vorgenommenen Untersuchung dasselbe Verhalten. Bei der drei Tage später vorgenommenen 3. Untersuchung zeigt Flüssigkeit dasselbe Verhalten wie bei den zwei ersten Untersuchungen, nämlich daß sie in dünnem Strahl konstant in den Magen abfließt. Bei der Verabreichung von Kontrastpaste bleibt diese wieder an der Kardia stehen, doch lösen sich kurze Kontrastsäulchen los und gelangen in den Magen, und zwar unter rhythmischer, stärkerer Öffnung der Kardia. Nachdem wegen der starken Atonie des Oesophagus auch bei Verabreichung von größeren Mengen von Kontrastmasse in der Beckenhochlage weder Flüssigkeit noch Paste bis an die Kardia zu bringen war, konnte leider nicht festgestellt werden, ob sich die Kardia nun nach der starkeren Öffnung, welche erfolgen mußte, um die breiteren Kontrastpastesäulchen durchzulassen, vollkommen verschloß, oder nur bis zu der Breite, daß Flüssigkeit konstant durchfließen konnte. Bei neuerlicher Verabreichung von Flüssigkeit, bei Vertikalstellung des Patienten, war wieder ein konstanter Durchtritt in dünnem Strahl nachweisbar.

8. Endlich wäre eine nicht seltene, jedoch wenig bekannte Art von Fallen zu erwahnen, bei denen nach anfänglich guter Funktion der Kardia ein plötzlicher Verschluß derselben eintritt. Bei der Röntgenuntersuchung fällt auf, daß mit der Kontrastflüssigkeit auch eine großere Menge von Luft durch die Kardia in den Magen gelangt, wodurch die Magenblase bald eine abnormal große Ausdehnung erlangt, worauf die Kardia plötzlich geschlossen bleibt. Erst nach einiger Zeit kommt es wieder zur Öffnung derselben, worauf Luft aus dem Magenfundus in die Speiseröhre und gleichzeitig Kontrastmasse aus dem Oesophagus in den Magen gelangt. Dann kommt es wieder zu einer normalen Funktion der Kardia.

Röntgenbefund: Mittelstarke Dilatation der Speiseröhre. Kontrastflüssigkeit passiert die Speiseröhre und die Kardia anfangs ohne Schwierigkeit; die Magenblase ist groß und nimmt während des Trinkens an Größe auffallend zu. Plötzlich sistiert der Durchtritt von Flussigkeit durch die Kardia und beim fortgesetzten Trinken fullt sich die Speiseröhre mit Kontrastmasse auf. Die Speiseröhre zeigt keine Atonie, aber lebhafte Peristaltik. Nach geraumer Zeit ($^1/_2$—2 Minuten) neuerlicher Abfluß von Kontrastmasse aus der Speiseröhre in den Magen. Gleichzeitig entweicht Luft aus dem Magen in die Speiseröhre. In Beckenhochlage bei leerem Magen normale Passageverhältnisse.

9. Anschließend an diese Fälle möchte ich noch eine Möglichkeit erwähnen. Wie bekannt, sehen wir bei Kardiospasmus sehr oft nicht nur einen dauernden Verschluß an der Kardia, sondern auch, daß die Kontraktion sich oft auf längere Partien kranialwärts erstreckt, so daß die Kontrastmasse in manchen Fällen

nur bis in die distale Hälfte des thorakalen Oesophagus gelangt. Erwähnenswert erscheint mir aber ein Fall, bei dem die weitere Untersuchung ergab, daß trotz starker Kontraktion des subphrenischen Speiseröhrenabschnittes die Kardia frei war.

Röntgenbefund: Mäßige Dilatation der Speiseröhre. Kontrastflüssigkeit bleibt ober dem Hiatus oesophageus stecken. Bei Verabreichung von größeren Mengen Kontrastpaste wird im subphrenischen Speiseröhrenabschnitt eine fadenförmige Füllung sichtbar. Die durch den schmalen Kanal durchdringende Kontrastmasse sammelt sich vor der Kardia bis zur Menge eines kirschkerngroßen Schattenfleckes, um dann durch plötzliche Öffnung in den Magen zu gelangen.

Das Passagehindernis lag in diesem Falle nicht an der Kardia, welche normalen Mechanismus zeigte, sondern in einem Spasmus des Oesophagus. Obzwar die scharfe Unterscheidung des Oesophagusspasmus vom Kardiaspasmus nicht immer gemacht werden kann, so zeigt dieser Fall, daß manchmal doch die Möglichkeit besteht, auch bei kardianahem Spasmus des Oesophagus diese Unterscheidung zu treffen.

IV. Differentialdiagnose.

Differentialdiagnostisch gegenüber Kardiospasmus mit Dilatation der Speiseröhre kommen zwei Erkrankungen in Betracht, und zwar erstens die organische, vorwiegend carcinomatöse Stenose der Kardia oder des subphrenischen Speiseröhrenabschnittes mit konsekutiver Dilatation und Hypertrophie des Oesophagus und zweitens tiefsitzende Divertikel des Oesophagus.

Was zunächst die Differentialdiagnose zwischen Carcinom und Kardiospasmus anbelangt, so wäre zu bemerken, daß beim Carcinom geringere Grade von Dilatation in Betracht kommen. Weiterhin sei auf alles im Abschnitt über Oesophagospasmus betreffs der Differentialdiagnose Gesagte verwiesen. Es sei an dieser Stelle nochmals betont, daß nur der bei wiederholter Untersuchung deutliche Wechsel in der Kontrastpaste ausschlaggebend ist, wobei die nach verschiedentlichen Formen der Dysfunktion erfolgende prompte Entleerung des Oesophagusinhaltes durch ein plötzliches weites Lumen der Kardia oder bei wieder einsetzender normaler Kardiafunktion gegen Carcinom im Kardiabereich beweisend sein kann. Besondere Schwierigkeiten kann die Differentialdiagnose dann bieten, wenn sich der Verschluß auf eine längere Strecke des Oesophagus erstreckt. Wenn auch bei wiederholter Untersuchung kein Wechsel im funktionellen Bilde zu erzielen ist, so muß wohl trotz der Röntgenuntersuchung die Frage offen bleiben, ob der lange, schmale Füllungsschatten, welcher auch bei Spasmus geschlängelt sein kann, einem ausgedehnten Spasmus oder einem Scirrhus entspricht.

Differentialdiagnostische Schwierigkeiten zwischen Divertikel und Speiseröhrendilatation werden sich nur dann ergeben, wenn es nicht gelingen sollte, eine stärkere Auffüllung der Speiseröhre mit Kontrastmasse zu erzielen, denn bei stärkerer Auffüllung ist es mit einem Schlage ersichtlich, daß es sich nicht um eine lokale sackförmige, sondern um eine diffuse Erweiterung handelt. Dabei muß aber immer an die Möglichkeit des Bestehens eines Divertikels bei gleichzeitiger Dilatation der Speiseröhre gedacht werden, dessen Darstellung, ja Auffindung in diesem Falle schwierig sein kann. Besonders wenn die Erweiterung des Oesophagus etwas höhere Grade erreicht hat, wird eine kleinere lokale Aussackung von der großen Schattenmasse des Oesophagus in allen Durchmessern verdeckt werden können. Eventuell kann die Auffindung eines epiphrenalen oder epikardialen Divertikels, denn um solche handelt es sich ja bei dem mit Dilatation einhergehenden Kardiospasmus, dadurch möglich werden, daß nach Entleerung der Speiseröhre Reste der Kontrastmasse im Divertikel zurückbleiben und nun durch Luftfüllung der Speiseröhre (wenn sie gelingt) die lokale Ausbuchtung deutlich zur Darstellung gelangt.

In seltenen Fällen fehlen bei der idiopathischen Dilatation typische Schluckbeschwerden, so daß von einer Kontrastuntersuchung der Speiseröhre zunächst

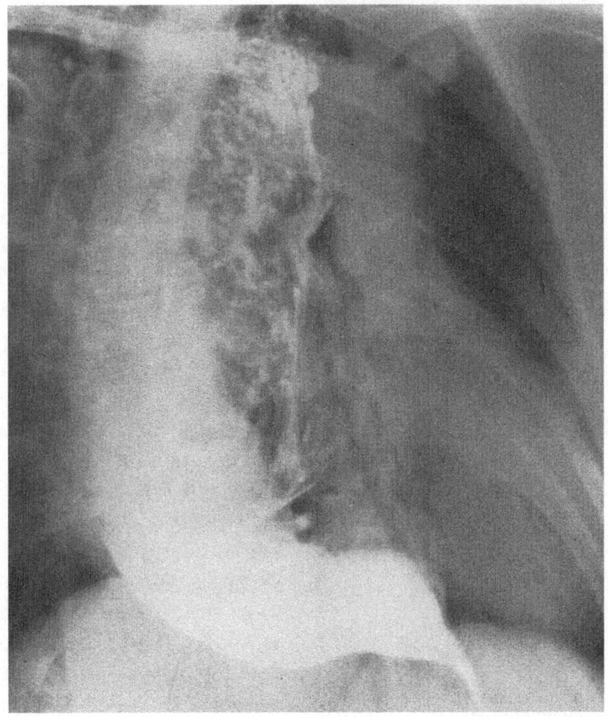

Abb. 108. Idiopathische Dilatation des Oesophagus. Große Schattenaussparungen der Kontrastsilhouette, durch nicht schattengebende, konsistente Speisereste bedingt.

abgesehen wird und die unbestimmten Druckbeschwerden im Bereiche des Brustraumes zu einer einfachen Röntgenuntersuchung der Brustorgane führen. Die hierbei in Erscheinung tretende Verbreiterung des Mediastinalschattens muß differentialdiagnostisch von Schatten anderer Ätiologie unterschieden werden. Die Differentialdiagnose ergibt sich nach LENK aus folgenden Symptomen:

Bei der idiopathischen Dilatation des Oesophagus ist die Verbreiterung des Mittelschattens asymmetrisch, da die erweiterte Speiseröhre die Pleura mediastinalis in der Regel nur auf einer Seite, gewöhnlich rechts erreicht. Die Schattenbegrenzung ist bei der Oesophagusdilatation scharf, in der Regel einheitlich konvex, nur bei Schlängelung gekerbt. Die rechtsseitige Konturlinie biegt bei der Oesophagusdilatation in der Höhe der Zwerchfellkuppe, entsprechend dem Verlaufe des suprakardialen Oesophagusabschnittes, scharf nach links um. Wichtig ist ferner nach LENK die Feststellung der Lage des Schattens. Der Schatten der dilatierten Speiseröhre wird hinter dem Schatten des Herzens und der großen Gefäße und vor der Wirbelsäule lokalisiert werden können.

Bei Berücksichtigung dieser Symptome wird man aus ihnen mindestens den dringenden Verdacht auf das Vorliegen einer Speiseröhrendilatation schöpfen und diesen dann zu bestätigen suchen (LENK).

V. Komplikationen.

Eine häufigere Komplikation der in Frage stehenden Erkrankung ist das Carcinom. Es ist bis heute noch keineswegs klargestellt, ob in jedem Falle als primäre Erkrankung der Kardiospasmus verbunden mit Speiseröhrendilatation anzusehen ist. Doch sprechen die bisher vorliegenden Beobachtungen in diesem Sinne. Bei Annahme eines ursächlichen Zusammenhanges können die chronisch entzündlichen Schleimhautveränderungen als Basis für die Entstehung des Carcinoms angenommen werden. ASSMANN, der auch über eine einschlägige Beobachtung verfügt, konnte die Möglichkeit bestätigen, daß bei idiopathischer Oesophagusdilatation auch in den erweiterten höheren Abschnitten spastische Kontraktionen auftreten, und daß solche Spasmen, eine vorübergehende funktionelle Enge schaffend, einen Reiz zur Carcinomentwicklung abgeben.

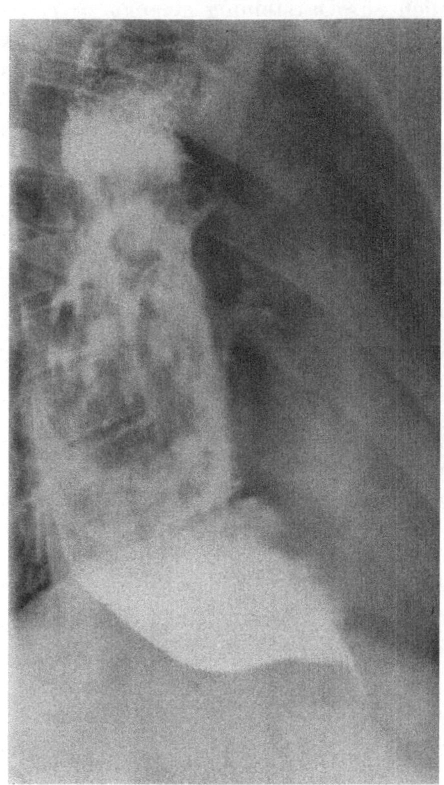

Abb. 109. Idiopathische Speiserohrendilatation und ausgedehnte Schattenaussparungen der Kontrastsilhouette, einerseits durch Carcinom, andererseits durch nicht schattengebende Speisereste bedingt.

Jedenfalls wird das Carcinom des Oesophagus in der dilatierten Speiseröhre leicht übersehen, gerade mit Rücksicht darauf, daß bei der dilatierten Speiseröhre Schattenaussparungen nicht selten sind. Sie werden auf nicht schattengebende, in der Speiseröhre retinierte, Speisereste zurückgeführt (Abb. 108, 109 u. 110). Allein schon aus dem Grunde, aus etwa vorhandenen Schattenaussparungen Schlüsse ziehen zu können, erscheint es in jedem Falle von Kardiospasmus mit Speiseröhrendilatation, bei welcher keine gute Kardiapassage vorliegt, notwendig, eine gründliche Speiseröhrenwaschung vorzunehmen, bevor eine Wiederholung der Röntgenuntersuchung vorgenommen wird. Es ist oft ganz erstaunlich, was für Massen an harten Speiseresten zutage gefördert werden können. Es ist jedenfalls nicht einfach, eine komplette Entleerung des Oesophagus von eingedicktem, alten Inhalt zu erzielen. Eine Stenose des Oesophaguslumens in der Höhe des Carcinoms ist in der Regel mit Rücksicht auf die Speiseröhrendilatation erst in weit fortgeschrittenem Stadium des Neoplasmas, in manchen Fällen gar nicht zu erwarten.

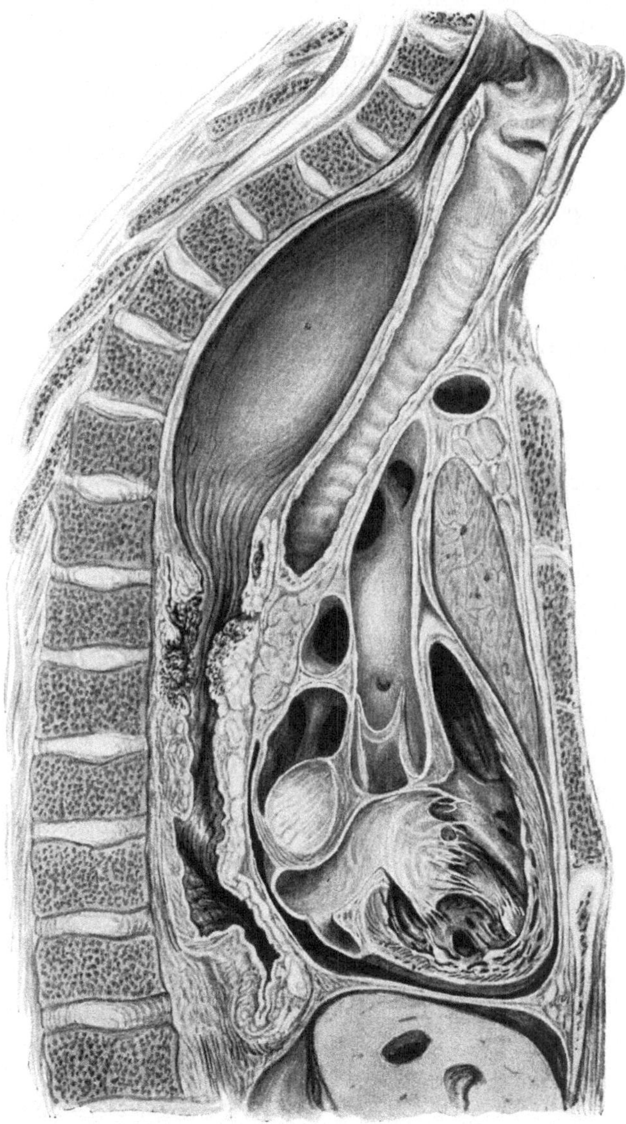

Abb. 110. Korperquerschnitt des in Abb. 109 rontgenologisch dargestellten Falles Autopsie 3 Monate nach der Röntgenaufnahme; Gefriermikrotomschnitt nach Formalinhartung nach PRIESEL. Das Carcinom in Bifurkationshöhe exulceriert.

Die röntgenologische Feststellung von Ulcera der Speiseröhre, welche bei der Speiseröhrendilatation mitunter sekundär auftreten, ist bisher noch nicht gelungen. Vielleicht stehen die mitunter auch in der dilatierten Speiseröhre im thorakalen Abschnitt vorübergehend auftretenden Spasmen in kausalem Zu-sammenhange mit diesen Ulcera. Auch diese Frage harrt noch ebenso ihrer Lösung wie viele andere, welche diese Affektionen betreffen.

Von lebensbedrohenden, akut einsetzenden Komplikationen, welche bei dem Krankheitsbilde des mit Dilatation des Oesophagus einhergehenden Kardio-spasmus auftreten können, sind vornehmlich zwei zu erwähnen. Erstens kann durch hochgradige Dilatation der Speiseröhre bei starker Auffüllung des Rohres mit Flüssigkeit oder Luft, vorwiegend wenn diese Auffüllung zum Zwecke der Druckerhöhung zwecks Sprengung des Kardiaverschlusses künstlich erzeugt wird, eine hochgradige Trachealkompression erfolgen, so daß Erstickungsgefahr besteht (BARD). Zweitens kann es durch tiefgreifende Ulcerationen, welche infolge der Stagnationsoesophagitis auftreten, zu einer Perforation in benachbarte Organe kommen, vorwiegend in den Mediastinalraum (FEDDER). In letzterem Falle besteht natürlich die Gefahr einer eitrigen Mediastinitis.

II. Organische Erkrankungen der Speiseröhre.

1. Angeborene Mißbildungen der Speiseröhre.

I. Pathologie.

Die kongenitalen Mißbildungen des Oesophagus sind ziemlich selten. Bis zum Jahre 1926 wurden 223 Fälle beschrieben, welche den verschiedensten Formen angehören. Ganz spärlich sind naturgemäß jene Fälle, bei denen das Röntgenverfahren in Anwendung gebracht wird. Bisher wurden nur 3 Fälle bekannt (WEILL und PEHA; SCHMITZ; STUBENRAUCH), bei denen das Röntgen-verfahren zur Diagnosenstellung herangezogen wurde. Trotzdem kann die röntgenologische Untersuchung zur Klärung der Anomalie im Einzelfalle in weitestgehendem Maße beitragen; dazu ist aber die genaue Kenntnis der ein-zelnen Typen der Mißbildung nötig.

Die bisher beobachteten Mißbildungen der Speiseröhre können in zwei Gruppen eingeteilt werden:

a) Mißbildungen der Speiseröhre ohne Kommunikation mit den Luftwegen; und

b) Mißbildungen der Speiseröhre mit einer offenen Verbindung der Luft-wege mit der Speiseröhre (Abb. 111).

ad a) Bei den Mißbildungen, welche keine Kommunikation des Oesophagus mit den Luftwegen aufweisen, können die folgenden zur Beobachtung kommen:

Die Speiseröhre kann vollständig fehlen (a). Ein bindegewebiger Strang ohne Lumen substituiert den Oesophagus (b). Obliteration der Speiseröhre im mittleren Drittel, wodurch zwei Blindsäcke resultieren, von denen der obere mit dem Pharynx in normaler Verbindung steht, der untere in typischer Weise zur Kardia führt und in den Magen mündet (c). Blindsackbildung des oberen Speise-röhrenanteiles bei völliger Obliteration des unteren Abschnittes (d). Bei der Blind-sackbildung im oberen Abschnitt kann der untere Oesophagusanteil auch völlig fehlen (e). In ganz seltenen Fällen tritt eine Mißbildung in der Form auf, daß die Speiseröhre durch eine quere, vollkommen undurchgängige Membran in zwei Teile geteilt wird. Dieses, das Lumen des Speiserohres vollkommen ver-schließende Septum kann sowohl im oberen Anteil des Oesophagus gelegen sein (f), als auch das Lumen im unteren Speiseröhrenabschnitte vollkommen verschließen (g). Der Oesophagus kann auch eine Teilung in der Längsrichtung erfahren, wodurch eine komplette, meist aber eine partielle Verdoppelung des Speiserohres, vorwiegend im mittleren Anteil entsteht (h). In selteneren Fällen ist die Obliteration der Speiseröhre keine vollständige. Es handelt sich dann um eine angeborene Stenose des Oesophagus, welche wieder in zwei Formen in

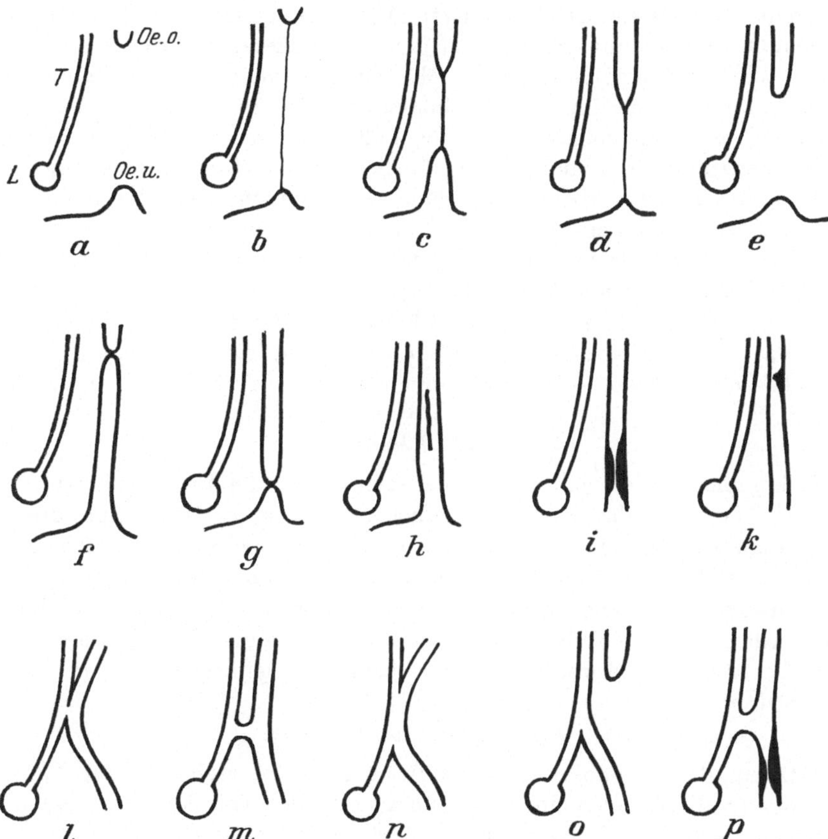

Abb. 111. Schema der verschiedenen Formen von Mißbildungen. (Unter Benutzung einer Zeichnung von HACKER und LOTHEISSEN. Neue Dtsch. Chir. 34 (1926). Oe. o. Oesophagus oberes Stuck; Oe. u. Oesophagus unteres Stuck; T Trachea; L Lunge.

Erscheinung treten kann. Entweder ist das Lumen auf längere Strecke trichterförmig mehr oder weniger hochgradig verengt (i), oder es ist das Speiserohr wie in den früher beschriebenen Fällen durch ein Septum geteilt, ohne daß aber das Septum einen vollkommenen Verschluß bildet. Die Passage wird durch ein Loch im Septum aufrechterhalten, oder aber das Septum spannt sich nur halbmondförmig in das Lumen hinein (k).

ad b) Die überwiegende Mehrzahl der Mißbildungen gehört der zweiten Gruppe an, bei welchen eine offene Verbindung der Speiseröhre mit den Luftwegen vorliegt. Auch in dieser Gruppe müssen wieder verschiedene Möglichkeiten unterschieden werden:

Es kann, bei sonst normaler Speiseröhre, eine Tracheo-Oesophagealfistel bestehen. Dabei können die beiden Rohre (Trachea-Oesophagus) dicht aneinander liegen und eine schmale Kommunikationslücke besitzen (l), oder es besteht zwischen Speiseröhre und Luftröhre ein, meist kurzer Verbindungskanal (m). Die Fistel, bzw. der Fistelkanal kann in verschiedener Höhe liegen und die Kommunikation besteht nicht immer nur zwischen Oesophagus und Trachea. Es wurden auch Fisteln zwischen Speiseröhre und Kehlkopf, sowie zwischen Speiseröhre und Bronchus beobachtet. Als höherer Grad der Kommunikation zwischen Oesophagus und Trachea ist jene Anomalie anzusehen, bei welcher die beiden Rohre auf eine langere Strecke einen gemeinsamen Schlauch (meist im Brustanteil, seltener im Halsteil, bilden (n). Die am häufigsten beobachtete Mißbildung des Oesophagus ($80^0/_0$ der Fälle) ist jene, bei welcher der obere Speiseröhrenanteil blind endigt oder gänzlich fehlt und der untere Oesophagusanteil von der Trachea abgeht (o). Endlich wäre auch noch eine Art von Mißbildung zu erwähnen, bei welcher eine Trachea-Oesophagusfistel oder -kommunikation besteht und gleichzeitig eine kongenitale Stenose in einem, meist unterhalb der Fistel gelegenen Abschnitt vorliegt (p).

Naturgemäß sind die beschriebenen Formen der Mißbildungen nur als Haupttypen anzusehen, auf welche sich alle Variationen zurückführen lassen. Um einen Überblick zu gewähren, sind die einzelnen Typen in Abb. 111 schematisch dargestellt.

II. Klinik.

Bei komplettem Verschluß der Speiseröhre sind die Erscheinungen charakteristisch. Versucht das Kind zu schlucken, so wird es blau, asphyktisch; es fängt an stark zu husten. Liegt zwischen Luft- und Speisewegen eine Kommunikation vor, so kann es zum Auswerfen von Meconium kommen.

Bei inkompletter angeborener Stenose hängt der Grad der Beschwerden im wesentlichen vom Grade der Stenose ab. Bei weniger hochgradiger Stenose treten die ersten Beschwerden oft erst beim Übergange zu festerer Nahrung in Erscheinung.

III. Röntgenuntersuchung.

Trotzdem die Prognose in der weitaus größeren Mehrzahl der Falle von Speiseröhrenmißbildungen eine so ungünstige ist, daß von den Lebendgeborenen die meisten schon nach ganz kurzer Zeit (Stunden—Tage) zugrunde gehen, kann in manchen Fällen doch noch durch rasches chirurgisches Eingreifen geholfen werden. Hierzu ist aber eine ehebaldigste Klarstellung der Art und des Grades der Mißbildung unerläßlich. Nebst der Oesophagoskopie kann in manchen Fallen die Röntgenuntersuchung zum Ziele führen, zumindest zur Klärung einen wertvollen Beitrag leisten.

Zwar fehlen ausreichende praktische Erfahrungen auf diesem Gebiete, da die Röntgenuntersuchung nur in vereinzelten Fällen angewendet wurde, trotzdem sollen an dieser Stelle die röntgendiagnostischen Möglichkeiten angeführt werden, welche nach dem heutigen Stande unserer Kenntnisse zur Klärung der Mißbildung beitragen können.

Wenn die Speiseröhre vollkommen fehlt (Abb. 111a) oder vollkommen obliteriert ist (Abb. 111b), so kann eine Kontrastfüllung derselben selbstredend nicht vorgenommen werden und es wird der Schluck Kontrastflüssigkeit, welcher mittelst des buccopharyngealen Schluckaktes in den Pharynx befördert wurde, in der Regel sofort wieder regurgitiert. Bei Obliteration (Abb. 111 d) oder beim Fehlen des unteren Speiseröhrenabschnittes (Abb. 111 e), sowie bei partieller Obliteration (Abb. 111 f) kann die Röntgenuntersuchung zwar die Länge des oberen Blindsackes angeben, doch nicht entscheiden, ob ein unterer Blindsack vorhanden ist oder nicht, vorausgesetzt, daß nur eine orale Füllung des Speiseröhrenstumpfes mit Kontrastmasse vorgenommen wurde. Das Gleiche gilt auch für die Fälle, bei denen das Lumen des Oesophagus durch ein queres Septum vollkommen verschlossen ist (Abb. 111 g). Somit kann durch die alleinige orale Füllung die Unterscheidung der angeführten Typen von Mißbildungen nicht erzielt werden. Erst nach Anlegung einer Magenfistel kann durch gleichzeitiges Einführen einer schattengebenden Sonde durch die Gastrostomiefistel über den im gegebenen Falle vorhandenen unteren Speiseröhrenanteil eine genauere Aufklärung gewonnen werden. Die Distanz der beiden Schatten, nämlich des mit Kontrastmasse gefüllten oberen Blindsackendes, oder des unteren Endes der oral eingeführten schattengebenden Sonde, von dem oberen Schattenende der Sonde, welche durch die Magenfistel in den unteren Speiseröhrenanteil eingeführt wurde, kann nun im Durchleuchtungsbilde direkt beobachtet werden. Dadurch ist es möglich, aufzuklären, ob eine Atresie auf eine längere Strecke vorliegt, oder ob der obere und untere Blindsack nur durch ein dünnes Septum getrennt sind. Diese Unterscheidung ist umso wichtiger, da bei Fällen mit einfachem Septumverschluß die operative Beseitigung der Membran aussichtsreich ist.

Anders steht es mit den Fällen, bei welchen eine Kommunikation des Oesophagus mit den Luftwegen vorliegt. Hier kann die Anomalie schon durch die Röntgenuntersuchung mittelst oraler Applikation von Kontrastflüssigkeit weitgehendst geklärt werden, naturgemäß auch wieder nur in den Fällen bei denen eine völlige Durchgängigkeit des oberen Oesophagus besteht (Abb. 111 l, m, n, p); in solchen Fällen wird die Abweichung der Kontrastflüssigkeit aus der Speiseröhre in die Luftwege an dem plötzlichen Auftreten von Schattenmassen im Bereiche der Bronchialverzweigungen auffallen. Zur Feststellung einer Tracheo-Oesophagealfistel genügt aber nicht allein die Feststellung des Bronchialausgußbildes, da dasselbe auch dadurch zustandekommen kann, daß aus einem kurzen Speiseröhrenblindsack regurgitierte Kontrastflüssigkeit via Rachen-Kehlkopf-Trachea in die Bronchien gelangt. Die Diagnose einer Kommunikation zwischen Oesophagus und Luftwege kann erst als feststehend betrachtet werden, wenn die ganze Speiseröhre und die Stelle der Kommunikation deutlich zur Darstellung gebracht werden konnte. Wie weit die Differenzierung der einzelnen Typen von Kommunikationen zwischen Trachea und Oesophagus möglich ist, muß wohl weitere Erfahrung lehren, doch wäre es denkbar, daß es durch Schluckenlassen von Kontrastflüssigkeit in einzelnen Fällen bei der Durchleuchtung gelingen kann, erstens die Stelle festzustellen, an welcher der Flüssigkeitsschatten zur Gänze oder zum Teil von der Verlaufsrichtung des Oesophagus abweicht, und zwar in den Bereich der Luftwege und zweitens dürfte aus dem Umstande, ob viel oder nur wenig von der Kontrastmasse in die Luftwege übertritt, darauf geschlossen werden können, ob die Kommunikation eine breite oder schmale ist, unter Umständen könnte sogar ein Kommunikationskanal (Abb. 111 m) zur Darstellung gebracht werden. Jedenfalls erscheint es wahrscheinlich, daß in Fällen, bei welchen nur eine Fistel besteht (Abb. 111 l, m), der größere Anteil der Kontrastflüssigkeit seinen Weg im Oesophagus kardiawärts nimmt und nur geringe Mengen der Kontrastflüssigkeit durch die Fistel in die Luftwege übertreten, ja daß die Kommunikation sogar übersehen wird, wenn sie durch zähere Schleimmassen gerade verlegt ist (Untersuchung in Beckenhochlage, s. Technik). Die Möglichkeit des Übersehens der Fistel dürfte in den Fällen weniger in Betracht kommen, bei welchen nebst der Fistel auch eine Stenose des Oesophagus unterhalb der Fistel vorliegt (Abb. 111 p), wodurch sich die Kontrastflüssigkeit (stärkere Stenose vorausgesetzt) über der Enge anstaut und peristaltisch in die Fistelöffnung gepreßt wird. Bei einer breiten Kommunikation zwischen Speise- und Luftwegen, bzw. bei gemeinsamem Lumen (Abb. 111 n) wird eine starke Füllung der Bronchien mit Kontrastmasse zu erwarten sein.

Schwierig liegen die Verhältnisse für die röntgenologische Beobachtung bei dem am häufigsten zu erwartenden Typus der Mißbildung, bei welchem der obere Speiseröhrenanteil einen meist ganz kurzen Blindsack bildet und der untere Speiseröhrenabschnitt mit der Trachea kommuniziert (Abb. 111 o). Eine röntgenologische Klärung der Anomalie wird auch hier erst nach Anlegung einer Magenfistel versucht werden können, da bei alleiniger oraler Kontrastfüllung nur der obere Blindsack zur Darstellung kommt und somit eine Unterscheidung dieses Typus von den Fallen, bei denen keine Kommunikation mit den Luftwegen besteht (Abb. 111 a, b, c, d, e, f), nicht möglich ist. Mit der Möglichkeit, daß von der aus dem kurzen Blindsack regurgitierten Kontrastflüssigkeit geringe Quantitaten durch die Trachea in den unteren Speiseröhrenabschnitt gelangen, kann zwar kaum gerechnet werden, doch wird es zweckmäßig sein, bei der Untersuchung auch an sie zu denken.

Auch die Untersuchung mittelst einer schattengebenden Sonde, welche durch die bereits angelegte Magenfistel eingeführt wird, kann nur dann eine Aufklärung bringen, wenn die Sonde durch den caudalen Anteil des Oesophagus so hoch in die Trachea hinaufgeschoben werden kann, daß ihr oberes Ende neben dem Kontrastschatten einer zweiten Sonde zu sehen ist, welche in den oberen Speiseröhrenstumpf eingeführt wurde.

Es erhebt sich nun die Frage, ob es überhaupt zulassig ist, in Fällen, bei denen die Möglichkeit einer Kommunikation zwischen Speiseröhre und Luftwegen angenommen werden muß oder kann, wegen der Gefahr der Aspirationspneumonie Kontrastflüssigkeit zu verwenden? Sicherlich werden zuerst alle klinischen Symptome und die Oesophagoskopie herangezogen werden müssen, bevor das Röntgenverfahren angewendet wird. Auch bei der Röntgenuntersuchung wird es sich empfehlen, zuerst allein mit der opaken Sonde eine Klärung der Anomalie zu erzielen. Kann aber auf diesem Wege keine Klarheit gewonnen werden, so ist die Untersuchung mit Kontrastflüssigkeit trotz der Gefahr der Aspirationspneumonie vorzunehmen, da ein lebenserhaltender chirurgischer Eingriff doch gewöhnlich nur nach völliger Aufklärung der Mißbildungsart vorgenommen werden kann. Auch ist die Gefahr der Aspirationspneumonie erfahrungsgemäß nicht allzu groß. Ist doch aus zahlreichen Fällen bekannt, daß der Übertritt von Kontrastmasse aus dem Oesophagus in die Luftwege bei einmaliger, ja auch bei wiederholter Untersuchung gewöhnlich schadlos vertragen wird. Da es sich in der Regel um Neugeborene handelt, ist die bei Säuglingen zweckmäßige

Form der Kontrastmittelaufschwemmung zu geben (s. spezielle Technik). Eines der zur Bronchoskopie gebräuchlichen Kontrastöle, Jodipin oder Lipiodol, kann auch angewendet werden, doch ist zu bedenken, daß die Öltröpfchen durch enge Fisteln kaum durchdringen werden, also solche Fisteln vielleicht übersehen werden können.

Die Fälle von kongenitaler Mißbildung, bei welchen keine Kommunikation zwischen dem Oesophagus und den Luftwegen besteht und bei welchen kein kompletter Verschluß, sondern nur eine Stenosierung des Lumens vorliegt (Abb. 111i, k), sind sehr selten (bis 1926 sind nur 45 Fälle bekannt geworden) und sie werden in der Regel nicht bei Neugeborenen, sondern erst später Gegenstand von Beschwerden. Wenn die Stenose eine hochgradige ist, so treten die ösophagealen Schluckstörungen meistens in dem Zeitpunkte auf, in welchem das Kind bereits entwöhnt und von der flüssigen zur festen Nahrung übergegangen wird. Bei weniger hohen Graden der Stenose kommt die Anomalie erst in späteren Kindheitsjahren, oder erst beim Erwachsenen mit ihren Folgeerscheinungen (Dilatation) zur Untersuchung. Auch in diesen Fällen kann die Röntgenuntersuchung Aufklärung geben, und zwar über den Sitz der Stenose, über den Grad der Veränderung, über die Art der Stenosierung und endlich über die eventuell bereits vorliegenden, oberhalb der Stenose auftretenden Veränderungen des Oesophagus.

Nach den bisher beobachteten Fällen zu urteilen, kann der Sitz der Stenose in allen Abschnitten des Oesophagus erwartet werden, sowohl im oberen, wie im mittleren und unteren Speiseröhrenabschnitt.

Der Grad der Stenosierung kann auch aus dem Durchmesser des Kontrastpastenschattens leicht ersehen werden, naturgemäß hat die Untersuchung aber immer zuerst mit flüssigen Kontrastmitteln zu erfolgen, da Paste ein sehr enges Lumen nicht passieren kann und daher über die Durchgängigkeit der Stenose keinen Aufschluß gibt.

Eine weitere Aufgabe der Röntgenuntersuchung ist, die Art der Stenosierung festzustellen, und zwar ist zu entscheiden, ob eine, das Lumen des Oesophagus nicht völlig verschließende Membran (Abb. 111k) oder Stenosierung einer längeren Strecke vorliegt (Abb. 111i). Die Unterscheidung der beiden Formen der Anomalie ergibt sich aus der Konfiguration des Kontrastschattens knapp oberhalb, bzw. knapp unterhalb der engsten Stelle der Stenose. Wenn die Kontrastpastensäule (oder bei hochgradiger Stenose die Kontrastflüssigkeit) nach unten zu unvermittelt in einen wesentlich verschmälerten Schatten übergeht, so handelt es sich um eine Membran, welche das Lumen zum größten Teil verschließt (Abb. 111k). Dabei kann die Lage des Lumens in der Membran dadurch festgestellt werden, daß die Lage der dünnen Schattensäule zu derjenigen der oberhalb gelegenen breiteren bestimmt wird, und zwar wird erkannt werden können, ob die plötzliche Verjüngung des Kontrastschattens zentral oder seitlich oder mehr nach vorne oder hinten gelegen ist. Vollkommen randständiger Abgang des schmalen Kontrastschattens spricht für inkomplette (meist halbmondförmige) Membranbildung, im Gegensatz zu mehr zentralem Abgang, welcher für eine durchlochte Membran spricht.

Bei der zweiten Form, der inkompletten angeborenen Stenose, nämlich der Enge des Lumens auf eine längere Strecke (Abb. 111i), ist eine allmählich nach unten zunehmende, trichterförmige Verschmälerung des Kontrastschattens zu erwarten. Dabei wird in der Regel nur der Anteil der Stenose festgestellt werden können, welcher vom oberen Ende bis zur engsten Stelle reicht. Der unterhalb der engsten Stelle gelegene, sich allmählich wieder verbreiternde Anteil kann nur zur Ansicht gebracht werden, wenn die Stenose in einem höheren Speiseröhrenabschnitt liegt, wenn der Tonus des Oesophagus ein guter ist und die Untersuchung in horizontaler oder am besten in Beckenhochlage erfolgt. Da kann gegebenenfalls ein komplettes Ausgußbild der Stenose in ihrer ganzen Länge zustande kommen. In tieferen Speiseröhrenabschnitten wird, der Schwerkraft entgegen, die Kontrastmasse durch die Peristaltik auch zu rasch kardiawärts befördert, als daß unterhalb der größten Stenosenmenge ein Ausgußbild entstehen könnte.

Wenn die Anomalie erst im späteren Kindesalter oder beim Erwachsenen zur Beobachtung kommt, so wird außer der Stenose auch eine Dilatation des oberhalb der Stenose gelegenen Speiseröhrenabschnittes beobachtet werden können und der Grad der Dilatation festzustellen sein.

Die Längsteilung der Speiseröhre durch längsverlaufende Scheidewände (Abb. 111 h) hat bisher in keinem bekannt gewordenen Falle den Gegenstand einer Röntgenuntersuchung gebildet. Angesichts der mangelnden Schluckbeschwerden wird diese Anomalie meist nur als zufälliger Obduktionsbefund aufgedeckt.

2. Divertikel der Speiseröhre.

Unter einem Oesophagusdivertikel versteht man taschen- oder sackförmige Erweiterungen der Speiseröhrenwand, welche nur einen circumscripten, kleinen Abschnitt der Speiseröhre betreffen. Je nach ihrer Entstehungsweise sprechen wir von Pulsionsdivertikel und von Traktionsdivertikel. Bei den reinen Formen sind die Unterscheidungsmerkmale zwischen beiden sehr charakteristisch, wenn aber die Traktiondivertikel durch Innendruck, also ebenfalls durch Pulsion, gedehnt werden, geraten sie in ihrer weiteren Entwicklung unter die gleichen biologischen Bedingungen, unter denen die Pulsionsdivertikel von vornherein stehen und gleichen nun den Pulsionsdivertikeln derart, daß sie von ihnen kaum mehr zu unterscheiden sind; es handelt sich dann um Traktionspulsionsdivertikel. Dem Sitze nach unterscheidet man die an der Grenze von Pharynx und Oesophagus lokalisierten Grenzdivertikel von den tiefsitzenden, eigentlichen Oesophagusdivertikeln.

A. Pulsionsdivertikel.

Unter Pulsionsdivertikel verstehen wir durch Druck vom Oesophaguslumen aus zustandegekommene Ausbuchtungen der Wand. Charakteristisch für sie ist, daß ihre Wandung vorwiegend von der Tunica mucosa, der Lamina muscularis mucosae und der Tunica adventitia gebildet wird und die Tunica muscularis an der Wandbildung meistens nur wenig oder in manchen Fällen gar nicht teilnimmt.

a) Pharyngo-Ösophageale Divertikel.

I. Pathologie.

Die Pulsionsdivertikel finden sich am häufigsten an der Grenze zwischen Pharynx und Oesophagus. Die Divertikel dieser Lokalisation sind unter verschiedenen Namen bekannt. Nach ROSENTHAL werden sie Grenzdivertikel genannt; STARK bezeichnete sie als pharyngo-ösophageale Divertikel; endlich sind sie unter dem Namen ZENKERsche Divertikel bekannt, da ZENKER 1877 als erster darauf hingewiesen hat, daß sie durch Druck von innen her entstehen.

Der erste Fall von Grenzdivertikel, welcher eingehend beschrieben wurde, stammt von LUDLOW aus dem Jahre 1769. Es handelte sich um einen 60jährigen Mann, welcher mit der Diagnose Carcinom zur Obduktion kam. Diese aber ergab einen bis zur Thoraxapertur reichenden Sack. Nach dieser ersten Publikation wurde bald eine Reihe von Fällen bekannt, doch wurden diese zunächst fast durchwegs erst bei der Obduktion erkannt. Auch ZENKER konnte erst über 34 Fälle berichten, STARK nur über 93 Fälle, weswegen das Grenzdivertikel als äußerst seltene Erscheinung angenommen wurde. Heute wird das Krankheitsbild wesentlich häufiger erkannt, und zwar nicht zum geringsten Teil durch die Röntgendiagnostik. In dem letzten Dezennium sind über 100 neue Fälle publiziert worden und LOTHEISSEN konnte bis zum Jahre 1925 nicht weniger als 492 Beobachtungen einschlägiger Fälle sammeln. Aus alledem ist ersichtlich, daß die Grenzdivertikel zwar kein überaus häufiges Leiden darstellen, daß sie aber doch nicht so selten vorkommen, als man früher annahm.

Auffallend ist, daß die Erkrankung wesentlich häufiger bei Männern als bei Frauen beobachtet wurde ($76\,^0/_0 : 21\,^0/_0$). Interessant ist auch, daß die Grenzdivertikel vorwiegend erst im höheren Lebensalter in Erscheinung treten, mehr als zwei Drittel der bisher beobachteten Fälle betrafen Patienten, welche das 50. Lebensjahr bereits überschritten hatten. Diese Tatsache ist um so wichtiger, weil das Oesophaguscarcinom, welches differentialdiagnostisch in Betracht kommt, auch eine Erkrankung des höheren Lebensalters ist. Bei jüngeren Individuen kam die Erkrankung nur selten zur Beobachtung. Unter 20 Jahren liegen keine einwandfreien Beobachtungen vor. Allerdings wurde früher immer wieder auf 3 Fälle der Literatur (MONTI, MAYER, KURZ) verwiesen, welche ganz kleine Kinder betrafen. Einer genaueren Prüfung halten diese Fälle aber nicht stand.

Die Grenzdivertikel wurden bisher nur solitär beobachtet, doch wurden bei einzelnen Fällen auch gleichzeitig Pulsionsdivertikel anderer Lokalisation (WLIEDER: Pharynxdivertikel) gefunden. Auch die Kombination von ZENKERschem Divertikel und Traktionsdivertikel in Bifurkationshöhe ist bekannt (KRAUS, FISCHER).

Die Grenzdivertikel gehen immer von der Hinterwand der Speiseröhre aus, in der überwiegenden Mehrzahl der Fälle breiten sie sich dabei nach links aus, seltener wurde ihre Ausbreitung nach rechts zu gefunden, doch sind auch einzelne Fälle bekannt, welche nach beiden Seiten eine gleichmäßige Ausbreitung aufweisen.

Die Größe der Divertikel dieser Kategorie variiert zwischen Erbsen- und Faustgröße, geht aber manchmal noch darüber hinaus. Große Divertikel können sich bei ihrer weiteren Ausdehnung, ähnlich einer Struma, bis in den Thoraxraum hinein erstrecken.

Wie schon eingangs bemerkt, ist der Sack des Divertikels dieser Kategorie nur mangelhaft mit Muskulatur bekleidet. Jedenfalls existiert kein Fall, bei welchem man einwandfrei nachgewiesen hätte, daß der ganze Sack mit Muskulatur überzogen gewesen wäre. Andererseits aber hat sich auch die Annahme ZENKERs nicht bestätigt, daß alle Grenzdivertikel aus Schleimhaut, Submucosa und einer fascienartig verdickten äußeren Bindegewebsschicht bestünden, während die Muskulatur im Bereiche des Sackes ganz fehle, oder doch nur am Hals des Divertikels eine kleine Strecke weit vorhanden sei, weiterhin aber ebenfalls gänzlich fehle. Trotzdem diese Angaben für eine ganze Reihe von Fällen zutreffen, sind doch auch solche Beobachtungen bekannt, die beweisen, daß auch ein großer Teil des Divertikelsackes von Muskulatur bedeckt sein kann (v. BERGMANN, BILLROTH, HUBER, KÖNIG, SCHWARZENBACH u. a.). Es kann wohl gesagt werden: Je kleiner der Sack ist, um so eher ist eine Muskelschichte in seiner Wandung zu erwarten.

Betreffs der Entstehung der Grenzdivertikel sind die Anschauungen nur in dem einen Punkte einheitlich zu nennen, daß sich die Mehrzahl der Autoren der Anschauung ZENKERS angeschlossen haben, daß bei der Entstehung des Divertikelsackes der Druck von innen, also eine Pulsion, das Hauptmoment bilde. Betreffs der übrigen Komponenten herrscht derzeit keine Einigkeit.

Als LUDLOW seinen ersten Fall publizierte, nahm er eine traumatische Entstehungsursache an.

ZENKER hat in seiner eingehenden Behandlung dieses Gegenstandes für das Pulsionsdivertikel bzw. für die Disposition zu diesem folgende Erklärung gegeben: „Eine umschriebene Stelle der Schlundwand verliert ihre Widerstandsfähigkeit gegen den beim Schlingakt von innen auf sie wirkenden Druck, indem sie infolge einer lokalisierten Einwirkung auf die ihr zur Stütze dienenden Muskelfasern dieser Stütze beraubt wird." Daß nun die Grenzdivertikel gerade an der Übergangsstelle vom Pharynx in den Oesophagus an der Hinterwand auftreten, erklärt ZENKER damit, daß es sich hier um eine Prädilektionsstelle handelt: „An der Speiseröhre ist es eben auch nur der unmittelbar an den Pharynx grenzende, von Längsmuskelfasern noch freie, kleine dreieckige Raum der hinteren Wand, welcher einen geringeren Widerstand bietet." Diese, von LAIMER eingehend beschriebene Stelle und nach ihm LAIMERsches Dreieck genannt, ist 3 cm lang. Die Spitze des Dreieckes ist caudal gerichtet. In diesem Bereich sind die Querfasern des Constrictor pharyngis inferior sehr spärlich vorhanden, manchmal reicht die Rarefikation der Querfasern höher hinauf, so daß ein rautenförmiger Raum entsteht, der als Locus minoris resistentiae gelten kann. Jedenfalls ist die Schlundmuskulatur nirgends so dünn wie gerade in dieser Gegend der unteren Querfasern des Constrictor pharyngis (ZENKER).

Einer anderen Ansicht nach soll die Stelle, an welcher die größeren Venenstämme durch die Constrictorfasern austreten, um das von ELTZE beschriebene Venengeflecht am Oesophagusmunde zu bilden, das Punctum minoris resistentiae bilden. Nach HACKER und LOTHEISSEN wäre es denkbar, daß die Austrittsstelle einer großen Vene oder eines varikösen Astes den Raum für die Ausstülpung der Schleimhaut bietet. Bei Heranziehung von Analogien aber zeigt es sich, daß z. B. bei der Varicocele die Venen in der Regel die Lücke vollkommen ausfüllen und ein Leistenbruch daneben durchaus nicht die Regel ist. Dementsprechend muß die von den genannten Autoren bezeichnete Venenaustrittsstelle nicht die Hauptrolle spielen.

Nach KÖNIG ergibt sich eine Disposition zur Divertikelbildung aus einer lokalen Paralyse nach akuten Krankheiten mit konsekutivem Schwund der Muskulatur an der Stelle, wo sich nun das Divertikel bildet. Seiner Ansicht schloß sich LÜDIN an. Diese Annahme erscheint unwahrscheinlich, da zur Ausbildung eines Divertikels gerade ein energischer Druck der Constrictoren notwendig ist; eine Atrophie der Pharynxmuskulatur kann höchstens zu einer diffusen Erweiterung führen.

Weitaus plausibler erscheint die Erklärung Rosenthals, welche auch das weitaus häufigere Auftreten von Grenzdivertikeln bei männlichen Geschlecht und in höherem Alter erklären würde. Nach eingehenden Studien an Männer-, Frauen- und Kinderleichen fand Rosenthal, daß sich beim Mann öfter an der Grenze von Pharynx und Oesophagus die Hinterwand stärker gegen das Lumen zu vorwölbt, so daß sich darüber eine Ausbuchtung nach hinten zu ergibt. Diese Ausbuchtung nach hinten könne eine Prädilektionsstelle für ein Divertikel abgeben. Bei Frauen und Kindern könne diese Konfiguration nicht nachgewiesen werden. Als unterstützende Momente für die Entstehung eines Grenzdivertikels können auch folgende zwei Umstände angesehen werden, nämlich daß der Oesophaguseingang die erste physiologische Enge darstelle und daß in dem Alter, in welchem die Divertikel manifest werden, die Verknöcherung des Ringknorpels erfolge, durch welche seine Beweglichkeit gehemmt werde. Der verknöcherte Knorpel drücke nun die Vorderwand des Oesophagus an die Hinterwand. Die häufigere Divertikelbildung beim männlichen Geschlecht könnte in diesem Sinne gedeutet werden.

Was nun das auslösende Moment zur Grenzdivertikelbildung anbelangt, glaubt Zenker, analog wie Ludlow, für manche Fälle auch eine traumatische Ursache annehmen zu können, und zwar in Form von Einklemmung eines Fremdkörpers mit Ausbuchtung der Speiseröhrenwand. Dieser Ansicht schlossen sich mehrere andere Autoren auf Grund ihrer Beobachtungen an. So sah Schurmann ein Divertikel nach Steckenbleiben eines Kirschkernes, Kühne-Lexer fanden es nach Einklemmung eines Knochens. Gassner-Friedberg nehmen bei einem Falle, der mit dem Pferde gestürzt war, als auslösendes Moment die Zerreißung der Muskulatur mit Bildung eines Hämatoms an.

Nach Zenker können auch Stauungen der Speiseröhre oberhalb von kongenitalen oder Narbenstrikturen zur Divertikelbildung beitragen (Granella, Stark, Czerny, Öhlecker, Haberer, Bowier). Morley und Buching haben das Auftreten eines Grenzdivertikels bei restrosternaler Struma gesehen, wobei sie als unmittelbar auslösende Ursache auch eine Stauung der Speisen durch Kompression von seiten des Strumaknotens betrachteten.

Im Gegensatz zu den Autoren, die eine Stauung der Speisen oberhalb einer organischen Stenose bzw. Striktur als auslösendes Moment für die Divertikelbildung annehmen, sehen andere wieder einen Spasmus als Ursache an. Schon 1811 hat Monroe dieser Ansicht Ausdruck verliehen. Dieser Ansicht schlossen sich auch weitere Autoren an (Bell, Mondiere und Gerard, Guizes u. a.). Auch Killian hat sich diese Ansicht zu eigen gemacht und meint, daß es durch Schlucken großer Bissen oder ungewöhnlicher Nahrungsbestandteile zu einer Störung des Öffnens des Speiseröhrenmundes kommt, und daß aus so einer Störung schließlich ein Spasmus werden kann. Zwar geschieht der Anprall der Speisen im Mesopharynx und nicht an der Stelle, wo sich das Divertikel entwickelt, aber schon die Druckerhöhung im Rachenraum genügt, die Divertikelentstehung zu ermöglichen und dies um so mehr, da nach Killians Ansicht durch den Spasmus die queren Fasern der Pars fundiformis von den schräg nach oben laufenden der Pars obliqua des Musculus cricopharyngeus abgezogen werden, wodurch dazwischen ein Raum frei werde für den Austritt des Divertikels. Dieser Ansicht KILLIANS haben sich viele Autoren, wenigstens für einen Teil der Fälle angeschlossen (BONNOIT und BIDEAUX, FERRARI, GRIEG, GROSS, KIENBÖCK, KEPPLER und ERKES, MONTZA, RÖSLER, SENCERT, TANNER u. a.). Da sehr viele Leute hastig essen und dabei große Bissen verschlucken, müßte nach HACKER und LOTHEISSEN das Grenzdivertikel ein viel häufigeres Leiden sein, wenn nicht noch eine besondere Disposition dazu gehören würde; einerseits eine anatomische, indem die unterste Partie des Pharynx hinten besonders muskelschwach angelegt ist; andererseits eine pathologische, indem diese Individuen ein besonders reizbares Nervensystem haben müßten, so daß es bei ihnen zu Krämpfen dieser Muskelpartien kommen kann. Gegen die Theorie KILLIANS der spastischen Divertikelentstehung spricht, daß in einer großen Zahl von Fällen vor dem Auftreten eines Divertikels keinerlei Schlinghindernisse in Erscheinung traten. Erfahrungsgemäß aber führen Spasmen am Oesophagusmunde zu Symptomen, welche unbedingt vom Patienten bemerkt werden müssen. JURASZ meint, daß die Verhältnisse eher umgekehrt liegen, nämlich daß das Divertikel einen Krampf hervorrufe.

Endlich wären noch die Theorien jener Autoren zu erwähnen, die eine angeborene Anlage als Ursache der Divertikelbildung annehmen. So nimmt HAVLICEK eine Entwicklungsstörung in der Zeit der Gastrulation als Ursache der Entstehung des Grenzdivertikels an; ALBRECHT eine kongenital angelegte Rachentasche. VON BERGMANN und HEUSINGER sprechen als Ursache rudimentäre Kiemengänge an.

KUHLENKAMPFF nimmt an, daß alle Divertikel des Digestionstraktes angeboren sind, daher müßten es auch die Grenzdivertikel sein. Er hält es auch für unwahrscheinlich, daß sich diese Divertikel durch Ausdehnung nach hinten zu entwickeln, da die Wirbelsäule einen zu großen Widerstand dagegen bildet. Der Sack bestehe schon von Geburt an, doch erweitere er sich erst, wenn die Elastizität des Gewebes nachläßt, also in der Regel nach dem 40. Lebensjahre. Zu dieser Zeit öffne sich der bis dahin verschlossene Eingang des Divertikelsackes, wodurch der Eintritt für Speisen ermöglicht werde. Auch das Prävalieren des männlichen Geschlechtes spräche nach KUHLENKAMPFF für die kongenitale Ätiologie, da das männliche Geschlecht bei Mißbildungen stets stärker beteiligt ist. Gegen die Theorie KUHLENKAMPFFs spricht nach HACKER und LOTHEISSEN vor allem der Umstand, daß man weder bei den heute schon so zahlreichen Röntgenuntersuchungen noch bei der Obduktion solche präformierte Taschen gesehen habe, was doch zumindest in vereinzelten Fallen geschehen sein müßte. Auch stimme der Hinweis auf die übrigen Divertikel nicht ganz, denn nur die tiefsitzenden Oesophagusdivertikel seien angeboren, die Traktionsdivertikel könnten keineswegs als angeborene bezeichnet werden.

Nach dem heutigen Stand unserer Kenntnisse dürfte eine angeborene Disposition zur Bildung eines Grenzdivertikels anzunehmen sein. Daß es aber zu einer Sackbildung kommt, ist wohl durch jeweils herrschende pathologische Druckverhältnisse zu erklären.

II. Klinik.

Die Erscheinungen, zu welchen es durch die Bildung eines Grenzdivertikels kommt, sind sehr verschieden und werden in der Regel ihrem Grade nach von der Größe des Divertikelsackes sowie davon abhängen, in welchem Maße die Passage der Speisen durch das gefüllte Divertikel behindert ist. Entsprechend der langsamen Entwicklung des Divertikelsackes ist es nicht zu verwundern, daß dieser mitunter sehr lange Zeit symptomlos, von den Trägern unbemerkt besteht und im Ausnahmefalle einen Zufallsbefund bilden kann. Es wurden auch Fälle beobachtet (Teschendorf), bei welchen die Beschwerden nicht auf eine Erkrankung des Oesophagus, sondern auf eine solche des Magens schließen ließen. Manchmal sind wieder schon längere Zeit, bevor ein Nachweis des Divertikels gelingt, subjektive Beschwerden vorhanden, so kann Kratzen im Halse bestehen, wie bei einem Rachenkatarrh, der oft gleichzeitig mit einem Divertikel einhergeht. In solchen Fällen versagt die laryngologische Behandlung des Katarrhs und dann sollte stets an die Möglichkeit des Vorhandenseins eines Divertikels gedacht werden. Häufig tritt schon frühzeitig vermehrter Speichelfluß, reichliche Schleimabsonderung ein. Der Schleim setzt sich gerne im Sinus piriformis und Hypopharynx an (Suter). Auch ein Druckgefühl beim Essen konsistenterer Nahrung (Billroth), sowie stärkeres Aufstoßen, ja sogar Brechreiz kann schon in einem frühen Zeitpunkte in Erscheinung treten. Wenn auch zu dieser Zeit das Divertikel sich erst auszubilden beginnt und der Beobachtung leicht entgeht, so dürfte doch schon eine kleine Grube bestehen, in welcher sich Speisereste ansammeln und durch ihre Zersetzung die Mucosa reizen können.

Eine ausgesprochene Behinderung des Schluckens tritt meistens dann erst auf, wenn der Divertikelsack eine etwas größere Ausdehnung erfahren hat. Nach den oben beschriebenen Erscheinungen, welche oft jahrelang unverändert bestehen können, bleibt gelegentlich einer Mahlzeit ein Bissen plötzlich stecken. Doch kann dieses Ereignis auch ohne Prodromalsymptome, wie aus heiterem Himmel, plötzlich auftreten. Die gestörte Deglutition kann sehr mannigfaltige Formen annehmen. In manchen selteneren Fällen bleiben die ersten Bissen stecken, die nachfolgenden hingegen gleiten ohne Schwierigkeit durch die Speiseröhre. Viel häufiger bleiben nach anfänglicher glatter Passage die später folgenden Bissen stecken. Einzelne Kranke bringen leichter flüssige Nahrung hinunter, festere Speisen bleiben stecken, bei anderen Patienten ist es wieder umgekehrt, je nachdem, in welcher Konsistenz die Speisen leichter in das Divertikel gelangen oder neben demselben in die Speiseröhre fließen.

Infolge der zunehmenden Dehnung des Divertikelsackes durch die im Sack zurückbleibenden Speisen nimmt dieser solche Dimensionen an, daß das Divertikel im gefüllten Zustande das Lumen der Speiseröhre verengert, ja verschließt. Dadurch wird naturgemäß die Passage der Speisen vollkommen unterbunden und die weiterhin eingeführten Speisen kehren sofort wieder. Eine weitere Nahrungsaufnahme ist erst wieder möglich, wenn es zu einer zumindest teilweisen Entleerung des Sackes kommt. Durch die neuerliche Nahrungsaufnahme wird zwar ein mehr oder weniger großes Quantum neben dem Divertikel herabgelangen, doch füllt sich gleichzeitig auch das Divertikel und bildet dadurch neuerdings einen kompletten Verschluß. Auf diese Weise wird die Nahrungsaufnahme sehr mühsam und es dauert oft stundenlang, bis so ein Patient die nötige Nahrungsmenge in den Magen gebracht hat. Die aus dem Divertikel entleerte Nahrung wird entweder erbrochen oder durch eine Art Rumination hochgebracht und neuerdings verschluckt. Die Entleerung des Sackes erfolgt durch die Halsmuskulatur (willkürlich), da der Sack ja stets einen unvollständigen Muskelbelag hat. Doch kann die Entleerung des Sackes auch willkürlich erfolgen, und unabhängig von der Mahlzeit.

Zuweilen (nach JUDD $10^0/_0$, STARK $35^0/_0$, HACKER-LOTHEISSEN $14^0/_0$ aller beobachteten Fälle) bildet der gefüllte Divertikelsack eine Halsgeschwulst in Form einer Anschwellung der linken Halsseite. Bei ganz großen Säcken kann sich die Geschwulst auf beide Halsseiten erstrecken. Die willkürliche Entleerung des Sackes erfolgt in solchen Fällen durch direktes manuelles Auspressen. Bei größerer Dehnung des Divertikels kann der Sack bis in den Thoraxraum hinabsteigen wie eine Struma und bei zunehmender Füllung durch Trachealkompression Atembeschwerden hervorrufen. Das gefüllte Divertikel verursacht einen Druck im Hals, welcher je nach der Tiefe, in welche der Sack herabreicht, mehr in Kehlkopfhöhe oder mehr in den Brustraum lokalisiert wird. VON HACKER, WLINCHEAD, OVERKAMPF u. a. konnten auch Fälle beobachten, bei welchen durch Kompression der benachbarten Gefäße Kongestionen auftraten. Der Druck des gefüllten Sackes kann auch eine Schädigung des Nervus recurrens mit konsekutiver Heiserkeit verursachen. Schädigung des Sympathicus mit Ptose, Myosis und Enophthalmus wurde von ISACIC beobachtet.

Größere, mit Speisen und Flüssigkeit gefüllte Divertikel machen sich ihrem Träger außer durch die Erschwerung der Nahrungsaufnahme auch durch gurgelnde, platschernde Geräusche in peinlicher Weise bemerkbar. Diese Geräusche treten besonders bei Lagewechsel, bei Druck auf den Hals und beim Schlucken auf.

Trotz der Entleerung des Sackes bleiben Speisereste zurück, welche sich zersetzen. Die Folge davon ist ein starker Foetor ex ore, welcher ganz unerträglich werden kann. Die zersetzten Speisen rufen im Sack Reizzustände, Entzündungen der Schleimhaut hervor. Es entsteht eine chronische Entzündung, später kann es zu papillären Wucherungen kommen, nicht selten sogar zu Geschwüren, welche sich über den ganzen Sack disseminiert finden können, naturgemäß am häufigsten im untersten Anteil. Die Entzündung kann auf die tieferen Schichten übergreifen und auch zu Verwachsungen mit Nachbarorganen führen. In mehreren Fällen fand man schon ein auf dem Boden der chronischen Entzündung entstandenes Carcinom (NEWTON-PITT, KRASKE, EDGREN u. a.).

Wenn die zersetzten Speisen nach Entleerung des Divertikels verschluckt werden, können sich Reizzustände im Magen, ja im ganzen Verdauungstrakt einstellen. Bei nur geringen lokalen Symptomen können diese Beschwerden sogar im Vordergrund der Erscheinungen stehen.

Die Diagnose der Grenzdivertikel wird sich in manchen Fällen schon aus der Anamnese ergeben; besonders die langsame Zunahme der Beschwerden, deren Beginn oft viele Jahre zurückliegt, läßt ein primäres Carcinom ausschließen. Das vorsichtige Essen, der häufige Wechsel in der Möglichkeit des Schluckens von Speisen, das Regurgitieren unveränderter Speisen, die Geräusche und in manchen Fällen größerer Divertikel die während des Essens auftretende Halsgeschwulst lassen an Divertikel denken.

Bei der Perkussion der Halsregion oberhalb der Schlüsselbeine kann mitunter eine tympanitische Zone gefunden werden. Bei großen in den Thoraxraum reichenden Divertikeln kann eine abnorme Dämpfung über dem Thorax gefunden werden, welche mitunter nach Entleerung des Divertikelsackes verschwindet. Andererseits aber kann der tympanitische Schall eines intrathorakal reichenden, stärker gasgefüllten Divertikelsackes zur Verwechslung mit einer Lungenkaverne führen.

Wertvollere Aufschlüsse kann schon die Sondierung ergeben. Besonders charakteristisch ist der auffallende Wechsel in der Sondierbarkeit des Oesophagus, zuweilen gehen ganz dicke Sonden durch, manchmal nur eine Divertikelsonde. Auch bei Carcinomen kann es vorkommen, daß die Tumorenge im Speiserohr einmal passierbar ist, das andere Mal nicht, doch ergibt die Sondierung bei Divertikel noch andere Unterscheidungsmöglichkeiten: so ist das Ende der Sonde im Divertikelsack oft frei beweglich, besonders in seitlicher Richtung, was auf eine Erweiterung hindeutet; allerdings kann dieses Symptom bei kleinem Sack recht undeutlich werden. Diagnostisch besonders verwertbar ist der gelungene Versuch der Einführung zweier Sonden, von denen die eine, nur bis 22—26 cm von der Zahnreihe reichend, im Divertikel sitzt, die andere, in der Speiseröhre liegend, in die gewohnte Tiefe eingeführt werden kann. In manchen Fällen allerdings gelingt es nicht, die Sonde in das Lumen des Divertikels zu bringen, zumal wenn die Öffnung sehr eng ist. In anderen Fällen wieder, besonders bei größeren Divertikeln, kann das Lumen des Oesophagus nicht entriert werden, so daß die Sonde stets in das Divertikel gelangt. Zwar kann es auch gelingen, in solchen Fällen, bei welchen das Oesophaguslumen durch das Divertikel bei der Sondierung konstant verschlossen erscheint, mittels eigens konstruierten Sonden (Ludlow, Klose und Paul, Lenke u. a.) oder durch besondere Verfahren (Plemmer) zu entrieren, doch versagen diese Untersuchungsarten mitunter auch und die Sondierung führt nicht zum gewünschten Ziele.

Zu einer jeden Zweifel ausschließenden Diagnose kann die Oesophagoskopie führen, doch ist ihre Anwendung beim Grenzdivertikel oft nicht leicht. Nach Hacker und Lotheissen ist es für die oesophagoskopische Diagnose des Speiseröhrendivertikels wesentlich, eine Schwelle nachzuweisen, die den Eingang in die Schleimhaut begrenzt und davor oder daneben das Lumen der Speiseröhre. Nach Lotheissen ist gerade das letztere oft schwer, da ja der Eingang des Divertikels gerade am Ende des Constrictor pharyngis inferior liegt und der Tubus des Oesophagoskops sich daher hier gewohnlich entweder über oder unter diesem Muskelabschluß befindet. Bei größeren Säcken kann der Tubus direkt in das Divertikel gelangen und auf diese Weise Schleimhautveränderungen (Ulceration, maligne Degeneration) feststellen.

III. Röntgenuntersuchung.

In der Mehrzahl der Fälle werden sich kompliziertere, für den Patienten beschwerliche Untersuchungsverfahren durch die Röntgenuntersuchung erübrigen. Und dies um so mehr, da die Röntgenuntersuchung über eine Reihe von Punkten Aufschluß geben kann, aus welchen die Diagnose und meistens auch die Differentialdiagnose eindeutig ermöglicht wird. Die Röntgenuntersuchung hat eine Aufklärung zu geben:

1. Über das Vorhandensein eines Grenzdivertikels,
2. Über dessen Lage,
3. Über die Richtung der Ausbreitung,
4. Über dessen Konfiguration,
5. Über die Größe des Sackes,

6. Über die Verdrängungserscheinungen, welche das Divertikel am Oesophagus und den benachbarten Organen hervorruft.

In vielen Fällen ist es schon bei Verabreichung des ersten Schluckes der Kontrastmasse möglich, das Vorhandensein eines Grenzdivertikels festzustellen, wenn der Schattenstreifen der verschluckten Kontrastmasse im Bereiche des Halsanteiles der Speiseröhre in Form eines schmalen Ausläufers plötzlich von der Verlaufsrichtung der Speiseröhre abbiegt, nach kurzem, nur wenige Zentimeter betragendem Verlaufe halt macht und sich an seinem Ende rundlich ansammelt. Nach Beendigung der Schluckpassage verschwindet die Abzweigung, die Rundform bleibt bestehen. In anderen Fällen wieder sieht man, gleichzeitig mit der Abzweigung eines Teiles der Kontrastmasse, auch einen kleineren oder größeren Anteil der verschluckten Kontrastmasse, dem geraden Verlauf des Speiserohres entsprechend, kardiawärts weiter ziehen und in den Magen gelangen. Bei Verschlucken von weiteren Kontrastmassen kann verschiedenes wahrgenommen werden: Zunächst erfolgt in der Regel durch weitere Auffüllung des Divertikelsackes eine Vergrößerung des rundlichen oder längsovalen Schattens; bei gleichzeitiger Durchgängigkeit des Oesophagus dringen Kontrastmassen mit jedem weiteren Schluck auch kardiawarts. Hat von Anfang an keine Füllung des Speiseröhrenanteiles stattgefunden, der unterhalb des rundlichen (dem Divertikel entsprechenden) Schattengebildes gelegenen ist, so können zweierlei Möglichkeiten beobachtet werden. Die erste Möglichkeit besteht darin, daß bei fortgesetzter Einnahme von Kontrastmasse die Größe des Schattengebildes zunächst zunimmt, bis endlich eine weitere Vergrößerung des Schattengebildes nicht mehr zu sehen ist, gleichzeitig aber die Kontrastmasse entlang des normalen Speiseweges zu ziehen beginnt. Die zweite Möglichkeit besteht darin, daß auch nach Auffüllung des Divertikels in Form der Vergrößerung des Schattengebildes bis zu einem gewissen Grade keine Passage der Kontrastmassen magenwärts beobachtet werden kann, sondern eine plötzliche Regurgitation des letzten Schluckes in den Mund, eventuell sogar eine teilweise Rückbeförderung der im Divertikel befindlichen Schattenmassen auf demselben Wege stattfindet. In anderen Fällen wieder ist anfänglich eine glatte Passage der Kontrastmassen durch die Speiseröhre nachweisbar, und erst bei zunehmender Auffüllung des rundlichen, dem Divertikel entsprechenden Schattengebildes wird eine zunehmende Störung der Passage beobachtet, welche endlich ganz sistiert.

Obzwar es in den meisten Fällen schon bei Verabreichung der ersten Schlucke Kontrastflüssigkeit gelingt, den Divertikelsack dadurch zur Darstellung zu bringen, daß ein Teil oder die gesamte verschluckte Kontrastflüssigkeit durch die Kommunikationsöffnung in den Divertikelsack gelangt, ergeben sich in einer Reihe von Fällen dadurch Schwierigkeiten, daß entweder der Divertikelsack mit nicht schattengebender Masse derart aufgefullt ist, daß auch für flüssige Kontrastmassen keine Möglichkeit besteht einzudringen, oder aber daß die Kommunikation so eng ist (dies besonders bei noch kleinen Divertikeln), daß die Flüssigkeit ohne Schwierigkeit vorbeigespritzt wird, ohne durch die Öffnung in den Sack zu gelangen. In letzterem Falle gelingt es mitunter bei Verabreichung von Kontrastmassen pastöser Konsistenz, kleine Teilchen derselben durch das enge Lumen in den Divertikelsack zu bringen. Am besten jedoch gelingt es, ein enges Lumen dadurch zu entrieren, daß ein festerer Bissen, etwa ein Bissen gekauten Brotes gleichzeitig mit Kontrastflüssigkeit verschluckt wird. Beim Passieren der Stelle des Divertikeleinganges wird durch die Wanddehnung auch dieser erweitert und so kann die mitverschluckte Kontrastflüssigkeit in den Sack eindringen, und zwar um so leichter, als der feste Bissen aber den Oesophagusmund nur langsam passiert, gleichsam als propfartiger Verschluß der physiologischen Speisebahn nach unten zu wirkt und die gleichzeitig bestehende Kontraktion der Pharynxmuskulatur zwecks Hinabbeförderung des Bissens die mitverschluckte Kontrastflüssigkeit unter erhöhten Druck setzt. Liegt nun der Fall vor, daß ein Divertikel zur Zeit der Untersuchung mit nicht oder zu wenig Schatten gebenden Kontrastmassen erfüllt ist, so wird in der Regel erst nach wiederholter Untersuchung eine Kontrastfüllung des Divertikels gelingen. Manchmal gelingt es durch Hustenlassen, eine Entleerung der nicht schattengebenden Kontrastmassen zu erzielen.

Aus den Darlegungen ergibt sich, daß bei Schluckstörungen, welche den Verdacht auf Vorhandensein eines Divertikels zulassen, das Divertikel durch die Verabreichung von Kontrastflüssigkeit in vielen Fällen dargestellt werden kann. Bei negativem Ergebnisse jedoch muß die Untersuchung mit Kontrastmassen verschiedener Konsistenz, auch mit einer mit festen Bissen vermengten Kontrastaufschwemmung versucht werden. Außer der Untersuchung in aufrechter Vertikalstellung ist auch die in Horizontallage zu versuchen. Da sich die Öffnung des Sackes in der Regel an der Hinterwand des Speiseröhrenlumens befindet, kann mitunter die Auffüllung in horizontaler Rückenlage besser gelingen. Im Falle eines negativen Ergebnisses soll unbedingt die ein- bis mehrmalige Wiederholung der Untersuchung vorgenommen werden.

Wenn nun die Darstellung eines Schattens in der Höhe des Jugulum gelungen ist, so erscheint es zweckmäßig, die Verabreichung von Kontrastmassen so lange fortzusetzen, bis eine weitere Vergrößerung des Schattengebildes nicht mehr zu erzielen ist. In der Regel wird sich die komplette Auffüllung des Sackes schon dadurch kennzeichnen, daß die weiterhin verschluckten Kontrastmassen zur Gänze den physiologischen Weg einschlagen, oder aber — und dies in der Regel bei größeren Divertikelsäcken, welche das Speiseröhrenlumen komprimieren, der Fall — dadurch, daß eine Regurgitation erfolgt. Der gefüllte Divertikelsack repräsentiert sich nun je nach der angewendeten Strahlenrichtung als rundlicher oder längsovaler Schatten, in Sagittalprojektion mehr rundlich, in Frontalprojektion oval, von kranial-ventral nach caudal-dorsal gerichtet. Bei größerem Divertikelsack zeigt der Schatten verschiedentliche Einbuchtungen durch Impression von Seiten der Nachbarorgane. Bisweilen ist der Divertikelsack nicht zur Gänze mit Kontrastmasse gefüllt und dies in allen Fällen, bei welchen Speisereste im Divertikel zurückbleiben. In allen diesen Fällen wird sich auch kein homogenes Schattengebilde zeigen, sondern vielfach ein Schatten, der eine kranialwärts horizontale Begrenzung aufweist, welche aber oft unscharf ist und in eine hellere Schattierung übergeht, entsprechend der Vermengung der Kontrastmasse mit nicht schattengebenden Speiseresten; caudalwärts ist der Schatten, dem Ausguß der caudalen Sackhälfte entsprechend, bogig begrenzt. Oberhalb der Schattenmasse ist nun in manchen Fällen eine helle Gasblase sichtbar, welche durch die Zersetzung der Speisereste, jedoch auch durch mitverschluckte Luft bedingt sein kann. Die Darstellbarkeit der Gasblase und damit der kranialen Begrenzung des Sackes wird in der Regel nur bei engem Lumen erfolgen. Ist bei Vertikalstellung, infolge mangelhafter Füllung die kraniale

Sackwand nicht nachweisbar, so ist es unbedingt notwendig, die Untersuchung auch in Horizontallage, eventuell in Beckenhochlage des Patienten fortzusetzen, um den kranialen Sackanteil nachzuweisen.

Manchmal kommt es vor, daß nicht schattengebende festere Speisereste, welche sich mit der Kontrastmasse nicht vermengen, im caudalen Anteil des Sackes liegend, eine unregelmäßige Begrenzung der Kontrastsilhouette bedingen und dadurch an ein Carcinom denken lassen. Nur durch Auspressen und Ausspülen des Divertikelsackes kann in einem solchen Falle eine carcinomatöse Degeneration ausgeschlossen werden.

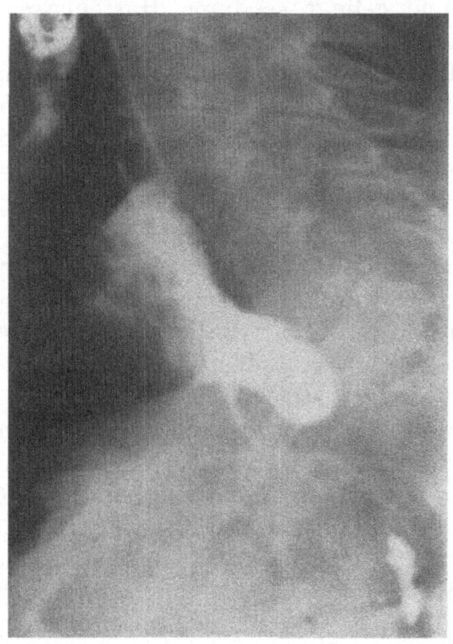 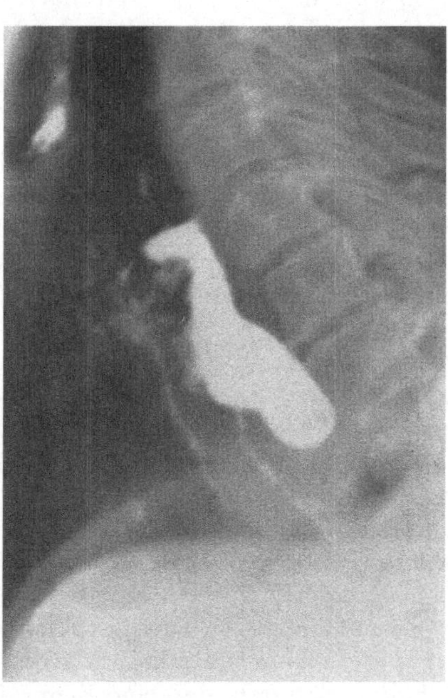

a   b

Abb. 112 a u. b. a Zenkersches Grenzdivertikel mit Kontrastmasse gefullt. In Frontalprojektion ist ventral-caudal vom Divertikel ein schmaler Kontraststreifen sichtbar, welcher dem Oesophagus entspricht. b Die Lage des luftgefullten Oesopahgus zum Schatten, welcher als Divertikel angesprochen wurde ist in dieser Abbildung noch deutlicher zu sehen.

Der Lage nach ist beim Grenzdivertikel das Schattengebilde in der Höhe des Jugulum sichtbar, je nach seiner Größe mit seiner caudalen Begrenzung mehr oder weniger bis unter die Clavikeln in den Thorax reichend. Der Schatten ist in der Regel in der sagittalen Medianebene gelegen und ragt bei größerer Ausbreitung meistens stärker nach links. In der Sagittalprojektion zieht der Schattenstreifen jener Kontrastmassen, welche entlang des physiologischen Weges durch die Speiseröhre kardiawärts gelangen, durch den Schatten des Divertikelsackes. In Frontalprojektion deckt sich das Schattengebilde des Divertikels mit der Wirbelsäule und liegt dorsal vom Schattenstreifen der die Speiseröhre passierenden, verschluckten Kontrastmassen.

Das am meisten charakteristische Symptom des Grenzdivertikels bei der Röntgenuntersuchung besteht darin, daß der Ausgußschatten des Divertikelsackes bei geeigneter Projektionsrichtung (also entsprechend der Lage der

Grenzdivertikel nach hinten bei frontalem Strahlengang) außerhalb des Schattenstreifens der die Speiseröhre passierenden Kontrastmassen liegt (Holzknecht
1901) (Abb. 112a u. b). Gelingt es nicht, neben dem Divertikelschatten den
bandförmigen Schatten der Ausgußsilhouette des Oesophaguslumens zur Darstellung zu bringen, weil das bereits zu stark gefüllte Divertikel das Lumen
der Speiseröhre durch Kompression verschließt, so ist es zweckmäßig, eine

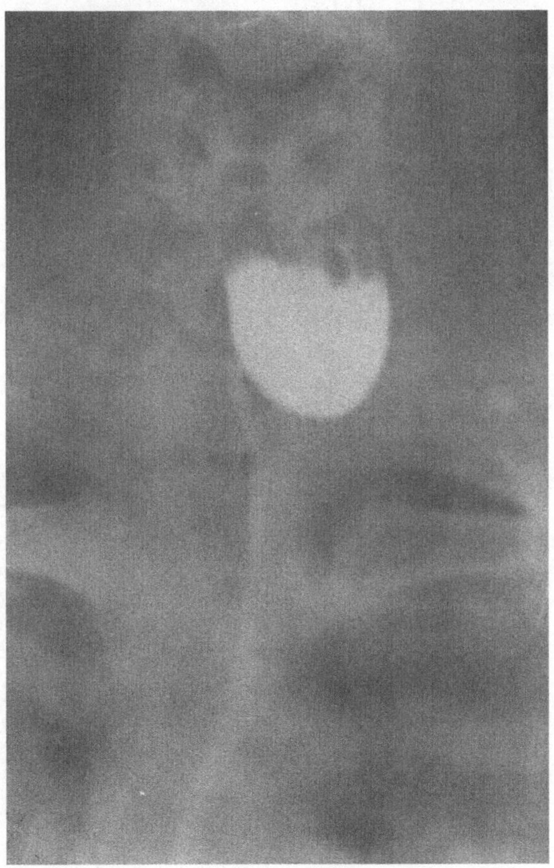

Abb. 113. Kontrastgefulltes Zenkersches Grenzdivertikel; nach rechts davon in der Speiserohre
eine mit Baryum gefullte Speiseröhrensonde.

Entleerung oder zumindest teilweise Entleerung des Divertikels zu bewerkstelligen, durch Husten, Kompression, eventuell durch Sondenspülung und
nachher bei beginnender Auffüllung eine nochmalige Beobachtung dieses in
differentialdiagnostischem Sinne wichtigen Symptoms zu versuchen. Gelingt es
auch bei wiederholter Untersuchung nicht, den rundlichen Schatten und neben
demselben das Oesophagusschattenband zur Darstellung zu bringen, so ergibt
sich zwecks Sicherstellung der Diagnose die zweite Möglichkeit, nämlich die
Einführung einer schattengebenden Sonde in den Oesophagus, welche nun bei
geeigneter Strahlenrichtung außerhalb des Divertikelausgußschattens sichtbar
wird (Abb. 113). In der Regel wird es aber, wenn auch manchmal erst bei

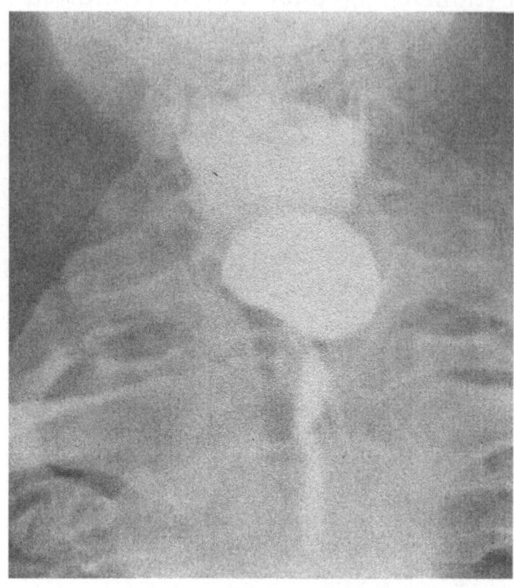

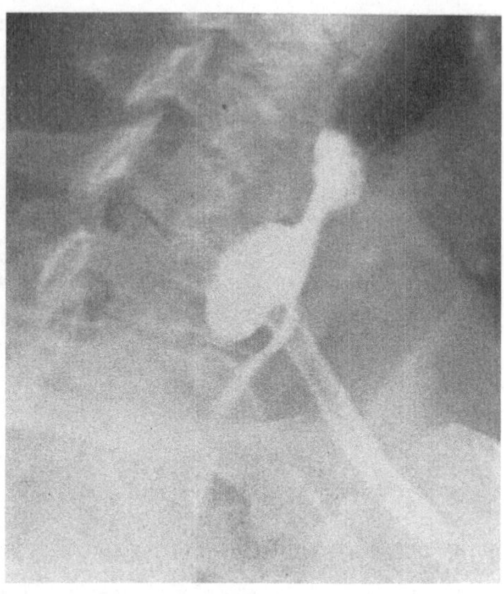

a   b

Abb. 114 a u. b. Zenkersches Divertikel. a Sagittalprojektion; b Frontalprojektion des maximal-
gefullten Divertikels zwei Jahre nach Auftreten der ersten Symptome, welche in Druckgefuhl beim
Essen bestanden.

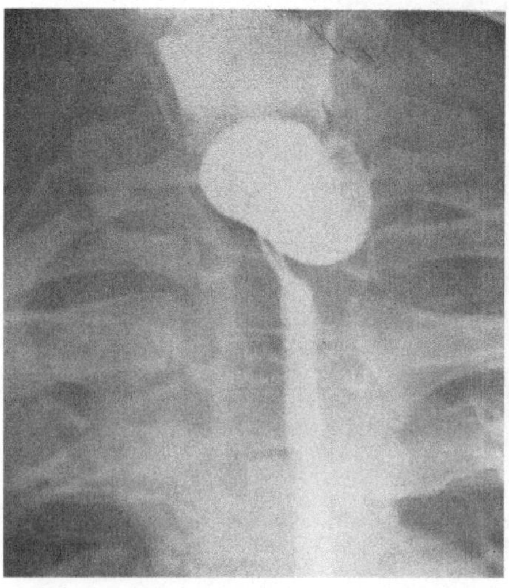

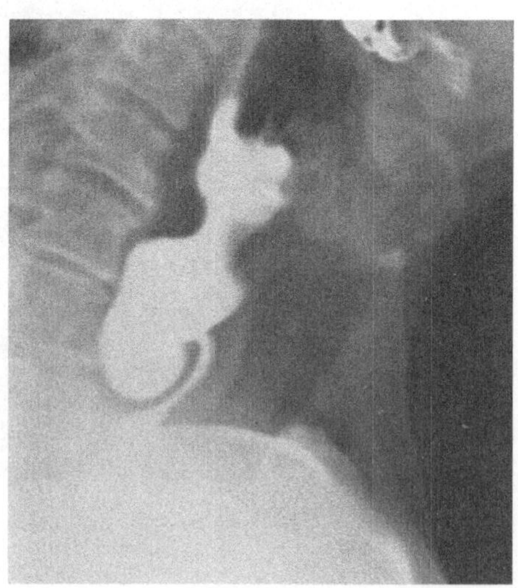

a   b

Abb. 115 a u. b. Zenkersches Divertikel. Der in Abb. 114 dargestellte Fall ein Jahr spater.
a Sagittalprojektion. b Frontalprojektion. Das Divertikel hat sich inzwischen vergroßert und verursacht starkere Schluckbeschwerden, da bei kompletter Auffullung des Divertikels wahrend der
Nahrungsaufnahme eine so starke Kompression des Oesophagus erfolgt, daß festere Bissen die
Speiserohre nicht mehr passieren konnen.

einer der spateren Untersuchungen gelingen, allein mit Kontrastmasse und
ohne Einführung einer Sonde zum Ziele zu gelangen.

Ein weiteres Symptom, welches zur Erhartung der Diagnose wesentlich
beitragen kann und auch in differentialdiagnostischer Beziehung wichtig erscheint,

ist das Überfließen von Kontrastflüssigkeit aus dem Divertikel in den Oesophagus. Nach kompletter Auffüllung des Divertikelsackes mit der verschluckten

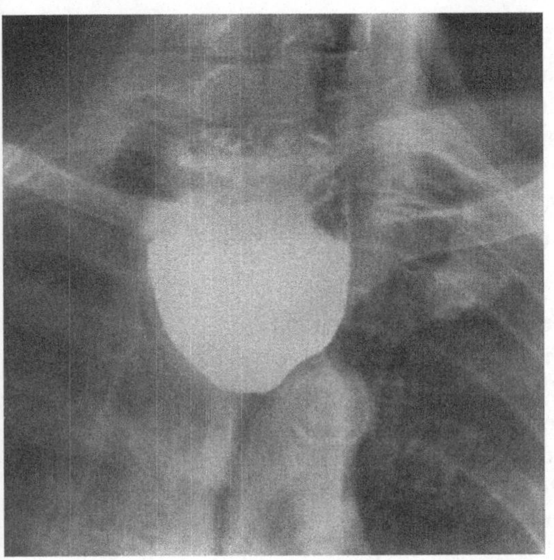

a

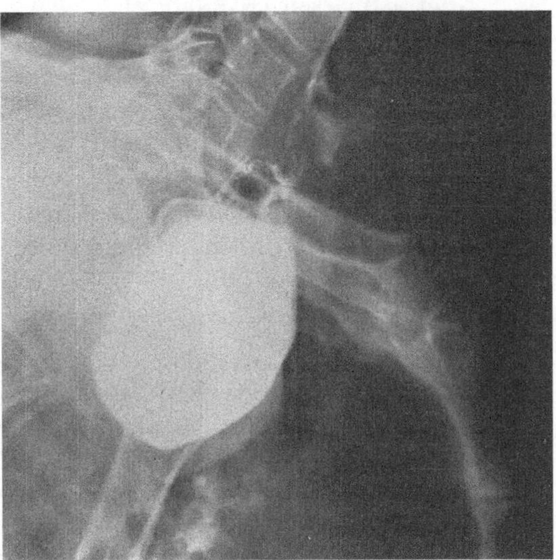

b

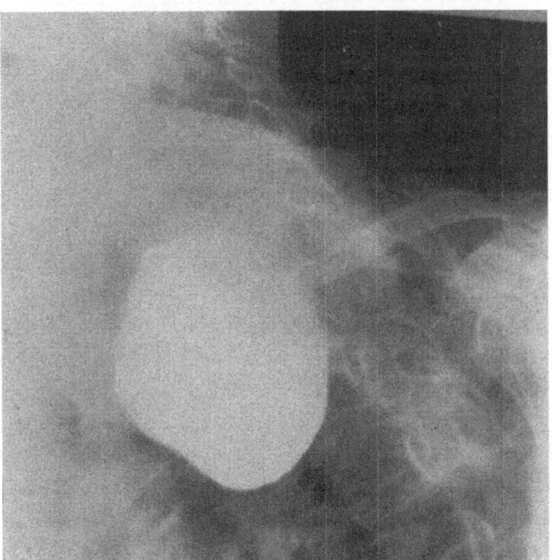

c

Abb. 116a—c. Großes Zenkersches Divertikel, bei einem 93jährigen Manne. Das Divertikel besteht bereits 46 Jahre und seit 40 Jahren bougiert sich Patient. Bis 3 Tage vor der Untersuchung konnte Patient noch Nahrung zu sich nehmen. Seither keine Passage mehr durch die Speiserohre. a Das Divertikel in Sagittalprojektion in Vertikalstellung. 3-Schichtung. b Nach teilweiser Entleerung der nicht schattengebenden Speisen, starkere Kontrastfullung. Aufnahme in Frontalprojektion und Vertikalstellung. c In Horizontallage ist die kraniale Begrenzung des Sackes nachweisbar.

Kontrastmasse, kann ein meist dünner Schattenstreifen beobachtet werden, welcher in der Regel von der ventralen Kontur (Frontalprojektion) bogenförmig caudalwärts zieht. Dieser Schattenstreifen entspringt wegen der hohen

Lagen der Divertikelöffnung im kranialen Drittel des Divertikelschattens und entspricht dem Schatten der aus dem Sack ins Speiseröhrenlumen überfließenden Kontrastmassen (KIENBÖCK).

Manchmal läßt sich auch das sog. „Auswurfphänomen" (KUHLENKAMPFF) beobachten, welches darin besteht, daß der Schatten des Divertikels plötzlich verschwindet, durch plötzliche Gesamtentleerung des Sackinhaltes. Bei genauer Beobachtung läßt sich diese recht rasch erfolgende Entleerung im Schirmbilde direkt beobachten.

Endlich wäre noch eine Beobachtung KIENBÖCKs zu erwähnen, daß sich der Divertikelschatten beim Schluckakt hebt. Oft ist diese Hebung ganz beträchtlich (Abb. 114, 115 u. 116).

IV. Differentialdiagnose.

So wie die Darstellung eines vermuteten ZENKERSchen Grenzdivertikels manchmal auf große Schwierigkeiten stoßen kann, so ist auch die Differentialdiagnose gegenüber anderweitigen Veränderungen im Bereiche des Oesophaguseinganges nicht immer einfach. Differentialdiagnostisch kommen drei Veränderungen in Betracht, die organische Stenose, in der Regel in Form der Carcinomstenose des Oesophagus mit Stauungsdilatation, zweitens Penetrationshöhlen eines Speiseröhrenkrebses und drittens taschenförmige Erweiterungen der Speiseröhre oberhalb von nicht carcinomatösen Stenosen oder bei Verziehung einer sekundären Erweiterung des Oesophagus infolge extraösophagealer Erkrankungen.

Was zunächst die Unterscheidung zwischen Divertikel und Stenose anbelangt, so handelt es sich naturgemäß nur um solche Fälle, bei welchen es oberhalb der Stenose zu einer, wenn auch nur geringgradigen, aber sackförmigen Erweiterung gekommen ist. Auch in einem solchen Falle wird sich außer dem länglichen Schattenstreifen des Oesophagusausgusses ein sackförmiger Schatten darstellen, welcher dem dilatierten Speiseröhrenabschnitt entspricht. Charakteristisch für die Stenose ist nun, daß kein dem physiologischen Oesophagusausguß entsprechender Kontrastmittelschattenstreifen in irgend einer Projektionsrichtung aus der Deckung mit dem breiteren Schatten gebracht werden kann, welcher dem dilatierten Oesophagusanteil entspricht. Beim Divertikel hingegen ist das oben als charakteristisch beschriebene Symptom nachweisbar, daß nämlich der Schatten des Divertikels bei geeigneter Projektion neben dem Schattenband des Speiseröhrenausgußschattens zu liegen kommt. Schwierig, ja in seltenen Fällen nicht eindeutig durchführbar wird die röntgenologische Differentialdiagnose zwischen Grenzdivertikel und Stenose dann, wenn es auch gelegentlich einer wiederholten Untersuchung bei Anwendung von Kontrastmitteln jeglicher Konsistenz, Lagewechsel des Patienten und Sondenentleerung des Sackes, nicht gelingt, neben dem sackförmigen Schatten auch das Schattenband des Oesophagus darzustellen. Es kann sich in einem solchen Falle ebensogut um eine komplette Speiseröhrenstenose, wie um die seltene Form jener Grenzdivertikel handeln, bei welchen die Speisen ausschließlich in das Divertikel gelangen und bei stärkerer Füllung nicht überfließen, sondern plötzlich regurgitiert werden. Doch kann es auch in so einem Falle mitunter durch Lagewechsel gelingen, die kraniale Begrenzung des Divertikels zur Darstellung zu bringen und somit die Unterscheidung gegenüber Stenose vorzunehmen.

Auch die zweite Möglichkeit, nämlich daß es sich um eine Penetrationshöhle eines Carcinoms der Speiseröhre handelt, welches ein Divertikel vortäuscht, kann differentialdiagnostisch nicht unerhebliche Schwierigkeiten bereiten. In so einem Falle wird ja das für Grenzdivertikel als charakteristisch angesehene Symptom des Nebeneinanderliegens von Sack und Oesophagusausgußschatten nachweisbar sein. Nebst den meist eindeutigen klinischen Symptomen und anamnestischen Daten werden auch einige röntgenologische Beobachtungen zur Unterscheidung herangezogen werden können, allerdings alle röntgenologischen Symptome nur als weniger sichere Symptome. So sprechen glatte Konturen der Ausgußsilhouette mehr für Divertikel. Unregelmäßige Schattenbegrenzung aber beweist nicht das Bestehen eines Carcinoms, da, wie früher bemerkt, unregelmäßige, ja auch unscharfe Schattenkonturen durch nicht schattengebende Speisereste im Divertikel bedingt sein können. Das plötzliche Verschwinden des Schattengebildes durch Abfließen des Sackinhaltes in die Speiseröhre läßt ein Divertikel annehmen, ebenso deuten Größenzunahme und Formveränderung des Schattengebildes bei zunehmender Füllung auf ein Divertikel und nicht auf eine starrwandige Penetrationshöhle hin.

Die dritte Möglichkeit für Fehldiagnosen betrifft taschenförmige Erweiterungen des Oesophagus oberhalb von Stenosen. Auch hier ist neben dem Sackschatten der bandförmige Speiseröhrenschatten sichtbar. Auch wird bei den taschenförmigen Ausbuchtungen das Auswurfphänomen stets fehlen, weiterhin wird das Überfließen von Kontrastmassen in jedem Falle nachweisbar sein, doch meist sehr rasch. Entsprechend der breiten Kommunikation zwischen Tasche und Speiseröhre wird eine Auffüllung der Tasche über das Niveau der Stelle des Überfließens wohl nicht gelingen. Als wichtigstes differentialdiagnostisches Symptom endlich wäre der Umstand zu erwähnen, daß bei einer taschenförmigen Ausbuchtung des Oesophagus eine kraniale Begrenzung des Schattens in keiner Lage des Patienten gelingt, da eben eine solche fehlt. Schwierigkeiten der Unterscheidung werden sich allerdings meist nur bei jenen Fällen ergeben, bei welchen die taschenförmigen Erweiterungen durch extraösophageale Erkrankungen bedingt sind. Bei taschenförmiger Dilatation oberhalb von stenosierendem Speiseröhrenkrebs ist die Unterscheidung in der Regel schon dadurch möglich, daß die Kommunikation zwischen Tasche und Oesophaguslumen zackige Konturen aufweist. Auch liegt die Kommunikation ebenso bei der Taschendilatation des Oesophagus als auch ober einer Krebsstenose in der Regel nicht so weit kranial vom caudalen Schattenpol als bei den Grenzdivertikeln.

V. Komplikationen.

Es bleibt sicherlich eine ganze Reihe von Fälle übrig, bei welchen durch Komplikationen bedingte, diagnostische oder differentialdiagnostische Schwierigkeiten eintreten können. So ist z. B. ein Fall von Czepa sehr instruktiv, bei welchem ein luftgefülltes Divertikel eine Kaverne der Lunge vortäuschen konnte, da gleichzeitig eine Lungenschrumpfung bestanden hat, wodurch das Divertikel stark seitlich vom Mediastinalschatten zu liegen kam.

Die röntgenologische Feststellung von Komplikationen wird in der Regel nicht leicht sein. Meistens wird es der oesophagoskopischen Untersuchung vorbehalten bleiben, durch direkte Inspektion eine eindeutige Diagnose zu stellen. Dies gilt besonders für jene Fälle, bei welchen es im Grenzdivertikel zu einer Carcinombildung gekommen ist. Zwar werden bei sorgfältiger Untersuchung sich auch schon Anzeichen aus der Röntgenbeobachtung ergeben. So müssen unregelmäßige Schattenbegrenzungen des als Divertikel sichergestellten Sackschattens, welche auch bei wiederholter Untersuchung stets dieselbe Konfiguration zeigen, den Verdacht entstehen lassen, daß es sich nicht um Speisereste, sondern um Tumorbildungen handelt. — Einfacher wird sich die Erkennung von entzündlich bedingten Verziehungen und Deformationen gestalten, allerdings können auch die durch Perioesophagitis bedingten Lage- und Formveränderungen des Divertikels dazu führen, daß die Erkennung des Divertikels als solches schwierig wird, ähnlich wie im oben angeführten Fall CZEPAs.

b) Ösophageale Pulsionsdivertikel.

I. Pathologie.

Viel seltener, als pharyngo-osophageale, an der Grenze zwischen Pharynx und Oesophagus sitzende ZENKERsche Divertikel wurden bisher Pulsions- divertikel mit einer tieferen Lokalisation, also als reine Oesophagusdivertikel, gefunden. Man kennt sie erst seit der ersten einschlägigen Mitteilung von OEKONOMIDES (1882). Auch sie wurden also schon vor der röntgenologischen Aera entdeckt. Sie haben ihren Sitz im ganzen Oesophagus zwischen dem Oesophagusmund und der Kardia und werden nach den Prädilektionsstellen „in epibronchiale" (BROSCH), in „epiphrenale" (ROSENTHAL) und „epikardiale" Divertikel eingeteilt, je nach ihrem Sitze oberhalb der Trachealbifurkation, knapp oberhalb des Zwerchfells, bzw. subphrenisch knapp über der anatomischen Kardia.

Für die ösophagealen Pulsionsdivertikel gilt bezüglich der Bevorzugung des männlichen Geschlechtes dasselbe wie für die Grenzdivertikel. Zwar werden Divertikel dieser Kategorie auch bei Kindersektionen gefunden (PAUMER, RILBERT), aber dennoch sind die meisten bekannt gewordenen Falle zwischen dem 40.—50. Lebensjahr zur Beobachtung gekommen. Trotzdem muß angenommen werden, daß der Beginn des Leidens in der Regel schon Jahre zurückliegt und der Kranke erst wegen viel später auftretenden Beschwerden den Arzt aufsucht.

Die ösophagealen Pulsionsdivertikel erreichen meist keine besondere Größe. Erbsen- bis haselnußgroße Divertikelsäcke bilden die Regel, bis zur Größe eines kleines Apfels kommt es selten. Eine Ausnahme bilden diejenigen Pulsionsdivertikel — und hier handelt es sich meistens um epibronchiale —, welche auf der Basis eines Traktionsdivertikels sekundär entstanden sind, die sog. Traktions- Pulsionsdivertikel. Von den in der Literatur festgelegten größeren Sacken (100 bis 500 ccm Inhalt) steht es keineswegs fest, daß es sich tatsächlich um Divertikel gehandelt hat, da von keinem dieser Fälle ein autoptischer Befund vorliegt, vielmehr dürfte die Annahme von SCHINZ richtig sein, daß es sich in all diesen Fällen um Teilerscheinungen einer diffusen idiopathischen Oesophagusdilatation gehandelt hat. Als Bestätigung dieser Behauptung mögen die Fälle von BIJCHOWSKI und von JUNG angeführt sein, bei welchen sich die als epiphrenale Pulsionsdivertikel angesehenen Säcke bei der Autopsie als Erweiterungen bei Kardiospasmus mit idiopathischer Dilatation entpuppten.

Im Gegensatz zu den Grenzdivertikeln, welche immer von der Hinterwand des Speiserohres, bzw. des Pharynx ausgehen, ist die Lage der ösophagealen

Divertikel eine verschiedene, entsprechend der verschiedenen Ätiologie. Nicht selten gehen sie von der Vorderwand des Oesophagus aus.

Für die Entstehung der ösophagealen Pulsionsdivertikel müssen drei ätiologische Möglichkeiten angenommen werden. Für die Entstehung der ersten Gruppe ist eine angeborene Disposition anzunehmen. BROSCH meint, daß die Lücke der Speiseröhrenwand, durch welche Gefäße und Nerven treten, die Pforte für die Divertikel bildet. Auch RIBBERT nimmt angeborene Lücken in der Muskulatur an, die er aber als pathologisch ansieht. Bei den höher gelegenen Divertikeln dürfte ein besonders starker Grad der physiologischen Enge dazu führen, daß die angeboren schwache Stelle der Oesophaguswand dicht darüber leichter ausgebaucht wird. Bei tieferliegenden Divertikeln dürfte in vielen Fällen die Stauung der Speisen oberhalb einer hypertonischen Kardia eine nicht unerhebliche Rolle spielen. Nach DESSECKER sind ausschließlich solche Divertikel als Pulsions-Divertikel anzusehen, welche oberhalb muskulärer, zu Spasmus neigenden Ringe entstehen und ihre Ausbildung ist auf den erhöhten intraösophagealen Druck zurückzufuhren. Bei einer großen Reihe von epiphrenal und epikardial gelegenen Divertikeln werden wir wohl diese Ätiologie annehmen müssen, doch ist auch für die Entstehung einzelner epibronchialer Divertikel diese Ätiologie nicht auszuschließen.

Eine zweite Gruppe von Pulsionsdivertikeln, welche in der Speiseröhre angetroffen werden und welche wohl die uberwiegende Mehrzahl der zur Beobachtung kommenden Falle bilden, sind jene, welche nach OEKONOMIDES, STARK aus einem Traktionsdivertikel hervorgegangen sind, also die sog. Traktions-Pulsions-Divertikel. Sie entstehen zunachst durch Zug von außen als Traktionsdivertikel. So gut wie ausnahmslos sind es narbige Veränderungen der Umgebung, die mit der Oesophaguswand verwachsen sind und durch ihre Schrumpfung eine Ausbuchtung der Verwachsungsstelle hervorrufen. Durch Innendruck (Pulsion) kann eine sekundäre Vergrößerung entstehen mit der typischen Abrundung des Sackes bei gleichzeitiger Rarefikation der Muskelschicht, welche das Divertikel bedeckt. Diese Divertikel bilden das Hauptkontigent der epibronchialen Divertikel. Sie sind in der Höhe der Trachealbifurkation gelegen, weil hier die Entzündung von Lymphdrüsen oesophagusnah am häufigsten lokalisiert ist. Entsprechend ihrer Ätiologie sind diese Divertikel der Oesophaguswand keineswegs an eine bestimmte Stelle gebunden; sie sind gelegentlich in jedem Abschnitt der Speiseröhre anzutreffen, ausgehend von irgendwie entstandenen narbigen Veränderungen der Oesophaguswand, welche einen Locus minoris resistentiae darstellen.

Als dritte Gruppe wären diejenigen Pulsionsdivertikel zu erwahnen, welche sich ähnlich dem Aneurysma dissecans zwischen den Wandschichten des Oesophagus entwickeln und aus Ulcerationen der Wandung durch Pulsion eine Ausbreitung erfahren. Diese als Diverticulum dissecans (HILL) benannte Art dürfte wohl zu den größten Seltenheiten gehören.

Die ösophagealen Divertikel lassen sich zur Zeit betreffs ihrer Provenienz nur selten differenzieren. Allenfalls lassen vorhandene Adhäsionen darauf schließen, daß die sackförmige Ausbuchtung aus einem Traktionsdivertikel hervorgegangen ist.

So wie bei den Grenzdivertikeln wurde auch bei den oesophagealen Pulsionsdivertikeln angenommen, daß das Divertikel knapp unterhalb seines Sitzes

Krampfzustände hervorrufe. Beobachtungen von A. FRAENKEL, KIENBÖCK, LOTHEISSEN u. a. aber sprechen dafür, daß solche unterhalb des Divertikels auftretende Spasmen entweder unabhängig vom Divertikel auftreten, oder aber daß eher das Divertikel als sekundär anzusehen ist. In Fällen, bei welchen der Krampf oberhalb eines Divertikels gelegen ist (PAMER, PALUGYAY), dürfte wohl eher anzunehmen sein, daß der Spasmus durch das Divertikel ausgelöst wurde, etwa wie oberhalb von Fissuren, Ulcerationen oder Neoplasmen.

II. Klinik.

Die ösophagealen Divertikel können lange Zeit, auch dauernd symptomlos bestehen, so daß sie der Beobachtung beim Lebenden vollkommen entgehen und erst gelegentlich der Obduktion entdeckt werden. Gelegentlich bilden sie bei Röntgenuntersuchungen, welche zwecks Untersuchung der Thoraxorgane oder des Digestionstraktes vorgenommen wurden, Zufallsbefunde. In anderen Fällen wieder werden die ersten Beschwerden durch einen gleichzeitig mit dem Divertikel bestehenden Spasmus ausgelöst. Doch auch in den Fällen, bei welchen die Beschwerden durch das Divertikel selbst hervorgerufen werden, sind dieselben zunächst sehr wechselnd und meist uncharakteristisch. Anfangs tritt vielfach während des Essens ein dumpfer Druck in der Brust auf, welcher auf die Füllung des Sackes mit Speisen zurückzuführen sein dürfte. Dieser Druck tritt meist beim Genuß von kompakten Bissen auf, besonders wenn rasch gegessen wird. Nachtrinken von Wasser bringt manchmal eine Erleichterung. Es treten auch Schmerzen hinter dem Brustbein oder zwischen den Schulterblättern auf, welche sehr intensiv werden können und die Nahrungsaufnahme stark beeinträchtigen. Durch Druck auf die Nachbarorgane kann es zu Atemnot und Herzklopfen kommen. Bei größerer Ausdehnung des Divertikelsackes kommt es bei zunehmender Füllung desselben mit Speisen zur Kompression des Speiseröhrenlumens und damit zum typischen Erbrechen, entweder während des Essens oder einige Zeit nach der Nahrungsaufnahme. Manchmal können die Patienten Bissen willkürlich wieder hochbringen, doch geht dies in der Regel nicht so leicht wie bei den Grenzdivertikeln. Nach dem Erbrechen kann der Patient meist wieder eine Zeitlang weiteressen. Da tiefsitzende Divertikel nicht selten mit einem Kardiakrampf kombiniert sind, so treten die durch das Divertikel verursachten Erscheinungen oft hinter denen des Kardiospasmus völlig zurück, so daß erst die Untersuchung, insbesondere die Röntgenuntersuchung, die Komplikation klärt.

Globusgefühl, Foetor ex ore, Halsgeräusche sowie die beim Grenzdivertikel auftretende Halsgeschwulst fehlen bei den ösophagealen Pulsionsdivertikel meist völlig. Wegen der recht uncharakteristischen Symptome wird sich die Diagnose aus den anamnestischen Daten bei Oesophagusdivertikel keineswegs so klar ergeben, wie dies mitunter beim Grenzdivertikel der Fall ist.

Die Feststellung eines ösophagealen Divertikels gelingt manchmal schon mittelst der Divertikelsonde (gekrümmte Guttaperchabougie, Divertikelsonde nach STARK, LEUBES). Die Sonde stößt in einer bestimmten Tiefe auf ein Hindernis, daß sich auch bei Zuwarten nicht überwinden läßt. Auf diese Weise kann die Höhenlage des Divertikelsackgrundes festgestellt werden. Man kann dabei auch fühlen, ob die Ausbuchtung nach rechts oder links von der Mitte liegt. Ebenso kann auch die Länge des Divertikels festgestellt werden. MINTZ und REICHMANN hoben hervor, daß eine Divertikelsonde, wenn sie ins Divertikel gelangt ist, erst zurückgezogen, gedreht und wieder vorgeschoben werden muß, damit sie in den Magen gelangt. Nach KAUFMANN und KIENBÖCK kann ein solches Verhalten ausnahmsweise auch bei Dilatation des Oesophagus und Vorhandensein von Falten und Spornbildungen vorkommen.

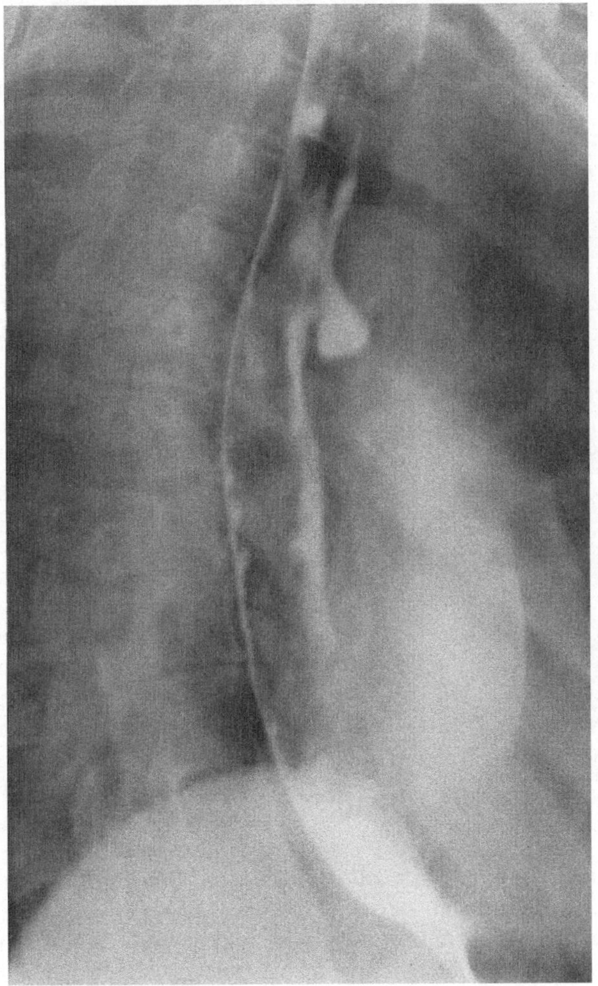

Abb. 117. Osophageales Pulsionsdivertikel in der Hohe der Aortenenge. Primares Traktions-, sekundares Pulsionsdivertikel mit dem typischen Symptom des Uberfließens der Kontrastmassen aus dem kontrastgefullten Divertikel in den luftgefullten Oesophagus.

Mittelst der Oesophagoskopie kann die Diagnose gesichert werden, man muß aber dabei auf den Eingang des Divertikels einstellen können und außerdem auf das Speiseröhrenlumen. Gelangt das Rohr in den Sack, so sieht man die ausgespannte Schleimhaut, und die Kardia fehlt. Das Bestehen von Entzündung, Geschwüren oder krebsiger Entartung wird sich oft zunächst nur auf diesem Wege feststellen lassen.

III. Röntgenuntersuchung.

Weitaus einfacher und, wie schon bemerkt, nicht selten als Zufallsbefund gelingt die Darstellung eines ösophagealen Divertikels mittels der Röntgenuntersuchung. In einer Reihe von Fällen gelingt es schon nach wenigen Schlucken Kontrastflüssigkeit in aufrechter Stellung und bei gleichzeitiger Drehung des Patienten um seine Längsachse, vor dem Durchleuchtungsschirm das Abweichen des Kontrastschattens oder eines Teiles desselben von seinem physiologischen Verlauf nachzuweisen. Manchmal gelingt diese Beobachtung erst bei fortgesetztem raschem Trinken oder bei Anwendung von pastöser Kontrastmasse. In einigen Fällen wieder erfolgt das Abweichen der Kontrastmasse erst in Horizontal- oder Beckenhochlage, bei Drehung des Patienten um seine Längsachse, wobei dann das Abweichen des Kontrastschattens oft erst dann erfolgt, wenn das vermeintliche Divertikel im Raume nach unten zu liegen kommt. Die im Divertikel zuruckgebliebenen nicht schattengebenden Speisereste können allenfalls die Füllung des Sackes mit Kontrastmassen verhindern, so daß bei Verdacht auf ein Divertikel und bei mangelndem Schattenbild desselben eine Wiederholung der Röntgenuntersuchung nach Ausspülung des Oesophagus mit dem Magenschlauch zweckmäßig erscheint. Wegen der meist breiteren Kommunikation der ösophagealen Pulsionsdivertikel mit dem Speiseröhrenlumen — besonders wenn es sich um sekundäre Traktions-Pulsionsdivertikel handelt und der Pulsionssack noch klein ist — wird es bisweilen Schwierigkeiten bereiten, das Divertikel so lange gefüllt zu halten, bis seine Lage, Größe, sowie die Kommunikation mit der Speiseröhre festgestellt ist. Erst bei größerer Ausdehnung des Sackes gelingt es in der Regel leicht, bei geeigneter Projektionsrichtung das Auffüllen des Divertikelsackes mit der aus dem Oesophaguslumen abweichenden Kontrastmasse zu beobachten. Nun kann die verschluckte Kontrastmasse einmal zur Gänze zunächst in das Divertikel gelangen und erst nach stärkerer Auffüllung in das Speiseröhrenlumen zurückfließen, wobei das typische Symptom des Überfließens bei halbmondförmiger Konfiguration des Schattens beobachtet werden kann (Abb. 117), In vertikaler Stellung des Patienten ist auch das Oesophagusdivertikel kranialwarts-horizontal begrenzt und wie beim Grenzdivertikel sieht man eine Gasblase darüber. Ein anderes Mal sehen wir zunächst eine normale Passage des Kontrastschattens durch das Speiserohr und erst allmählich eine Auffüllung des Sackes, da nur Teile der vor der Divertikelöffnung

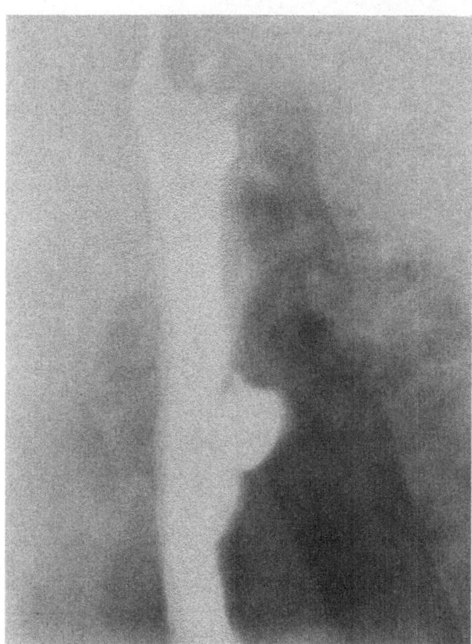

Abb. 118. Kompression des Oesophagus durch das gefullte osophageale Pulsionsdivertikel. (Die Rontgenaufnahme stammt aus dem Zentralrontgeninstitut Prof. Dr. G. HOLZKNECHTS, fecit Doz. Dr. LENK.)

vorbeiziehenden Kontrastmassen durch die Kommunikationsöffnung gelangen. Bei größerem Divertikelsack, welcher sich schon durch intensivere subjektive Beschwerden zu manifestieren pflegt, kann es nach stärkerer Füllung des Sackes mit Kontrastmasse zu einem Verschluß des Speiseröhrenlumens kommen und dann kann man die Stauung des Kontrastschattens röntgenologisch beobachten (Abb. 118).

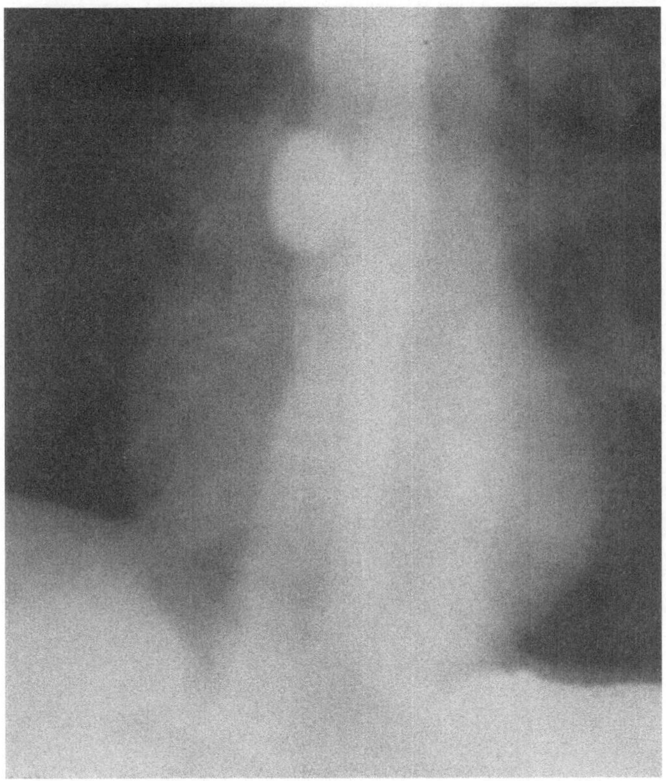

Abb. 119. Ösophageales Traktions-Pulsionsdivertikel. Primares Traktions-, sekundares Pulsionsdivertikel in der Hohe der Trachealbifurkation. Typische ovale Form mit abgerundeter Schattenbegrenzung.

IV. Differentialdiagnose.

Es wird hier die differentialdiagnostische Frage entstehen, ob der Verschluß des Speiseröhrenlumens tatsächlich durch Divertikelkompression erfolgt ist oder ob ein gleichzeitig bestehender Spasmus als Ursache der Passagebehinderung anzusehen ist. Die Entscheidung wird sich unter Umständen erst bei wiederholter Untersuchung ergeben. Handelt es sich um einen Kompressionsverschluß durch den gefüllten Divertikelsack, so ist der Verschluß des Oesophagus in der Regel erst nach späterer Füllung des Sackes zu beobachten und es wird bei geeigneter Projektionsrichtung eine zunehmende Deviation des noch kontrastgefüllten unteren Speiseröhrenendes in Erscheinung treten. Der spastische Verschluß hingegen erfolgt unabhängig vom Füllungszustand des Divertikels und gibt bei stärkerer Anstauung der Kontrastmassen im Sack und im Oesophagus oberhalb des Krampfverschlusses dem erhöhten Drucke plötzlich nach.

Die rundliche oder ovale Konfiguration des Divertikelausgußschattens bewahrt leicht vor Verwechslung mit dem im folgenden Abschnitt zu besprechenden reinen Traktionsdivertikel (Abb. 119). So einfach die Feststellung eines ösophagealen Pulsionsdivertikels im thorakalen Abschnitt der Speiseröhre mittelst

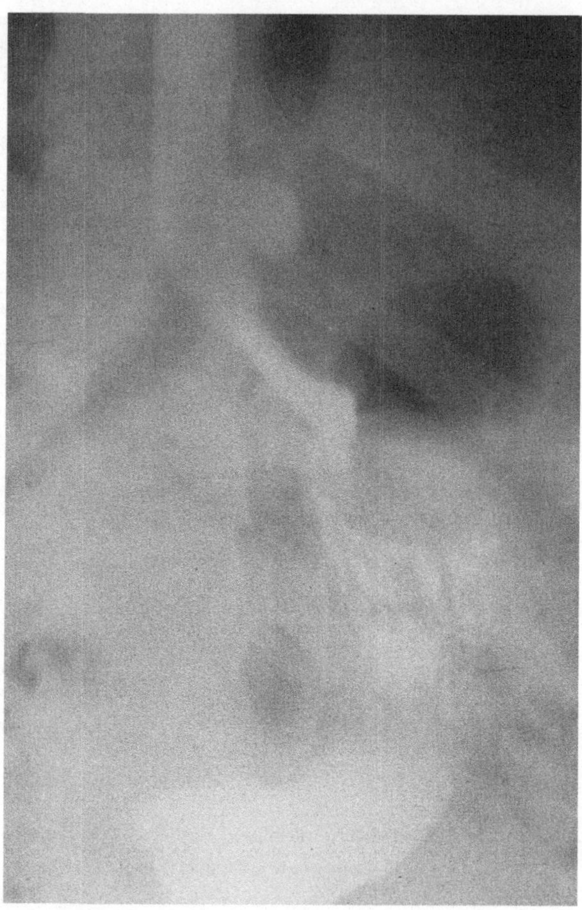

Abb. 120. Epiphrenales Divertikel des Oesophagus. Da bei der Zwerchfellbewegung eine Deformation des Divertikels im Sinne einer Adhäsionstraktion nachweisbar ist, muß angenommen werden, daß es sich primär um ein Traktionsdivertikel gehandelt hat.

der Röntgenuntersuchung sein kann, so schwierig kann sie im subdiaphragmalen Abschnitt werden, besonders dann, wenn das Divertikel bereits größere Dimensionen erreicht hat und gleichzeitig ein spastischer Verschluß der Kardia oder ein Kompressionsverschluß des Oesophagus durch den Divertikelsack besteht. Denn der stärker gefüllte Sack und die gestaute Kontrastmasse im komprimierten Oesophagus können bei jedweder Durchleuchtungsrichtung eine einheitliche Schattenmasse bilden, so daß das Bild des idiopathisch dilatierten Oesophagus mit Kardiospasmus vorgetäuscht werden kann. Wiederholte Untersuchung mit zunächst kleinen Mengen von Kontrastmasse und Anwendung verschiedener Körperlagen des Patienten kann die wahre Sachlage dadurch klären, daß eine isolierte Füllung des Divertikels gelingt, dessen Ausgußschatten nun mit seiner auch kranialwärts vorhandenen Begrenzung sichtbar wird. Die nachträgliche Einführung einer schattengebenden Sonde in das Oesophaguslumen kann nun die Lagebestimmung des Divertikels zum Oesophagus ermöglichen.

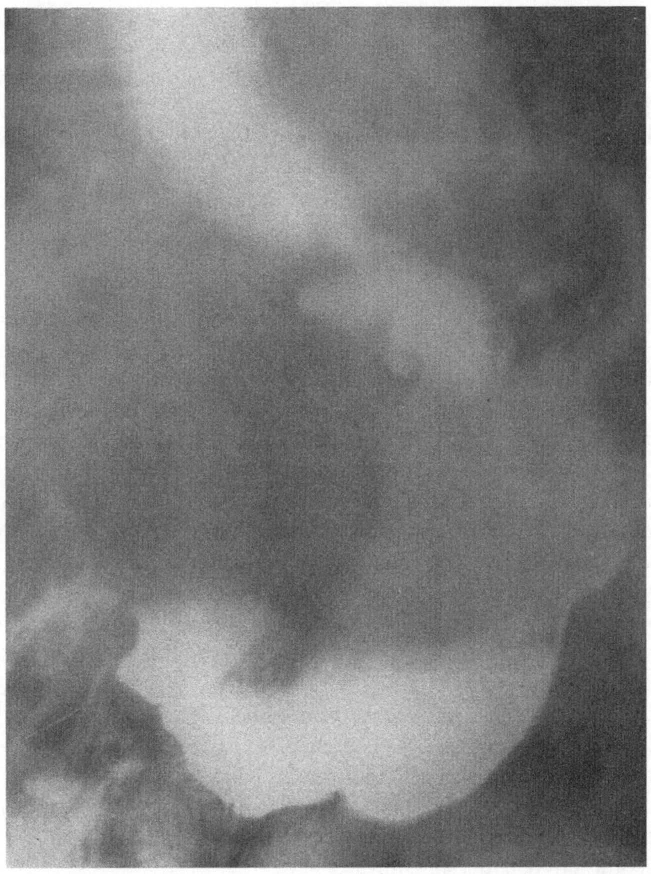

Abb. 121. Epikardiales Divertikel des Oesophagus. Knapp caudal vom Divertikel ein Ulcus, welches jedoch rontgenologisch nicht erkannt und erst durch die Operation festgestellt wurde.

Andererseits wieder kann bei einer stärkeren Elongation und Schlängelung des idiopathisch dilatierten Oesophagus ein Divertikel durch eine dilatierte Schlinge vorgetäuscht werden. Ob in diesem Falle die Entscheidung auf röntgenologischem Wege möglich ist, muß angesichts der bisherigen Erfahrungen dahingestellt bleiben. Jedenfalls kann die Diagnose auf ein epikardiales Divertikel nicht als sichergestellt gelten, wenn es nicht gelingt, die Schatten des Ausgusses des Divertikels und der Kommunikation aus der gegenseitigen und aus der Überdeckung mit dem Schatten des Oesophagusausgusses zu bringen.

Epiphrenale Divertikel von größeren Dimensionen können, wie ein Fall von HAENISCH zeigt, zunächst zu Verwechslung mit einem Hiatusbruch führen.

Die gleichzeitige Darstellung des Magens, sowie die Anwendung der oben angeführten Beobachtungsversuche mit geringen Kontrastmassen werden wohl die Unterscheidung ermöglichen (Abb. 120).

Endlich könnten auch penetrierende Ulcera des Oesophagus zu Verwechslung mit tiefgelegenen ösophagealen Pulsionsdivertikel Anlaß geben. Nebst den klinischen Symptomen wird sich auch aus dem Röntgenbefunde ein Unterscheidungsmerkmal ergeben können, weil die Breite der Kommunikation zwischen Oesophagus und Divertikel im Verhältnis zu der eines Penetrationskanals bei Ulcus eher breit zu nennen ist und die Darstellung des Penetrationskanales entsprechend seiner Enge meist gar nicht gelingt. Ob die Entscheidung in jedem Falle gelingen dürfte, muß wohl nach dem Stande unserer bisherigen, noch spärlichen Erfahrungen offen gelassen werden (Abb. 121).

B. Adhäsionsdivertikel der Speiseröhre.

a) Traktionsdivertikel der Speiseröhre.

I. Pathologie.

Im Gegensatz zu den Ausstülpungen der Speiseröhrenwand, deren Ausbildung auf die Wirkung des Innendruckes (Pulsion) zurückgeführt wird, muß die Entstehung einer anderen Art von Wandausstülpungen durch einen von außen wirkenden Zug (Traktion) erklärt werden. Deshalb benannte sie ZENKER: Traktionsdivertikel. Als erster hat ROKITANSKY 1841 diese Art von Divertikel beschrieben. Nach seinen Untersuchungen ist ihre Entstehung darauf zurückzuführen, daß entzündlich vergrößerte Tracheal- oder Bronchialdrüsen mit der Speiseröhrenwand verwachsen, später wieder schrumpfen und dabei die Wandung der Speiseröhre an der Verwachsungsstelle trichterförmig heranziehen. Die Traktionsdivertikel sind kein seltenes Vorkommnis, nach TIEDEMANN sind sie in 4%, nach STARK sogar in 6% der Sektionen Erwachsener nachweisbar. Allerdings können sie auch bei der Sektion der Beobachtung leicht entgehen und wurden erst durch die von DITTRICH eingeführte Sektionstechnik, die Brustorgane der Leiche in Zusammenhange zu entnehmen und die Speiseröhre von hinten zu öffnen, dem regelmäßigen Nachweis zugänglich gemacht. Die Befunde ZENKERs und TETENs von Traktionsdivertikel bei kleinen Kindern dürften wohl zu den größten Seltenheiten gehören, die meisten sind im Alter von über 30 Jahren gefunden worden. Auch bei den Divertikel dieser Kategorie scheint das männliche Geschlecht bevorzugt zu sein.

Die häufigste Ursache der Entstehung von Traktionsdivertikel dürften nach den übereinstimmenden Beobachtungen der meisten Autoren tuberkulöse Lymphdrüsen abgeben, seltener anthrakotische Drüsen. Vielfach ist über die Ätiologie der in den betreffenden Drüsen stattgehabten Entzündung zur Zeit des Divertikelnachweises nichts Genaues mehr eruierbar. Außer Drüsenschwellung mit Adhäsion und sekundärer Schrumpfung können auch anderweitige entzündliche Prozesse des Mediastinums mit konsekutiver Verwachsung, sekundärer Schrumpfung und Verziehung zu einer Divertikelbildung im Oesophagus führen. Bei den etwas selteneren multiplen Traktionsdivertikel ist wohl diese nichtglanduläre Genese wahrscheinlich.

Wohl nur in ganz seltenen Fällen dürfte die Annahme RIBBERTs zutreffen, daß eine kongenitale Anomalie der Wand des Oesophagus und des zwischen ihm und der Trachealbifurkation liegenden Bindegewebes die Ursache ist. Als Ausdruck der Trennung von Luft- und Speisewegen bleibe ein Bindegewebszug erhalten, infolgedessen wäre die Oesophaguswand nicht überall normal, es bestünden Defekte der Muskellagen. Bei Verschiebungen des Oesophagus wirke der Zug auf diese Stelle und so komme es zur Ausbuchtung.

Bemerkenswert ist die Beobachtung HELMS, welcher Traktionsdivertikel gemeinsam mit Sclerodermie gesehen hat. Ob hier ein kausaler Zusammenhang besteht, muß derzeit dahingestellt bleiben.

Ebenso erwähnenswert ist auch das gleichzeitige Bestehen eines Traktionsdivertikels in der Speiseröhre und Duodenalulcus, worauf BOKOR hinwies. Allerdings kann es sich auch hier um so mehr um ein zufälliges Zusammentreffen handeln, als ja beide Erkrankungen nicht zu den Seltenheiten gehören. Doch ist auch eine gemeinsame Ätiologie denkbar, welche einerseits zur Divertikelbildung, andererseits zu einer Vagusschädigung mit konsekutiver Ulcusbildung geführt haben könnte.

Entsprechend der als häufige Ursache nachgewiesenen Drüsenadhäsion, sind die Traktionsdivertikel in der überwiegenden Mehrzahl der Fälle in der Höhe der Trachealbifurkation gelegen, und zwar meistens im Bereiche der vorderen Speiseröhrenwand. Doch können die Divertikel dieser Kategorie in jeder beliebigen Höhe des thorakalen Speiseröhrenanteiles gefunden werden. Ebenso betrifft die Ausstülpung mitunter auch die seitlichen Wandteile des Oesophagus. Die Hinterwand dürfte wohl nur ganz ausnahmsweise betroffen sein.

An der Sackbildung des Traktionsdivertikels sind in der Regel alle Schichten der Wandung beteiligt, doch findet sich mitunter auch eine Rarefikation der Muskulatur. Die Konfiguration der Traktionsdivertikel ist sehr charakteristisch, sie bilden zeltförmige Ausbuchtungen des Lumens, deren offene Basis eine breitere Kommunikation zum Lumen des Oesophagus darstellt, mit der Spitze nach außen, manchmal kranialwärts, seltener caudalwärts gerichtet. In der Regel überschreitet ihre Größe kaum zwei Zentimeter im Durchmesser.

Entsprechend ihrer Konfiguration können in der Spitze des Traktionsdivertikels kleinste Speisereste zurückgehalten werden und durch Zersetzung oder Schleimhautläsion zu entzündlichen Veränderungen in diesem Bereiche Veranlassung geben. Es können auch Ulcerationen daselbst auftreten. Sogar tuberkulöse Ulcerationen wurden in Traktionsdivertikeln beobachtet, was um so weniger Wunder zu nehmen braucht, da ja ätiologisch die Heranziehung der Speiseröhrenwand durch tuberkulöse Lymphdrüsen recht häufig in Betracht kommt (FRÄNKEL, SCHILLING). Wichtig erscheint die Tatsache, daß in Divertikeln und in ihrer Umgebung wiederholt Krebsbildung beobachtet wurde (KORNER, HELLER, RITTER, STARK, SCHINZ u. a.). Diese kann auf den konstanten Reiz zurückgehaltener Speisen zurückgeführt werden. KRAGH hat auch die nicht unwahrscheinliche Vermutung ausgesprochen, daß bei vielen Fällen von Speiseröhrenkrebs ein Traktionsdivertikel als Ursache anzusehen ist.

Durch die Pulsionskraft der in das Divertikel eindringenden Speisen kann das Traktionsdivertikel eine Ausdehnung erfahren, dabei können die Muskelfasern auseinander weichen und die Schleimhaut hernienartig vorgetrieben werden. Die so dilatatierten Divertikel zeigen nun eine mehr rundliche oder ovale Konfiguration und die übrigen Merkmale der ösophagealen Pulsionsdivertikel. Eine Unterscheidung dieser sekundären „Traktionspulsionsdivertikel“

(TIEDEMANN, OEKONOMIDES, TETEN) von den primären Pulsionsdivertikel ist dann nicht mehr möglich (s. auch den vorhergehenden Abschnitt über ösophageale Pulsionsdivertikel).

II. Klinik.

Die größte Gefahr für ihren Träger bieten die Traktionsdivertikel dadurch, daß es auf dem Wege einer Verletzung der Divertikelwand durch eingeklemmte Speisereste oder infolge Entzündung und Ulceration zu einer plötzlichen Perforation in das Mediastinalgewebe, in benachbarte Blutgefäße kommen kann. Relativ günstig ist der Verlauf, wenn die Perforation in die Luftwege erfolgt.

Eben wegen der Perforationsgefahr haben die Traktionsdivertikel der Speiseröhre mehr als nur pathologisch-anatomisches Interesse, trotzdem sie in der überwiegenden Mehrzahl der Falle symptomlos verlaufen, nur einen zufälligen Obduktionsbefund bilden und allenfalls gelegentlich einer Röntgenuntersuchung wahrgenommen werden. Wenn wir bedenken, daß oft ausgedehntere Carcinome keinerlei Beschwerden verursachen, so erscheint es erklärlich, daß eine so kleine Ausbuchtung des Speiseröhrenlumens, wie sie ein Traktionsdivertikel darstellt, zu keinerlei Symptomen zu führen braucht. Trotzdem darf aus der Symptomlosigkeit nicht der Schluß gezogen werden, daß keine Speisereste zurückgehalten werden können (STARK).

FRESE und auch KILLIAN konnten beobachten, daß durch Traktionsdivertikel Fremdkörpergefühl, sowie mitunter Schmerzen hinter dem Brustbein verursacht werden. TIEDEMANN hat über Fälle berichtet, bei welchen die Patienten öfters über leichtes Haftenbleiben körniger Speisen, etwa von Reis geklagt haben. Solche Beobachtungen gehören aber doch zu den Ausnahmen. Das Auftreten von deutlichen Beschwerden spricht schon eher für ein Traktionspulsionsdivertikel.

Die Feststellung eines Traktionsdivertikels mittelst Sondenuntersuchung gelingt nur in den seltensten Fällen und meist nur dann, wenn der Trichter caudalwärts gerichtet ist. Divertikelsonden können sich leicht verhaken. Mit Rücksicht auf die Perforationsgefahr soll die Sondenuntersuchung tunlichst vermieden werden.

Mittelst des Oesophagoskops ist das Divertikel zweifellos am sichersten, und zwar durch direkte Inspektion feststellbar. Einfacher und für den Patienten weitaus weniger beschwerlich ist die röntgenologische Konstatierung eines Traktionsdivertikels.

III. Röntgenuntersuchung.

So einfach aber die Erkennung eines Traktionsdivertikels durch die Röntgenuntersuchung ist, so schwierig ist in vielen Fällen die Darstellung und vor allem das Festhalten des Durchleuchtungsbefundes im Röntgenbilde. Dementsprechend gibt es auch relativ wenig Arbeiten über Traktionsdivertikel. Außer dem ersten veröffentlichten Fall von HELM liegen Berichte von KIENBÖCK, STIERLEIN, FREUD, HAUDEK, PALUGYAY, STARK, HILL u. a. vor.

Bei der Röntgenuntersuchung mit Kontrastflüssigkeit in Vertikalstellung gelingt es in den allerseltensten Fällen, einen auch nur vorübergehenden Ausgußschatten eines Traktionsdivertikels zu erhalten, vielmehr gleitet die Flüssigkeit an der Divertikelöffnung vorüber. Auch bei Anwendung von Kontrastpaste von der im Abschnitt über die Technik der Untersuchung angegebenen Konsistenz gelingt die Darstellung nicht, da die mit breiter Kommunikationsöffnung versehene kleine Ausstülpung meistenteils nach oben gerichtet ist. Wenn auch die Füllung für den Moment gelingt, so kommt es doch in der Regel zu so rascher Entleerung, daß der Schatten der Ausstülpung nicht genauer beobachtet, geschweige denn im Röntgenbilde festgehalten werden kann. Liegt ein Verdacht auf ein Traktionsdivertikel vor oder wurde gelegentlich einer röntgenologischen Speiseröhrenuntersuchung eine verdächtige Stelle wahrgenommen, so ist es zweckmäßig, die Untersuchung mit einer zähen Kontrastpaste (HELM) zu wiederholen und die Untersuchung in Beckenhochlage (PALUGYAY) durchzuführen.

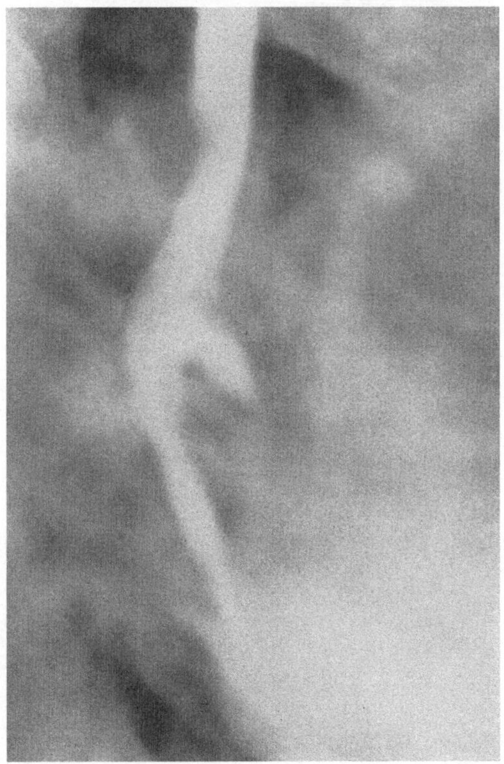

Abb. 122. Großes Traktionsdivertikel in der Höhe der Trachealbifurkation.

Die Wahrscheinlichkeit, daß die Kontrastmasse durch die erhöhte peristaltische Tätigkeit in Beckenhochlage in das Divertikel gepreßt wird und die zähere Masse im Divertikel anhaltender festgehalten wird, ist eine sehr große. Durch kontinuierliche Drehung des Patienten um seine Längsachse gelingt es nun, den geeigneten Strahlengang zu finden, in welchem sich der Divertikelausgußschatten in seiner größten Ausdehnung darstellt. So ein Ausgußschatten repräsentiert sich als kleines Schattendreieck, mit der Spitze peripherwärts, meist kranialwärts gerichtet. Die eckige Form, sowie die Untrennbarkeit des Schattengebildes vom Speiseröhrenausgußschatten sichert die Diagnose. Mitunter wird man in ganz geringem Abstand vom Divertikelschatten den typischen Schatten einer verkalkten Drüse nachweisen können, einer verkalkten Drüse, welche wohl als die Ursache für die Traktion anzusehen ist (Abb. 122, 123 u. 124).

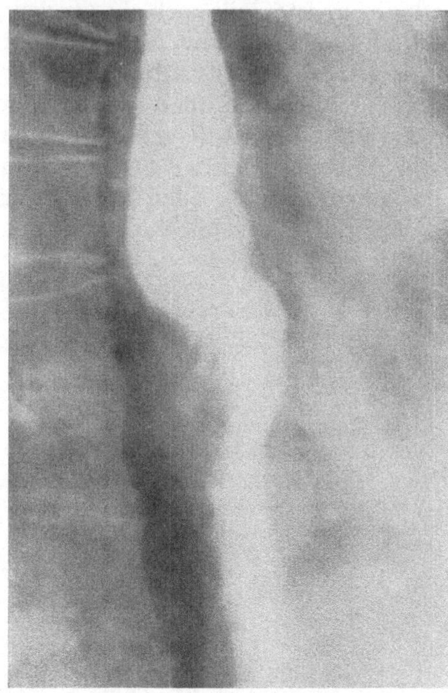

Abb. 123. Multiple kleine Traktionsdivertikel im Bereiche der konkaven Kontur des seitlich
verzogenen Oesophagus.

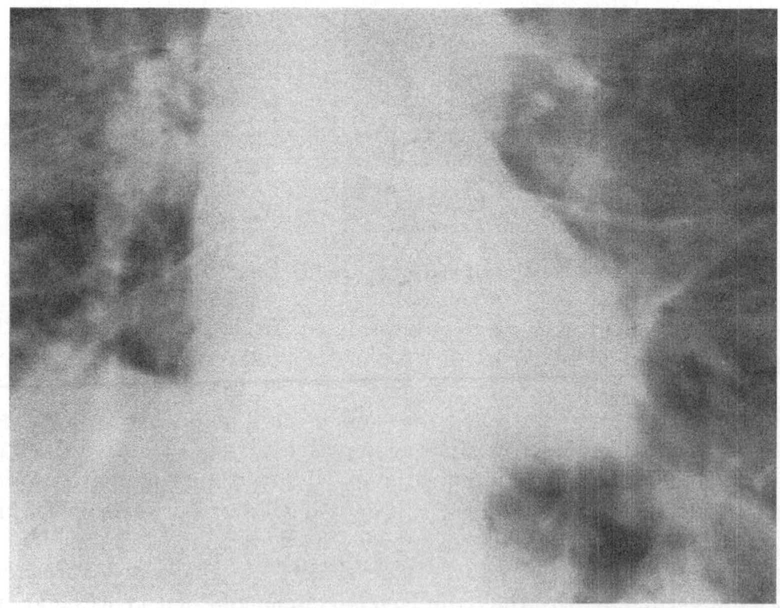

Abb. 124. Als Ursache der Verziehung und der Divertikelbildung bei dem in Abb. 123 dargestellten
Fall: Kostomediastinale Pleuraschwielen links.

b) Rudimentäre Traktionsdivertikel (s. FLEISCHNER).

I. Pathologie.

In neuester Zeit gelang es FLEISCHNER, eine neue Art von Adhäsionsdivertikel der Speiseröhre auf röntgenologischem Wege zur Darstellung zu bringen. Es sind dies Adhäsionen der Speiseröhrenwand ohne konstante Traktionsausstülpung. Hiebei handelt es sich um Ausstülpungen, welche sich nur bei kontrahiertem Zustande der Speiseröhre ergeben, indem eine umschriebene Stelle der Speiseröhrenwand nach außen zu an der Umgebung festhaftet, der Kontraktion des

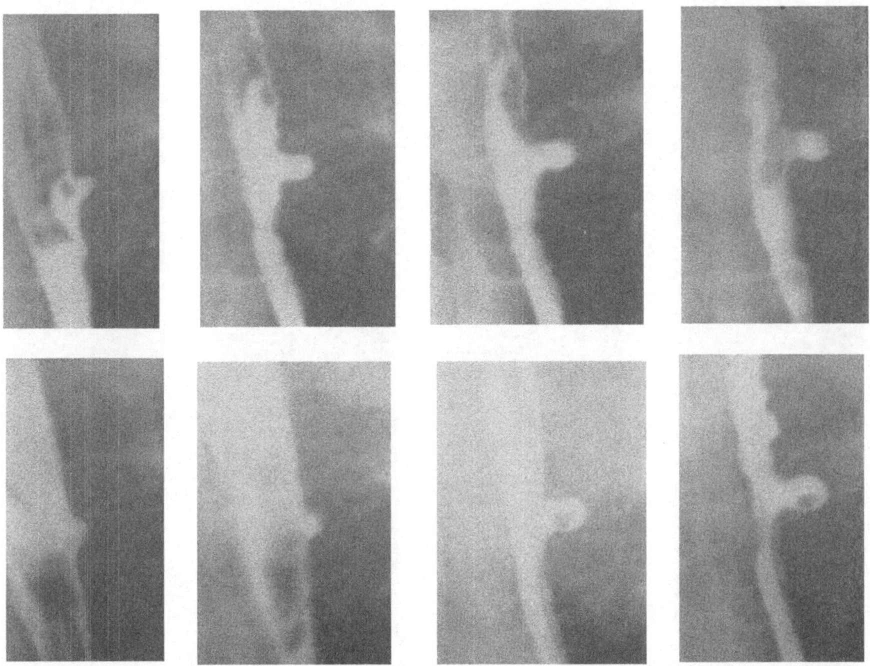

Abb. 125. Serienaufnahmen eines rudimentaren Traktionsdivertikels. Bei kontrahierter Speiserohre tritt das Divertikel deutlich in Erscheinung. (Die Rontgenaufnahme stammt aus dem Rontgeninstitut des Wilhelminenspitals in Wien. Vorstand: Prof. Dr. HAUDEK, fecit Doz. FLEISCHNER.)

Muskelschlauches also nicht folgen kann und daher während der Kontraktion ausgebuchtet wird. An der Füllung dieses Sackes soll nach FLEISCHNER der in diesem Zeitpunkt erhöhte Innendruck der Speiseröhre mitwirken. Beim Übergang zum erschlafften Zustande wird das Divertikel nicht eingezogen, sondern es erweitert sich das gesamte Rohr in dem Maße, daß die Wand des Rohres bis in die Ebene der Haftstelle zurückweicht, so daß das Divertikel gewissermaßen von der Wand verschluckt wird.

Allenfalls könnte es sich bei dieser Art der Speiseröhrenwandveränderung um ein Vorstadium der Traktionsdivertikelbildung handeln, zu dessen Ausbildung nebst des örtlichen Haftens der Oesophaguswand (etwa infolge einer schwieligen Periadenitis), noch eine grob morphologisch erkennbare Schrumpfung mit trichterförmiger Aussackung der Speiseröhrenwand hinzukommt.

Das Charakteristische dieser von FLEISCHNER röntgenologisch dargestellten und auch autoptisch sichergestellten Divertikelart ist, daß diese Divertikel bei der Röntgenuntersuchung einen nach Form und Größe veränderlichen Schatten aufweisen und zeitweilig sichtbar, zeitweilig unsichtbar sind. Und zwar ist der Lumenausgußschatten der Ausstülpung um so deutlicher sichtbar, je stärker die Speiseröhre kontrahiert ist und verschwindet ganz, wenn das Segment des Oesophagus, in dessen Höhe sich die Adhäsion befindet, mit Kontrastmasse oder Luft prall gefüllt ist.

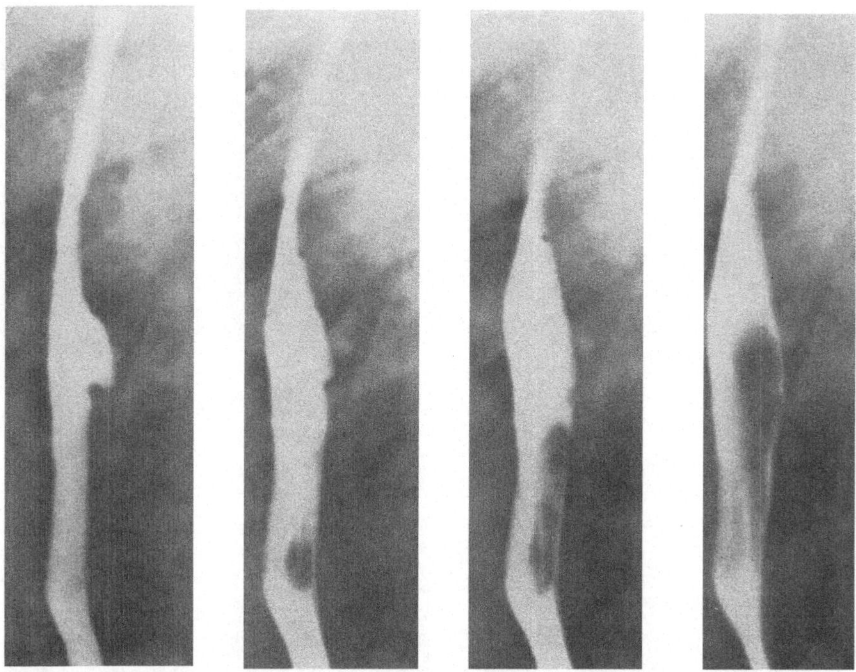

Abb. 126. Serienaufnahmen eines rudimentaren Traktionsdivertikels. Die verkalkte Druse als Ursache der Adhasion auch sichtbar. (Die Rontgenaufnahme stammt aus dem Rontgeninstitut des Wilhelminenspitals in Wien, Vorstand: Prof. Dr. HAUDEK, fecit Doz. FLEISCHNER.)

II. Röntgenuntersuchung.

Die röntgenologische Darstellung dieser rudimentären Divertikel unterliegt denselben Schwierigkeiten wie jene der Traktionsdivertikel. Dementsprechend ist dieselbe Technik in Anwendung zu bringen wie beim Traktionsdivertikel.

Es ist bisher zwar noch kein abschließendes Urteil möglich, doch erscheint die Annahme FLEISCHNERs sehr wahrscheinlich, daß es sich bei der von BARSONY und POLGAR als funktionelles Divertikel bezeichneten Veränderung des Oesophagus, zumindest bei einigen der von ihnen angeführten Fälle um diese Art von rudimentärem Traktionsdivertikel, also um eine organische und nicht um eine funktionelle Veränderung handelt. (Siehe Abschnitt über funktionelle Pseudo-Divertikel.) (Abb. 125 u. 126).

3. Traumatische Veränderungen der Speiseröhre.

Verletzungen der Speiseröhre bilden nur selten den Gegenstand einer Röntgenuntersuchung, doch kann auch hier das Röntgenverfahren in verschiedener Hinsicht zur Klärung der Veränderungen beitragen.

Wir müssen unterscheiden: Quetschungen, Rupturen, Verletzungen der Speiseröhrenwand von innen, letztere durch verschluckte, meist kantige, spitze Bissen, Fremdkörper, seltener durch eingeführte Sonden, Bougien verursacht und Verletzungen von außen.

Quetschungen und Rupturen der Speiseröhre werden wohl nur in den seltensten Fällen den Gegenstand einer Röntgenuntersuchung bilden, wobei sich die röntgenologische Untersuchung wohl nur auf die Feststellung einer Mediastinitis, bzw. deren Ausbreitung beziehen, sowie darauf beschränken wird, zunächst ohne Anwendung eines Kontrastmittels im Röntgenbilde nachweisbare Symptome einer abnormalen Kommunikation der Speiseröhre (s. einschlägigen Abschnitt) zu suchen. Auch bei den Verwundungen der Speiseröhrenwand von außen her, sowie bei deren Verletzungen von innen ist es die Aufgabe der Röntgenuntersuchung, vorerst nach Symptomen einer Mediastinitis zu suchen, welche sich im Röntgenbilde durch abnormale Schattenbildung im Bereiche des hinteren Mediastinalraumes kennzeichnet. Bei höheren Graden der mediastinalen Entzündung wird es nicht schwer sein, schon bei sagittaler Projektion eine breite Schattenbildung nachzuweisen, welche den Schatten der großen Gefäße nach einer, in der Regel aber nach beiden Seiten überragt. Bei geringerer Ausdehnung kann die Schattenverdichtung nur bei schräger, bzw. seitlicher Projektion wahrgenommen werden.

Verletzungen der Speiseröhrenwand von innen erfolgen am häufigsten durch steckengebliebene spitze oder kantige Bissen und Fremdkörper. Schwieriger gestaltet sich die Untersuchung in den selteneren Fällen von Wandverletzungen, welche durch einen verschluckten Bissen oder Fremdkörper bedingt sind, der die Speiseröhre schon verlassen hat. In so einem Falle kann es Aufgabe der Röntgenuntersuchung sein, einerseits eine Verletzung, anderseits die Lokalisation derselben sicherzustellen. Auch in diesen Fällen wird zuerst nach röntgenologischen Symptomen einer klinisch eventuell noch nicht in Erscheinung tretenden Mediastinitis gesucht werden müssen. Bei Vorhandensein solcher Symptome wird sich die Anwendung von Kontrastingesta verbieten. Erst bei Ausschluß mediastinaler Symptome kann die Kontrastmitteluntersuchung erfolgen. Und zwar mit dünnflüssiger Kontrastaufschwemmung in möglichst geringer Quantität. Die Untersuchung hat in Horizontallage oder Beckenhochlage zu erfolgen, wobei der Patient während des Verschluckens der Kontrastflüssigkeit um seine Längsachse gedreht werden muß, damit einerseits eine zu rasche Passage verhindert und andrerseits ein engerer Kontakt der Wandung mit dem Kontrastmittel erzielt wird. Wenn die Speiseröhrenwand verletzt ist, so kann schon eine kleine Schleimhautarrosion dadurch kenntlich sein, daß an der Stelle des Schleimhautdefektes ein mehr oder weniger kleines Depôt von Barium zurückbleibt. Bei einer tiefergreifenden Verletzung der Speiseröhrenwand, besonders bei Verletzung der Muskulatur, kann an der Stelle der Verletzung ein divertikelartiges Füllungsbild zustande kommen, wobei ein Schatten an der Randkontur des von der verschluckten Kontrastmasse gebildeten Längsstreifens auftritt. Auch bei perforierenden Verletzungen des Oesophagus wird die Kontrastflüssigkeit, welche allenfalls durch die Perforationsöffnung nach außen gelangt, einen randständigen Schatten geben können. Eine Unterscheidung der kompletten Perforation von einer Verletzung der Speiseröhrenwand mit noch erhaltener Serosa oder Teilen der Muskelschichte ist durch die röntgenologische Beobachtung nicht immer möglich. Jedenfalls spricht scharfe Begrenzung eines kleinen randständigen Schattens mehr für inkomplette Wandverletzung, ein unscharf begrenzter, mehr diffuser, größerer Schatten mehr für komplette Perforation. Die röntgenologische Diagnose einer inneren Speiseröhrenwandläsion wird in manchen Fällen dadurch gefördert, daß an der Stelle der Verletzung ein reflektorischer Spasmus des Oesophagus auftritt. In so einem Falle kann eine komplette Retention der Kontrastmasse in der Höhe, oder oral von der Verletzung als erstes, manchmal alleiniges Symptom bei der Durchleuchtung gesehen werden. Wenn es sich um einen kompletten Verschluß handelt, so ist die Erkennung der Verletzungsstelle, besonders wenn der Spasmus oral von der Verletzung liegt, erst nach Lösung des Spasmus möglich.

Sowohl der Spasmus des Oesophagus als auch die angeführten abnormalen Schattenbildungen können nur im positiven Sinne als Symptom verwertet werden; randständiger Schatten als sicheres Zeichen, kleine Bariumdepôts und der Spasmus nur als unsichere Zeichen. Ein negatives Ergebnis der Röntgenuntersuchung schließt das Vorhandensein einer auch penetrierenden Verletzung keineswegs aus, da die Stelle der Läsion durch Gewebsschwellung oder Sekret verschlossen sein oder der Kontakt der Kontrastmasse mit der Lasionsstelle durch Wandkontraktionen verhindert sein kann.

Die Verletzungen der Speiseröhre von außen kommen vorwiegend durch Waffen zustande; außer durch Stich- und Hiebwaffen am häufigsten durch Schüsse. Die versteckte Lage der Speiseröhre bedingt es, daß ihre isolierte Verletzung nur in äußerst seltenen Fällen erfolgen kann, meist kommt sie erst dann zustande, wenn andere lebenswichtige Organe, vor allem die großen Blutgefäße, Luftwege und Nerven getroffen sind. Deswegen bilden die wenigen nicht tötlichen Verwundungen der Speiseröhre nur in den seltensten Fällen den Gegenstand einer röntgenologischen Untersuchung. Auch in diesen Fällen wird die Beobachtung des Weges, den die verschluckte Kontrastmasse nimmt, diagnostisch helfen können. Da aber das Eindringen von Kontrastmasse in das meist größere Wundgebiet als gefährlich bezeichnet werden muß, wird die röntgenologische Kontrastuntersuchung wohl nur als ultima ratio in Betracht kommen. Weitgehende Aufklärung kann die Röntgenuntersuchung in bezug auf die Frage nach einer Speiseröhrenverwundung bei Steckschüssen bringen. Ein in der Speiseröhre steckendes Geschoß ist bei der Durchleuchtung des Kranken in Frontalstellung im Mediastinalgebiet fast genau median sichtbar, und zwar sowohl ein im Halsanteil als auch im thorakalen Abschnitt gelegenes Projektil. Bei Sagittaldurchleuchtung liegt dasselbe etwas nach links von der Medianlinie. Im Schrägdurchmesser ist das Geschoß knapp vor der Wirbelsäule, nur im untersten Thorakalabschnitt weiter nach vorne zu sehen. Beim Schluckakt hebt sich der Projektilschatten in der oberen Thoraxhälfte ruckweise ein wenig mit dem Oesophagus selbst; im unteren Teil der Speiseröhre, hinter dem Herzen und nahe dem Zwerchfell, sind auch kardio-pulsatorische Bewegungen (herzsystolische Hebung, mitgeteilt vom linken Ventrikel und Vorhof) und diaphragmal respiratorische Bewegungen des Schattens wahrzunehmen. Diese mitgeteilten

Bewegungen können aber nicht als sicheres Zeichen des Kontaktes des Fremdkörpers mit der Speiseröhre angesehen werden, da sie auch in der Nachbarschaft des Oesophagus an dem mit diesem eng verbundenen mediastinalen Bindegewebe stattfinden. Demnach ergibt sich die ösophageale Lage des Projektils erst nach Anwendung von Kontrastmitteln. Nur zufällig in der Speiseröhre anwesende große Luftblasen können ausnahmsweise schon vor Einnahme des Kontrastbreies die Lichtung des Oesophagus sichtbar machen (KIENBÖCK). Um einen deutlichen Ausgußschatten des Speiseröhrenlumens zu bekommen, ist es zweckmäßig, in diesem Falle Paste zu geben.

Das Geschoß kann außerhalb der Speiseröhre oder innerhalb derselben gelegen sein, drittens kann das Geschoß in der Wand des Oesophagus stecken und zum Teil in diesen hineinragen. Bei außerhalb der Speiseröhrenwand liegendem Projektil wird sich zwischen dem Geschoßschatten und dem Schatten des Kontrastbissens ein heller Zwischenraum zeigen, naturgemäß auch in Fällen, in denen das Projektil die Wand verdrängt und das Lumen stenosiert. Wenn Geschosse im Speiseröhrenlumen liegen, berühren sich Brei und Geschoßschatten, sie scheinen geradezu miteinander verschmolzen. Bei nur zum Teil in das Lumen des Oesophagus ragenden Projektilen wird sich der Schatten des Projektils nur teilweise mit der Paste decken. In freier Lage in der Lichtung der Speiseröhre wird übrigens ein Projektil nur selten gefunden werden, es gleitet, wenn es glatt ist, sofort abwärts und kann nur bei pathologischer Verengung des Oesophagus noch oberhalb des Magens steckenbleiben. Längliche Geschosse stellen sich im Lumen der Speiseröhre mit ihrer Längsachse meist schräg ein, was ebenfalls als Fingerzeig für ihre ösophageale Lage sprechen kann.

Bei extraösophagealer Lage eines Geschosses ist auch die Beobachtung der Richtung des Projektils wichtig und um so wichtiger, wenn es sich um ein Spitzgeschoß handelt, welches mit der Spitze die Oesophaguswand vorbuchtet und die Gefahr einer sekundären Perforation involviert.

Doch nicht nur durch die Lokalisation des Geschosses im Oesophagus kann bei Steckschüssen durch die Röntgenuntersuchung eine Förderung der Diagnose erzielt werden, sondern es kann auch bei einer speiseröhrenfernen Lage des Projektils im Körper (in erster Linie Thorax) durch die Geschoßlokalisation und die Rekonstruktion der Schußlinie zwischen Einschußöffnung und Projektil auf eine Verletzung des Oesophagus geschlossen werden, was bei der Dringlichkeit des operativen Vorgehens bei Speiseröhrenverletzungen wesentlich erscheint.

Häufiger als im akuten Stadium der Verletzung des Oesophagus wird das Röntgenverfahren bei den Folgezuständen der Verletzung, wie Narbenstrikturen und abnormale Kommunikationen (Fisteln), diagnostisch angewendet werden. (Siehe einschlägige Abschnitte.)

4. Entzündliche Erkrankungen der Speiseröhre.

A. Unspezifische Entzündungen.

Akute und chronische Entzündungen der Speiseröhre kommen auf Grund mechanischer, chemischer und thermischer, vor allem aber bakterieller Reize zustande. In der Mehrzahl der Fälle handelt es sich um Veränderungen der Speiseröhrenschleimhaut, welche ohne ausgesprochenen Erscheinungen einhergehen. Im Verlaufe von Infektionskrankheiten, wie Typhus, Masern oder

Scharlach kommt es nicht selten zu schwerwiegenderen Veränderungen der Speiseröhrenwand, mit Absceßbildungen und Nekrosen, welche dann sekundär zu Narbenstrikturen führen. Als regelmäßige Begleiterscheinungen von Stenosen der Speiseröhre, besonders wenn sie organischer Natur sind, bei Divertikeln und Ektasien des Oesophagus ist die chronische Oesophagitis mit ihrer konsekutiven Schleimhautverdickung und der Absonderung reichlichen zähen Schleimes zu erwähnen. Häufig tritt als Folgeerscheinung nach Verletzungen der Speiseröhrenwand, besonders durch spitze Fremdkörper oder nach instrumenteller Läsion der Oesophaguswand die phlegmonöse Oesophagitis auf, welche vielfach bald zu einer Perioesophagitis und zu einer eitrigen Mediastinitis führt.

Selten sind in der Speiseröhre Soor, Pemphigus und Herpes Zoster anzutreffen. Auch die Oesophagitis exfoliativa, bei welcher das abgestoßene Epithel in Form röhrenförmiger Häute erbrochen wird, kommt nur selten zur Beobachtung. Die Oesophagitis follicularis, bei welcher es sich um eine Vergrößerung der Speiseröhrendrüsen handelt, führt zu Absceßbildungen und in der Folge so wie die entzündlich ulcerativen Wandläsionen der Oesophagitis exfolativa zu Strikturen des Speiseröhrenlumens.

Endlich wäre noch die Leukoplakie zu nennen, welche als Begleiterscheinung chronischer Schleimhautentzündung der Speiseröhre in Form von inselförmiger Epithelverdickung auftritt.

Die Mehrzahl der hier angeführten akuten und chronischen unspezifischen Entzündungen bilden nicht den Gegenstand der Röntgenuntersuchung, da sie teils mit keinen nennenswerten Beschwerden verbunden, nicht in ärztliche Behandlung kommen, teils wieder wegen der Schwere der Erkrankung eine röntgenologische Untersuchung nicht in Betracht kommt. Endlich sind bisher nur wenige Krankheitsfälle, welche einer röntgenologischen Untersuchung zugänglich waren, genügend untersucht worden, und treten nach dem heutigen Stande unserer Kenntnisse die meisten Veränderungen im Röntgenbilde nicht in Erscheinung. Es ist zu hoffen, daß auch hier, so wie bei den feineren Schleimhautveränderungen des Magens, die rontgenologische Darstellung des Schleimhautreliefbildes zur Erkennung und Differenzierung einer Reihe von Schleimhautveränderungen, wie z. B. der Leukoplakie oder der Oesophagitis follicularis führen wird.

So kann auch die durch mechanische, thermische oder leichte chemische Reize hervorgerufene akute katarrhalische Entzündung der Speiseröhre, wie auch die chronische katarrhalische Oesophagitis, welche als häufige Erkrankung besonders bei Rauchern und Trinkern angetroffen wird, nach dem heutigen Stande unserer Kenntnisse mittelst der Röntgenuntersuchung in der überwiegenden Mehrzahl der Fälle nicht erkannt werden.

Nur schwere Fälle von katarrhalischer Oesophagitis, wie sie bei langanhaltenden Stenosen, besonders funktioneller Natur (Kardiospasmus) vorkommen, können im Röntgenbilde erkannt werden, und zwar am Vorhandensein reichlicher Massen zähflüssigen Schleimes, welcher auch bei nicht oder nur wenig verengtem Speiseröhrenlumen, seiner fadenziehenden Konsistenz entsprechend, an verschiedenen Stellen des Oesophagus haften bleibt, bei länger anhaltender, kompletter spastischer oder stärkerer organischer Stenose aber sich in größerer Menge im Lumen staut.

Bei wandständigem Haften der Sekretmassen ergeben sich bei der röntgenologischen Untersuchung mit Kontrastmitteln pastöser Konsistenz Unregelmäßigkeiten der Schattenkontur an der betreffenden Stelle natürlich nur bei Anwesenheit von gröberen Schleimklümpchen, aber nicht, wenn das Sekret die Schleimhaut in dünner Schichte überzieht. Differentialdiagnostisch kommt eine organische Wandveränderung in Betracht, bei welcher durch unregelmäßige Wucherungen oder Vorwölbungen der Innenwandfläche ebenfalls unregelmäßige Konturen zustande kommen. Die Unterscheidung wird sich aus zwei Momenten ergeben: erstens aus dem Ablauf der peristaltischen Wellen, welche bei durch Sekret bedingter Schattenaussparung, entsprechend der erhaltenen Wandelastizität in normaler Weise erfolgt, während es bei infiltrativer Wandveränderung, entsprechend der konsekutiven Wandstarrheit, zum Ausfall der peristaltischen Bewegung der Kontrastschattenseitenbegrenzung kommt; zweitens wird bei wiederholter Untersuchung die durch Sekret bedingte Schattenaussparung inkonstant sein oder eine geänderte Konfiguration oder eine veränderte Lokalisation zeigen, besonders dann, wenn der Schleim zwischen den einzelnen Untersuchungen auf mechanischem Wege durch Nahrungsbissen weiter befördert oder auf chemischem Wege durch öfteres Trinken von 10% Natriumbicarbonicumlösung verdünnt wurde. Einfacher gestaltet sich die Erkennung von Schleimmassen im Oesophaguslumen bei Anstauung des Sekretes. Die im Stehen verschluckte Kontrastmasse vermengt sich mit dem Sekret und gelangt, wenn überhaupt, verlangsamt an das caudale Speiseröhrenende meist auf einem vom normalen geraden Verlauf mehrfach abweichenden Wege bei gleichzeitiger, der Verdünnung entsprechenden Abnahme ihrer Schattenintensität. Doch können sich auch bei angestauten Sekretmassen mehr oder weniger, aber meist unregelmäßig konturierte Schattenaussparungen ergeben, wenn es sich um sehr zähen Schleim handelt.

Die differentialdiagnostische Erkennung des Vorhandenseins katarrhalischer Sekretmassen erscheint um so notwendiger, da sie eine häufige Komplikation von neoplastischen Wandveränderungen des Oesophagus sind und bei Nichtbeachtung dieses Umstandes die durch Sekret bedingten Aussparungen oder Wandveränderungen die Erkennung, die Dimensionierung und die Lokalisation der neoplastischen Wandveränderungen wesentlich beeinträchtigen können.

Obzwar die eitrigen Entzündungen des Oesophagus mit konsekutiver Abszeßbildung und die Speiseröhrenentzündungen, welche im Zusammenhange mit Infektionserkrankungen wie Typhus, Masern, Scharlach, Pocken, Sepsis und Diphtheritis auftreten, in der Regel zu sehr weitgehenden akuten und sekundären chronischen Schluckstörungen führen, bilden sie im akuten Stadium nicht den Gegenstand einer Röntgenuntersuchung. Erst ihre Folgeerscheinungen, welche besonders in Form von Narbenstrikturen auftreten (s. einschlägigen Abschnitt dieses Buches), gelangen zur Röntgenuntersuchung.

B. Chronisch spezifische Entzündungen der Speiseröhre.

Tuberkulöse, besonders aber luetische Affektionen der Speiseröhre sind selten. Es sei sogleich vorausgeschickt, daß eine röntgenologische Differenzierung, in welcher Form immer die beiden Erkrankungen oder ihre Folgeerscheinungen im Oesophagus auftreten, nach dem heutigen Stande unserer Kenntnisse sich aus dem Röntgenbefund nicht ergibt. Trotzdem können wertvolle Aufschlüsse betreffs der Lokalisation, Form und Ausdehnung des Prozesses, sowie Anhaltspunkte für die Ursache der klinisch nicht klärbaren Schluckbeschwerden mittelst der Röntgenuntersuchung gewonnen werden. Die Diagnosestellung bleibt in der Regel der Oesophagoskopie vorbehalten.

Bei beiden Affektionen kann es auch zu multiplen Geschwürsbildungen kommen. Sie verursachen aber auch tumorartige Bildungen, welche (Gumma) teils wandinfiltrierend sind, teils in das Lumen des Oesophagus vorragen.

In der Folge können einerseits Narbenstrikturen und Fistelbildungen entstehen. Ulcerationen, welche nicht zu seicht sind, präsentieren sich bei der Röntgenuntersuchung in Horizontallage mit Kontrastflüssigkeit als kleine, nach Passage der Flüssigkeit zurückgebliebene Schattenflecke (Nische) von etwa Stecknadelkopfgröße, analog den Schattenflecken bei traumatischen Substanzverlusten der Speiseröhrenwandinnenfläche. Nur bei wiederholter Untersuchung immer an derselben Stelle und in annähernd gleicher Form und Größe auftretende Schattenrestflecke sprechen für spezifische Ulceration, speziell wenn sie oral von der Bifurkation gefunden werden.

Die durch wandinfiltrierende und ins Lumen vorspringende Formen der luetischen und tuberkulösen Speiseröhrenaffektion bedingten morphologischen und funktionellen Veränderungen der Deglutition lassen sich derzeit von denen des Speiseröhrenneoplasmas nicht unterscheiden. Bei vorhandenen anamnestischen Daten und klinischen Symptomen, welche gegen Neoplasma, hingegen für eine dieser seltenen Affektionen der Speiseröhre sprechen, müssen für Ca. des Oesophagus charakteristische Röntgensymptome mit großem Vorbehalt als Beweis für Ca. aufgenommen werden.

Ein spastischer Verschluß des Oesophagus schon als solcher erkannt, kann so, wie auch bei den meisten anderen organischen Veranderungen der Speiseröhre, intermittierend auftretend, die Erkennung einer luetischen oder tuberkulösen Ulceration oder Wucherung fördern, wenn die Dauerkontraktion in der Höhe der Ulceration erfolgt und die gestaute Bariummasse mit der Wand in langer anhaltenden Kontakt gelangt, wodurch die Sedimentierung in die Ulcusnische begünstigt wird, meistens aber wird der Spasmus oral von der Affektion liegen und dadurch die Erkennung weiterer Symptome behindern. Um in diesen letzteren Fällen zu einer Diagnose zu gelangen, muß man die Untersuchung so oft wiederholen, bis es endlich gelingt, die Untersuchung in einem krampffreien Intervall durchzuführen.

Über die seltene Erkrankung der Speiseröhrenaktinomykose liegen bisher keine röntgenologischen Beobachtungen vor; doch muß bei Oesophagotrachealfisteln an die Aktinomykose als atiologisches Moment gedacht werden.

C. Das peptische Speiseröhrengeschwür.

(Ulcus pepticum oesophagi).

I. Pathologie.

QUINCKE, DEBOVE und CHIARI (1879—1884) haben nachgewiesen, daß unter Einwirkung des Magensaftes auf die Speiseröhre peptische Geschwüre daselbst entstehen können, und zwar mit gleichen anatomischen Merkmalen, wie wir sie aus der Magen-Duodenal-Pathologie her kennen.

Für die Entstehung des Ulcus pepticum oesophagi hat man als Bedingung angenommen, daß die Kardia offen stehe, so daß der verdauende Magensaft auf die Schleimhaut der Speiseröhre einwirken könne. Tatsächlich kommt das peptische Speiseröhrengeschwür in manchen Fällen von Pylorusstenose vor. Es besteht also eine Rückstauung des Mageninhaltes, der dann auch längere Zeit mit dem untersten Abschnitt der Speiseröhre in Berührung kommt. Die Rückstauung kann aber nicht als alleinige Ursache der Geschwürsbildung angesprochen werden, da der großen Zahl der nicht selten ganz hochgradigen Pylorusstenosen nur eine kleine Zahl von Oesophagusgeschwüren gegenübersteht. Es müssen also noch andere ursächliche Momente angenommen werden. Von den verschiedenen Annahmen sollen nur einige erwähnt werden. Varikositäten (ABRAND), Erkrankungen der Nerven (MEULENGRACHT). Nach KRAUS können die nicht seltenen Verletzungen im untersten Abschnitt der Speiseröhre die Ursache sein; weiterhin wird angenommen, daß erbrochener Magensaft, gegen welchen die mit Plattenepithelien versehene Speiseröhre für gewöhnlich widerstandsfähig ist, an der verletzten Stelle die Wandung andaut. DEMEL hat darauf hingewiesen, daß die Geschwüre der Speiseröhre sich häufiger auf der rechten Seite befinden, in einer Partie die verhältnismäßig schlecht durchblutet wird. Auch die in der Umgebung von Geschwüren gefundenen SCHAFFERschen Drüsen wurden zu der Entstehung des Geschwürs in Beziehung gebracht (A. FRAENKEL).

Tatsache ist, daß die peptischen Geschwüre der Speiseröhre nicht gar so selten sind, als ursprünglich angenommen wurde. Laut Sektionsstatistik GRUBERs entfällt auf 30 Magengeschwüre eines der Speiseröhre. Sie kommen gewöhnlich im unteren Speiseröhrendrittel vor, meist subdiaphragmal, doch auch im thorakalen Abschnitt des Oesophagus, ereichen aber wohl kaum die Höhe der Trachealbifurkation. Die Geschwüre besitzen rundliche Form schreiten treppen- oder trichterförmig in schräger Achse nach der Tiefe, ohne Eiterungen oder ausgedehntere Nekrosen zu verursachen. Am Geschwürsgrunde finden sich die charakteristischen braunschwarzen Gewebsmassen vor. Ihre Ausdehnung wechselt von Linsen- und Erbsengröße bis zum Umfange von mehreren Zentimetern. Sie kommen singulär, seltener multipel vor und in letzerem Falle meist in verschiedenen Stadien der Entwicklung. Sie wachsen entweder aus sich heraus oder vergrößern sich durch Konfluenz mehrerer kleinerer Geschwüre (RIDDER). Ist der Substanzverlust bis an die Serosa vorgedrungen, so erfolgt meist Perforation, falls nicht früher durch chronische entzündliche Prozesse Verwachsungen des Oesophagus mit der Nachbarschaft eingetreten sind. Der Durchbruch erfolgt in das periösophageale Bindegewebe, in der Höhe des kleinen Netzes, in die Bauchhöhle, in einen Bronchus, in das Perikard, in die linke Pleura usw. (KRAUS). Bei der Vernarbung von nicht perforierten Ulcera treten Stenosen des Oesophagus auf.

II. Klinik.

Beim peptischen Ulcus des Oesophagus werden häufig Gefäßäste arrodiert, was zu foudroyanten oder zu wiederholten kleinen Blutungen Anlaß geben kann.

Außer der Blutung sind Schmerzen als charakteristisches Symptom der Ulceration zu nennen. Diese werden meist in die Oberbauchgegend lokalisiert, manchmal, besonders bei höherer Geschwürslage, auch hinter das Brustbein.

Sie treten spontan auf und sind am stärksten beim Essen, im Gegensatz zu den Magengeschwüren, welche meist nach der Mahlzeit auftreten. Stärkere Schmerzempfindung pflegt eher nach festen, als nach flüssigen Speisen aufzutreten, besonders aber bei heißen und kalten Speisen. Dysphagie und Erbrechen kann manchmal auch beobachtet werden, beides muß wohl auf die funktionellen Veränderungen (Spasmus, abnormale Peristaltik), welche häufig Begleiterscheinungen der peptischen Speiseröhrengeschwüre sind, zurückgeführt werden. Diese Art der Dysphagie bietet nichts Chararakteristisches. Gewöhnlich besteht sie anfangs nur für Flüssigkeit und erst später für feste Bissen, in anderen Fällen ist ein umgekehrtes Verhalten zu beobachten. Sie setzt einmal plötzlich ein, ein anderes Mal findet wieder eine allmähliche Steigerung derselben statt.

Wenn außer dem Geschwür der Speiseröhre auch solche des Magens oder des Zwölffingerdarmes vorhanden sind, so treten die Erscheinungen von seiten der letzteren meist in den Vordergrund. Doch auch bei alleiniger ösophagealer Lokalisation des peptischen Geschwürs können die Symptome für ein Geschwür des Magens sprechen, daher erscheint es von Wichtigkeit, daß sich die röntgenologische Untersuchung bei Verdacht auf Magen- oder Zwölffingerdarmgeschwür, auch auf den Oesophagus erstreckt, besonders aber in Fällen, bei welchen sich weder im Magen noch im Zwölffingerdarm ein Geschwür nachweisen läßt.

III. Röntgenuntersuchung.

Obzwar durch die Röntgenuntersuchung beim peptischen Geschwüre weitgehende Klärung und in manchen Fällen eine klare Diagnose erzielt werden kann, finden sich darüber in der einschlägigen Literatur nur spärliche Angaben (HELLMANN, SCHWARZ, BRUNETTI, FLEISCHNER).

Die Technik der Untersuchung bei Verdacht auf eine Ulceration hat sich nach den Regeln zu vollziehen, die im Abschnitt Technik ausführlich dargelegt sind. Es wäre nur zu bemerken, daß sich die Untersuchung in jedem Falle auch auf den Magen und Zwölffingerdarm zu erstrecken hat, wenn die Untersuchung nicht etwa von letzteren Abschnitten des Digestionsschlauches ihren Ausgang nahm.

Wie bei den Symptomen des Magen- und Duodenalgeschwürs sind auch bei dem Geschwür der Speiseröhre direkte und indirekte Symptome zu unterscheiden (BRUNETTI):

1. Direktes Röntgensymptom: die Nische.
2. Indirekte Röntgensymptome:
    a) Tonus- und Peristaltikänderungen, radiare Schleimhautfaltelung,
    b) Pylorospasmus, Hypersekretion des Magens.
3. Röntgensymptome für Ulcusdisposition, durch Nachweis von Ulcera anderen Sitzes und Nachweis von allgemeinen oder lokalen Ursachen von Kreislaufstörungen.

Ganz oberflächliche Schleimhautläsionen (Ulcus simplex) werden wohl direkter Beobachtung nicht zugänglich sein. Erst das tiefergreifende, eine deutliche Ausbuchtung bildende Ulcus callosum kann als Schattennische sichtbar werden [1].

---

[1] Ob lokale Spasmen der Wand zirkular um das Ulcus eine Vertiefung bewirken und dadurch eine mit Kontrastmasse gefüllte Ausbuchtung entsteht, wie dies HAUDEK für das Zustandekommen des Nischenschattens bei Ulcera der kleinen Kurvatur des Magenkorpus annimmt oder ob es sich nach Annahme FORSSELs um reine Schleimhautbildung handelt, soll an dieser Stelle mangels ausreichender Beobachtungen unerörtert bleiben.

Beim kallösen Ulcus, welches mit dem Lumen des Oesophagus meistens eine breite Kommunikation aufweist, wird der Schattenfleck der Nische in der Regel nur so lange sichtbar sein, als der betreffende Speiseröhrenabschnitt mit Kontrastmasse gefüllt ist, und zwar als lokale rundliche Vorbuchtung der Kontrastschattensäule von Stecknadelkopf- bis Erbsengröße und darüber. Das Kontrastmittel muß dabei das Lumen dieses Speiseröhrenabschnittes in seiner ganzen Zirkumferenz ausfüllen, also ein vollkommenes Ausgußbild desselben ergeben: Paste schon in aufrechter Stellung, Flüssigkeit erst in Horizontallage, am besten in Beckenhochlage. Nachdem die Kontrastmasse das betreffende Segment der Speiseröhre passiert hat, wird in der Regel der Nischenfleck nicht zurückbleiben, da sich der Kontrastinhalt durch die breite

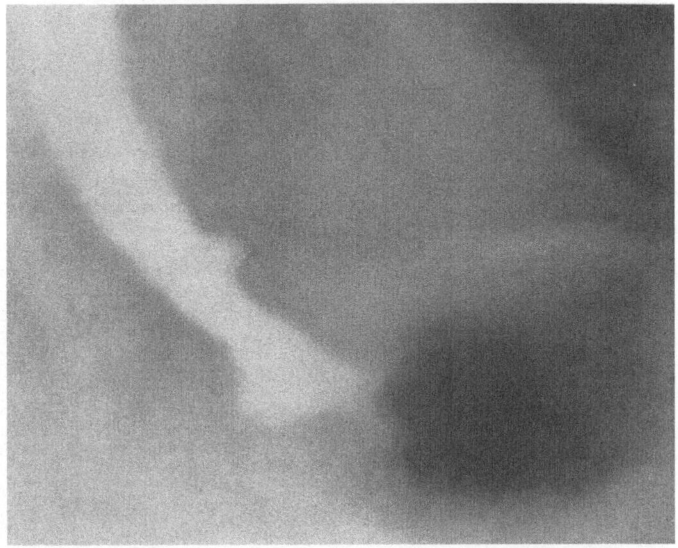

Abb. 127. Ulcus pepticum oesophagi, knapp über dem Zwerchfelldurchtritt. Die an der linken Kontur des Speiseröhrenausgußschattens sichtbare erbsengroße Nische mit dem Speiseröhrenlumen breit kommunizierend.

Kommunikation mitentleert. Allenfalls kann nach wiederholtem Schlucken die Kontrastmasse (Flüssigkeit), so wie dies bei spezifisch-entzündlichen Geschwüren der Fall sein kann, als kleiner sedimentierter Belag haften bleiben und die Aufmerksamkeit auf eine bestimmte Stelle lenken. Da die kleine Schattenvorbuchtung nur bei vollkommen tangentialer Projektion zur Darstellung kommt, sonst aber vom Schatten der das Lumen der Speiseröhre ausfüllenden Kontrastmasse verdeckt wird, muß die röntgenologische Untersuchung (Durchleuchtung) nicht nur in den vier üblichen Durchmessern, sondern auch in den zwischen diesen liegenden Projektionen, also bei Drehung des Patienten um seine Längsachse um 180° erfolgen (Abb. 127).

Bei Geschwüren, bei denen die Geschwürshöhle durch einen engen Kanal mit dem Speiseröhrenlumen verbunden ist, was vorwiegend bei den in die Nachbarschaft des Oesophagus penetrierenden Geschwüren der Fall ist, kann sich die Auffindung des Nischenschattens dadurch einfacher gestalten, daß die Kontrastmasse, welche in die Geschwürshöhle eingedrungen ist, bei Entleerung des

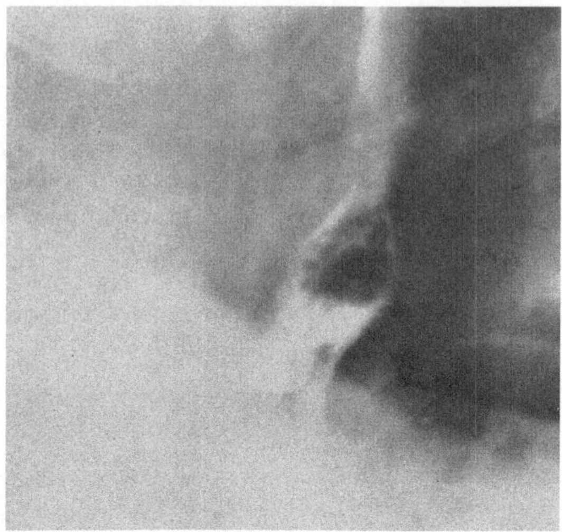

Abb. 128. Penetrierendes Ulcus oesophagi (von BRUNETTI veroffentlicht). Große Ulcusnische mit Gasblase, im untersten Abschnitt des Brustoesophagus.

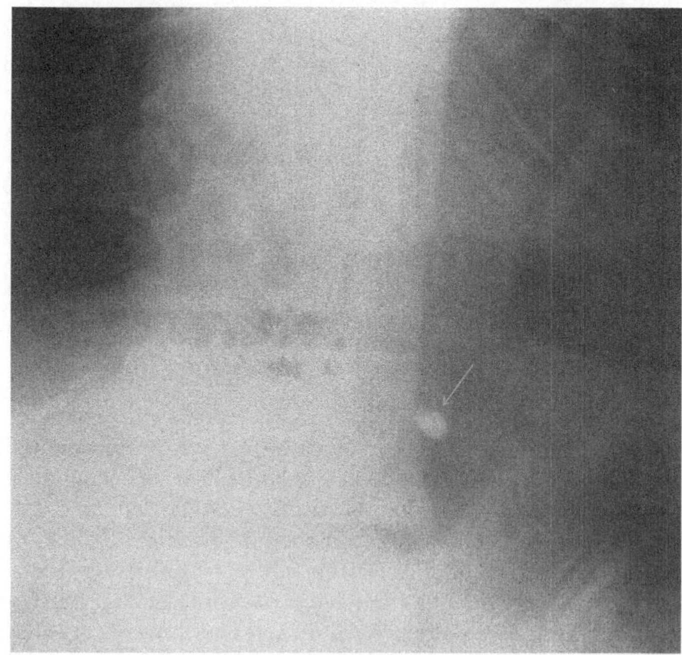

Abb. 129. Penetrierendes Ulcus oesophagi (von BRUNETTI veroffentlicht). Restfullung in der Ulcusnische nach beendeter Kontrastpassage. Der Pfeil weist auf die Restfullung. Derselbe Fall wie in Abb. 128 dargestellt.

Speiseröhrenlumens, in der Höhle zumindest teilweise zurückbleibt. In so einem Falle wird schon nach Einnahme der ersten Schlucke von Kontrastflüssigkeit oder bei Inspektion des Thorax nach vorausgegangener Magenuntersuchung ein mehr oder weniger kleiner Bariumfleck im hinteren Mediastinum unsere Aufmerksamkeit auf sich lenken. Durch neuerliche Füllung der Speiseröhre in liegender Stellung mit Neigung des Körpers gegen die Seite des vermuteten Geschwüres kann man nun leicht eine komplette Darstellung des Nischenschattens und seiner Kommunikation und Lage zum Oesophagus bekommen.

Bei kompletter Füllung ergibt sich die Größe und Form des Ulcus, welches rundliche oder längsovale Form hat. In manchen Fällen ist die charakteristische Dreischichtung zu sehen: im caudalen Anteil (bei aufrechter Stellung des Patienten): ein dichter, durch sedimentiertes Barium gebildeter Schatten, mit horizontaler kranialer Begrenzung, meist unscharf in einen mittleren, weniger dichten Schatten übergehend, welcher durch Vermengung von Kontrastmasse und nichtschattengebenden Speiseresten entsteht, darüber eine Gasblase, gebildet durch eingedrungene Luft, vorwiegend aber durch Gase, die bei der Zersetzung der stagnierenden Speisereste entstehen (Abb. 128 u. 129).

Naturgemäß kann die Nische als direktes Ulcussymptom im positiven Sinne erst nach sorgfältiger Differenzierung von ähnlichen Schattenbildungen anderer Ätiologie (Divertikel) verwertet werden. Der negative Befund ist nicht nur bei breiter Kommunikation des Ulcus wegen der schwierigen Darstellbarkeit nicht beweisend, sondern es darf auch das Fehlen einer Nische bei enger Verbindung der Ulcushöhle mit dem Speiseröhrenlumen ein Geschwür nicht ausschließen lassen, da nichtschattengebende Speisereste oder Koagula, besonders nach Blutungen, die Geschwürshöhle so ausfüllen können, daß ein Eindringen von Kontrastmasse nicht möglich ist.

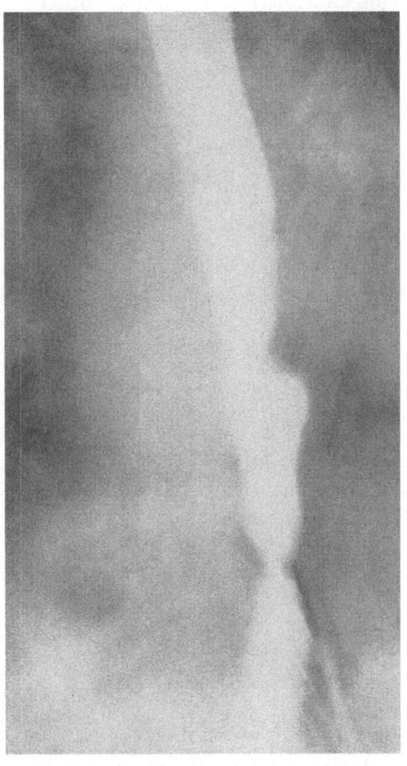

Abb. 130. Spastische Kontraktion des Oesophagus knapp oberhalb eines Ulcus oesophagi. Keine Nische. Verifikation des Ulcus erfolgte auf oesophagoskopischem Wege.

Als lokales indirektes Zeichen der Ulceration in der Speiseröhre ist in erster Linie der gestörte Ablauf der peristaltischen Wellen zu nennen. Die fortlaufenden kleinen Wellenbewegungen der Kontur der das Oesophaguslumen ausfüllenden Kontrastmittelsäule werden an der Stelle der Ulceration fehlen, besonders dann, wenn ausgedehntere entzündliche Wandinfiltrationen das Ulcus umgeben. Das, wenn auch nur kurze Zeit anhaltende Stagnieren und die zum Teil ausbleibende Formveränderung der das Speiseröhrenlumen ausfüllenden Kontrastmassensäule werden die Aufmerksamkeit auf das betreffende Segment der Speiseröhre lenken und der Peristaltikausfall wird sich auch bei Drehung des Patienten um seine Längsachse beobachten lassen. Es kann die Störung der Peristaltik bei der raschen Passage der anzuwendenden Kontrastpaste, wegen

der Kleinheit des Geschwürs, sowie bei mangelnden weiteren entzündlichen
Veränderungen der Wand der Beobachtung leicht entgehen oder überhaupt
fehlen.

Häufiger sind Tonusveränderungen zu beobachten und sie bilden meist das auffälligste, nicht selten das einzig wahrnehmbare Symptom der Ulceration. Lokale
spastische Kontraktionen der Speiseröhrenwand sind es, welche am häufigsten
die Schluckbeschwerden hervorrufen und die Aufmerksamkeit auf eine Speiseröhrenaffektion lenken (Abb. 130). Der Spasmus kann lokal auftreten und das
Lumen vollkommen verschließen, so daß bei der Röntgenuntersuchung an

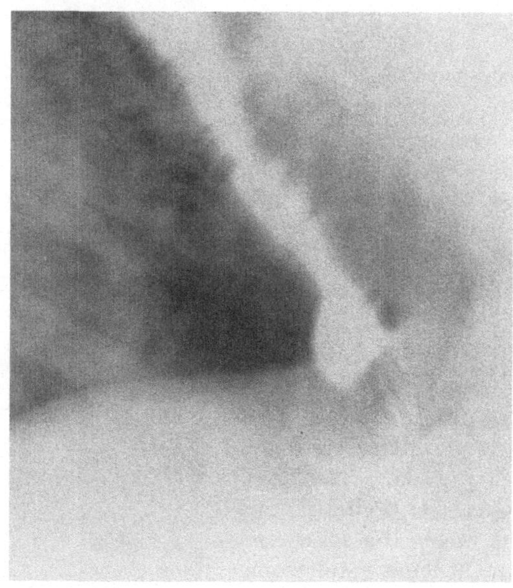

Abb. 131. Ulcus pepticum oesophagi ober dem Zwerchfelldurchtritt mit Nische, knapp oral vom
Ulcus eine spastische Kontraktion des Oesophagus. Mäßige sackformige Dilatation des Oesophagus
oberhalb der spastischen Enge. Die gezackte, unscharfe Begrenzung der Schattensilhouette ist durch
die lebhafte Pulsation des Herzens, durch die tiefe Peristaltik der Speiseröhre und nicht genugend
kurzer Exposition (¹/₁₀ Sek.) bedingt. Die Erweiterung zeigt bereits scharfe Begrenzung. Die
stecknadelkopfgroße Nische an der linken Kontur. Knapp aboral der spastischen Kontraktion
ist das Schleimhautrelief in Form paralleler Schattenstreifen sichtbar.

einer bestimmten Stelle des Speiserohres eine komplette Retention von Flüssigkeit sichtbar ist. Der Spasmus kann aber auch einen inkompletten Verschluß
bewirken, so daß die Kontrastflüssigkeit mehr oder weniger stark oberhalb
der kontrahierten Stelle stagniert, dabei aber in dünnem Strahl die funktionell
stenosierte Partie passiert. Der Spasmus kann oberhalb der Ulceration auftreten, so daß die Erkennung, bzw. Darstellung einer evtl. vorhandenen Ulcusnische vorerst nicht möglich ist. Da es aber in der Regel zur zeitweiligen Lösung
des Spasmus kommt, so kann bei wiederholter Untersuchung ein krampffreies
Stadium erfaßt und die eventuell vorhandene Nische zur Darstellung gebracht
werden. Die Lösung des Spasmus kann unter Umständen durch Verabreichung von
größeren Kontrastmassen oder dickerer Paste oder aber durch Antispasmodika
(Novatropin 0,02 oder Papaverin 0,04 subcutan) hervorgerufen werden. Tritt der
Spasmus in der Höhe der Ulceration auf, so wird die röntgenologische Darstellung

einer Nische durch diesen Umstand besonders dann gefördert, wenn es sich nicht um eine totale, das Lumen völlig verschließende, sondern um eine tonische lokale Kontraktion handelt, welche das Lumen des Oesophagus in der Höhe des Ulcus nur verengt. Dadurch wird sich die etwas stagnierende Kontrastmasse besser in die Ulcusnische pressen und einen vollkommeneren Ausguß derselben bewirken.

Neben der lokalen spastischen Kontraktion kann es oberhalb derselben zu einer Erschlaffung bzw. Dehnung der Speiseröhrenwand kommen, wodurch im Röntgenbilde oberhalb der wesentlichen Verschmälerung des unteren Abschlusses der Bolussäule eine Verbreiterung derselben entsteht (HELLMANN, SCHWARZ) (Abb. 131).

Als weiteres indirektes Symptom eines peptischen Speiseröhrengeschwürs wäre der radiäre Schleimhautfaltenverlauf zu erwähnen. Dieses Symptom, von EISLER und LENK angegeben und neuerdings von BERG u. a. systematisch beobachtet und für Ulcera des Magens als charakteristisch befunden, kann man auch mitunter beim Speiseröhrenulcus sehen, und zwar beim Trinkenlassen von mehreren Schlucken Flüssigkeit, wobei die Längsfalten der Speiseröhrenschleimhaut, mit Kontrastmasse längerdauernd erfüllt, als Schattenstreifen in Erscheinung treten. Wenn diese Schattenstreifen nun gegen eine Stelle der Wandung radiar zusammenlaufen, so ist dies als indirektes Ulcuszeichen zu verwerten.

IV. Differentialdiagnose.

Wenn schon die röntgenologische Auffindung des Oesophagusulcus dadurch schwierig sein kann, daß die Symptome spärlich oder die Veränderungen des morphologischen und funktionellen Bildes nur geringe sind, wird auch bei ausgepragten gröberen Veränderungen die Differentialdiagnose nicht unerhebliche Schwierigkeiten bereiten, auch dann, wenn außer den indirekten Symptomen auch das deutliche direkte Symptom, die Nische, zur Darstellung kommt.

Es kommen differentialdiagnostisch drei Veränderungen des Oesophagus in Betracht.

1. Eine exulcerierte Oesophagusgeschwulst.

2. Eine lokale Ausstülpung der Oesophaguswand mit Beteiligung der normalen Gewebsschichten (echte Divertikelbildungen in ihren beiden möglichen Formen eines tiefersitzenden Pulsionsdivertikels oder eines Traktionsdivertikels).

3. Ein Pseudodivertikel (in die Speiseröhre eröffneter und später offen gebliebener Fistelgang traumatischer oder infektiöser Natur).

Vor allem kommt eine Unterscheidung gegenüber dem häufigeren Carcinom in Betracht. Naturgemäß werden sich erst dann Schwierigkeiten ergeben, wenn ein kleiner zerfallener Tumor vorliegt. Die Unterscheidung kann sich aus zwei Momenten ergeben:

Die Konturierung der Ulcusnische weist in der Regel eine mehr regelmäßige Begrenzung auf im Gegensatz zur carcinomatösen Nische, welche zahlreiche Unregelmäßigkeiten aufweist. Doch auch die Ulcusnische kann eine unregelmäßige Begrenzung zeigen, wenn das Geschwür aus der Konfluenz multipler Ulcera entstanden ist. Die policystischen Kommunikationen der einzelnen Ulcera können ein zerklüftetes neoplastisches Ulcus vortäuschen. Als zweites differentialdiagnostisches Merkmal kann das Verhalten der eventuell vorhandenen Stenose dienen. Eine durch Weitewechsel des Lumens feststellbare Weichheit der Wand wird analog wie beim Magen für Ulcus und gegen Carcinom sprechen.

Von den Divertikeln der Speiseröhre kommt, der Lokalisation entsprechend, in erster Linie das epiphrenale Pulsionsdivertikel differentialdiagnostisch in Betracht. Wenn es sich um ein großes extraösophageales Schattengebilde handelt, so ist die Entscheidung nicht schwer, weil dann mit Sicherheit ein epiphrenales Divertikel anzunehmen ist, denn die meisten bisher bekannten Divertikel dieser Kategorie kamen erst bei einer beträchtlicheren Größe (150 bis 300 ccm Inhalt, gegenüber der Ulcusnische mit weniger, 1—10 ccm, Inhalt) zur Beobachtung. Unmöglich kann aber die Unterscheidung bloß aus der

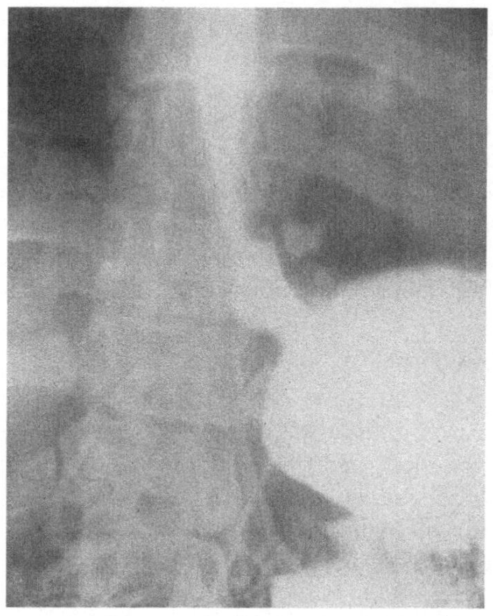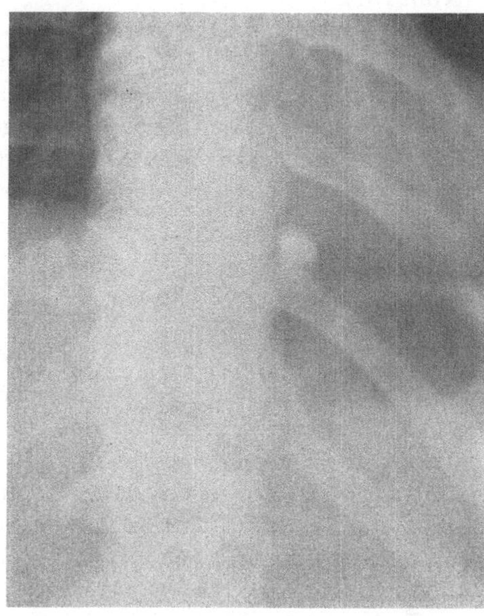

a   b

Abb. 132 a u. b. Verkalkungsherd in der Lunge, eine Nische vortauschend. a Kontrastgefullter Oesophagus; unmittelbar nach links davon der Schatten. b Der Verkalkungsherd ohne Speiserohrenfullung.

röntgenologischen Beobachtung dann werden, wenn das Divertikel klein, bzw. die Nische außergewöhnlich groß ist, wie auch BRUNETTI bei einem Falle der Literatur (KREMER) die Möglichkeit betont, daß der als Divertikel bezeichnete Sack eine große Ulcusnische gewesen sein konnte.

Traktionsdivertikel werden sich sowohl durch ihre Lokalisation in höheren Speiseröhrenabschnitten, wie auch durch die meist spitzwinkelige Form ihres Schattens leicht unterscheiden. Doch darf nicht außer acht gelassen werden, daß auch ein Traktionsdivertikel tief sitzen kann, wodurch die Unterscheidung gerade so erschwert werden kann wie bei einem tiefsitzenden Traktionspulsionsdivertikel oder einem Pseudodivertikel. In all diesen Fällen werden die nicht bei der Röntgenuntersuchung gewonnenen Symptome, vor allem aber die Oesophagoskopie die Entscheidung herbeiführen.

Bei Ausheilung des peptischen Speiseröhrengeschwürs kommt es zu Narbenbildungen, welche zu einer mehr oder minder hochgradigen Narbenstriktur des Oesophagus führen können (s. Abschnitt über Striktur des Oesophagus).

Anfänger seien an dieser Stelle gewarnt, irgendwelche Schattenbildungen, welche sich in die Nähe des Oesophagusschattens projizieren, als Ulcusnische anzusprechen (Abb. 132).

5. Narbenstrikturen der Speiseröhre.

I. Pathologie.

Die häufigste Ursache der Striktur ist eine Verätzung oder Verbrennung, doch kann sie sich auch nach akuten Infektionskrankheiten (Scharlach, Diphtherie) einstellen, seltener nach Entzündungen der Speiseröhre anderer Ätiologie, nach

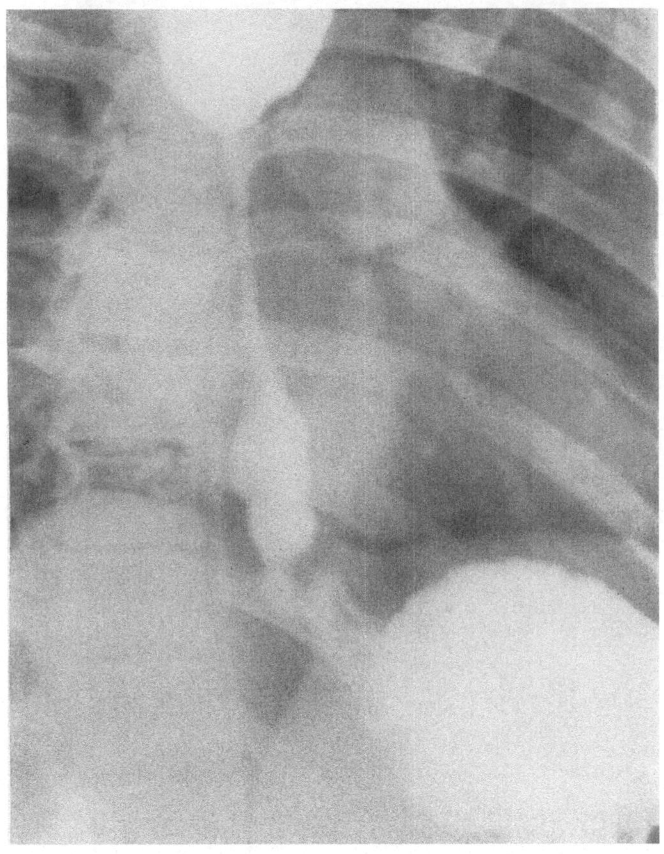

Abb. 133. Striktur der Speiserohre im mittleren Drittel des thorakalen Abschnittes. Aufnahme in Horizontallage nach Auffullung des Oesophagus mit Kontrastpaste. Die wiederholte Untersuchung ergibt, daß der im Bilde dargestellte Ausgußschatten der Maximaldehnung des Oesophagus entspricht.

Fremdkörperverletzungen und peptischen Oesophagusgeschwüren. Es kann auch nach syphilitischen und tuberkulösen Geschwürsbildungen zu einer narbigen Verengerung des Speiseröhrenlumens kommen.

Die Strikturen der verschiedenen Ätiologie haben ihre charakteristische Lokalisation und Konfiguration. Verätzungs- und Verbrennungsstrikturen sind an den drei physiologischen Engen des Oesophagus anzutreffen. An diesen wird die ätzende Flüssigkeit leichter aufgehalten und hat daher Zeit, ihre schädliche Wirkung zu entfalten. Am häufigsten finden wir die Verätzungsstriktur in Bifurkationshöhe, doch entspricht die Höhe der Bifurkation in der Regel dem unteren Ende der Striktur, denn diese reicht meist höher, nicht selten bis zum Halsanteil der Speiseröhre hinauf. Die Länge der Striktur hängt im wesentlichen

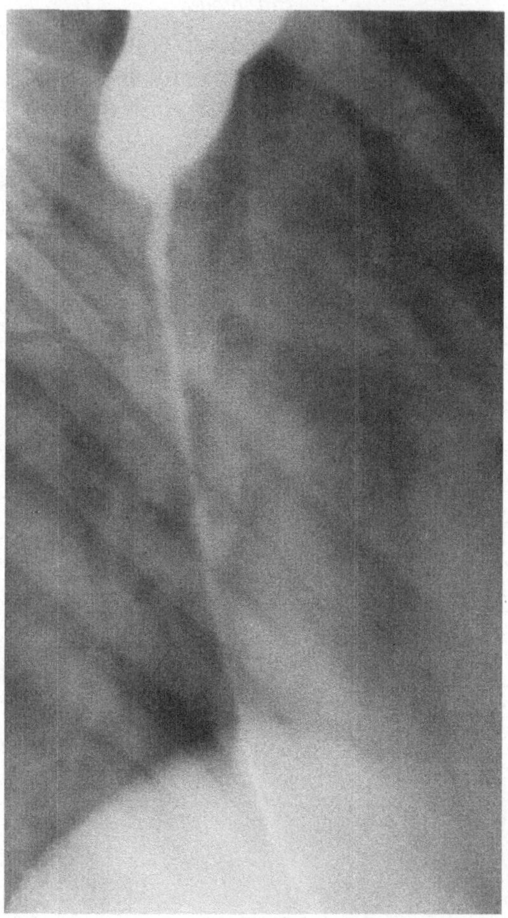

Abb. 134. Hochgradige Narbenstriktur des Oesophagus in der Hohe der Aortenenge. Die Kontrastflussigkeit passiert die Speiseröhre nur in so dunnem Strahl, daß auch in Beckenhochlage das distale Ende der Striktur nicht bestimmt werden kann.

vom Quantum der verschluckten ätzenden Flüssigkeit ab. Je größer das Quantum, in desto längerer Säule staut sich die Flüssigkeit über der Enge und bleibt desto höher oralwärts mit der Wandung des Speiserohres in längerem Kontakt. Die Verätzung und die konsekutive Stenose kann aber auch die ganze Länge oder zumindest den größten Teil der Speiseröhre betreffen. Auch multiple Stenosen sind nicht selten. Auch bei mehrsitzigen Strikturen entspricht die Lokalisation der einzelnen Ätzstrikturen vorwiegend den physiologischen Engen.

Im Gegensatze zu den Ätzstrikturen vermeiden die nach Infektionskrankheiten auftretenden Strikturen gerade die physiologischen Engen.

Die Strikturen nach Ulcus pepticum finden sich, der Ulcuslokalisation entsprechend, nur im unteren Speiseröhrenabschnitt, vorwiegend subdiaphragmal.

Der Form nach haben wir die ausgedehnteren, röhrenförmigen Strikturen von den kürzeren, ringförmigen zu unterscheiden. Erstere sind für Ätzstrikturen charakteristisch und stenosieren das Lumen zirkulär auf längere Strecken, letztere werden nach Infektionskrankheiten angetroffen, manchmal nur als flache Membran, oder exzentrisch, mehr eine umschriebene Wandpartie verkürzend.

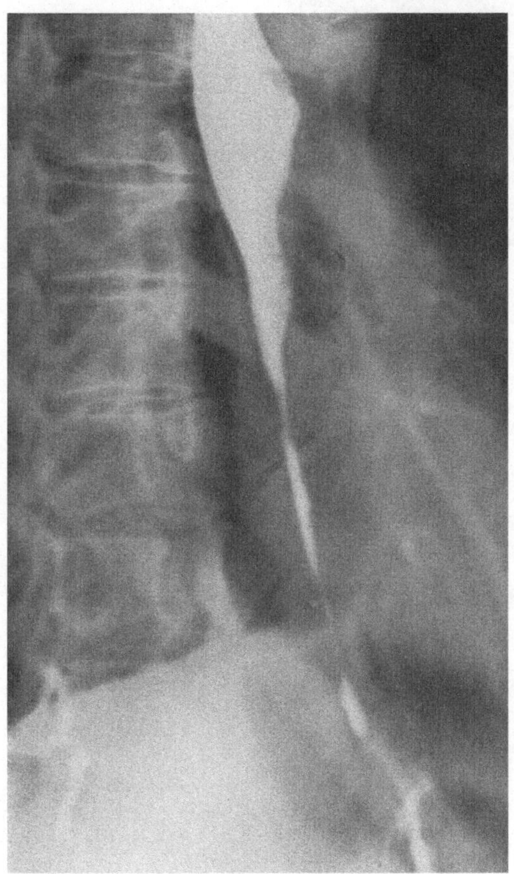

Abb. 135. Multiple Strikturen des Oesophagus ohne Dilatation oberhalb der weiter aboral gelegenen Engen.

II. Klinik.

Die Strikturen der Speiseröhre rufen Schluckbeschwerden hervor, welche sich sehr langsam steigern und im geraden Verhältnis zum Grade der Verengerung stehen. Die anamnestischen Daten, vor allem das so charakteristische langsame Zunehmen der Schluckbeschwerden ergeben die Diagnose des Leidens.

III. Röntgenuntersuchung.

Die Aufgabe der Röntgenuntersuchung ist daher in der Regel nicht nur die, festzustellen, daß eine Stenose auf Narbenbildung und nicht etwa auf ein

Neoplasma zurückzuführen ist, sondern vielmehr die, alle Momente aufzuklären, welche betreffs Prognose und Therapie von Wichtigkeit sind, und zwar:

1. die Anzahl der Strikturen;
2. ihre Lokalisation;
3. die Länge jeder einzelnen Striktur;
4. den Grad der Verengerung;

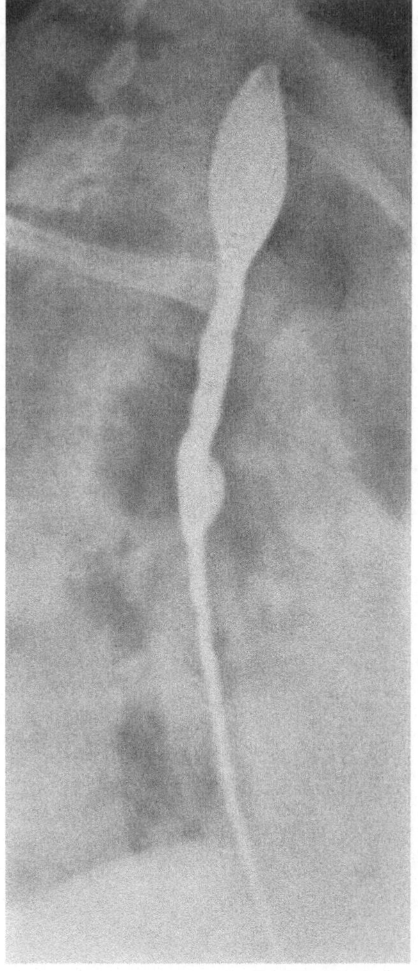

Abb. 136. Zwei Strikturen der Speiserohre, die obere verengt das Lumen nur wenig, so daß erst die neuerliche Verbreiterung des Schattens oberhalb der zweiten Striktur auf die erste Striktur aufmerksam macht.

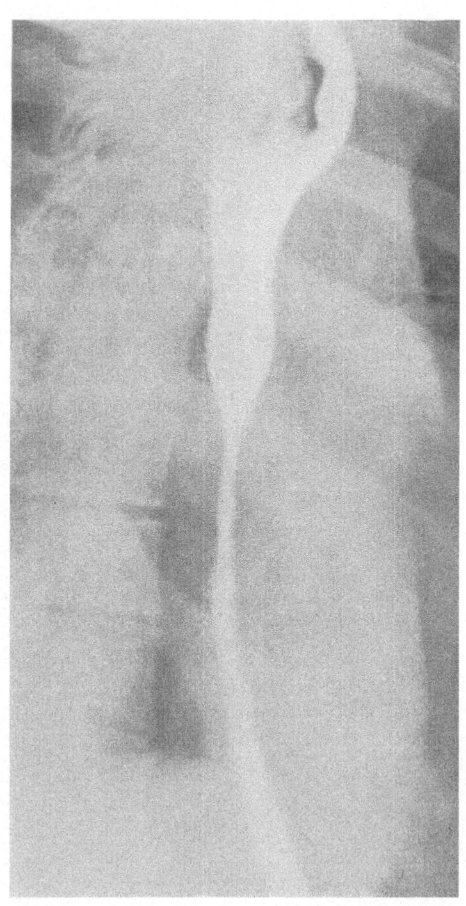

Abb. 137. Kurze Striktur des Oesophagus. Das untere Ende ist dadurch gekennzeichnet, daß von dieser Stelle angefangen der Ablauf peristaltischer Wellen nachweisbar ist.

5. ob diese genau in der Mitte des Lumens liegt, oder exzentrisch;
6. ob eine Stauungsdilatation vorhanden ist, in welcher Ausdehnung und Gestalt;
7. ob außer der Striktur eine spastische Verengerung vorliegt.

Die Feststellung einer Stenose der Speiseröhre ergibt sich aus den für alle Stenosen der verschiedensten Ätiologie gültigen Symptomen, welche im einschlägigen Kapitel des allgemeinen Teiles ausführlich behandelt sind.

Die röntgenologische Feststellung der Anzahl der Strikturen kann naturgemäß nur dann erfolgen, wenn die oralwärts von der untersten Striktur gelegenen so weit durchgängig sind, daß Kontrastflüssigkeit durch diese bis zur untersten Striktur gelangen kann. Wenn nun alle Strikturen ziemlich stark stenosieren, so gelingt es leicht, eine komplette Auffüllung der Speiseröhre mit Kontrastmasse zu erzielen und nun sind aus der Betrachtung des Schirmbildes oder

aus zwei senkrecht aufeinander gemachten Aufnahmen die zu beobachtenden Momente abzulesen (Abb. 133). Schwierig kann jedoch die Darstellung der aboral gelegenen Stenosen auch dann werden, wenn die weiter oralwärts gelegene Striktur wesentlich enger ist als die unter ihr gelegene, da in so einem Falle die nur in mehr oder weniger dünnem Strahl jeweilig durch die obere Enge dringende Kontrastmasse, die untere Enge leicht und rasch passierend, quantitativ nicht ausreicht, um ein Ausgußbild des betreffenden Speiseröhrenabschnittes zu ergeben und somit die Lage, Form und Länge der weiter aboral gelegenen Enge zur Darstellung zu bringen (Abb. 134). Allenfalls kann es auch bei der letztgenannten Konfiguration multipler Strikturen zu einer ausreichenden Exploration der aboralen Striktur(en) kommen, wenn die obere Striktur noch durch Paste passierbar ist, welche sich bei Untersuchung in Horizontallage auch bei langsamem Durchdringen der oberen Enge, unterhalb dieser ansammelt und erst durch, durch wiederholtes Schlucken neu ausgelöste peristaltische Wellen langsam weiterbefördert wird, wodurch sie nun in genügendem, das Lumen

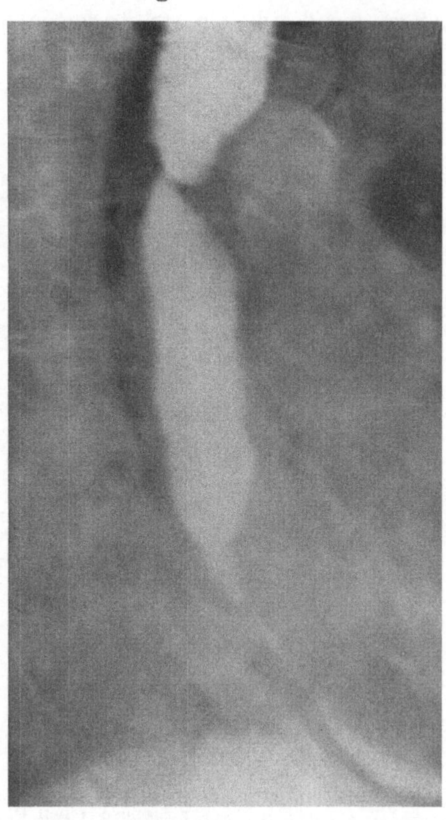

Abb. 138. Sackformige Erweiterung der Speiseröhre oral der beiden Strikturen. Zwei Strikturen der Speiseröhre, die eine in der Höhe der Aortenenge, die zweite im caudalen Drittel des thorakalen Oesophagus.

gut ausfüllendem Quantum an die zweite oder dritte Enge gelangt (Abb. 135, 136 u. 137).

Auch die Länge der Striktur(en) läßt sich bei genauer Durchleuchtung annähernd feststellen. Der Kontrastbissen oder Schluck verlangsamt, je nach dem Grade der Striktur, sein Tempo oder bleibt an einer Stelle stecken, welche dem ungefähren Beginn der Striktur entspricht. Außerdem wird die das Lumen der Speiseröhre erfullende Kontrastmasse ihre Konfiguration im Sinne einer trichterförmigen Verschmälerung ändern. Aus diesen beiden Momenten läßt sich der Anfang der Striktur in der Regel eindeutig feststellen. Das aborale Ende der Striktur läßt sich nicht in jedem Falle erkennen. Leicht gelingt dies dann, wenn unterhalb der ersten Striktur eine zweite annähernd gleich starke Verengerung des Oesophagus vorliegt, welche eine neuerliche Stagnation der Kontrastmasse bedingt. Dadurch wird ein komplettes Ausgußbild der oberen Striktur erzielt und so ein vollkommen klares Bild der Länge und Konfiguration dieser Struktur gewonnen. Doch auch dann, wenn die Kontrastmasse unterhalb der Stenose eine normal rasche Weiterbeförderung erfährt, kann das aborale Ende der Striktur gerade daran erkannt werden, daß von dieser Stelle angefangen der durch den strikturierten Abschnitt nur langsam vordringende verjüngte Schatten der Kontrastmasse zwar sich nicht verbreitert, aber in einem

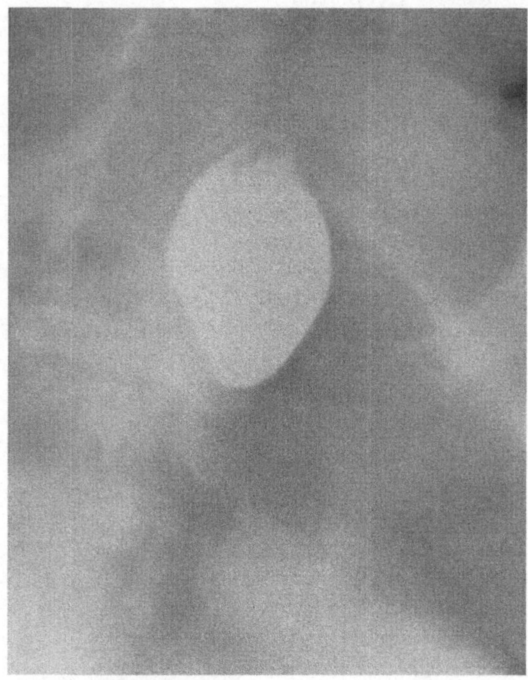

Abb. 139. Kompletter Verschluß des Oesophagus durch Narbenstriktur mit Dilatation oberhalb der Stenose, einen Divertikelsack vortäuschend.

rascheren Tempo, das mehr oder weniger dem der normalen Beförderungsgeschwindigkeit entspricht, magenwärts gelangt. Besonders auffällig ist dieser Wechsel der Geschwindigkeit bei Beobachtung der Fortbewegung jener aboralen Spitze eines Kontrastflüssigkeitsschattens, welcher bei Verabreichung von mehreren Schlucken rasch hintereinander, oder bei einem sehr großen Schluck, die Enge als erster passiert.

Die auf oben beschriebene Art festgestellte Entfernung des Anfanges und Endes der Striktur voneinander kann orthodiagraphisch am Durchleuchtungsschirm oder auf der Haut des Patienten markiert und zahlenmäßig festgelegt werden.

Nur die wiederholte Untersuchung mit annähernd übereinstimmenden zahlenmäßigen Resultaten bietet einige Gewähr dafür, ob die Maße tatsächlich denen der Narbenstriktur entsprechen. Abgesehen von den Irrtumsmöglichkeiten, welche durch die einmalige Beobachtung des raschen Vorbeiziehens der Kontrastsilhouette bedingt sein können, kann noch ein zweites Moment zu einem falschen Ergebnisse führen. Solange nämlich die Striktur nur ein mäßiges Hindernis für die Speisen bildet, wird die Muskulatur der Speiseröhre durch kräftigere Arbeit das Schlucken noch in annähernd normaler Form ermöglichen, doch kommt es dabei zur Hypertrophie, besonders der Ringmuskulatur. Diese Hypertrophie ist oberhalb der engsten Stelle natürlich am größten, findet sich aber bei langen, röhrenförmigen Strikturen auch entlang der Narbe, ja sogar unterhalb

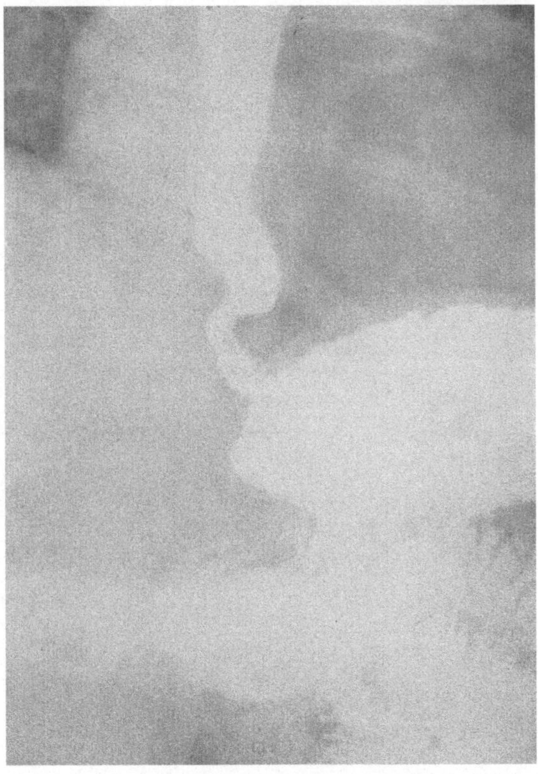

Abb. 140. Narbenstriktur des Oesophagus nahe dem Zwerchfelldurchtritt nach verheiltem Ulcus callosum oesophagi. Das Ulcus wurde 3 Jahre vor dieser Aufnahme oesophagoskopisch festgestellt. (Aufnahme in Beckenhochlage.)

dieser. Nun befindet sich diese hypertrophische Muskulatur oft im Zustande dauernder Kontraktion, dadurch erscheint die Striktur nach oben, eventuell auch nach unten verlängert. Durch diese spastische Stenose erscheinen nun Partien des Oesophagus mit normaler Schleimhaut, ebenso eng wie diejenigen mit Narbenstriktur. Eine bei wiederholter Röntgenuntersuchung auffallende Differenz in der Länge und Konfiguration der Enge wird für die spastische Komponente sprechen, besonders dann, wenn die Stenose keine hochgradige ist. Die Anwendung von Antispasmodika kann zur Klärung der wahren Verhältnisse beitragen. Jedenfalls muß an die Möglichkeit des Spasmus gedacht werden.

Außer dieser, richtiger als hypertonische Einstellung zu bezeichnenden reinen Kontraktion der Speiseröhrenmuskulatur auf längere Strecken, treten manchmal

auch lokale Spasmen, meist knapp oberhalb der Striktur auf und führen auch
bei bekannter Ätiologie der Striktur zur irrigen Annahme einer höhersitzenden
kompletten Stenose. An diese Möglichkeiten muß besonders in frischeren Fällen
gedacht werden. Solche Spasmen sprechen für noch nicht vollkommene Vernarbung.

Der Grad der Verengerung einer Narbenstriktur ergibt sich sowohl aus der
Durchdringungsmöglichkeit für Kontrastmassen flüssiger oder pastöser Konsistenz,

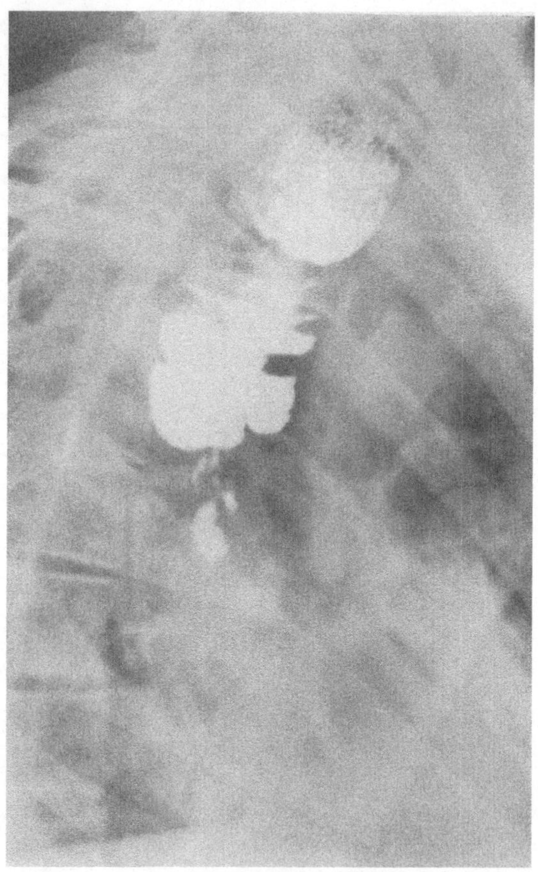

Abb. 141. Frische Narbenstriktur des Oesophagus mit fruhzeitig aufgetretener Dilatation, eine
neoplastische Stenose des Oesophagus vortauschend.

wie auch aus der Breite des Schattenstreifens, bei komplettem Ausgußbild
des Speiseröhrenlumens, wobei bei Drehung des Patienten um dessen Längsachse eine räumliche Vorstellung über die Konfiguration der Lumenenge gewonnen
werden kann.

Bei kompletter Retention der Kontrastmasse in der Speiseröhre oberhalb
einer Narbenstenose empfiehlt es sich, eine ganz dünnflüssige Suspension zu
verabreichen, und, die Schirmbeobachtung unterbrechend, nach einiger Zeit
(5—10 Minuten) eine neuerliche Untersuchung, am zweckmaßigsten mittels
Filmaufnahme, vorzunehmen, wobei darauf geachtet werden muß, ob nicht

Kontrastmasse in tieferen Partien, eventuell im Magen nachgewiesen werden kann. Es kann das auf ein Minimum reduzierte Lumen, besonders in einem frühen Stadium der Vernarbung, auch durch zähen Schleim verlegt sein. Spülung, mit verdünnter Natriumbicarbonicumlösung 10 : 100 löst den Schleim und nun kann die nachfolgende Röntgenuntersuchung die Durchgängigkeit und deren Grad ermitteln.

Als weitere Möglichkeit, die Durchgängigkeit der Striktur bei ursprünglich kompletter Retention zu prüfen, ist die Anwendung von Metallsaiten (LOTH-EISSEN). Die schon vor der Röntgenära geübte Methode der Darmsaiten-

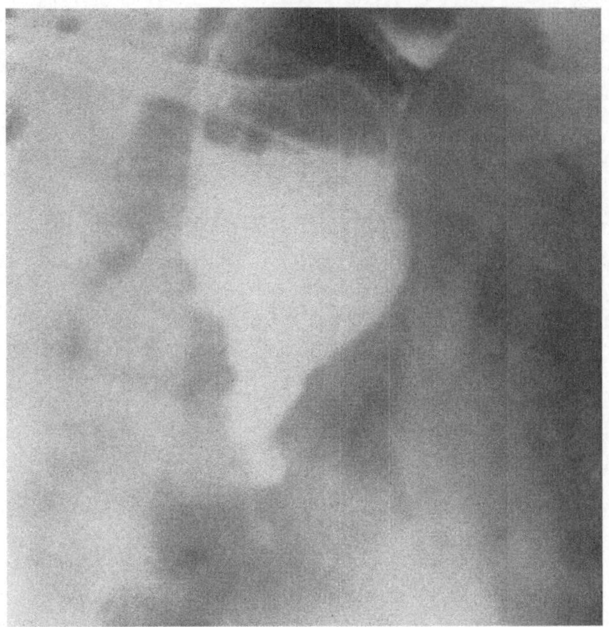

Abb. 142. Hochgradige Narbenstriktur des Oesophagus mit unregelmäßiger Begrenzung des Stenosentrichters, eine Neoplasma vortäuschend.

einführung, mit Metallsaiten vor dem Röntgenschirm durchgeführt, ermöglicht die Kontrolle, ob die Saite vordringt oder sich oberhalb der Enge aufrollt.

Obzwar die chemische Probe der Stenosendurchgängigkeit mit Ferrum lacticum in der Regel noch ein positives Resultat ergibt, wenn schon die auf die oben angeführte Weise vorgenommene Röntgenuntersuchung zu einem negativen Resultate kommt, so kann die chemische Probe doch auch versagen, selbst in Fällen, bei welchen auf röntgenologischem Wege eine deutliche Durchgängigkeit nachgewiesen werden kann. Als Ursache dürften wohl das Lumen komplett verschließende Dauerspasmen angenommen werden können (wie Autor in einem Falle beobachten konnte).

Durch Drehung des Patienten vor dem Durchleuchtungsschirm um seine Vertikalachse kann bei kontrastgefülltem Speiserohr genau festgestellt werden, ob die Stenose zentral oder mehr gegen eine Seite, also exzentrisch gelegen ist. Eine symmetrische, sich allmählich verjüngende Schattensäule spricht mehr

für zentrale Lage, eine asymmetrische und mehr oder weniger unvermittelte
Verjüngung des Kontrastschattens läßt wieder eher auf exzentrische Lage der
Striktur schließen.

Die Entscheidung dieser Frage ist speziell für die Sondenbehandlung von
großer Wichtigkeit. Außerdem pflegt bei exzentrischer Lage des Lumens die

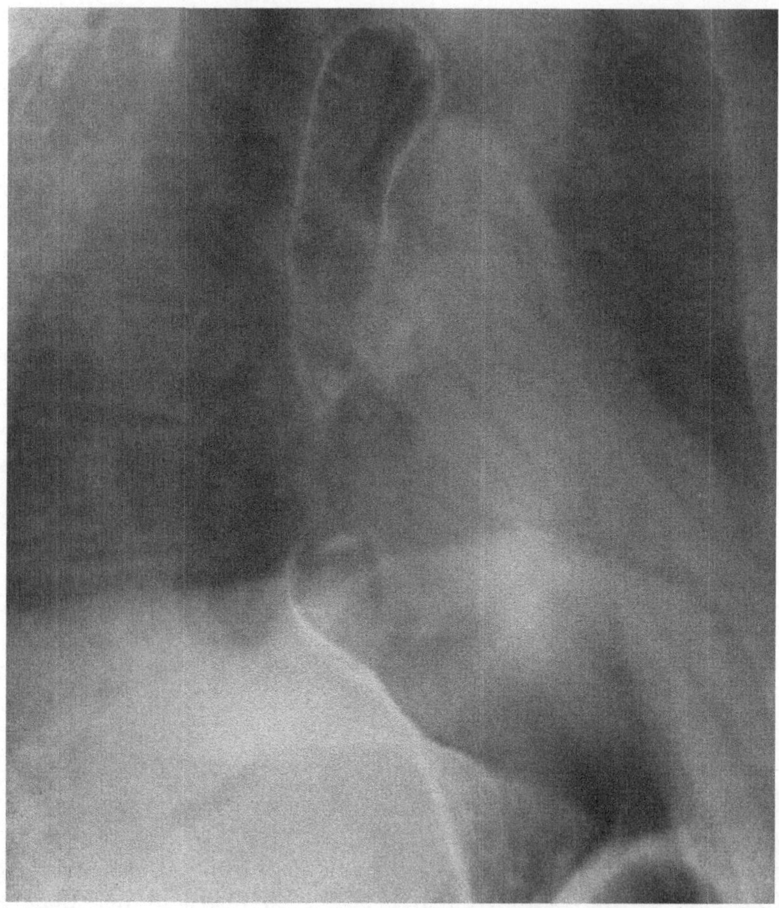

Abb. 143. Uber 25 Jahre bestehende Narbenstriktur im caudalen Drittel des thorakalen Oesophagus, dieselbe fuhrte zu hochgradiger Árophagie. Die Striktur in der luftgefullten Speiserohre
dargestellt.

Stenose sich nur auf eine kurze Partie des Oesophagus zu erstrecken, sie kann
mehr membranartig sein, was für postinfektiöse Ätiologie oder kongenitale Membranbildung (s. diese) spricht und wichtig für die einzuschlagende Therapie ist.
Naturgemäß wird auch hier die oesophagoskopische Untersuchung die sicherste
Aufklärung bringen.

Wie bei den meisten Arten von Speiseröhrenstenosen ist auch bei der Narbenstenose oral von der Striktur in der Regel eine Erweiterung des Lumens nachweisbar. Nur in ganz frühen Stadien der Narbenbildung, besonders wenn diese
mehr oberflächlich sitzt, wird auch oberhalb der Striktur, wie schon früher

erwähnt, durch hypertonische Einstellung der hypertrophischen Muskulatur ein enges Lumen zu sehen sein. Die Erweiterung ist in der Regel nicht hochgradig und verstärkt sich nur langsam. Höhere Grade erreicht sie meist nur bei höher gelegenen Strikturen. Obzwar ein breiter Ausgußschatten oberhalb der Striktur als Zeichen für eine bereits lange Dauer der Stenose angesprochen wird und

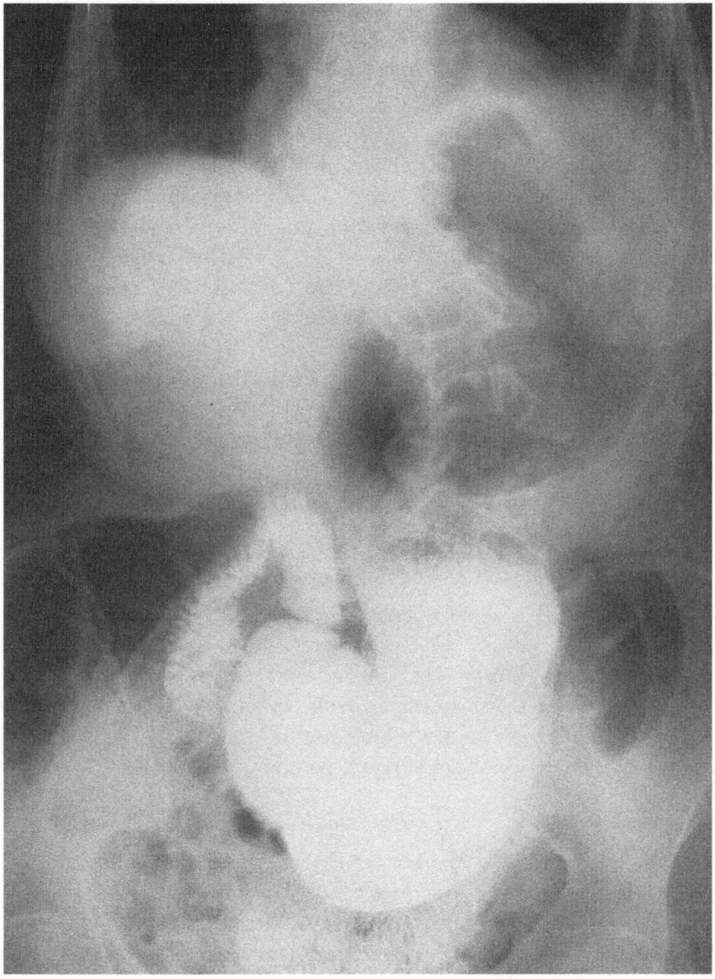

Abb. 144. Hochgradige Gasfullung des Magens und Darmes bei dem in Abb. 143 dargestellten Fall.

umgekehrt eine geringe oder noch fehlende Dilatation für frische Stenosenbildung sprechen soll, kann dies nicht als Regel angesehen werden, da vielfach durch Hinzutreten anderer, bisher noch nicht geklärter Momente, die Dilatation lange ausbleiben, andernfalls wieder schon frühzeitig einen höheren Grad erreichen kann (Abb. 138). Welch hohe Grade diese Dilatation in relativ kurzer Zeit erreichen kann, bewiesen die Fälle (NIKOLADONI, FLESCH), bei welchen sich oberhalb hochsitzender Narbenstrikturen große, sackförmige Dilatationen gebildet hatten, die große ZENKERsche Pulsionsdivertikel vortäuschen konnten (Abb. 139).

Zwecks Unterscheidung der Ätzstrikturen von solchen anderer entzündlicher Ätiologie ist wichtig zu wissen, daß Dilatationen wesentlich häufiger nach Verätzungen auftreten als nach Strikturen anderer Ätiologie und eher eine bemerkenswerte Größe erreichen (Abb. 140).

IV. Differentialdiagnose.

In den meisten Fällen kann die Unterscheidung einer Narbenstriktur von einer Speiseröhrenstenose anderer Ätiologie, und hier kommt in erster Linie das Carcinom in Betracht, schon klinisch getroffen werden, doch kommt es in manchen Fällen vor, daß Patienten mit Beschwerden zum Arzt kommen, welche die sonst klinisch einfache Differentialdiagnose sehr erschweren.

Auch die röntgenologische Unterscheidung einer Narbenstriktur von einem Neoplasma des Oesophagus kann schwierig, eventuell nicht eindeutig möglich sein. Es muß aber hervorgehoben werden, daß in zweifelhaften Fällen zwei Momente besonders für Narbenstriktur und gegen Neoplasma sprechen: 1. Multiplizität der Verengerung und 2. (besonders nach Verätzungen) die oberhalb der Strikturenge röntgenologisch sichtbare Schattenkonfiguration, wenn diese ein nach unten konisch zugestutztes Ende zeigt, welches im Gegensatz zur carcinomatösen Striktur gewöhnlich auch eine ziemlich regelmäßige Kontur aufweist (Abb. 141, 142, 143 u. 144).

6. Geschwülste der Speiseröhre.
A. Karzinom der Speiseröhre und Kardia.

Unter den in der Speiseröhre vorkommenden Neubildungen überragt das Carcinom so sehr, daß die übrigen Tumoren ganz in den Hintergrund treten. Am häufigsten tritt der Krebs des Oesophagus primär auf, doch kann es auch zu einer sekundären Krebsbildung durch Übergreifen von Nachbarorganen kommen. Wirkliche Metastasen im Oesophagus sind solche Raritäten, daß bisher keine röntgenologischen Beobachtungen solcher vorliegen.

I. Pathologie.

Wir können den primären Krebs der Speiseröhre in allen seinen Abschnitten antreffen. Bei Hinzuzählung der Kardiacarcinome wird er nach ZENKER am häufigsten im unteren Abschnitt des Speiserohres angetroffen, die zweithäufigste Lokalisation bildet die Trachealbifurkation (mittleres Drittel des Oesophagus), am seltensten ist das obere Drittel der Speiseröhre betroffen. Nach einer neueren Statistik DEMELS bildet die Höhe der Bifurkation den Lieblingssitz des Carcinoms. Überhaupt lokalisiert sich das Carcinom gerne an den physiologischen Engen (Bifurkation, Ringknorpel, Hiatus). Dieser Umstand weist darauf hin, daß wiederholte Reize ätiologisch eine Rolle spielen, welche ja die Oesophaguswand an ihren physiologischen Engen am stärksten treffen. Als Gelegenheitsursache im Sinne VIRCHOWS und ZUCKERS sind thermische, chemische und mechanische Reize anzusehen, die stark genug sind, um produktive Vorgänge in der Schleimhaut anzuregen. Große Bissen, zu heiße Nahrung, verschluckte Knochenteilchen, der regelmäßige Genuß von Alkohol in konzentrierter Form können als solche

Ursachen angesehen werden. Da Narbenstrikturen in der Speiseröhre und gerade an deren physiologischen Engen nicht selten vorkommen, so darf es uns nicht wundern, daß gerade in diesen Narben auch Carcinome auftreten, wie es ja auch bekannt ist, daß Epithelcarcinome mitunter aus Verbrennungsnarben hervorgehen. Doch außer an den physiologischen Engen finden wir das Carcinom auch an anderen Stellen der Speiseröhre, welche aus irgend einer Ursache verengt sind. So sah Lotheissen bei einer 33jährigen Frau ein Carcinom, das sich in einer offenbar angeborenen Stenose entwickelt hatte, P. Wolf beobachtete mehrmals Speiseröhrenkrebs bei Spondylitis deformans, Haeuber, Orth bei Wirbelexostosen, Friedrich stellt sich den Zusammenhang zwischen Carcinoma oesophagi und spondylarthritischer Exostosenbildung auf Grund von Beobachtungen folgendermaßen vor: Die durch anthrakotische Drüsen fixierte Speiseröhre wird durch die sie überkreuzende Aorta gegen die Wirbelsäule gedrückt, wobei gegen die Speiseröhrenwand gerichtete Exostosen einen besonders starken mechanischen Reiz ausüben. Außer bei organischen Stenosen kann das Carcinom auch an den Stellen lange bestehender spastischer Stenosen der Speiseröhre auftreten. Ob die angeführten Anomalien tatsächlich als Ursache des Carcinoms anzusehen sind oder nur der großen Häufigkeit des Speiseröhrenkrebses entsprechend auch an denselben Stellen wie der Krebs angetroffen werden, das möchte ich wohl dahin gestellt sein lassen. Wichtig jedoch für die Untersuchung ist, daß bei Feststellung von Stenosen jeglicher Art bei Patienten höheren Alters an das Vorhandensein eines Neoplasma gedacht und nach Symptomen, welche ein solches bestätigen oder ausschließen, gesucht werden muß.

Der Speiseröhrenkrebs tritt in der Regel als Plattenepithelcarcinom auf, nur in vereinzelten Fallen wurden Zylinderkrebs, Adenocarcinom und Kolloidkrebs gefunden. Am häufigsten findet man das Speiseröhrencarcinom als weicheren medullären Tumor, seltener in Form eines Scirrhus, bei welchem die bindegewebige Zwischensubstanz reichlich entwickelt ist. Während die ersteren zu rascherem Zerfalle und Geschwurbildung neigen, führt der Scirrhus durch Schrumpfung rascher zur Stenose des Lumens. Von den seltenen Fällen abgesehen, in welchen der ganze oder zumindest der größte Teil der Speiseröhre vom Carcinom befallen ist, pflegt der Krebs in der Regel nur kurze Strecken des Oesophagus zu ergreifen. Für die röntgenologische Diagnose von besonderer Wichtigkeit ist die makroskopische Form des Tumors. Es sind hauptsächlich zwei Formen zu unterscheiden:

1. Die tumorbildende und 2. die infiltrierende Form. Das tumorbildende Carcinom ragt anfangs nur wenig in das Lumen vor, dabei kann die Oberfläche noch ganz glatt sein, doch bilden sich bald Papillen, Zotten, himbeer- oder blumenkohlartige Gewächse. Diese letzteren zerfallen leicht, es entsteht ein Krebsgeschwür, das oft direkt zu Verjauchung führt. Später findet auch eine Wucherung in das umgebende Gewebe statt. Bei dem für diese Form charakteristischen fortschreitenden Zerfall kommt es im Endstadium nicht selten zum Durchbruch in die Umgebung, je nach dem Sitze in Trachea, Lunge, Bronchus, Mediastinalgewebe, Gefäße, bei subphrenischem Sitz eventuell in die Bauchhöhle.

Primär geht die tumorbildende Form des Carcinoms inselförmig von einer Stelle der Wand aus, doch kommt es später auch zu einer ring- oder gürtelförmigen Ausbreitung.

Bei der infiltrierenden Form zeigt das Neoplasma eine flache Infiltration, welche ebenfalls, anfangs meist circumscript, schon frühzeitig zu einer ringförmigen Ausbreitung führt, dabei kehrt die Schleimhaut dem Oesophaguslumen eine relativ glatte Oberfläche zu. Bleibt das infiltrierende Carcinom circumscript, so kommt es in der Folge zur Obturierung, breitet es sich aus, so erfolgt besonders durch bald auftretende Schrumpfung Strikturierung und Verlaufsänderung des Lumens. Bei beiden Formen der Tumorausbildung werden die röntgenologisch in Erscheinung tretenden Veränderungen bald auffällig sein. In einem nicht geringen Prozentsatz der Fälle wuchert aber die Neubildung mehr in die Umgebung als lumenwärts und die Infiltrationen durchziehen die Wand, ohne lange Zeit hindurch zu sekundären Schrumpfungen zu führen. In solchen Fällen kann sowohl die Erkennung, daß es sich um ein der Speiseröhre zugehörendes Leiden handelt, als auch die röntgenologische Diagnosestellung auf unüberwindlich scheinende Hindernisse stoßen.

Die Größe der Speiseröhrenkrebsgeschwülste ist oft nicht sehr bedeutend, da sie früher auf die Umgebung übergreifen, ehe sie besonderen Umfang erreicht haben; doch hat man auch faustgroße Tumoren gesehen, die auf den Oesophagus allein beschränkt waren (RAMOND, KAREWSKI).

II. Klinik.

Die wichtigsten der Symptome, welche den Patienten in der Regel erst spät zum Arzt führen, sind die Deglutitionsstörungen, welche durch die Stenose hervorgerufen werden. Dieselben können in verschiedener Form auftreten, in einigen Fällen bereitet das Schlucken langsam zunehmende Beschwerden, in anderen Fällen wieder setzt die Störung ganz plötzlich ein, indem das Schlucken größerer festerer Bissen Schwierigkeiten macht. Der Patient hat das Gefühl, als würden die Speisen an einer bestimmten Stelle stecken bleiben und erst durch wiederholtes Nachschlucken oder aber durch größere Flüssigkeitsmengen hinuntergebracht. Indolentere Patienten suchen die ärztliche Hilfe nicht selten erst in einem Stadium auf, in welchem festere Bissen überhaupt nicht mehr verschluckt werden können, sondern nur flüssige, allenfalls dünner Brei.

Außer dem erschwerten Ingestentransport kommt es durch die Stenose, wenn sie einen höheren Grad erreicht hat oder die Nahrung in rasch hintereinander folgenden Bissen genommen wird, zur Regurgitation. Bei hoher Lage der Stenose kann die Regurgitation rasch erfolgen, bei tieferem Sitz meist erst, nachdem sich größere Mengen angesammelt haben.

Der Grad der Schlingstörungen hängt natürlich in der Regel von dem Grade der Stenose ab, vor allem davon, wie weit der Umfang der Speiseröhre vom Tumor ergriffen ist. Keinesfalls kann aber aus dem Grade der Schlingstörungen auf die Größe und Ausbreitung des Tumors geschlossen werden, da ein schon sehr ausgebreiteter Tumor noch ohne erhebliche Stenose bestehen kann, im Gegensatz zu manchem kleinen Tumor, welcher bald stenosiert und dementsprechend frühzeitig zu Schluckbeschwerden führt. Auch die Lokalisation eines steckengebliebenen Bissens von Seiten des Patienten muß keineswegs mit der wirklichen Lage der Carcinomstenose übereinstimmen, da abgesehen von der falschen Lokalisation durch den Patienten auch Spasmen, oberhalb der organischen Stenose oder auch bei noch nicht vorhandener Stenose oberhalb des Carcinoms, den Bissen zurückhalten können.

In manchen Fällen treten Schlingbeschwerden nicht erst durch eine Stenose auf, sondern es können sich auch bei noch freiem Lumen der Speiseröhre Schluckbeschwerden beim Hinabgleiten der Speisen einstellen, welche auf das Schwinden der Elastizität der Wand zurückzuführen sind.

Außer durch Schlingbeschwerden kann sich der Speiseröhrenkrebs auch durch Schmerzen kenntlich machen, doch fehlen solche vielfach, daher können sie nicht als charakteristisches Symptom angesprochen werden. Die Schmerzen haben ziehenden oder reißenden Charakter und werden meistens hinter das Brustbein oder in den Rücken lokalisiert.

So wie in allen Fällen von malignem Neoplasma treten Abmagerung und Entkräftung bald ein, meist auch durch die wesentlich verminderte Nahrungsaufnahme begünstigt; doch behalten manche Kranke erstaunlich lange ihr gewohntes Körpergewicht.

Bei ausgedehnter Carcinombildung, vorwiegend aber bei Exulceration und Zerfall des Tumors kommt es zu einer den Kranken sehr belästigenden Schleimabsonderung.

In manchen Fällen können schon frühzeitig Sensationen auftreten, die keineswegs durch eine Stenose bedingt sind. Leichtes Unbehagen beim Schlucken; ein nervöses Gefühl bei Beginn des Schluckaktes, meist im Hals; ein unbestimmtes Gefühl, als ob dort etwas nicht in Ordnung wäre; Krampfgefühl im Hals, Gefühl des schlechten Funktionierens, Steckenbleiben der Nahrung beim hastigen Essen bei sonst normaler Funktion; Gefühl des heraufdrängenden Brockens, eventuell frühzeitiger Husten (JACKSON).

Wenn die eben angeführten Frühsymptome den Patienten auch selten zum Arzt führen, so kommen die Carcinome des untersten Speiseröhrenabschnittes und die der Kardia meistens schon in einem frühen Stadium zur Beobachtung, da sie in der Mehrzahl der Fälle von Spasmen begleitet sind und diese starke Schluckbeschwerden verursachen. Auch führen Carcinome der Kardia, die in das Lumen des Oesophagus wuchern, bald zu organischen Stenosen.

III. Röntgenuntersuchung.

In den meisten Fällen von Speiseröhrenkrebs wird bei gegebener klinischer Diagnose (es handelt sich ja leider meist um weit fortgeschrittene Fälle die zur Untersuchung kommen) die Aufgabe der Röntgenuntersuchung darin bestehen, die Größe, Form und Lage des Neoplasmas, den Sitz und Grad der allenfalls vorliegenden Stenose festzustellen, sowie eventuelle Komplikationen zu klären. Doch wird in einer Reihe von Fällen, besonders in jenen, bei welchen nur vage klinische Symptome vorliegen, dem Röntgenverfahren die Aufgabe zufallen, als Ursache der meist nur geringen Beschwerden ein Neoplasma festzustellen, bzw. anderweitige Ursachen differentialdiagnostisch auszuschließen. Wenn auch beim Carcinom der diagnostischen Leistungsfähigkeit des Röntgenverfahrens naturgemäß Grenzen gesetzt sind, so kann es dem Geübten selbst bei nicht stenosierendem oder noch kleinem Tumor Aufklärung bringen, einwandfreie Technik und sorgfältige, gegebenenfalls wiederholte Untersuchung selbstredend vorausgesetzt. Nur unter diesen Bedingungen kann der noch im Jahre 1915 geprägte Satz von ELSNER und URMY, daß für die wichtigste Speiseröhrenerkrankung, das Carcinom, der Hilfe der Röntgenstrahlen fast immer entraten werden könne, widerlegt werden.

Die Technik der Röntgenuntersuchung bei einem Carcinom der Speiseröhre oder bei dem Verdacht auf ein solches, folgt im wesentlichen den Regeln, welche im Abschnitte über die Technik der Untersuchung bereits aufgestellt wurden. Es wäre aber noch speziell hervorzuheben, daß bei Verabreichung der ersten Kontrastmassen nur ein kleiner Schluck genommen werden darf, da es bei hochsitzender Stenose schon bei einem geringen Quantum zur Anstauung der Flüssigkeit bis in die Höhe des Kehlkopfes und zum Verschlucken kommen kann (Abb. 145). Zwar hat dies meist nur einen den Gang der Untersuchung störenden Hustenanfall zur Folge, doch sind auch ernstere Folgen nicht ausgeschlossen; DETERNES berichtet über einen dadurch bedingten Todesfall.

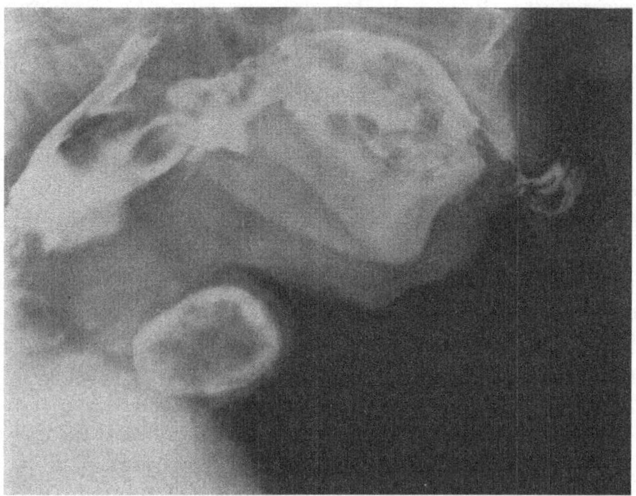

Abb. 145. Regurgitation der Kontrastflussigkeit bei zu rascher Einnahme eines größeren Quantums derselben, bei hochsitzendem stark stenosierendem Carcinom am Übergang vom Pharynx in den Oesophagus (als Nebenbefund ein verkalkter Strumaknoten).

Die vielfach empfohlenen und auch heute noch vielfach zur Anwendung gelangenden Gelatinekontrastkapseln sollten für die Speiseröhrenuntersuchung, speziell aber zur Untersuchung einer Carcinomstenose nicht angewendet werden. Auch in Fällen, bei denen keine Stenose oder eine so geringe Stenose vorliegt, daß Paste nicht stecken bleibt, werden wir der Kapseln entraten können. Wie aus den späteren Ausführungen ersichtlich ist, kann ja aus den geringgradigen Form- und Konturveränderungen des pastösen, ja sogar breiigen Ausgußschattenbildes viel eher eine Aufklärung gewonnen werden als aus dem Steckenbleiben der Kapsel. Hingegen kann die steckengebliebene Kapsel, wenn sie sich auch in relativ kurzer Zeit auflöst, den Patienten in hohem Grade belästigen und was aber noch wichtiger ist, sie kann durch ausgelöste heftige Regurgitationsbewegungen die Ursache für die Perforation eines vor dem Durchbruch stehenden Carcinoms werden.

Die Röntgensymptome des Speiseröhrenkrebses sind recht mannigfaltig und hängen wesentlich von der Art, dem Sitz und der Größe des Carcinoms ab. Daher muß sich die Röntgendiagnose, bzw. Teildiagnose in den einzelnen Fällen auf recht verschiedene Symptome bzw. Syndrome stützen. Im wesentlichen hat sich die Röntgenuntersuchung auf folgendes zu erstrecken:

1. Direkter Nachweis eines Tumorschattens.
2. Schattenaussparungen durch den Tumor.
3. Vorhandensein einer Stenose a) Sitz, b) Größe, Form und Länge derselben.

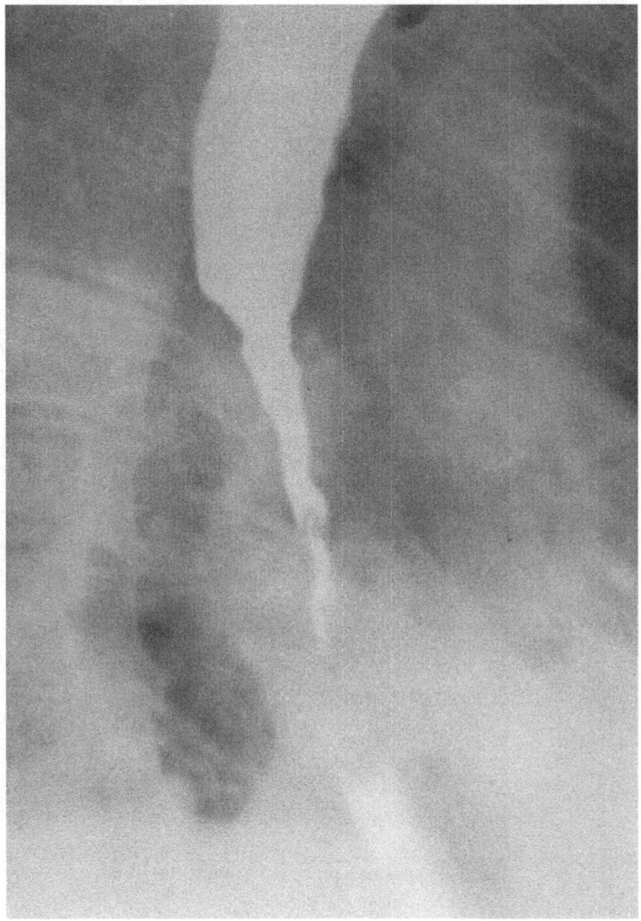

Abb. 146. Medullares Carcinom des Oesophagus in der Hohe der Trachealbifurkation mit sichtbarem Tumorschatten.

4. Dilatation oberhalb der Stenose.
5. Funktionelle Veränderungen als Begleiterscheinung.
6. Veränderungen anderer, besonders benachbarter Organe, welche a) direkt, b) in Folge eingetretener Komplikationen aufgetreten sind.

Es kann der Speiseröhrenkrebs als Schatten direkt in Erscheinung treten (PERUSSIA, BERGMANN, SGALITZER). Der direkte Nachweis des Schattens kann natürlich nur bei einem tumorbildenden Neoplasma erbracht werden, auch hängt die Nachweisbarkeit sowohl vom Sitz wie von der Größe des Gebildes ab (Abb. 146). Mit Sicherheit kann dies in erster Linie bei Krebsgeschwülsten

der Kardia geschehen, welche bis in den Magen hineinragen und in der hellen
Gasblase der Pars cardiaca ventriculi als Schatten imponieren (Abb. 147).
Schon bohnengroße, eventuell noch kleinere Neoplasmen können auf diese Weise
der direkten Beobachtung zugänglich werden. Als zweite Stelle ist der thorakale
Speiseröhrenabschnitt zu nennen, besonders sein oberer Teil bis zur Trachealbifurkationshöhe, jedoch ist in diesem Bereiche nur ein größerer Tumorschatten
zur Darstellung zu bringen. (Walnuß- bis apfelgroße je nach dem Thoraxbau

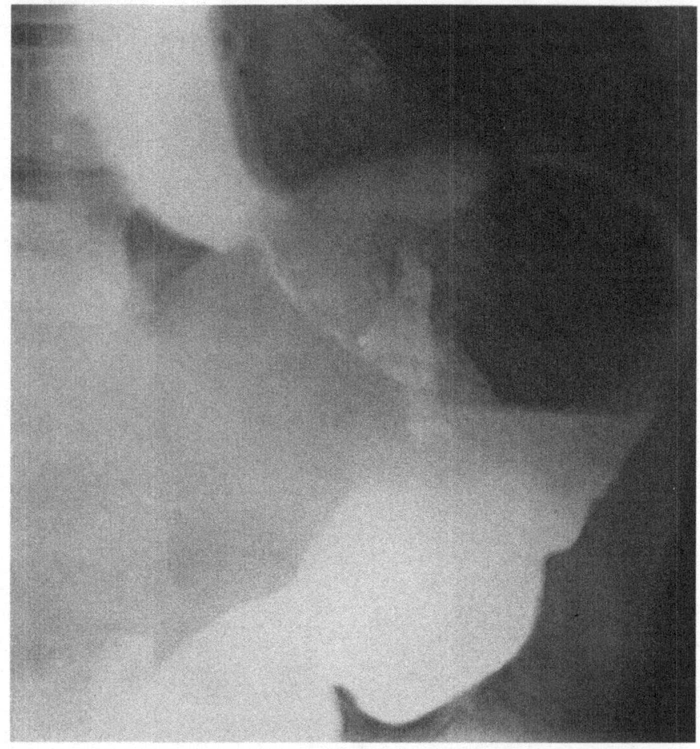

Abb. 147. Carcinom an der Kardia. Der Schatten des Tumors in der hellen Gasblase des Magens
sichtbar. Aufnahme in aufrechter Stellung.

und Umfang des Patienten). Selbstredend ist hier das Schattengebilde, entsprechend der Lage des Oesophagus zwischen Wirbelsäule und kardiomedia-
stinalem Schatten, nur im frontalen und schrägen Durchmesser zur Darstellung
zu bringen. Zu einer präzisen Darstellung ist auch in der Regel nach Aufsuchen
der günstigsten Stellung vor dem Durchleuchtungsschirm der gezielten Aufnahme,
womöglich aus zwei aufeinander senkrechten Projektionsrichtungen in den
beiden schrägen Durchmessern, nicht zu entraten. Ein derartiger Schatten
darf nur dann als Ausdruck eines Oesophagustumors angesprochen werden,
wenn in gleicher Höhe eine Stenose oder eines der noch zu besprechenden Symptome vorliegt, welche für eine Wandinfiltration sprechen und wenn der dichte
Schatten der verschluckten Kontrastmasse in allen Durchleuchtungsrichtungen
durch den zarteren Tumorschatten hindurchführt (Abb. 148).

Im Gegensatz zur direkten Sichtbarkeit des Schattens eines Tumors steht die Sichtbarmachung der Krebsgeschwulst durch die Schattenaussparung, welche diese an dem Schatten der verschluckten Kontrastmasse hervorruft. Beim direkten Schattennachweis ist es einerlei, ob der Tumor mehr im Lumen oder mehr nach außen zu liegt, eine Schattenaussparung hingegen wird nur in den selteneren Fällen gesehen, bei welchen es sich um einen scharf abgegrenzten

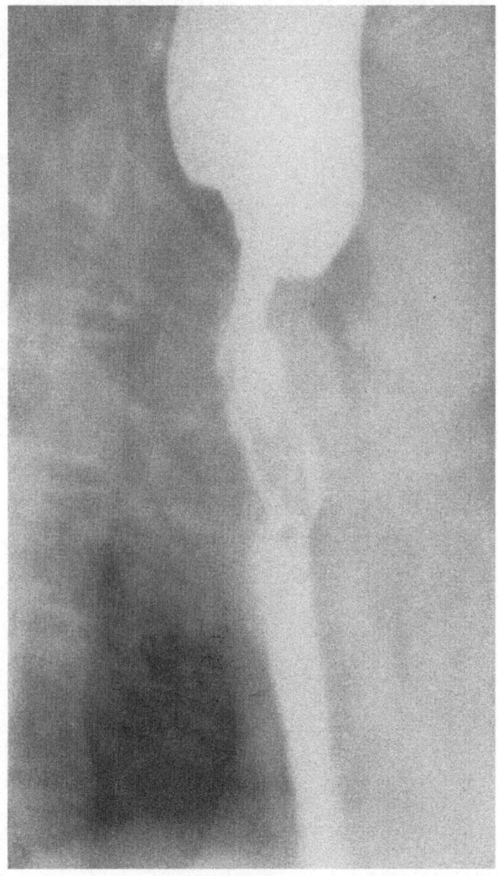

Abb. 148. Medullares Carcinom des Oesophagus in der Hohe der Trachealbifurkation. Die Langs-ausdehnung des sichtbaren Tumorschattens entspricht genau der Langsausdehnung der zirkularen Schattenaussparung.

und in das Lumen vorspringenden Tumor handelt. Zwar ist ein solcher meist ein Sarkom oder Carcinosarkom, manchmal aber doch auch ein Carcinom. In solchen Fällen wird, bei in der Regel fehlender stärkerer Passagestörung, besonders wenn pastöse Kontrastmasse verabreicht wird, der Tumor durch seitlich von ihm herabziehende Kontrastmassenschatten eingerahmt (Abb. 149 a u. b). Die seitliche Begrenzung des Kontrastmittelschattens wird nun bei geeigneter Projektion (Drehung des Patienten um seine Vertikalachse) an der betreffenden Stelle durch eine eingedellte, mehr oder minder gezackte Linie gebildet, welche uns direkt einen Abdruck des Reliefs der Geschwulst zeigt (Abb. 150, 151 u. 152).

15*

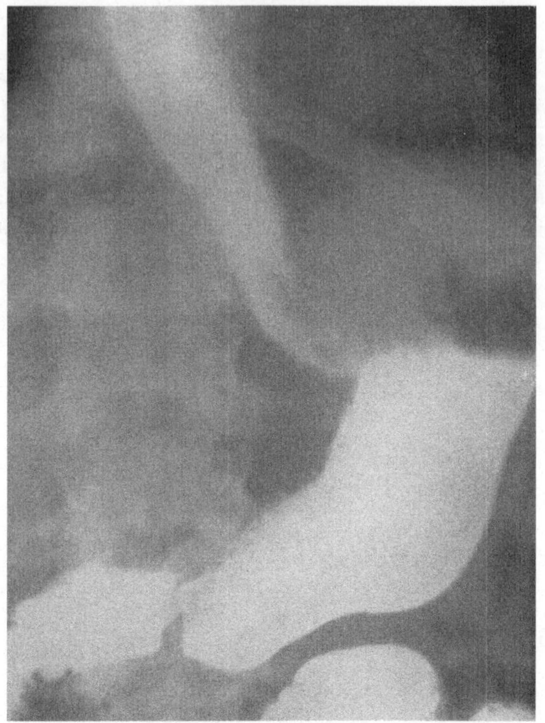

a

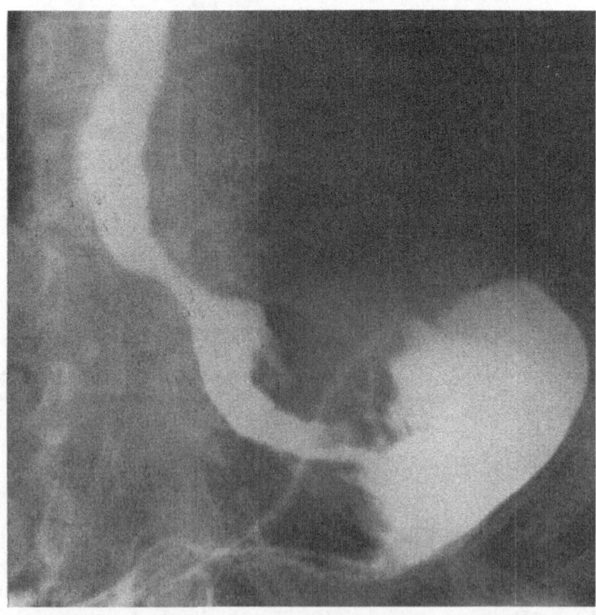

b

Abb. 149 a u. b. Carcinom der Kardia. a Der Tumor ist in aufrechter Vertikalstellung als Schatten in der hellen Gasblase sichtbar. b Der Tumor als Schattenaussparung in der kontrastgefullten Pars cardiaca bei Untersuchung in Beckenhochlage nachweisbar.

Das häufigste und prägnanteste Symptom des Speiseröhrenkrebses ist die
Stenose. Die Carcinomstenose hat neben den typischen röntgenologischen
Zeichen, welche für alle Arten der Stenose, sei diese funktionell oder organisch
bedingt, gelten, noch besondere Charakteristika.

So in erster Linie ihren Sitz betreffend. Stenosen, welche an der Bifurkation
oder höher sitzen, sind, wenn frühere Verätzung anamnestisch auszuschließen ist,
von vornherein in hohem Maße krebsverdächtig, da persistierende spastische
Verengerungen in diesem Bereiche kaum vorkommen, jedenfalls bisher nicht
beobachtet wurden. Auch eine Stenose, welche mit ihrem caudalen Pol mehr
oder weniger dicht oberhalb des Zwerchfells sitzt, spricht aus demselben Grunde
für Carcinom.

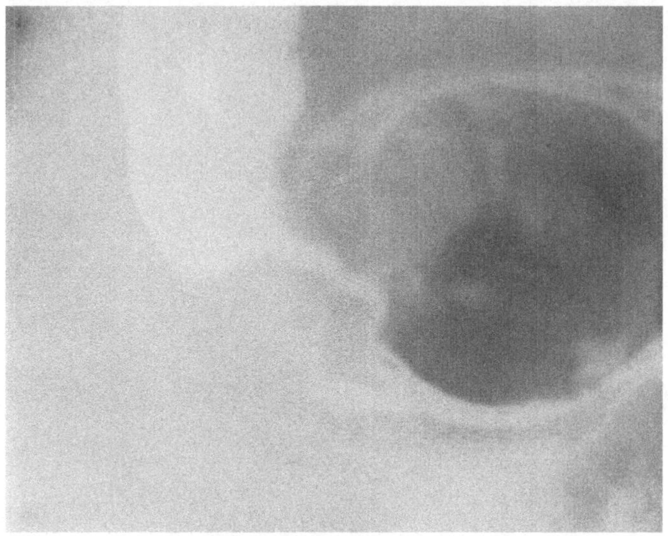

Abb. 150. Großer Tumorschatten an der Kardia in der Gasblase des Magens deutlich sichtbar.

Auch die Form und die Konturen der Schattenmasse im Bereich der Stenose
zeigen charakteristische Merkmale, jedoch von recht verschiedenen Nuancen,
welche einerseits von der Form und Größe, sowie von der Quer- und Längsausbreitung des Tumors abhängen, ebenso davon ob es sich um einen subserösen
oder wandinfiltrierenden Tumor handelt.

Ist der durch die Stenose durchführende Gang gewunden, an verschiedenen
Stellen ungleich weit ausgezackt und von entsprechender Länge, so spricht dies
immer bei Ausschluß von Narbenstriktur für Carcinom (Abb. 153). In Fällen
von subserösem Carcinom mit stärkerer Stenose zeigt die Stenose in der Regel
einen mehr oder weniger unvermittelten Anfang und eine (Abb. 154) schüsselförmige Ausbreitung der Kontrastmasse oberhalb der Stenose. Die Verjüngung
des Kontrastmittelschattens erfolgt plötzlich und ist nicht selten exzentrisch
gelegen (Abb. 155) im Gegensatz zu den wandinfiltrierenden Neoplasmen und
besonders zu der Schattenkonfiguration bei Narbenstrikturen, bei welchen eine
mehr konische Verjüngung der Kontrastsilhouette zu sehen ist. Der unmittelbare Wechsel der Lumenbreite der Stenose ist ebenfalls als für Carcinom charakteristisch anzusprechen (Abb. 156).

Der Darstellung der Stenosenlänge, sowie auch deren Form und der meist distal vom Stenosenbeginn gelegenen Tumorschattenaussparung stellen sich oft größere Schwierigkeiten entgegen. Besonders bei Stenosen höheren Grades, welche eine Passage pastöser Kontrastingesta wesentlich verzögern, kann zunächst, nur ein Ausgußbild des oberhalb der engsten Stelle der Stenose gelegenen Speiseröhrenabschnittes gewonnen werden, da die in wesentlich vermindertem Quantum durch die Enge gelangenden Kontrastmassen ohne Störung im Oesophagus

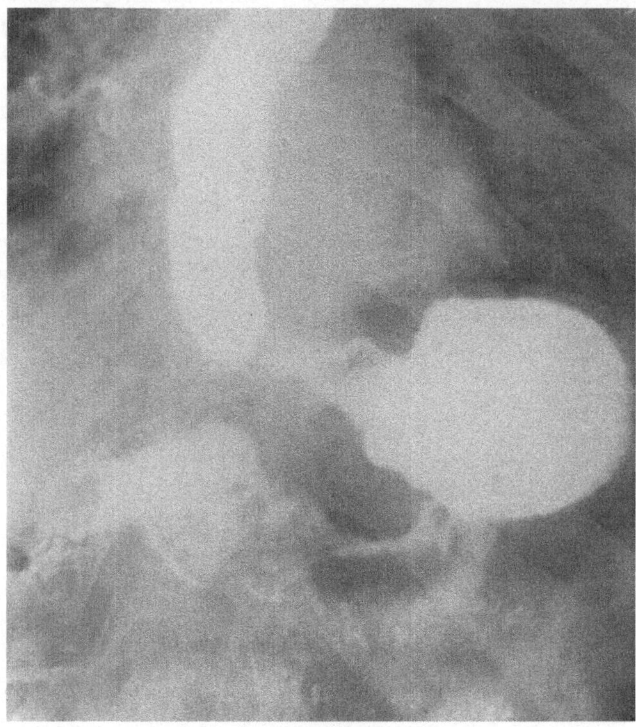

Abb. 151. Schattenaussparung des untersten Oesophagus und der Pars cardiaca ventriculi bei großem Carcinom an der Kardia. (Aufnahme in Beckenhochlage).

tiefertreten und das Lumen des Oesophagus dadurch nicht mehr komplett ausfüllen. Bei kompletter Stenose ergibt sich die Unmöglichkeit der Darstellung des Stenosenendes von selbst.

Der hohe Verschluß kann alle anderen pathognomonischen Symptome verdecken. Der Zickzackverlauf des Strahles der herabfließenden Kontrastflüssigkeit, das Zurückbleiben einzelner Partien dieser letzteren in Form von zerstreuten Flecken, die Ansammlung derselben in einen Sack mit gezackten Rändern oberhalb eines stenotischen Punktes sind alles Symptome, die einem Carcinom der Oesophagusschleimhaut selbst mit erhaltenen Einkerbungen und Ulceration fehlen können und dies ist der Fall, wenn oberhalb der infiltrierten Zone eine Stenose besteht, welche durch die Geschwulst selbst bedingt sein kann und bewirkt, daß die Kontrastmasse nur in so geringer Menge durch den tieferliegenden Teil der Speiseröhre hinunterfließen kann, daß sie nicht genügt, um die Veränderungen dieses Teiles des Oesophaguslumens zutage treten zu lassen.

Doch kann in manchen Fällen mit inkompletter Stenose die Darstellung von deren Längsausdehnung dadurch gelingen, daß die Untersuchung in Horizontallage oder Beckenhochlage vorgenommen wird, wobei auch das Schlucken der Kontrastmasse (und zwar am besten Flüssigkeit) in derselben Lage, in welcher die Passage langsamer erfolgt, vorgenommen wird. Dabei ist die Aussicht, auch bei einer Stenose höheren Grades ein komplettes Ausgußbild zu erhalten desto größer, je höher das Carcinom liegt. Im untersten thorakalen

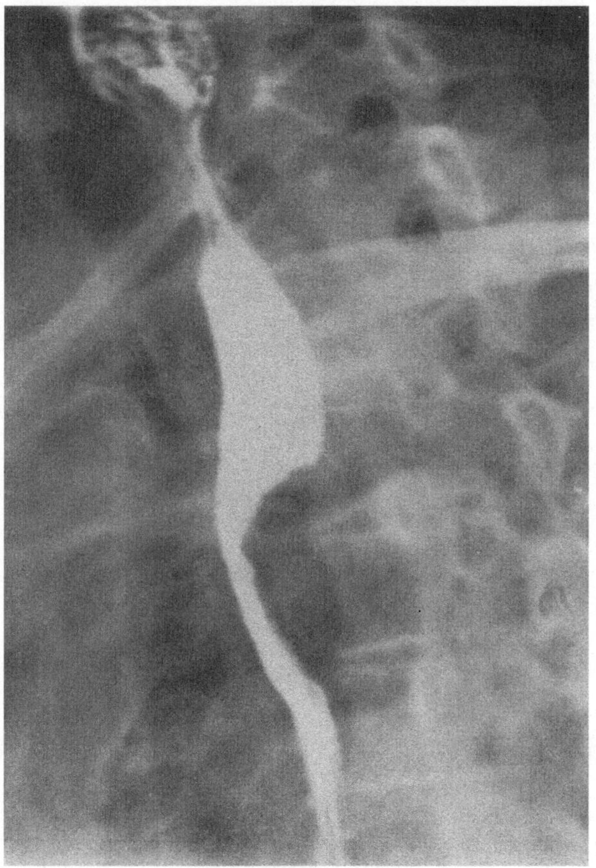

Abb. 152. Schattenaussparung im Ausgußschatten des Oesophagus durch ein medullares Carcinom des Oesophagus in der Hohe des Aortenbogens bedingt.

Abschnitt wird dies nur bei geringer Stenose gelingen, da in diesem Abschnitt der Transport der Ingesta auch ohne, bzw. gegen die Schwerkraft zu rasch erfolgt. Es wurden auch andere Untersuchungsarten angegeben, die jedoch meist nicht zum Ziele führen. Es sollen nur zwei erwähnt werden, deren Anwendung in manchen Fällen von Effekt begleitet sein kann (Abb. 157, 158 u. 159). STIERLIN hat versucht, in Bauchlage bei gesenktem Oberkörper den durch die Stenose gegangenen Brei unterhalb derselben im Oesophagus zurückzuhalten und spritzt durch ein enges Rohr den Brei durch die Enge bis unterhalb der Stenose. LEDOUX und SLUYS füllen den Magen des Patienten mit Kontrastmasse, dann lagern sie den Patienten in 30⁰ Beckenhochlage. Nun konnten diese Autoren beobachten, daß, sobald der Kranke Schluckbewegungen macht oder etwas Wismutbrei zu schlucken versucht, die Kardia sich öffnet und mitunter einen großen Teil des im Magen befindlichen Kontrastbreies in den Oesophagus bis zum unteren Pol des Tumors, gegebenenfalls in die Stenose, treten läßt.

Auch bei Carcinomstenose kommt es oberhalb derselben zur Dilatation. Diese ist aber in der Regel nicht sehr hochgradig. Mehr noch als für andere organische Stenosen gilt für die beim Carcinom, daß der Grad der Dilatation

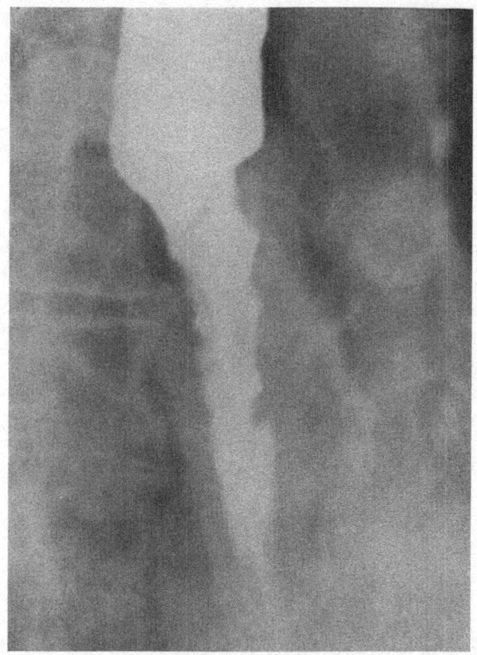

Abb. 153. Ausgedehntes Oesophaguscarcinom in der Höhe der Trachealbifurkation wenig stenosierend. Gezackte unregelmäßige Schattenbegrenzung im Bereiche der carcinomatösen Wandinfiltration.

von der Zeitdauer der Stenose abhängt. Daher können wir geradezu sagen, daß, wenn sich beim Carcinom eine sehr beträchtliche prästenotische Dilatation vorfindet, der Schluß auf ein langsames Wachstum des Neoplasmas erlaubt ist. Der Grad der Stenose spielt dagegen nur eine untergeordnete Rolle. Deshalb ist auch bei rasch progredienten Prozessen, die bald zu Kachexie und zu Exitus führen, trotz hochgradiger Stenose nur eine relativ geringe Dilatation oberhalb der verengten Stelle zu sehen. Sicherlich spielt als Ursache für eine geringe Dilatation der Umstand eine Rolle, daß die Wandinfiltration beim Carcinom der Wanddehnung einen Widerstand entgegensetzt. Die Dilatation oberhalb der Carcinomstenose kann aber auch dadurch vorgetäuscht werden, daß ein Carcinom, welches nach außen zu gewuchert ist, zerfällt. Die Ulcerationshöhle imponiert in so einem Falle dann leicht als dilatiertes Lumen der Speiseröhre.

Außer den genannten Symptomen, welche mehr in einer Veränderung des Füllungsbildes bestehen, können zur röntgenologischen Erkennung des Speiseröhrenkrebses auch solche Symptome dienlich sein, die vorwiegend funktioneller Natur sind, speziell in Fällen beginnender carcinomatöser Infiltration und nicht stenosierendem Tumor (Abb. 160).

Bei Fällen dieser Kategorie sieht man in Vertikalstellung beim Trinken von Kontrastflüssigkeit, am besten bei raschem Trinken großer Schlucke, daß die Flüssigkeit nicht wie gewöhnlich ohne Unterbrechung bis zur Kardia hinabgleitet, sondern an irgendeiner Stelle des Oesophagus einen Augenblick regurgitiert wird, dann aber normal hinabgleitet. Längeres Verweilen des gut eingespeichelten Kontrastpastebissens an einer Stelle kann in gleichem Sinne gewertet

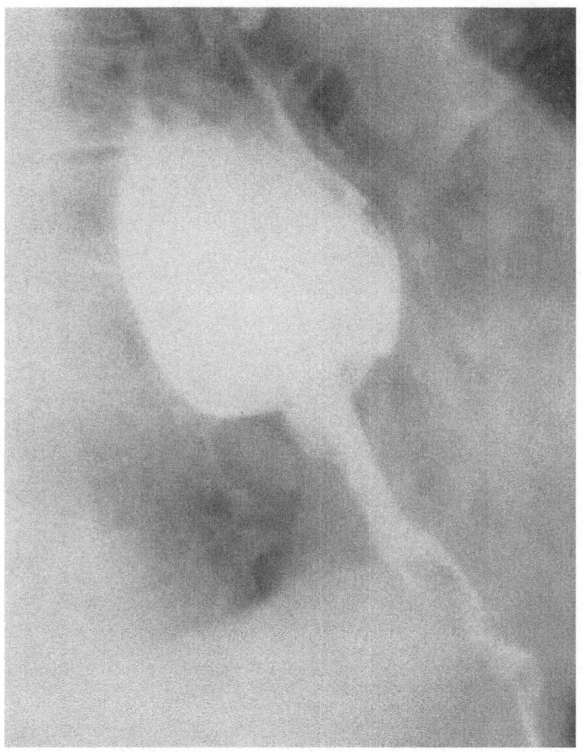

Abb. 154. Unvermittelter Übergang der Stenose aus der schusselformigen Erweiterung bei subserosem Carcinom des Oesophagus im distalen Abschnitt des thorakalen Anteiles.

werden. Weder die Flüssigkeitsregurgitation, noch die Pastenstauung sind direkt als Beweis der carcinomatösen Wandveränderung zu werten, wohl wird diese funktionelle Abweichung aber, wiederholt an gleicher Stelle des Oesopagus beobachtet, als Fingerzeig dafür dienen, erstens, daß der subjektiven, vielleicht nur ganz vagen Sensation beim Schluckakte tatsächlich eine Anomalie entspricht und zweitens wird die Dysfunktion unsere Aufmerksamkeit auf eine bestimmte Stelle des Speiserohres lenken. Die nun folgende Untersuchung des Patienten in horizontaler Lage, womöglich aber bei gesenktem Oberkörper, gestattet die Beobachtung, ob der Schatten der Kontrastmasse auch an der suspekten Stelle des Oesophagus die kleinen Wellenbewegungen zeigt, welche beim normalen Verlauf der Peristaltik zu beobachten sind, oder ob derselbe an dieser einen Stelle konstant starr bleibt. In letzterem Falle muß ein wandinfiltrierender Prozeß als Ursache angenommen werden, welcher bei Fehlen von Anhaltspunkten für Entzündung oder Narbe für Carcinom spricht. Wesentlich unterstützt wird der Befund durch die an dieser Stelle eventuell sichtbaren kleinen Unregelmäßigkeiten oder Deformationen des Ausgußschattenrandes.

Welche Bedeutung der sorgfältigen röntgenologischen Beobachtung und der dadurch erzielten frühzeitigen Erkennung eines Neoplasma der Speiseröhre zukommt, soll ein eigener Fall illustrieren: Bei einem 56jährigen Patienten

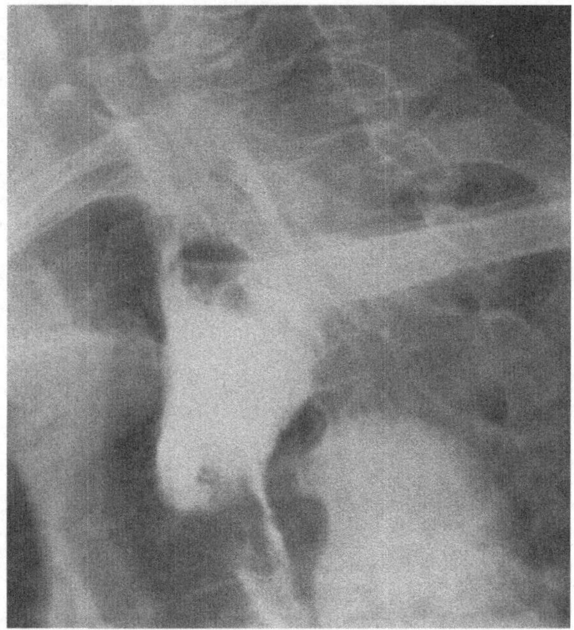

Abb. 155. Exzentrisch gelegener Stenosentrichter bei einem hochgradig stenosierenden medullaren Carcinom des Oesophagus in der Höhe der Aortenenge.

traten beim raschen Trinken unbestimmte Beschwerden auf, deren Charakter von seiten des Patienten nicht deutlich beschrieben werden kann, doch beunruhigen sie ihn, da sein Vater an einem Speiseröhrenleiden starb.

Die Röntgenuntersuchung, die an mehreren Tagen wiederholt wurde, ergab, daß ungefähr zwei Finger breit über dem Zwerchfell an der nach links hinten gerichteten Schattenbegrenzung des Kontrastbissens die Wellenbewegung stets an derselben Stelle ausblieb und der Transport kleiner Flüssigkeitssäulen in Beckenhochlage daselbst verzögert wurde. Oesophagoskopisch kein pathologischer Befund. Mit Rücksicht auf den Röntgenbefund, welcher eine entzündliche oder neoplastische Wandinfiltration annehmen ließ, wurde zur Ausschaltung des Oesophagus eine Magenfistel angelegt. Bei der Operation wurden zwei Kardiadrüsen entfernt, deren histologische Untersuchung eindeutig Plattenepithelcarcinom ergab. Die nun vorgenommene Applikation von Radium konnte um so genauer durchgeführt werden, da eine Stenose fehlte und so

der Radiumträger genau an die richtige Stelle gebracht werden konnte. Der
Patient ist drei Jahre nach der ersten Untersuchung noch am Leben, Gewichts-
abnahme in den drei Jahren 2 kg. Keine Schluckbeschwerden, trotz röntgenologisch nachweisbarer leichter Stenosierung (Narbenstenose) an der betreffenden
Stelle.

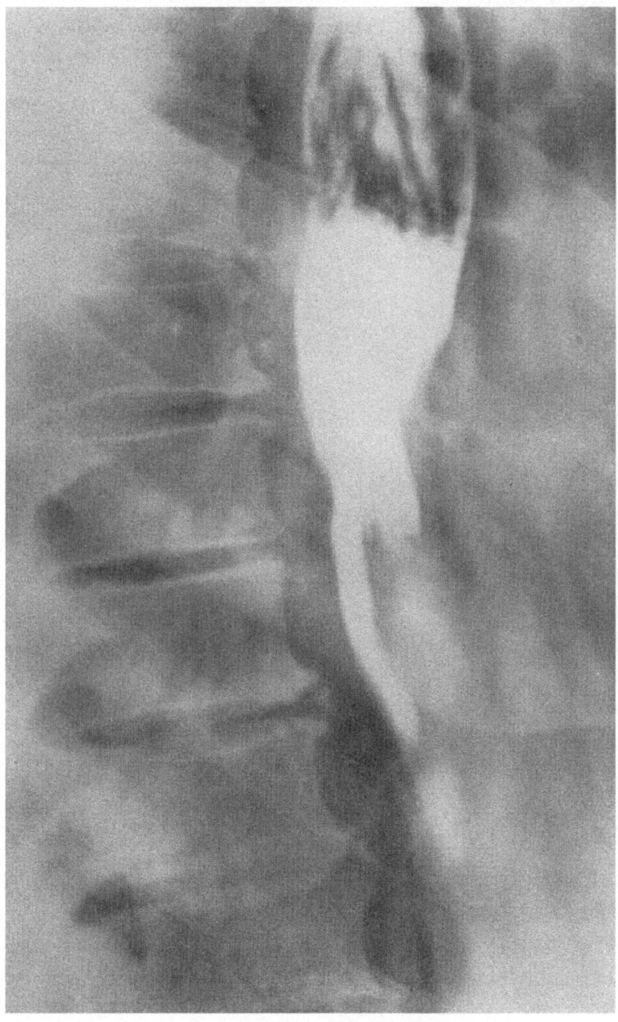

Abb. 156. Unmittelbarer Wechsel der Lumenbreite bei medullarem Carcinom des Oesophagus in
der Höhe der Trachealbifurkation.

Besonders günstig für die frühzeitige Erkennung eines Carcinoms liegen die
Verhältnisse an der Kardia. Schon kleinste carcinomatöse Infiltrationen bewirken,
daß der normale Ablauf des Kardiamechanismus eine Störung erfährt. Es kommt
in Bälde zu einer Starre der Wandung, wodurch sich ein ganz charakteristisches
Röntgenbild ergibt. Es kann nämlich bei der Untersuchung in Beckenhochlage
der Ausfall des normalen Verschlusses beobachtet werden (s. Abschnitt über

normale Kardiafunktion). Die beiden Schatten, nämlich der des Oesophagus und der der Magenfüllung sind konstant durch ein mehr oder weniger breites Schattenband verbunden, als Zeichen einer Insuffizienz des Kardiaverschlusses. Die Differentialdiagnose gegenüber der hypertonischen Einstellung der Kardia, bei welcher ebenfalls ein konstanter Durchtritt von Kontrastmassen bei verengtem Lumen stattfinden kann, ergibt sich aus Unregelmäßigkeiten der Silhouettenkonturen im Bereiche der Kardia, die besonders gut im Reliefbilde (BERG) sichtbar sind. Sehr charakteristisch für Carcinom ist eine Teilung oder Verdoppelung,

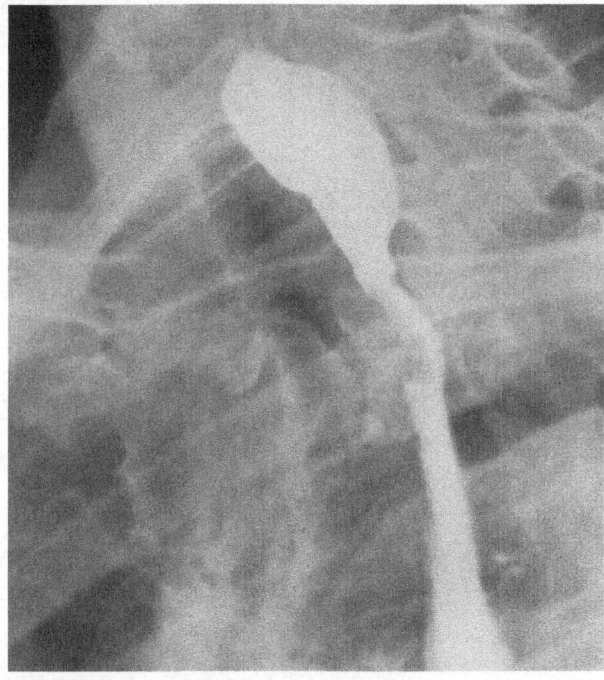

Abb. 157. Medulläres Carcinom des Oesophagus in der Höhe des Manubrium sterni. Der ganze Stenosentrichter ist dargestellt bei Untersuchung in Horizontallage.

sowie eine wechselnde Breite des kleinen Schattenstreifens, welcher die beiden großen Schatten (Oesophagus-Magen) verbindet (Abb. 161a u. b). In anderen Fällen wieder ist dem normalen Rhythmus entsprechend abwechselnd Verschluß und Öffnung der Kardia zu beobachten, dabei ist die Entwicklung der pfriemenartigen Fortsätze, welche am Beginne der Kardiaöffnung zu beobachten sind, nur einseitig, meist ist aber ihre Rückbildung auf einer oder aber beiden Seiten nicht vollständig (Abb. 162a, b u. c). All diese Beobachtungen lassen als Ursache einen Kardiospasmus, bzw. eine hypertonische Einstellung der Kardia ausschließen (Abb. 163).

    Eine nicht zu seltene Begleiterscheinung des Carcinoms der Speiseröhre ist ein Spasmus derselben. In vielen Fällen ist dieser die alleinige Ursache der Deglutitionsstörung, da er schon in ganz frühen Stadien der Erkrankung auftritt, somit als indirektes Frühsymptom des Carcinoms gewertet werden kann. Der Lokalisation nach beobachten wir den spastischen Verschluß in der Regel oberhalb des Carcinoms, dies gilt besonders für jene des untersten Speiseröhrenabschnittes, doch tritt er nicht selten an der Kardia auf, auch bei Lokalisation des Tumors weit oralwärts.

Bei Stenosen höheren Grades kann nun ein Spasmus der Kardia die Möglichkeit bieten, daß wir durch die Stauung der Kontrastmasse an der Kardia bei

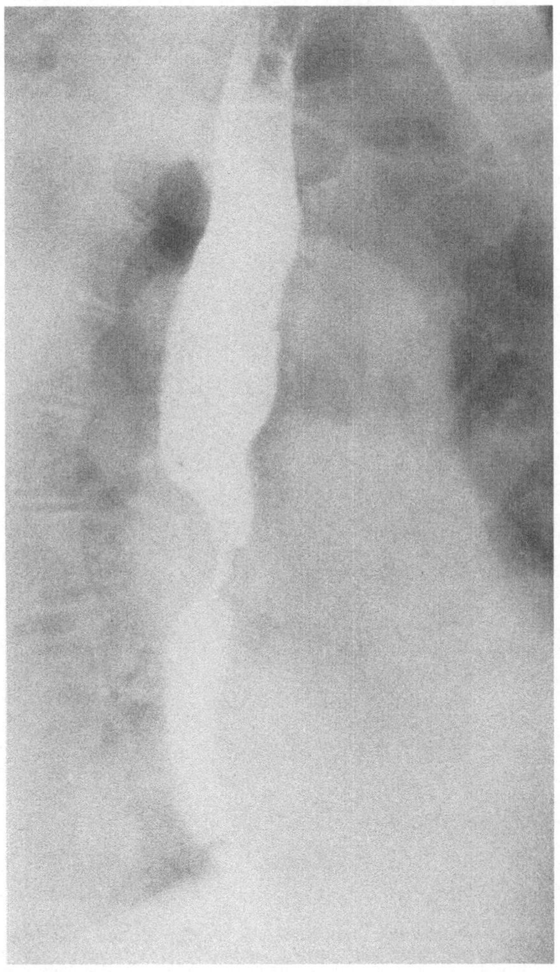

Abb. 158. Zirkular stenosierendes, wandinfiltrierendes Carcinom des Oesophagus in Trachealbifurkationshöhe. Der ganze Stenosentrichter dargestellt, da sich die Kontrastmasse an der Kardia staut, infolge eines intermittierenden Kardiospasmus.

Auffüllung des Speiserohres ein komplettes Ausgußbild und damit eine bequeme Orientierung über Schattenaussparungen, sowie Länge und Art der Stenose erhalten. So günstig im geschilderten Falle ein Spasmus für die röntgenologische Darstellung des Carcinoms ist, so verhängnisvoll kann er oberhalb desselben werden, wenn wir uns damit begnügen, den Spasmus zu konstatieren, und nicht an ein durch ihn verdecktes Carcinom denken. *Es kann wohl nicht genug betont werden, daß ein Spasmus der Speiseröhre bzw. der Kardia, wenn es sich nicht um das umschriebene Krankheitsbild der idiopathischen Dilatation handelt, also bei mangelnder oder ungenügender Dilatation oral vom Spasmus, in der Regel nur eine Teilerscheinung, ein indirektes Symptom einer organischen Erkrankung bildet,* so für Ulcus, Carcinom, Divertikel des Oesophagus (PALUGYAY), Ulcus ventriculi (HEYROVSKY), Carcinoma ventriculi (H. SCHLESINGER). Eine Wiederholung der Untersuchung in einem krampffreien Stadium ist unerläßlich.

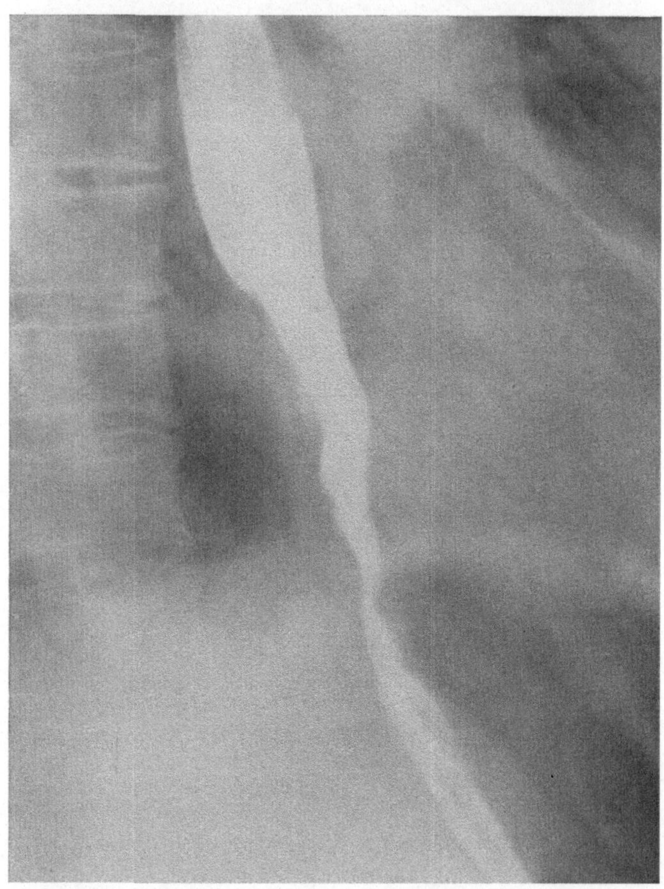

Abb. 159. Geringgradig stenosierendes, exulceriertes Carcinom des Oesophagus, in der caudalen Halfte des thorakalen Speiserohrenabschnittes gelegen. Die bei wiederholter Untersuchung nachweisbare Unscharfe der Kontur kennzeichnet die Exulceration.

Meist kann der Patient den Zeitpunkt eines solchen angeben, doch kann ein solches Stadium auch durch Anwendung von Antispasmodicis provoziert werden.

Bei der Wucherung des Speiseröhrenkrebses nach außen werden, wie schon erwähnt, auch die benachbarten Organe in Mitleidenschaft gezogen. Es ist ohne weiteres verständlich, daß Tumoren des oberen Brustabschnittes in den meisten Fällen (mindestens 60% nach SGALITZER) einen mehr oder minder stark ausgeprägten, röntgenologisch nachweisbaren Einfluß auf die in so enger Lagebeziehung stehende Luftröhre ausüben, welcher in einer Verdrängung des Brustteiles der Luftröhre meist nach vorne, seltener nach der Seite, sowie in einer Einbuchtung meist der Hinterwand der Luftröhre zum Ausdruck kommt. Insbesondere sind es naturgemäß die von der Vorderwand des Oesophagus ausgehenden Tumoren, die oft schon frühzeitig ihren Einfluß auf die Luftröhre geltend machen, während selbst große Tumoren, die von der Oesophagushinterfläche entspringen, die Lage und Form der Trachea bisweilen garnicht

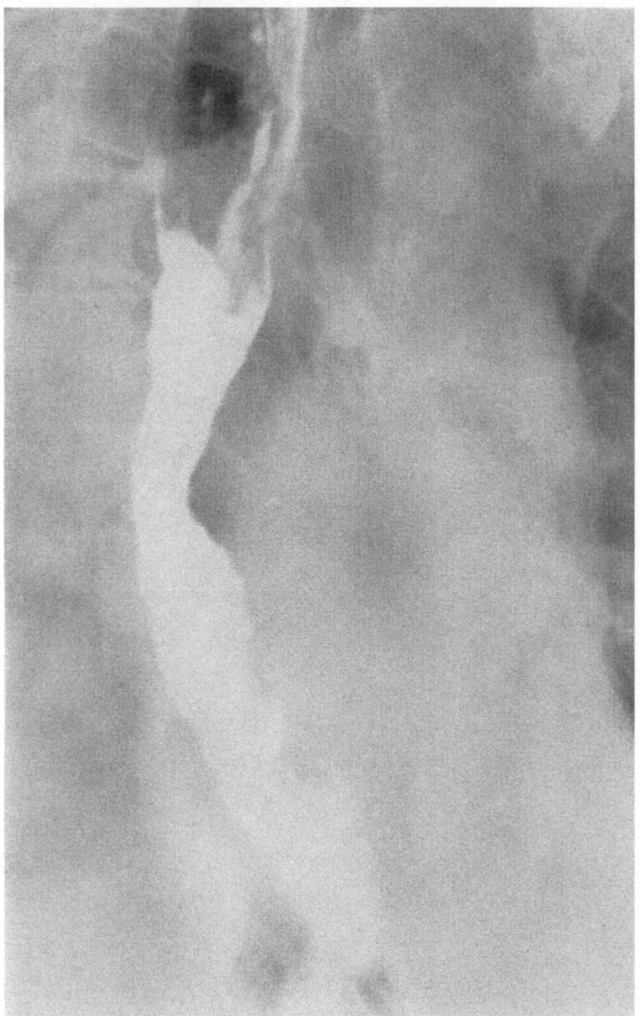

Abb. 160. Wandinfiltrierendes Carcinom des Oesophagus von der Trachealbifurkation bis zum Zwerchfelldurchtritt reichend.

tangieren. Die Kompression der Luftröhre tritt bald in Form einer ausgedehnten, flächenförmigen Einengung eines größeren Luftröhrenabschnittes in Erscheinung, bald in Form einer gegen die übrige Trachea scharf abgrenzbaren, konkaven Einbuchtung ihrer Hinterwand, die direkt einen Abklatsch der Vorderfläche des Oesophagustumor darstellt. Oft sind wir imstande, aus der Ausdehnung und Form der Einbuchtung der Hinterwand der

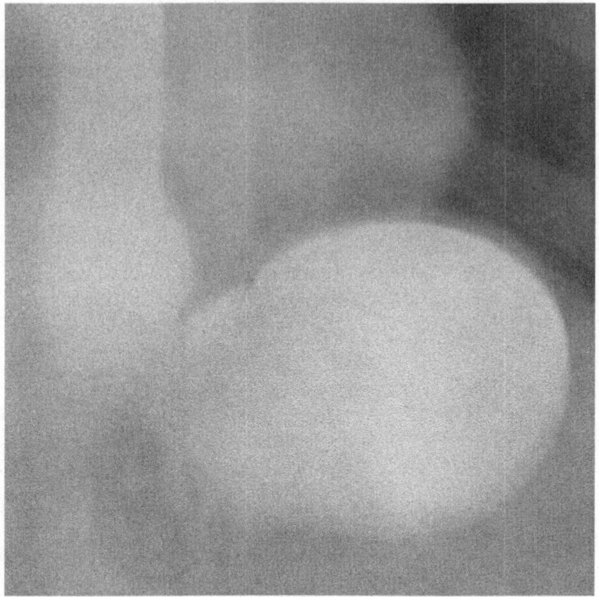

a

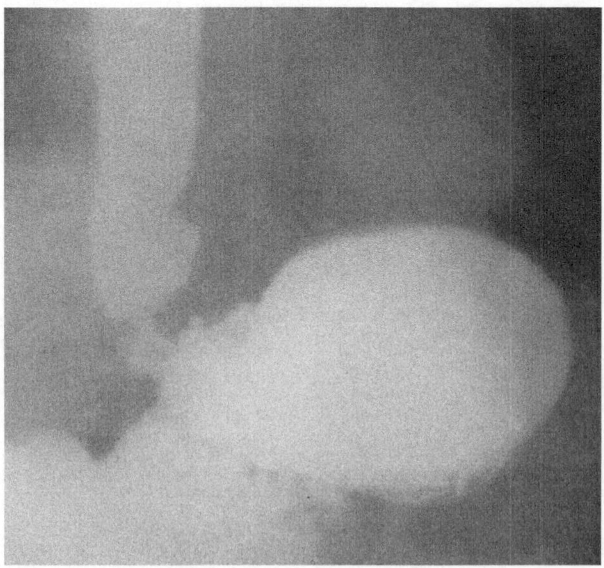

b

Abb. 161 a u. b. Carcinom der Kardia, operativ bestätigter kirschengroßer Tumor. a In horizontaler Ruckenlage ist nur die Stauung der Kontrastflussigkeit in der Speiserohre zu sehen. b In Becken-hochlage tritt die unregelmaßig begrenzte, geteilte, kontinuierliche Schattenverbindung zwischen Oesophagus und Magensilhouette hervor.

röntgenologisch als heller Streifen sichtbaren Trachea einen ungefähren Schluß auf die Größe des Tumors zu ziehen. Da die Eindellung, wie erwähnt, meist die Trachealhinterwand betrifft und die Verdrängung meist nach vorne zu erfolgt,

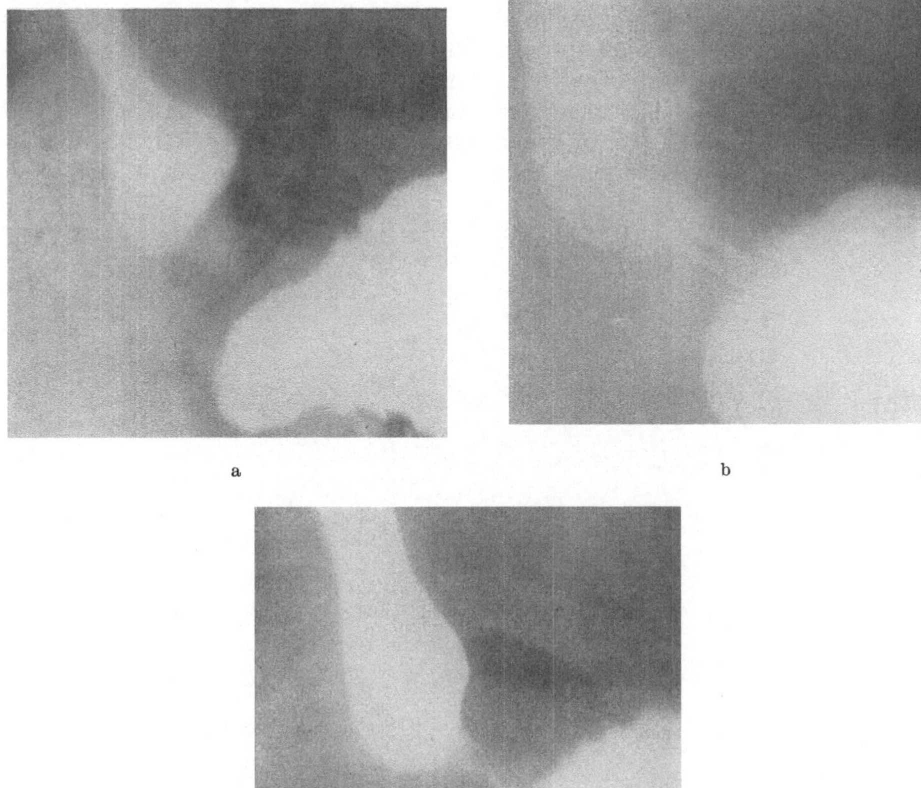

a

b

c

Abb. 162 a—c. Kleines Carcinom der Kardia, bei welchem die Kardiafunktion noch erhalten ist. Alle drei Aufnahmen des operativ bestätigten Falles wurden in Beckenhochlage angefertigt. a Die Kardia ist geschlossen. Der Spalt zwischen Oesophagus und Magensilhouette abnormal breit. b Durchtritt von Kontrastmasse durch die Kardia in geteilten Schattenstreifen (entspricht nicht dem Reliefbild der Schleimhaut). c Einseitige Rückbildung des pfriemenartigen Schattenfortsatzes beim Kardiaverschluß.

so wird die Untersuchung bei frontalem Strahlendurchgang besonders wertvolle Aufschlüsse erteilen können (SGALITZER).

Der Vollständigkeit halber soll ein von PRZEWALSKI angegebenes Symptom, welches bisher noch keine Nachprüfung erfahren hat, angeführt werden: Bei Oesophaguscarcinom sollen regelmäßig die linken Intercostalräume in einem röntgenologisch nachweisbaren Maße verengt sein, beim Magencarcinom die rechten.

IV. Differentialdiagnose.

Bei kleineren Tumorschatten, besonders am distalen Oesophagusende, kann differentialdiagnostisch ein außerhalb der Speiseröhre, bzw. des Magens, gelegener Tumor in Betracht kommen, sowie Verwachsungen und Narbenbildungen. Die Entscheidung ergibt sich einerseits aus der Konfiguration der Schattenkonturen — wobei Unregelmäßigkeiten mehr für Carcinom sprechen — andererseits aus anderweitigen Symptomen, welche entweder für einen intra- oder extraösophagealen bzw. für einen extraventrikulären Prozeß sprechen. Doch kann die röntgenologische Differenzierung auf im Einzelfalle unüberwindlich scheinende Hindernisse stoßen. Es können sich auch

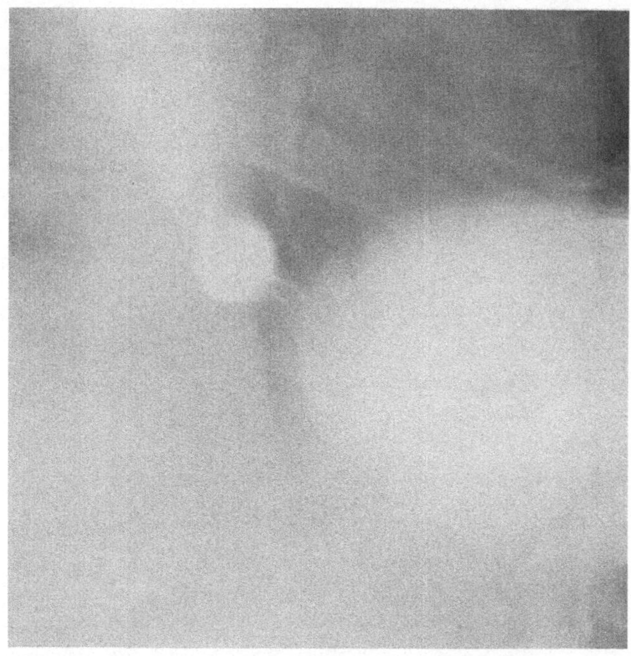

Abb. 163. Kleines Kardiacarcinom mit geteiltem Schattenband zwischen Oesophagus- und Magensilhouette. Kleine Schattenaussparung des Magenausgußschattens an der Kardia. Aufnahme in Beckenhochlage. Operativ bestatigt.

an der Trachealbifurkation differentialdiagnostische Schwierigkeiten ergeben. So können bisweilen bei in der Höhe der Trachealbifurkation gelegenen Tumoren Verdichtungen der peribronchialen Lymphdrüsen störend wirken. Denn während diese Drüsen beim Gesunden nur als zarte Schatten die Stammbronchien umschließen, verursachen sie bei pathologischer Vermehrung eine massive Verschattung. Eine Abgrenzung zwischen der vom Speiseröhrenkrebs herrührenden und der durch die verdichteten Bronchialdrüsen verursachten Verdichtung, ist dann bisweilen schwer oder nicht durchführbar. Auch Verdichtungsherde derjenigen Lungenpartien, welche bei den jeweils zur Anwendung gelangenden Durchleuchtungsrichtungen mit der Speiseröhre in gleicher Projektionsrichtung liegen, können den Tumorschatten verdecken oder vortäuschen, doch wird die Inspektion der Lungenfelder, sowie die

ohnedies notwendige Drehung des Patienten vor dem Schirm und die damit
erzielte Änderung der Durchleuchtungsrichtung vor Fehlschlüssen bewahren.
Während diese differentialdiagnostischen Momente mehr bei kleineren Schatten
in Betracht gezogen werden müssen, ergibt sich bei großen Tumoren, welche ja
solche Dimensionen annehmen können, daß sie schon bei der sagittalen Durchleuchtung als abnormaler Mediastinalschatten imponieren, eine andere Schwierigkeit, welche darin liegt, daß es in solchen Fällen auch bei gröberer Stenose des
Speiseröhrenlumens mit weitgehender konsekutiver Störung der Deglutition
schwer zu entscheiden ist, ob ein Mediastinaltumor mit Oesophaguskompression oder eine der Speiseröhre angehörende Krebsgeschwulst vorliegt.
Das Kriterium des zentralen Verlaufes der Speiseröhre durch den Tumorschatten

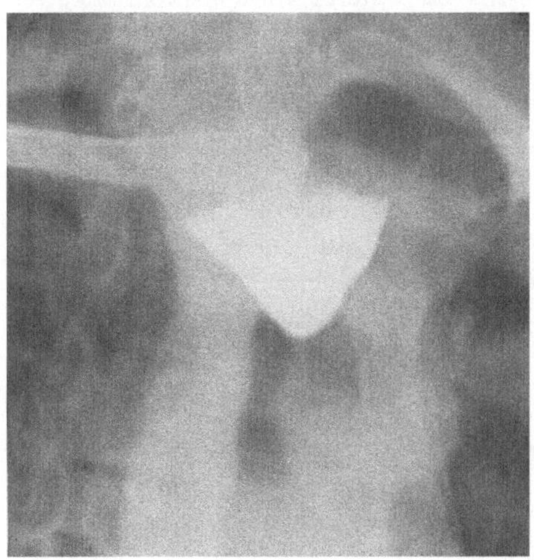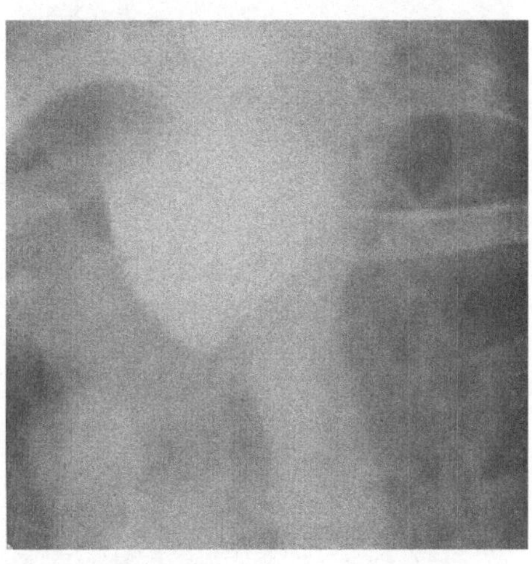

a   b

Abb. 164 a u. b. Komplette, scharf begrenzte Stenose des Oesophagus in der Höhe der Aortenenge,
durch Carcinom der Speiseröhre bedingt; die Dilatation oberhalb der Stenose täuscht einen
Divertikelsack vor. a im ersten Schrägdurchmesser, b im zweiten Schrägdurchmesser.

kann versagen, da bei der Größe des mediastinalen Schattenbildes eine Umwachsung der Speiseröhre möglich ist. Anderenfalls kann eine ösophageale
Geschwulst, wenn sie sich vorwiegend nach vorne entwickelt, bei der Röntgenuntersuchung durch ihren Sitz einen extraösophagealen Tumor vortäuschen
und in diesem Falle kann die herabgleitende Kontrastmasse den Eindruck
erwecken, daß die Speiseröhre nicht durch die Geschwulst, sondern hinter
derselben verliefe.

Am ehesten wird die Entscheidung aus dem Verhältnis der Tumorgröße
zur Größe der Stenose getroffen werden können, da die Speiseröhre bei
umfangreichen extraösophagealen Geschwülsten mehr durch Verdrängung
als durch Kompression in Mitleidenschaft gezogen wird. Eine sinnfällige Diskrepanz zwischen Tumorschattengröße und die Deglutition störende, bzw.
behindernde Lumenverengerung des Oesophagus wird jedenfalls gegen Speiseröhrentumor sprechen.

Wenn es sich um eine sehr hochgradige oder gar komplette Stenosierung
des Speiseröhrenlumens handelt, können sich in manchen Fällen differential-

diagnostische Schwierigkeiten gegenüber rein funktioneller Stenose, d. h. Oesophagospasmus, Kardiospasmus, hypertonische Einstellung ergeben. Kleinste Unregelmäßigkeiten der Schattenkonturen der Verschlußspitze des Stenosentrichters werden für Carcinom sprechen. Man muß sich auch hier vor Täuschungen hüten, da nicht schattengebende Speisereste oder Sekretmassen, welche in dem komplett oder hochgradig stenosierten Teile zurückgeblieben sind, diese Unregelmäßigkeit der Konturen, ja auch Deformationen der ganzen Schattensäule vortäuschen können. Daher ergibt sich die Notwendigkeit, daß zwecks dieser differential-diagnostischen Entscheidung vor der neuerlichen Röntgenuntersuchung eine Spülung des Oesophagus vorgenommen wird. Das Ausbleiben einer Stenosenbehebung durch Papaverin oder anderer Antispasmodika kann nicht als Beweis für Carcinom gelten.

Der schüsselförmige Kontrastschatten oberhalb der Stenose, wie auch die sackförmige Füllung bei Ulcerationen können besonders beim Sitz des Neoplasmas im Halsteil der Speiseröhre zur Verwechslung mit einem Pulsionsdivertikel (Zenkerschem Grenzdivertikel) führen. Die Darstellung der stenosierten Speiseröhrenpartie kann ja die differentialdiagnostische Klärung bringen. Da es sich aber in der Regel bei solchen Fällen um eine Stenose höheren Grades handelt, so wird bei ihnen die Darstellung des Tumors, bzw. einer durch denselben bedingten Schattenaussparung entlang der Stenose nicht gelingen (Abb. 164a u. b, 165).

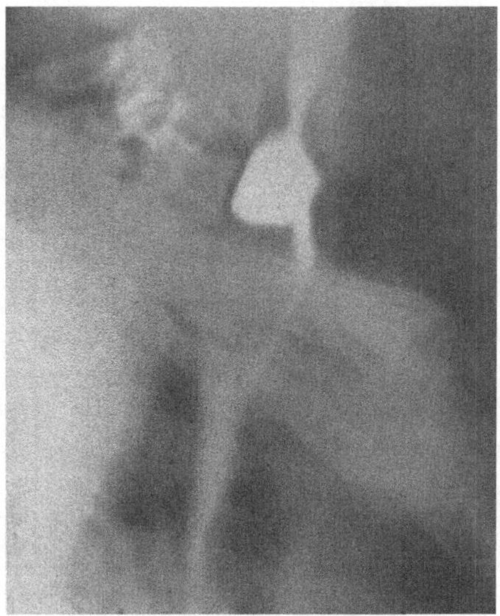

Abb. 165. Medullares Carcinom im untersten Anteil des Halsoesophagus, ein Zenkersches Divertikel vortäuschend. (Aus der Rontgenstation der I. chir. Univ.-Klinik in Wien, Vorstand Prof. Dr. L. Eiselsberg, Leiter der Station Doz. Dr. M. Sgalitzer.)

Trotzdem kann bei sorgfältiger Röntgenuntersuchung die Entscheidung gefällt werden, durch Beobachtung anderer Symptome, welche entweder für Carcinom oder Divertikel charakteristischer sind (betreffs dieser siehe den Abschnitt über Divertikel). Außerdem sind aber zwei differentialdiagnostische Symptome, welche Holzknecht zu verdanken sind und durch welche eine eindeutige Differenzierung möglich ist, hervorzuheben. 1. Der Schatten des verschluckten Kontrastmittels, welches in einer bestimmten Hohe des Oesophagus oberhalb einer Carcinomstenose stecken bleibt, wird konstant in derselben Lage, d. h. in der unverrückbaren Fixationshöhe sichtbar sein, hingegen kann der Schatten, welcher das Ausgußbild eines Divertikels darstellt, entsprechend der Verschieblichkeit des Divertikels nach einiger Zeit sich in einer von der ursprünglichen Stellung abweichenden Position, meist höher einstellen. 2. Außer aus diesem, gegen Carcinom sprechenden Symptom kann sich die Entscheidung aus der Differenz der Kontrastmittelschattenbreite oberhalb und unterhalb der Schattenverbreiterung ergeben, d. h. oberhalb derjenigen Schattenverbreiterung, von welcher entschieden werden soll, ob sie einem

Divertikelausgußbilde, oder der Kontrastmasse, welche sich über einer Stenose staute, oder etwa einem exulcerierten Neoplasma entspricht. Unterhalb des Divertikels fließen die Kontrastmassen in der Regel ungehemmt ab, anscheinend in demselben Tempo, wie man sie oben zufließen sieht. Die Carcinomstenose hingegen erweckt den Eindruck, daß der Zufluß am Grunde der Dilatation gehemmt, ja gebrochen wird, um einem Abrinnen durch ein mehr oder weniger feines Rinnsal Platz zu machen. Dadurch wird unterhalb der Schattenverbreiterung, welche der Stenosendilatation bei Carcinom entspricht, das Schattenbild der abfließenden Massen, entsprechend dem Grade der Stenose, eine meist beträchtliche Verschmälerung im Vergleich zu der Schattensäulenbreite erfahren, welche die oberhalb der Dilatation sichtbar zufließende Kontrastmasse einnimmt.

Wenn die typischen Bilder in der Regel auch leicht erkennbar sind, kann die sichere Erkennung des Speiseröhrenkrebses, besonders im Fruhstadium, doch nur bei Berücksichtigung aller hier angefuhrten Momente möglich sein. Besonders die Abgrenzung gegenuber spastischen Zustanden, Divertikeln und auch Narbenstrikturen kann, in einzelnen Fällen, nur mit den übrigen Hilfsmitteln (Sondierung und Oesophagoskopie), sowie auf Grund der Anamnese und nach dem Verlaufe gemacht werden. Auch diese können im Stiche lassen, wenn es sich um die Feststellung handelt, ob ein am oberen oder unteren Ende der Speiseröhre vorliegendes Neoplasma vom Oesophagus, Pharynx oder Magen seinen Ausgangspunkt genommen hat.

V. Komplikationen.

Von den beim Carcinom der Speiseröhre auftretenden Komplikationen, die röntgenologisch nachgewiesen werden können, kommen vorwiegend zwei in Betracht: Der Durchbruch in die Nachbarschaft und die Pharynxlähmung. Da diese Veränderungen in anderen Abschnitten dieses Buches besprochen werden (s. Lähmung des Pharynx und Oesophagus sowie den Abschnitt über abnormale Kommunikationen der Speiseröhre), kann von einer Beschreibung derselben an dieser Stelle abgesehen werden. Hervorzuheben wäre nur, daß es bei einem hochsitzenden Carcinom zu einer Verwechslung mit einer primären Pharynxlähmung dann kommen kann, wenn das Carcinom durch Metastasierung zur Vagusparalyse geführt hat. Die Symptome der Vaguslähmung verdecken dann eben die Erscheinungen des Carcinoms. Hier kann die röntgenologische Differentialdiagnose bisweilen unmöglich werden (SCHWARZ).

B. Die nicht carcinomatösen Neubildungen der Speiseröhre.

Die nicht in die Gruppe der Carcinome gehörenden Neubildungen der Speiseröhre sind sehr selten. Von ihnen wurden bisher beobachtet: Sarkome, Cysten, Papillome, Adenome, Rhabdomyome, Fibrome, Myome und Lipome, sowie deren bindegewebige Mischformen.

Die Sarkome der Speiseröhre wurden im Gegensatz zu ihrem Vorkommen in anderen Organen bisher vorwiegend im höheren Lebensalter beobachtet. Das Alter des Patienten gibt zur Unterscheidung des Sarkoms vom Carcinom keinen Anhaltspunkt. Der Sitz des Sarkoms entspricht dem des Carcinoms. Am häufigsten kommt das Sarkom im Brustteil der Speiseröhre zur Beobachtung, und zwar im untersten Anteil, nur wenige Zentimeter uber dem Diaphragma. Nur selten wird es im oberen Brustabschnitt beobachtet.

Die Sarkome der Speiseröhre treten teils als umschriebene, meist polypóse Tumoren auf, teils mehr diffus infiltrierend und bilden in diesem Falle oft Geschwürsflachen, die über 10—15 cm lang werden kónnen. Diese ausgedehnten Gewächse können natürlich an einzelnen Stellen auch wieder polypöse oder blumenkohlähnliche Bildungen zeigen, die dann die Lichtung des Speiserohres verlegen. Die mehr umschriebenen Gebilde gehen meistens von der Vorderwand aus. Selbst wenn das Speiserohr in seinem ganzen Umfang ergriffen ist, findet man doch, daß der größte Teil der Geschwulst an der Vorderwand liegt (Shaw).

Schlingbeschwerden pflegen beim Sarkom ziemlich rasch aufzutreten, sie fehlen nur selten. Häufig werden Schmerzen von auffallender Heftigkeit angegeben, die anfallsweise auftreten. Diese sind nicht an die Nahrungsaufnahme gebunden. Die Kachexie stellt sich frühzeitig ein, rascher als beim Carcinom.

Die röntgenologischen Symptome können sich mit denen des Carcinoms vollkommen decken, besonders wenn es sich um ein mehr diffus infiltrierendes Sarkom handelt. Doch müssen wir bei größeren circumscripten Schattenaussparungen, besonders wenn sie multipel sind, stets an die Möglichkeit eines Sarkomes denken, trotzdem das sonstige Beobachtungsergebnis für Carcinom spricht.

Anders die Sarkome, welche als polypöse Tumoren auftreten. Bei diesen kann die Moglichkeit einer Unterscheidung vom Carcinom aus dem typischen Röntgenbild eines gestielten Tumors, auf dessen Róntgensymptome später unten näher eingegangen werden soll, gewonnen werden. Doch ergibt sich wieder bei dieser Form des Neoplasma nach dem derzeitigen Stand unserer Kenntnisse keine Móglichkeit, diese polypösen Sarkome von anderen, in ahnlicher Form auftretenden Tumoren (Fibrom, Myom usw.) zu unterscheiden.

Cysten wurden bisher röntgenologisch noch nicht beobachtet, bzw. nicht als solche erkannt. Wenn sie aber die Größe eines Taubeneies (Stoeber, Buttenwieser) oder eines Apfels (Zahn) erreichen können, durften sie wohl geeignet sein, eine röntgenologisch nachweisbare Schattenaussparung zu verursachen. Meist sitzen sie in der Vorderwand, mehr seitlich, oder tief unten, mehr in der Hinterwand, einige Zentimeter über der Kardia. Da sie in der Submucosa liegen, können sie ziemlich gleichmäßig nach innen und außen vorspringen. Obzwar die Cysten meist symptomlos verlaufen, da sie, ihrer geringen Größe entsprechend, zu keinerlei Schluckstörungen Anlaß geben, können sie, gegebenenfalls größere Dimensionen erreichend, zu Stenosenerscheinungen führen.

Jedenfalls muß eine röntgenologisch festgestellte, scharf konturierte, rundliche Schattenaussparung in der verschluckten Kontrastmasse an eine Cyste denken lassen.

Auch über Papillome, Adenome und Myome der Speiseröhre liegen keine röntgenologischen Beobachtungen vor, was um so erklarlicher ist, da sie meist keine größeren Dimensionen erreichen und in der Regel ohne Schluckbeschwerden einhergehen. Nur selten kommt es vor, daß sich ihre Anwesenheit durch etwas langsameres Hinabgleiten der Speisen bemerkbar macht. Gegebenenfalls könnte durch sorgfältige röntgenologische Beobachtung der Kontrastpassage ein solches Gebilde agnosziert werden. An der Stelle, an welcher die Kontrastmasse bei wiederholter Beobachtung stets in gleicher Art, wenn auch für noch so kurze Zeit, stecken bleibt, muß der Ablauf der kleinen peristaltischen Wellen beobachtet werden. Die geringste Unterbrechung des Wellenverlaufes oder eine noch so kleine Deformation der Silhouettenkontur muß als verdächtig bezeichnet, werden. Kleinste Schattenaussparungen in stets gleicher Konfiguration, bei wiederholter Untersuchung gesehen, sprechen im gleichen Sinne. Die Entscheidung, ob es sich im gegebenen Falle um eine Narbe oder ein Neoplasma handelt, muß derzeit wohl der oesophagoskopischen Untersuchung vorbehalten werden. Die differentialdiagnostische Entscheidung über den Charakter eines Tumors

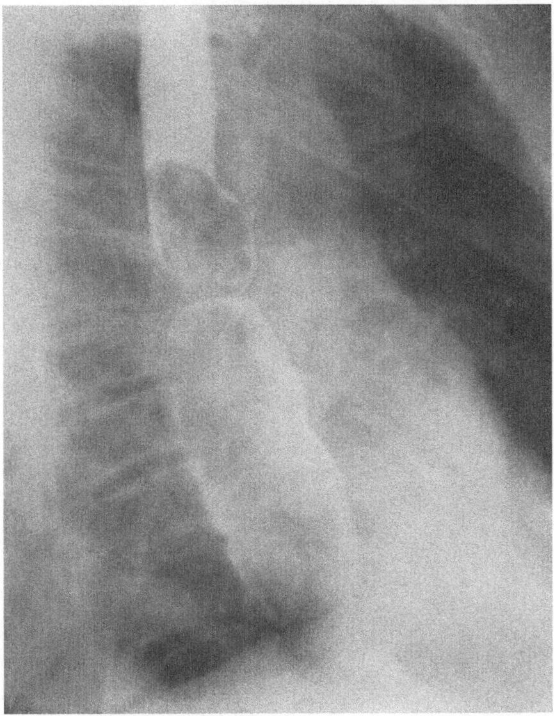

Abb. 166. Carcinosarkom der Speiserohre. (Aufnahme von Dr. J. Sommer, in den Fortschr. a. d. Geb. d. Rontgenstr. veroffentlicht.) Beschreibung der Abbildung im Text.

bringt auch dann erst der histologische Befund einer Probeexcision. Daß aber als Grund vager Schluckstörungen auch kleine Neoplasmen auf röntgenologischem Wege agnosziert werden können, fand Autor in einem Falle bestatigt, bei welchem es sich um ein zeitweilig auftretendes Druckgefühl in der Brustgegend bei hastigem Essen handelte. Die Röntgenuntersuchung ergab keine Passagestörung, nur konnte knapp unter der Trachealbifurkation, an der vorderen Begrenzung der Kontrastsilhouette eine, bei wiederholter Untersuchung stets gleich konfigurierte und gleich große Eindellung beobachtet werden. Der oesophagoskopische Befund bestätigte die Lokalisation eines bohnengroßen papillomatösen Tumors.

Fibrome, Lipome und Myome gehen von der Submucosa aus und sind anfangs scharf umschriebene Geschwülste, haben aber die Neigung, sehr bald einen Stiel zu bekommen und dann, analog wie manche Sarkome, als Polypen in die Speiseröhre hineinzuhängen. Die gestielten Geschwülste gehen entweder vom Hypopharynx aus (Grenzpolypen), wobei ihr Stiel hinter dem Ringknorpel meist an der Vorderwand, und zwar nahe der Mittellinie sitzt, oder sie gehen von der Oesophaguswand aus, dann finden sie sich in der Höhe der Bifurkation oder in der Nähe der Kardia. Diese Geschwülste sind, da sie mit Schleimhaut überzogen sind, an ihrer Oberfläche glatt, doch kann diese im Laufe der Zeit durch die Speisen aufgerauht werden, ja geradezu Geschwure tragen.

Die kleinen polyposen Geschwülste verlaufen symptomlos wie die meisten kleinen ungestielten Tumoren. Doch können sie, wenn auch meist langsam wachsend, so große Dimensionen annehmen, daß sie das Lumen der Speiseröhre auf weite Strecken ausfüllen und dadurch die Ursache für schwerste Schluckstörungen abgeben. Und zwar machen diese Schluckstörungen dann den Eindruck einer Stenose. Die Sonde aber gleitet neben dem Tumor glatt vorüber, so daß durch sie keine Klarung der Erkrankung erfolgen kann. Da ein relativ einfacher operativer Eingriff den Patienten von seinen Beschwerden befreien, ja den sonst letalen Ausgang des Leidens verhindern kann, ware die röntgenologische Erkennung einer polyposen Geschwulst von allergrößter Wichtigkeit.

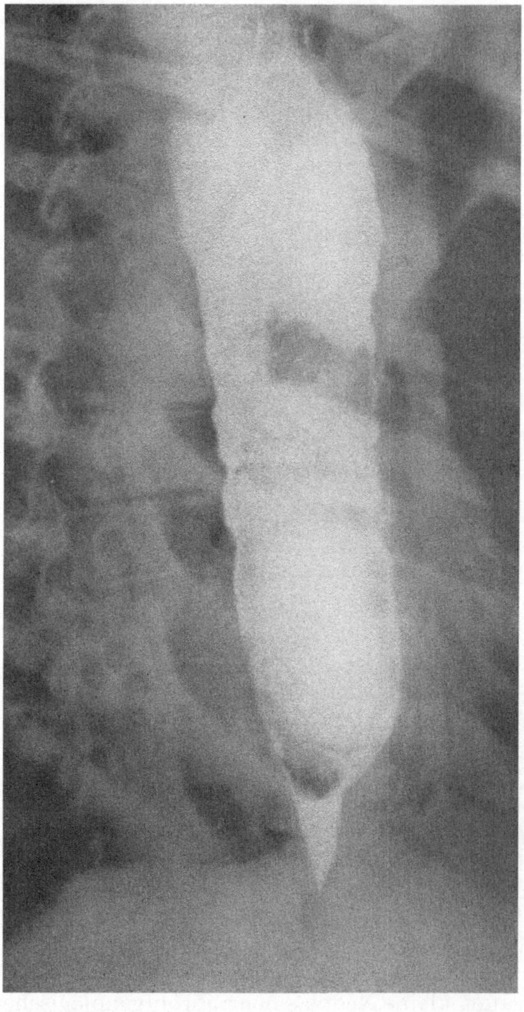

Abb. 167. Fibrom der Speiserohre. (Aufnahme von Prof. Dr. F. Haenisch. Veroffentlicht in den Fortschr. a. d. Geb. d. Rontgenstr.) Beschreibung der Abbildung im Text.

Auf Grund der vorliegenden, wenn auch sparlichen röntgenologischen Beobachtungen, bei denen zwar die Veranderungen nicht richtig gedeutet wurden, läßt sich wohl annehmen, daß eine röntgenologische Erkennung des gestielten Tumors möglich ist, und dies um so mehr, da die Beschreibung der Symptome bei den vier bisher beobachteten Fällen im wesentlichen übereinstimmt (Fahr — Fibrom; Zehbe — Fibrom; Haenisch — Fibrom; Sommer — Carcinosarkom).

Röntgenbefund im Falle Sommer: Etwa bis zur Höhe der Bifurkation füllt sich die Speiseröhre in der Breite von $2^{1}/_{2}$ cm, von da aus ziehen ganz dünne

Bariumstreifen zu beiden Seiten einer oben und unten leicht zugespitzten, marmorierten Aufhellungszone herab und vereinigen sich kurz vor der Kardia zu einem dreieckigen Zipfel. Im oberen Drittel der aufgehellten Zone ist die Speiseröhre an einer Stelle leicht eingeschnürt (Abb. 166).

Röntgenbefund im Falle ZEHBE: Die getrunkene Kontrastflüssigkeit — es konnte nicht mehr als etwa ein halbes Weinglas voll genommen werden — staut sich in der Höhe des Jugulum zu einem divertikelartigen Schatten etwa von der Breite der Wirbelsäule. Die Basis des Schattens hat eine leichte konkave Eindellung. Aus den beiden seitlichen Zipfeln treten nach unten zu sich verjüngende schmale Schattenstreifen hervor, von denen der rechte sich in Randstreifen innerhalb des Medialschattens fortsetzt. In dem von den beiden Kontraststreifen umfaßten Gebiete, sagittal gesehen also im Schatten des Wirbelsäuleschattens, lassen sich mehrfache, verschieden große, verschieden gestaltete und verschieden intensive Kontrastflecke nachweisen. Ganz ähnlich ist das Bild im ersten wie auch im zweiten Schrägdurchmesser. Auch hier die divertikelartige Erweiterung der Speiseröhre dicht oberhalb des Schlüsselbeinschattens, von der jetzt an der Hinter- und Vorderwand der Speiseröhre je ein feiner Kontraststreifen 5—6 cm nach unten zieht. Auch hier in dem Raume zwischen diesen beiden Kontraststreifen mehrfache unregelmäßige Kontrastflecken. Je weiter nach abwärts, desto weniger Kontrastmasse ist zu sehen, die Pars epicardiaca und die Kardia sind überhaupt nicht erkennbar.

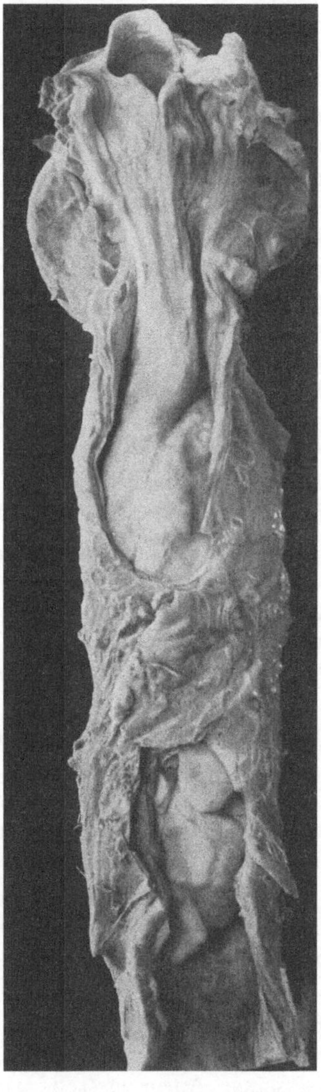

Röntgenbefund im Falle HAENISCH: Schornsteinförmiger, schwacher Weichteilschatten, dem Mittelschatten aufsitzend, die Wirbelsäule besonders nach rechts uberragend. Nach zweieinhalb Jahren ist der fragliche Weichteilschatten wesentlich vergrößert. Bei der Untersuchung zeigt der Oesophagus eine sehr starke Dilatation. Der zylindrisch erweiterte Oesophagus endigt dicht oberhalb des Zwerchfells scharf zugespitzt.

Abb. 168. Anatomisches Praparat des in Abb. 167 rontgenologisch dargestellten Falles von Fibrom der Speiseröhre. (Aufnahme von Prof. Dr. F. HAENISCH. Veroffentlicht in den Fortschr. a. d. Geb. d. Rontgenstr.)

Die Konturen sind ausgesprochen wellig, auch eine leichte harmonikaartige Querstreifung fällt auf. Die Schattensäule ist aber keineswegs einheitlich, sondern zeigt größere Defekte und Aussparungen (Abb. 167).

Der typische Befund des polypösen Tumors im Röntgenbilde ist das Zurücktreten der Wandveränderungen hinter den ins Lumen vorspringenden, fast allseitig von Kontrastmitteln abgegrenzten Schattendefekt. Deutlich kann dieser

Schattendefekt nur dann in Erscheinung treten, wenn der Tumor das Lumen der Speiseröhre nicht vollkommen obturiert, so daß die Kontrastmasse zwischen Tumor und Speiseröhrenwand vordringen kann. Die Darstellbarkeit der Schattenaussparung, besonders die ihrer unteren Begrenzung kann durch einen Spasmus der Kardia (wie im Falle HAENISCH) begünstigt werden. Bei obturierendem Polypen wird eine Darstellung seiner Gesamtausdehnung nicht möglich sein, sondern nur eine solche seiner oberen Begrenzung, welche jedoch auch ein so charakteristisches Bild ergeben kann, daß aus diesem auf einen gestielten Tumor geschlossen werden kann, und zwar kommt es im Bereiche der kranialen Tumorbegrenzung zu einer Teilung des Kontrastmittelschattens, wodurch das Schattenbild eines nach unten zu offenen Hufeisens entsteht, deren beide Schenkel gegen ihr freies Ende zu mehr oder weniger zugespitzt sind. Je eher schon der gestielte Tumor eine solche Breite aufweist, daß er das Lumen völlig oder fast völlig obturiert, um so kürzer werden die Schattenfortsätze sein. Zwischen den geteilten Schatten der Kontrastmasse wird dann auch keine, dem Mediastinum, bzw. Lungen und Tumor entsprechende Helligkeit nachweisbar sein, sondern ein Übergang vom dichten Kontrastschatten zu hellerer Abstufung, entsprechend der mehr oder weniger schmalen Schichte der den Tumor zirkular umgebenden Kontrastflüssigkeit, je nachdem ob diese und bei der jeweiligen Projektionsrichtung von der Fläche her oder quasi tangential, in ersterem Falle in dünner, in letzterem Falle in dickerer Schichte, getroffen wird (Abb. 168).

Im Bereiche der Schattenaussparung, bzw. im Bereiche der zentral gelegenen, geringeren Schattendichtenzone allenfalls sichtbare, dichtere Schattenflecke und Schattenstreifen sind auf Unregelmäßigkeiten des Tumors, und zwar auf Verschmälerungen, Eindellungen und Einbuchtungen desselben zuruckzuführen.

Bei großem, die Speiseröhre auf weitere Strecke ausfüllendem polypösem Tumor kann der Schatten desselben, analog dem Schatten größerer Carcinome der Speiseröhre, der direkten Beobachtung im Film- oder Schirmbild zugänglich sein. In so einem Falle muß die nachfolgende Untersuchung mittelst Kontrastmittels ergeben, daß der Tumorschatten von allen Seiten von Kontrastmittel umgeben wird.

Dilatationen oberhalb des Polypen und ihre Größe werden, sowie bei den meisten organischen Stenosen des Oesophagus in erster Linie von der Zeitdauer, allenfalls auch vom Grade der Stenose abhängen.

Auch die Ausgangsstelle der gestielten Geschwulst kann, wie in SOMMERs Fall, dadurch kenntlich werden, daß an der Stelle des Stielansatzes die Kontrastsilhouette eine tiefere Einziehung zeigt, welche auf den Zug der Geschwulst an seiner Ausgangsstelle zurückzuführen sein dürfte, welche eventuell durch lokale Spasmen verstärkt sein kann.

Differentialdiagnostisch gegenüber Polyp kommt in erster Linie ein wandständiger papillomatöser oder ein wandinfiltrierender Tumor in Betracht. Die beschriebene Teilung mit konsekutiver Konfiguration der Kontrastsilhouette, womöglich mit einer kranial-konvexen caudalen Begrenzung bei polypösem Tumor wird sicherlich eine Unterscheidung gegenüber dem trichterförmigen Schatten bei carcinomatöser Stenose nicht schwer machen. Doch ist es denkbar, daß durch stärkere einseitige Ausbreitung des Polypen, eventuell durch sekundäre entzündliche Adhäsionen, der Abfluß der Kontrastmasse nur im Bereiche einer

Wandpartie erfolgen und dadurch das Bild eines vielleicht auffallend länglichen wandständigen Tumors vorgetäuscht werden kann.

Gegenüber einem extraösophagealen Tumor von entsprechender Konfiguration kann eine Unterscheidung naturgemäß nur dann erfolgen, wenn Deglutitionsstörungen bestehen, welche bei Polypen aber oft erst spat auftreten. Bei Beobachtung der Kontrastpassage wird sich aber die Unterscheidung aus der zentralen Lage und aus den übrigen oben angeführten, für Polypen charakteristischen Symptome in der Regel ermöglichen lassen.

Bei vorhandenem Spasmus an der Kardia können sich differentialdiagnostische Schwierigkeiten gegenuber einer idiospastischen Dilatation ergeben, die differentialdiagnostischen Symptome sind im einschlägigen Abschnitt besprochen worden.

Eine röntgenologische Differentialdiagnose zwischen gutartigen und bösartigen polypösen Tumoren kann aber nicht erfolgen und bleibt dem oesophagoskopischen, bzw. dem histologischen Befunde vorbehalten.

7. Varizen der Speiseröhre.

Bei chronischen, venösen Stauungen im Bereiche des Verdauungsschlauches kann es zu einer varikösen Erweiterung des Venengeflechtes kommen. Diese Erweiterung der Venen erreicht im Bereiche des Geflechtes der Oesophagusvenen mitunter hohe Grade. Die Bildung von Varicositäten der Oesophagusvenen tritt am häufigsten bei venosen Stauungen infolge Lebercirrhose auf.

Die Oesophagusvarizen gehen in der Regel ohne klinische Symptome einher. Doch kann es infolge Platzens eines Varixknotens zum Erbrechen größerer Mengen reinen Blutes kommen. Die Blutung kann durch ihre Größe unmittelbar lebensgefahrlich werden. In den meisten dieser Falle wurde bisher ein Ulcus oder Neoplasma der Speiseröhre oder des Magens als Ursache der Blutung angenommen. Erst die Autopsie ergab als Ursache der Blutung Varizen des Oesophagus.

Obzwar Blutungen aus dem Oesophagus auch ohne Varizen in Form von Flächenblutungen per diapedesin

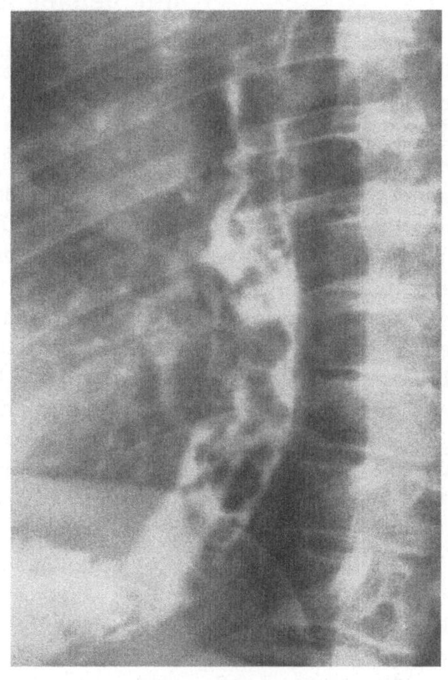

Abb. 169. Oesophagusvarizen. Seitenbild im Liegen. Geschlangelte Wulste von der Bifurkation bis zur Kardia. Haften von Beschlagen auf der Innenflache. (Aufnahme von Prof. H. H. BERG.)

im Sinne einer hämorrhagischen Diathese erfolgen konnen, so müssen wir beim Erbrechen größerer Mengen frischen Blutes auch an Varizen der Speiseröhre denken.

Der Nachweis von Varizen der Speiseröhre ist auf röntgenologischem Wege möglich und gelang in neuerer Zeit in einer Reihe von Fällen (WOLF, BERG u. a.). Nach WOLF ist bei Varizen der Speiseröhre sowohl die Passage von flüssigen, als auch die Passage von pastösen Kontrastmassen mehr oder weniger verzögert.

Es bleiben nach erfolgter Passage Kontrastbeschläge an der Speiseröhrenwand haften.

Bei einer durch kontinuierliches Verschlucken von Kontrastmasse aufgefüllte Speiseröhre sind nach WOLF vornehmlich an der hinteren Begrenzung Aussparungen zu sehen; dieselben verschwinden zeitweilig, treten aber wieder an derselben Stelle und in gleicher Gestalt auf.

Als weiteres Symptom sind nach WOLF im Ausgußschatten des mit Kontrastmasse aufgefüllten Oesophagus kreis- und kleeblattförmige Aufhellungen nachweisbar.

Im Reliefbilde sind bei Oesophagusvarizen nach BERG längliche, bei der Atmung veränderliche, mitunter gestreckte, dann wieder wurmartig geschlängelte bleistift- bis kleinfingerdicke ins Lumen vorspringende Wülste nachweisbar (Abb. 169).

8. Abnormale (pathologische) Kommunikationen der Speiseröhre mit benachbarten Organen.

Schon bei der Besprechung der kongenitalen Mißbildungen des Oesophagus haben wir bestimmte Formen und Arten der abnormalen Verbindung des Speiserohres mit benachbarten Organen, vorwiegend mit der Trachea, kennen gelernt. Es können solche Kommunikationen der Speiseröhre auch als Komplikation oder als Folge der verschiedensten Erkrankungen, einerseits der Speiseröhre, andererseits anderer Organe auftreten. Ihre Erkennung ist sowohl betreffs der Prognose als auch in bezug auf die einzuschlagende Therapie von größter Wichtigkeit. Nicht selten wird erst die Röntgenuntersuchung die eingetretene Komplikation einer Speiseröhrenaffektion aufklären. Die primäre Erkrankung der Speiseröhre kann aber in manchen Fällen der Beobachtung dadurch völlig entgehen, daß das Krankheitsbild von den durch die abnormale Kommunikation bedingten, sekundären Veränderungen beherrscht wird und subjektive Symptome erst durch diese Veränderungen eines der benachbarten Organe erstmals bedingt sind. Andererseits kann die Speiseröhre bei Erkrankungen der benachbarten Organe durch eine abnormale Kommunikationsbildung mit diesen sekundär in Mitleidenschaft gezogen werden.

Die abnormale Kommunikation kann plötzlich zustandekommen in Form der Perforation, so z. B. von außen her, durch Schuß- oder Stichverletzung, oder von innen her, durch einen verschluckten Fremdkörper, bei Strikturbehandlung durch die Sonde, manchmal bei rasch erfolgendem Durchbruch eines Geschwürs. Der Durchbruch kann aber auch langsam erfolgen in Form der Fistelbildung bei gleichzeitig auftretenden Verwachsungen der Speiseröhre mit der Nachbarschaft, wie z. B. bei entzündlichen Prozessen.

Wie schon eingangs erwähnt, kann die Perforation, bzw. Fistelbildung der Speiseröhre nach außen erfolgen oder umgekehrt von außen in die Speiseröhre. Als häufigste Ursache der Kommunikationsbildung von innen nach außen zu ist der Durchbruch eines Speiseröhrenkrebses anzusprechen, doch kann ein solcher auch im Verlaufe aller anderen neoplastischen, sowie auch traumatischen und entzündlichen Erkrankungen der Speiseröhre erfolgen. Die Kommunikationsbildung von außen nach innen hat als hauptsächliche Ursache entzündliche Veränderungen der benachbarten Organe, wie z. B. Spondylitis mit konsekutiver Bildung eines kalten Abscesses, welcher nach außen zu oder in das Cavum mediastinale und so auch in die Speiseröhre durchbrechen kann und auf diese Weise eine abnormale Kommunikation des Oesophagus mit der anderen Durchbruchstelle, Hautoberfläche oder Mediastinalraum schafft. Doch können auch mediastinale Tumoren oder Neoplasmen der Lungen von außen in die Speiseröhre durchbrechen. Endlich werden auch Verletzungen, welche den Körper von außen treffen und bis in die Speiseröhre penetrieren, entweder direkt die Kommunikation verursachen oder aber durch eine sekundäre Entzündung in der Nachbarschaft der Speiseröhre Abceßbildung mit konsekutivem Durchbruch in die Speiseröhre bedingen.

Die durch äußere Verletzung entstandene abnormale Kommunikation der Speiseröhre kann mit allen in der Nachbarschaft derselben gelegenen Organen und auch mit fernab gelegenen Körperabschnitten erfolgen. Da aber ein Durchbruch oder eine Penetration in einzelne Organe wie in die Gefäße oder in die Abdominalhöhle entweder den unmittelbaren Tod herbeiführt oder aber solche Konsequenzen zeitigt, daß eine Röntgenuntersuchung kontraindiziert erscheint, wird die Röntgenuntersuchung nur bei folgenden abnormalen Kommunikationen des Oesophagus angewendet werden:

A. Mit der Hautoberfläche,
B. Mit dem Mediastinalraum,
C. Mit der Lunge,
D. Mit der Perikardialhöhle,
E. Mit der Trachea oder einem Bronchus,
F. Mit den benachbarten Abdominalorganen.

A. Die Speiseröhrenfistel.

Die häufigste Lokalisation der abnormalen Kommunikation der Speiseröhre mit der Hautoberfläche betrifft in Form einer Fistel den Hals, nur selten den Rücken (UHDE, GÖTZE, CLAIRMONT). Die Perforationsstelle im Oesophagus wird in der Regel annähernd die gleiche Höhe wie die äußere Fistelöffnung einnehmen, also z. B. bei einer Halsfistel im cervicalen Speiseröhrenabschnitt liegen, doch werden auch fern von einander gelegene Stellen der Haut und der Speiseröhre durch einen langen Fistelkanal in Verbindung gefunden, besonders nach Schußverletzungen. Die Erkennung der nach außen mündenden Speiseröhrenfistel ist in der Regel nicht schwer, da ja gerade das Ausfließen von Nahrung auf sie hinweist, so daß sich in solchen Fallen die Röntgenuntersuchung auf die Darstellung der Länge und Form, sowie auf die unter Umständen wechselnde Breite oder auf eine Verästelung des Fistelkanals zu beschränken hat. Doch kann die Kommunikation auch so eng sein, daß der Abfluß von Speisen nicht deutlich ist; in solchen Fällen kann nun die Darstellung der Verbindung durch Kontrastmittel auf röntgenologischem Wege gelingen.

Die Füllung der Fistel mit Kontrastmasse kann nun einerseits vom Oesophagus aus erfolgen durch Verschlucken des Kontrastmittels, andererseits indem das Kontrastmittel durch die äußere Fistelöffnung eingeführt wird. Um eine genaue Darstellung des Kanalverlaufs in allen seinen Abschnitten und

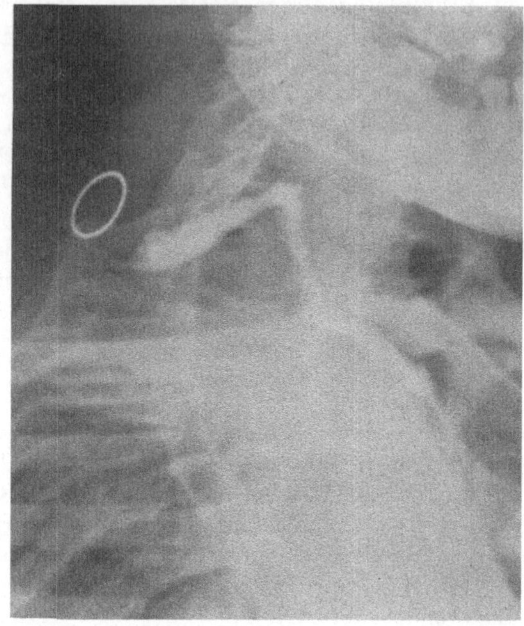

a

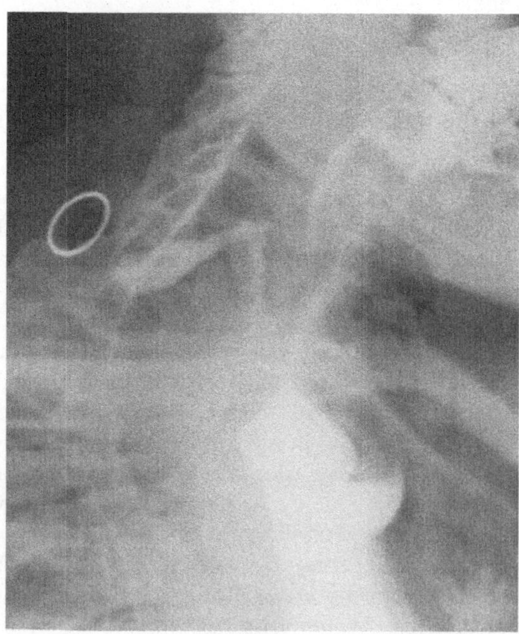

b

Abb. 170 a u. b. Fistel der Speiserohre infolge Perforation eines paravertebralen Abscesses bei Spondylitis der Halswirbel. Die Perforation erfolgte einerseits in den Oesophagus, andererseits nach außen. a Fistelgang durch Fistelfullung von außen dargestellt. b Gleichzeitige Fullung des Oesophagus mit Kontrastbrei oral. Der Ring bezeichnet die Stelle der Fisteloffnung in der Haut.

eine pralle Füllung desselben zu erzielen, werden am besten beide Wege versucht. Bei der ösophagealen Fistelfüllung empfiehlt es sich zunächst, eine flüssige Kontrastmasse zu verabfolgen mit der Weisung, daß sie der Patient in größeren Schlucken nimmt, selbstredend unter Durchleuchtungskontrolle. Sowohl bei hochgelegener innerer Fistelöffnung, wie auch bei tieferer Lage, doch größerem Kaliber derselben, wird schon in aufrechter Vertikalstellung des Patienten eine deutliche Füllung und Austritt von Flüssigkeit aus der äußeren Öffnung beobachtet werden. Durch Tamponverschluß der äußeren Öffnung mittels eines sterilen Gazestreifens und abermaligen Schluckenlassen der Kontrastflüssigkeit in horizonter Lage des Patienten, wobei der Körper desselben um seine Längsachse so lange gedreht wird, bis der Fistelkanal von innen nach außen zu im Raume nach abwärts gerichtet ist, kann eine komplette Auffüllung gelingen. In manchen Fällen, besonders bei breiter innerer Kommunikation wird sich die Füllung mit Kontrastpaste womöglich mit einer dickeren, als sie im Abschnitt dieses Buches über die Technik angegeben ist, besser bewerkstelligen lassen. Ist die innere Mündung sehr eng, so daß durch Verschlucken von Kontrastmasse keine Füllung des Kanals erzielt werden kann, so wird die Füllung von der äußeren Öffnung aus vorgenommen werden müssen. Zu diesem Zwecke kann auch eine Bariumaufschwemmung verwendet werden, besser bei sehr enger Öffnung Kontrastöl (Jodipin oder Lipiodol) in geringer Konzentration, welche Kontrastmittel mittelst Spritze durch eine abgestumpfte Injektionsnadel unter Durchleuchtungskontrolle eingeführt werden. Die Füllung von außen soll stets erst nach Versagen oder als Ergänzung der Füllung von der Speiseröhre erfolgen, da bei breiter Fistel, besonders bei breiter innerer Öffnung der Abfluß von Kontrastmasse in das Speiserohr zu rasch erfolgt. Zur genaueren topographischen Orientierung des Fistelkanalverlaufes ist es zweckmäßig, die Durchleuchtung durch Aufnahmen aus zwei aufeinander senkrechten Projektionsrichtungen, eventuell durch stereoskopische Aufnahmen zu ergänzen, insoferne es gelingt, eine Füllung zu erzielen, die solange anhält, daß die Aufnahmen noch ein brauchbares Schattenbild des Kanals in allen seinen Teilen ergeben. Bei sehr engem Kanal kann der zarte Füllungsschatten im Durchleuchtungsbilde der Beobachtung entgehen, doch gerade in diesem Falle wird eine Füllung, welche solange bestehen bleibt, bis die Filmaufnahmen gemacht sind, sich leicht erzielen lassen (Abb. 170a u. b).

B. Kommunikationen der Speiseröhre mit dem Mediastinalraum.

Wenn auf Grund der klinischen Symptome der Verdacht einer abnormalen Kommunikation zwischen Speiseröhre und Mediastinum besteht, so wird im akuten Stadium, und in der Regel kommt wohl in den meisten Fällen leider nur dieses in Betracht, die Röntgenuntersuchung vorerst ohne Anwendung einer Kontrastmasse zu erfolgen haben und sich auf die auf diese Art gewonnenen Symptome beschränken mussen. Als Zeichen einer Perforation können in erster Linie die röntgenologisch nachweisbaren Symptome einer Mediastinitis gewertet werden. Eine Schattenverdichtung im hinteren Mediastinum wird für Mediastinitis sprechen, besonders leicht erkennbar, wenn die Schattenbildung diejenige der großen Gefäße überragt. Daß sich die differentialdiagnostische Diagnose der abnormalen Schattenbildung nur im Einklang mit den klinischen und anamnestischen Daten ergibt, braucht wohl nicht näher erörtert zu werden (Abb. 171).

Im akuten Stadium, also in den ersten Stunden und Tagen nach der Bildung
der abnormen Kommunikation (Perforation) gesellt sich zu dem Bilde der
Schattenverdichtung im Mediastinum noch ein zweites nicht selten dazu, welches
in einer Aufhellung besteht, die eventuell auf größere Strecken verfolgt werden
kann und die einem Luftemphysem entspricht. Unter Umständen kann der
Zusammenhang zwischen einem sowohl palpatorisch wie auch röntgenologisch

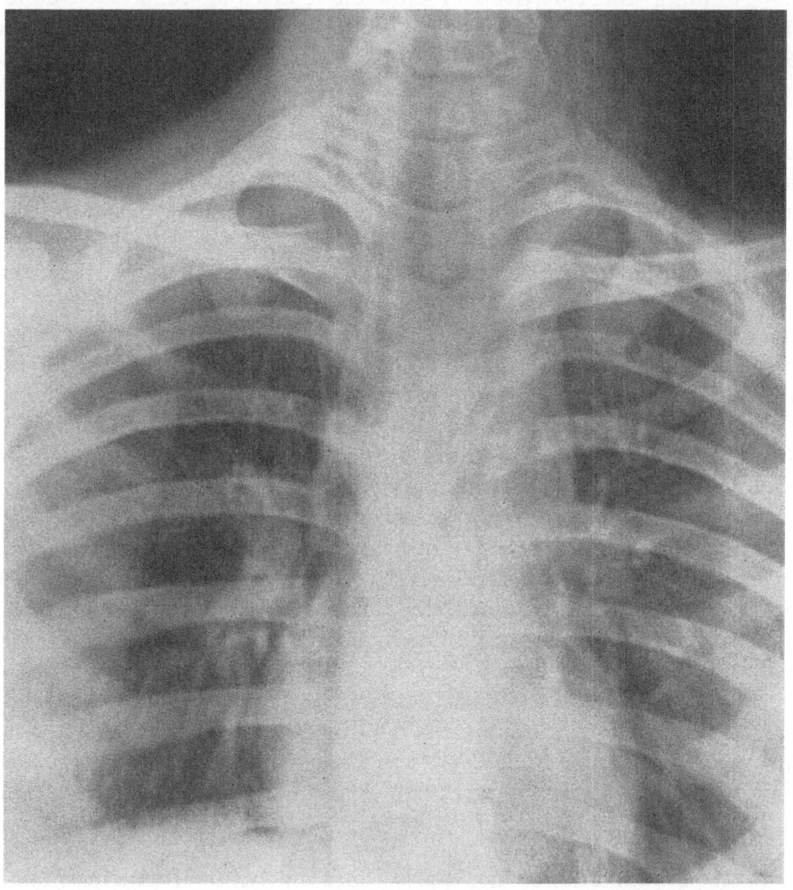

Abb. 171. Verbreiterung des Mediastinalschattens bei Mediastinitis infolge Sondenperforation des
Oesophagus. Die Aufhellungen des Mediastinalschattens kennzeichnen das mediastinale Emphysem.
(Aufnahme von Dr. A. WEISS, Budapest. Veröffentlicht in den Fortschr. a. d. Geb. d. Rontgenstr.)

nachweisbaren Hautemphysem und der in der mediastinalen Schattenverdichtung
besonders kontrastreich hervortretenden Helligkeit sichtbar sein (Abb. 172).
Am häufigsten findet sich dies bei einem Hautemphysem am Hals. Bei längerem
Bestande der mediastinalen Perforation des Oesophagus kann als weiteres
Symptom ein mediastinaler Absceß sichtbar werden, welcher im Röntgenbilde
durch das horizontale Flüssigkeitsniveau und durch die darüber befindliche
Gasblase im Gebiete der dichten mediastinalen Schattenbildung eindeutig
zu erkennen ist. Unter Umständen kann die Bildung eines Abscesses schon
wenige Tage nach der Perforation erfolgen (A. WEISS).

Obzwar bereits bekannte ösophageale Symptome (z. B. Striktur, Neoplasma) oder Anamnese und klinische Symptome die Provienz der mediastinalen Veränderungen klären können, kann im Einzelfalle die dringende Indikation bestehen, daß eine Perforation der Speiseröhre, eventuell differentialdiagnostisch gegenüber einer solchen der Luftwege, nachgewiesen und die Perforationsstelle festgestellt wird. Nebst dem oesophagoskopischen Verfahren, welches aber undurchführbar oder wegen der Gefahr einer Erweiterung der Perforationsöffnung kontraindiziert sein kann, wird das Röntgenverfahren mittelst Anwendung von

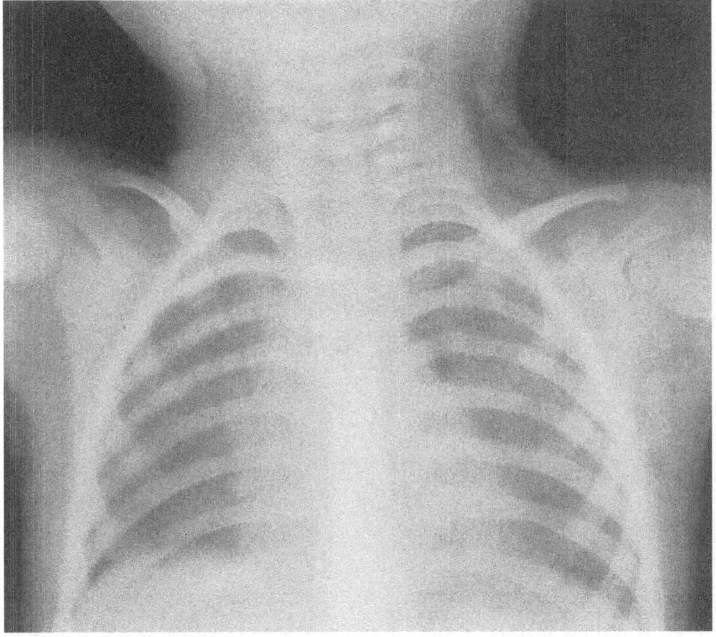

Abb. 172. Mediastinales Emphysem nach Perforation des Oesophagus mit einer Sonde. Das Emphysem reicht bis in das Unterhautzellgewebe am Halse. Im Bereiche der linken Halsseite ist die durch das Emphysem bedingte Aufhellung besonders deutlich sichtbar. (Aufnahme von Dr. A. WEISS, Budapest, Veröffentl. in den Fortschr. a. d. Geb. d. Rontgenstr.)

Kontrastmasse in Betracht kommen, um so mehr dann, wenn bereits eine entzündliche Veränderung im Mediastinum vorliegt und auch nicht schattengebende Speisen bereits genommen wurden. In diesem Falle wird die Anwendung einer dünnflüssigen Kontrastmasse am zweckmaßigsten sein, wobei die Untersuchung in Horizontallage des Patienten zu erfolgen hat. Da es sich keineswegs um Höhlenbildungen im Mediastinum handeln muß, und auch beim Bestehen solcher in Form von Abscessen, wird in der Regel kein intensiver Schatten der aus dem Lumen der Speiseröhre ausgetretenen Kontrastmasse zu erwarten sein. Denn, wenn keine Höhle vorhanden ist, findet eine diffuse Verteilung derselben in dünnen Schichten statt, wobei peripher zu an Schattenintensitat abnehmende, zarte, wolkige Schatten sichtbar werden, oder aber es wird beim Einfließen in einen Absceß rasch eine Vermengung der Kontrastmasse mit dem Absceßinhalt und dadurch eine wesentliche Abnahme der Schattenintensitat erfolgen (Abb. 173).

Handbuch Röntgenkunde. III. Palugyay.   17

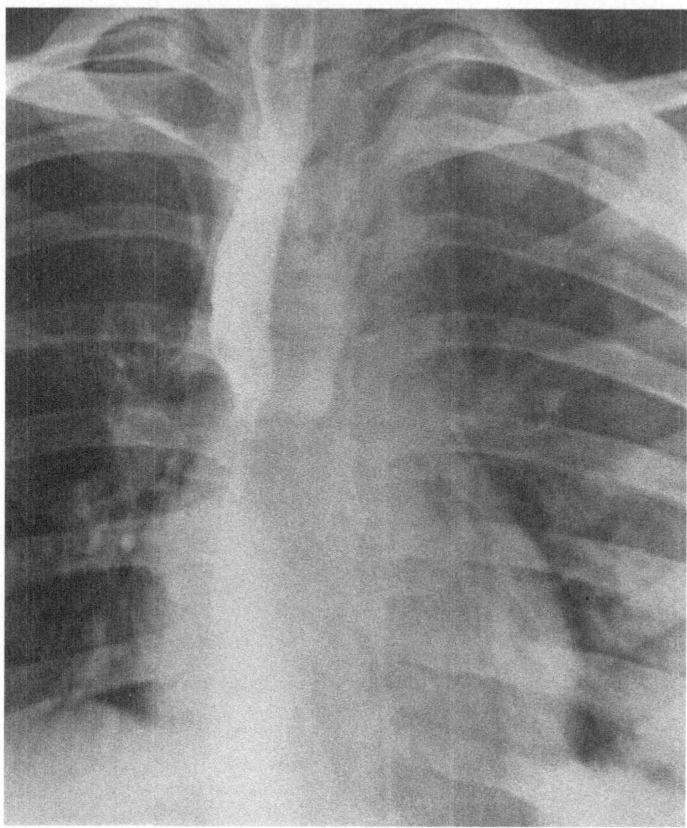

Abb. 173. Perforation des Oesophagus mit einer Sonde bei akuter Laugenveratzung der Speiserohre.
Die Kontrastmasse tritt in das Mediastinum und bildet dortselbst wolkige Schatten. Ein größeres
Kontrastdepôt ist in Bifurkationshohe links vom Oesophagusschatten zu sehen. (Aufnahme von
Dr. A. WEISS, Budapest. Veroffentl. in den Fortschr. a. d. Geb. d. Rontgenstr)

C. Lungenabsceß nach Speiseröhrenperforation.

Nach Etablierung einer abnormalen Kommunikation zwischen Speiseröhre
und Mediastinum kann es durch immer weiteres Vordringen der Ingesta in
den falschen Weg zu einer Abszeßbildung in der Lunge kommen. Eine Penetration in das Lungengewebe kommt vorwiegend bei langsamem Durchbruch,
also in erster Linie bei neoplastischer, eventuell entzündlicher Perforation der
Speiseröhre mit gleichzeitig auftretenden Verwachsungen in Betracht, wodurch
eine diffuse Mediastinitis vermieden wird, die frühzeitig den letalen Ausgang
verursachen würde. Im Gegensatz zu den Lungenabscessen, welche sich meta-
pneumonisch, innerhalb einer größeren Infiltration entwickeln und innerhalb
der allgemeinen Verschattung, besonders im Anfangsstadium im Röntgenbilde
keinen besonders charakteristischen Ausdruck erfahren, tritt der infolge einer
Oesophagusperforation entstandene Lungenabsceß innerhalb der sonst normalen
lufthaltigen Lunge in scharf umschriebener Form hervor. Und zwar zeigen solche
Abscesse je nach der Beschaffenheit ihres Inhaltes ein verschiedenes Aussehen.
In den seltenen Fällen, in denen sie kein Gas enthalten, bilden sie sich als solide

Schattenflecke gewöhnlich von ausgeprägter rundlicher Form ab (Assmann). Viel häufiger ist das charakteristische Bild einer rundlichen Aufhellung mit unterem horizontalem, bei Schutteln beweglichem Spiegel (Abb. 174). Die klinischen Erscheinungen, wie auch das eindruckvolle Röntgenbild der Absceßhöhle können so sehr in den Vordergrund treten, daß bei mangelhafter Anamnese das ösophageale Grundleiden vollkommen übersehen wird. Daher erscheint es dringend empfehlenswert, bei einem Lungenabsceß unklarer Genese auch

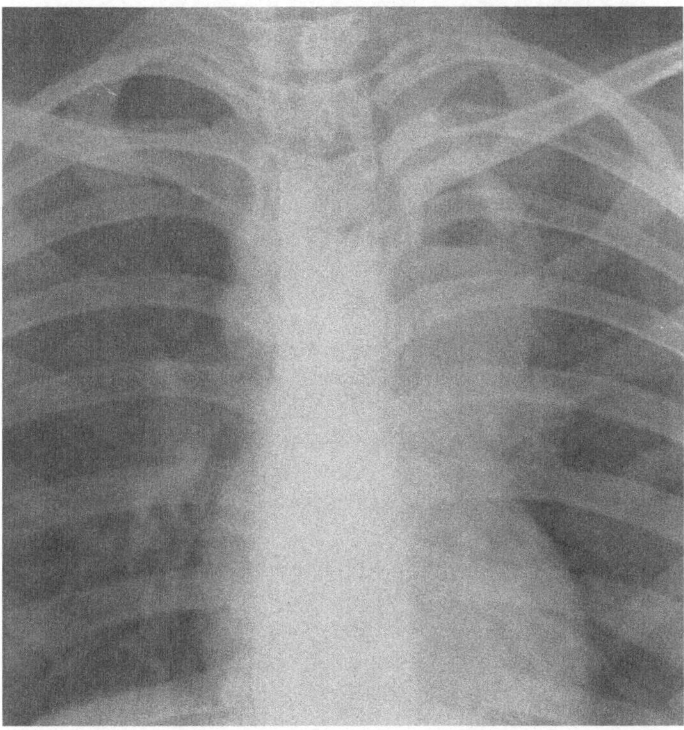

Abb. 174. Lungenabsceß im linken Oberlappen nach Perforation des Oesophagus mit der Sonde. Horizontale kraniale Begrenzung des Flussigkeitsschattens, daruber Gasblase. (Aufnahme von Dr. A. Weiss, Budapest. Veroffentl. in den Fortschr. a. d. Geb. d. Rontgenstr.)

eine Speiseröhrenuntersuchung vorzunehmen (Schwarz). Die Kontrastmitteluntersuchung des Oesophagus, welche in analoger Weise durchzuführen ist wie bei Verdacht auf eine rein mediastinale Perforation, wird in der Regel durch Verfolgung des Weges, den die Kontrastflussigkeit aus der Speiseröhre bis in den Absceß nimmt, eine eindeutige Klärung über den kausalen Zusammenhang zwischen Perforation und Absceß abgeben, sowie eine Feststellung der Perforationsstelle und des Penetrationskanales gestatten. Gegen die Anwendung von Kontrastmasse im Falle eines Lungenabscesses wird um so weniger ein Bedenken obwalten, da es sich hierbei in der Regel um eine langer bestehende Speiseröhrenwandperforation handelt, so daß eine Infektionsmoglichkeit erst durch die applizierte Kontrastmasse wohl nicht in Erwägung gezogen zu werden braucht (Abb. 175). Natürlich wird man sich auf das zur Klarstellung unumgänglich nötige Quantum von Kontrastmasse beschränken.

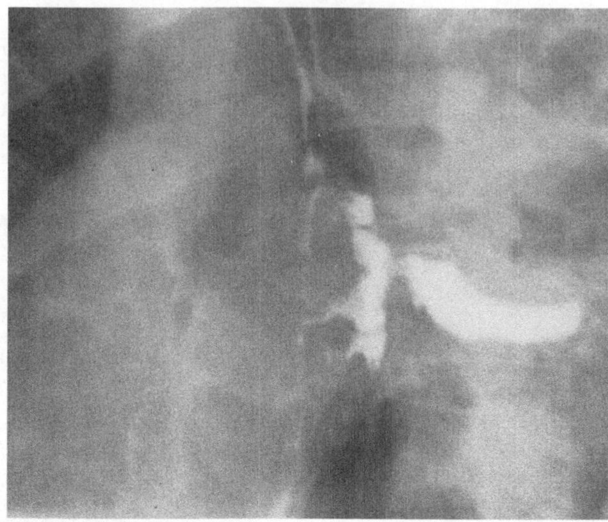

Abb. 175. Lungenabsceß nach Perforation des Oesophagus bei Oesophagusstriktur nach Veratzung.
Kontrastfullung der Mediastinalhohle und des Lungenabscesses. (Aufnahme aus dem
Zentralrontgeninstitut Prof. Dr. G. HOLZKNECHTS, fecit Doz. Dr. LENK.)

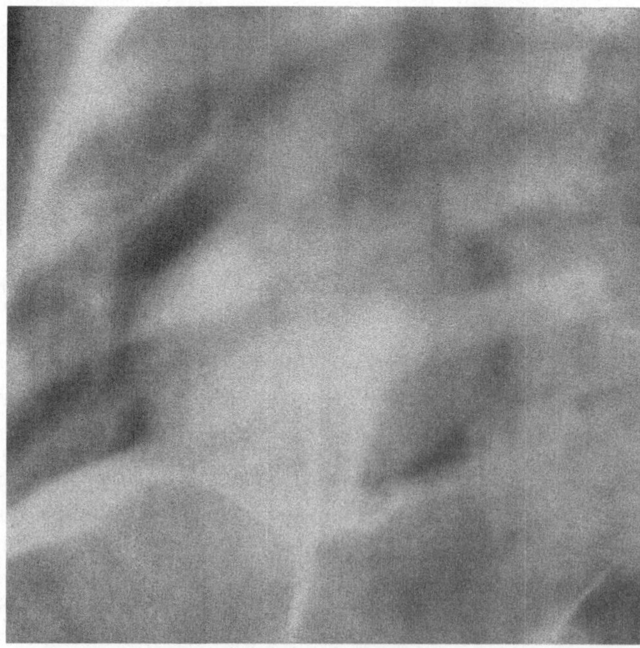

Abb. 176. Pneumoperikard nach Speiserohrenpertoration mit der Sonde. 2. Schragdurchmesser.
Der Luftmantel zwischen Herz- und Perikardschatten ventralwarts besonders breit. (Aufnahme von
Dr. A. WEISS, Budapest. Veroffentl. in den Fortschr. a. d. Geb. d. Rontgenstr.)

D. Perforation der Speiseröhre in den Perikardraum.

Wohl selten wird sich die Gelegenheit ergeben, eine abnormale Kommunikation zwischen Oesophagus und Perikard zu beobachten. Es wird sich hierbei meist um eine akute Perforation handeln, bei welcher das Eindringen von Luft aus der Speiseröhre in die Perikardialhöhle auch ohne Zuhilfenahme von Kontrastmasse eine röntgenologische Feststellung derselben ermöglichen wird. Eine einschlägige Beobachtung liegt von A. WEISS vor. In seinem Falle handelte es sich um eine Perforation der Speiseröhre durch Sondierung bei Striktur nach Laugenessenzverätzung. Die Röntgenuntersuchung im Falle WEISS ergab: Um den in Mittellage befindlichen Herzschatten eine 2—3 mm, stellenweise $^1/_2$—1 cm breite homogene, strukturlose, helle Zone, welche bei seitlicher Durchleuchtung auch vor und hinter dem Herzschatten in ähnlicher Ausbreitung erkennbar war. Die äußere Grenze dieser hellen Zone wurde von einem schmalen Schatten des Perikards gebildet, welches keine oder nur kaum nachweisbare pulsatorische Bewegung zeigte, die innere Kontur entsprach dem lebhaft pulsierenden Herzen. Die Feststellung einer Oesophagusperforation als Ursache des Pneumoperikards wird sich wohl aus den anamnestischen und klinischen Daten ergeben müssen, da eine Anwendung von Kontrastmitteln sich hier verbieten wird (Abb. 176).

E. Abnormale Kommunikation der Speiseröhre mit den Luftwegen.

Die am häufigsten beobachtete abnormale Kommunikation des Oesophagus ist die mit den Luftwegen der Trachea oder einem Bronchus als Komplikation einer carcinomatösen Neubildung der Speiseröhre. Bei der röntgenologischen Untersuchung der Speiseröhre und Beobachtung des Verlaufes der verschluckten Kontrastmasse kann im Falle einer vorliegenden Perforation in die genannten Organe in der Höhe der Perforationsöffnung ein plötzliches Abbiegen der bis zu dieser Stelle in kranio-caudaler Richtung verlaufenden Kontrastsäule beobachtet werden und im nächsten Moment ist das Ausgußbild der sich dendritisch verzweigenden kontrastgefüllten Bronchien sichtbar. Der Anblick des in die Luftwege eingedrungenen Kontrastbreies ist für den Röntgenologen, der über ein größeres Material verfügt, kein so seltenes Ereignis mehr, trotzdem wird er in jedem neuerlichen Falle, sowie in dem ersten von HOLZKNECHT untersuchten Falle HORNEKs, um so überraschender wirken, da die Diagnose einer Fistel zwischen Speiseröhre und Luftwege ohne Zuhilfenahme des Röntgenverfahrens intra vitam schwer zu stellen ist und daher der klinischen Beobachtung entgehen kann.

Bei der Füllung der Luftwege mit Kontrastmasse wird diese zunächst, der Schwere folgend, nach abwärts fließen, also bei der Untersuchung in aufrechter Vertikalstellung zunächst in den unteren Partien der Lungenfelder sichtbar sein, erst nach allerdings meist ganz kurzer Zeit, nach wenigen Sekunden, kommen Kontrastmassen auch in den Bereich der Oberlappen, teils durch Aspiration, vorwiegend aber durch den bald einsetzenden Husten. Doch wird auch nach kurzer Zeit die Trachea oberhalb der Perforationsstelle (oral) Schattenmassen aufweisen. Wenn die Kontrastmasse, aus dem Oesophagus austretend, nach beiden Thoraxhälften gleichmäßig oder fast gleichmäßig abweicht und der Bronchialausguß gleichzeitig im Bereiche beider Lungenunterlappen sichtbar wird, so spricht dies für eine Kommunikation zwischen Oesophagus und Trachea:

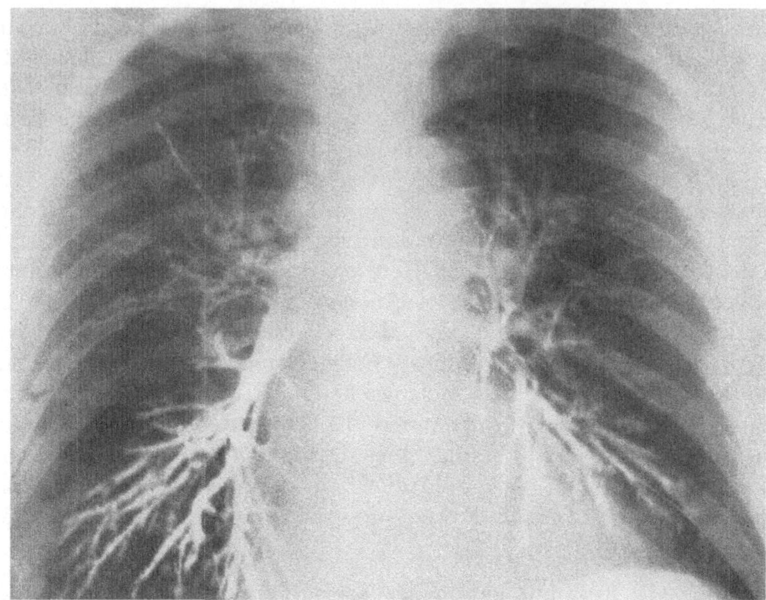

Abb. 177. Brochialausgußbild bei Perforation eines Carcinoma oesophagi in die Trachea. (Aufnahme der I. chir. Univ. Klinik, Prof. Dr. A. EISELSBERG. Leiter der Rontgenstation Doz. Dr. M. SGALITZER.)

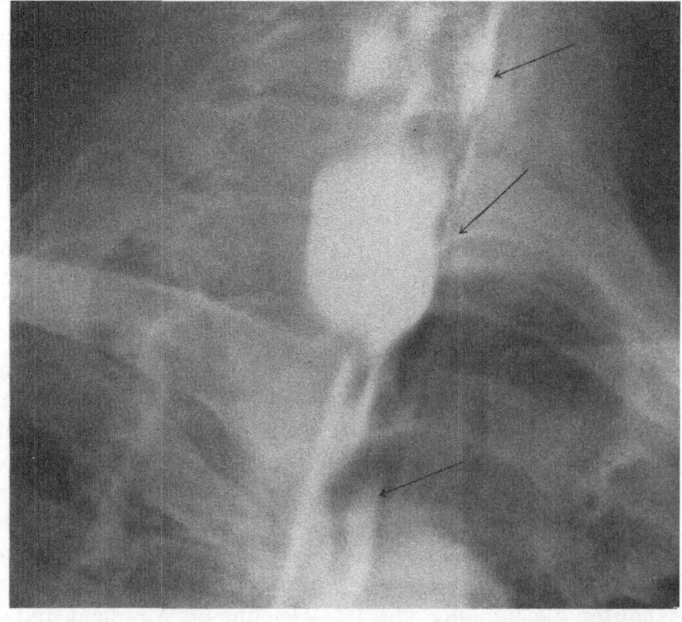

Abb. 178. Perforation eines Speiserohrencarcinoms in die Trachea. Der obere Pfeil weist auf die Kontrastfullung, welche durch Aushusten in die Trachea gelangte; der mittlere Pfeil zeigt auf die Perforationsstelle; der untere Pfeil weist auf die Kontrastmasse in der Trachea.

bei primär einseitiger Füllung muß auf eine Kommunikation zwischen Speiseröhre und einem Bronchus geschlossen werden (Abb. 177).

Das beim Schlucken von Kontrastmasse (vor allem in flüssiger Form) auftretende Bronchialausgußbild ist für sich noch nicht beweisend für eine abnormale Kommunikation zwischen dem Oesophagus und den Luftwegen, da es auch durch direktes Einfließen in die Trachea zustandekommen kann, sei es nun dadurch, daß es bei hochsitzendem Speiseröhrenverschluß nach rascher Auffüllung des oberhalb der Speiseröhrenstenose gelegenen Abschnittes des Oesophagus zum direkten Überfließen kommt, sei es, daß es durch Schlucklähmung (Recurrenslähmung, Lähmung oder Infiltration der Stimmmbänder, Infiltration der Vagi und Laryngei superiores usw.) hervorgerufen wird. Die röntgenologische Differentialdiagnose gestaltet sich dann einfach, wenn die Fistel zur direkten Darstellung gebracht werden kann (Abb. 178), anderen Falles kann die Entscheidung auf Schwierigkeiten stoßen, unter Umständen muß die Frage offen bleiben. Für eine Perforation und gegen Überfließen können noch zwei weitere Beobachtungen im Sinne von indirekten Symptomen verwertet werden, und zwar erstens, daß oberhalb der supponierten Perforation die Trachea leer ist, zweitens daß sich bei einer Perforation der höhere Punkt des Ausgusses horizontal in gleicher Höhe befinden wird wie der tiefste Punkt der Oesophagusfüllung. Die Beobachtungsmöglichkeit dieser zwei Symptome beschränkt sich aber auf die kurze Zeitspanne, die bis zum ersten Hustenstoß verstreicht, welcher die Kontrastmasse nun auch in höher gelegene Bronchien und in den oberhalb der Perforation gelegenen Abschnitt der Trachea preßt. Überhaupt nicht zu beobachten sind sie aber in den für die Differentialdiagnose schwierigen Fallen, bei welchen das Bronchialausgußbild nicht nur durch Austritt von Kontrastflüssigkeit durch die Perforationsöffnung, sondern gleichzeitig auch durch Überfließen zustande kommt.

Wenn die erstmalige Untersuchung zu keiner völligen Klarung der Verhältnisse, speziell zu keiner Differentialdiagnose geführt hat, so kann die röntgenologische Kontrastmitteluntersuchung wiederholt werden, zumal da nach übereinstimmenden Beobachtungen das Eindringen der Ingesta in die Lungen an sich dem Kranken nicht schadet. Alarmierende Symptome kommen bei der Füllung der Luftwege mit Kontrastmitteln infolge der geringeren Sensibilität der unteren Luftwege nicht vor. Der Kranke hustet allmählich ohne Zeichen stärkerer Atemnot den Inhalt wieder aus, ein Teil wird vielleicht durch Lymphbahnen resorbiert (TELEMANN), so daß die Bronchien meist nach 1—2 Tagen wieder leer sind. Naturlich wird man sich im Falle einer Wiederholung der Untersuchung auf das unumgänglichst nötige Quantum von Kontrastmasse zu beschränken haben.

Obzwar die abnormale Kommunikation zwischen der Speiseröhre und den Luftwegen, von den kongenitalen Mißbildungen, deren Beobachtung, in den ersten Lebenstagen in Betracht kommt, abgesehen, vorwiegend beim Durchbruch eines Carcinoms der Speiseröhre zu sehen ist, so kann sie keinesfalls als nur für Carcinom pathognomonisch bezeichnet werden, da sie genau wie bei der Perforation in andere Organe auch bei traumatischen, entzündlichen oder diskrasischen Erkrankungen des Oesophagus erfolgen kann (syphilitisches Geschwür von BEELER). Auch extraösophageale Veränderungen können eine Kommunikation verursachen (Mediastinaltumor). Das für die Perforation ursächliche

Grundleiden wird sich aus den klinischen oder röntgenologischen Symptomen, eventuell der Vorgeschichte ergeben können.

F. Abnormale Kommunikation der Speiseröhre mit benachbarten Abdominalorganen.

Endlich kann es auch zu einer Perforation im kurzen subphrenischen Speiseröhrenabschnitte kommen. Eine röntgenologische Beobachtung wird wohl nur im Falle der langsamen Entwicklung einer Kommunikation mit benachbarten Organen in Betracht kommen, da es sich bei akuter Perforation in der Regel um eine solche mit der freien Bauchhöhle handelt, bei welcher sich die röntgenologische Kontrastuntersuchung schon durch die bedrohlichen Symptome der Peritonitis verbietet. Der Lage entsprechend kommt bei der Perforation bzw. Penetration im subphrenischen Abschnitt in erster Linie eine solche in die Leber in Betracht, und zwar bei Ulcus oder Neoplasma. Ein außerhalb des Speiseröhrenverlaufs sichtbarer Kontrastmittelschatten wird die Aufmerksamkeit auf eine vorliegende abnormale Kommunikation lenken. Differentialdiagnostisch kommen Divertikelbildungen dieses Speiseröhrenabschnittes in Betracht. Eine unregelmäßige Konfiguration und eventuell unregelmäßige, unscharfe Begrenzung gemeinsam mit charakteristischen andersartigen Symptomen sprechen für eine Penetrationshöhle, doch kann bei scharfer Begrenzung und regelmäßiger rundlicher Gestaltung derselben, besonders wenn es sich um einen Ulcus handelt, die Differenzierung von einem Divertikel auf röntgenologischem Wege eventuell unmöglich sein.

III. Fremdkörper der Speiseröhre.

Unter Fremdkörpern der Speiseröhre sind jene Gebilde zu verstehen, welche in ihr stecken bleiben und verweilen, statt sie in normaler Weise zu passieren. Dabei ist es wohl einerlei, ob diese Gebilde normaler Weise in irgend einer oder aber in keiner Beziehung zur Funktion des Organes stehen. Dementsprechend sind nicht nur solche Gebilde als Fremdkörper des Oesophagus zu nennen, welche unter normalen Verhältnissen nicht verschluckt werden, sondern auch Nahrungsmittel, welche in irgend einem Abschnitte des Speiserohres steckengeblieben sind.

Als Eingangspforte für den Fremdkörper kommt in der Regel die Mundhöhle in Betracht, doch kann gegebenenfalls ein Fremdkörper auch vom Magen aus oder sogar durch die Wand der Speiseröhre in dieselbe gelangen. In der folgenden Besprechung werden die auf letzterem Wege, nämlich durch Perforation der Wandung in das Lumen der Speiseröhre gelangten Körper unberücksichtigt gelassen, da die Besprechung ihrer Röntgensymptomatologie und Lokalisation im Kapitel erfolgte, welches die Verletzungen der Speiseröhre behandelt.

In jedem Falle, in welchem der Verdacht auf einen Fremdkörper in der Speiseröhre vorliegt, hat eine Röntgenuntersuchung zu erfolgen, und zwar vor der Anwendung der Oesophagoskopie, besonders in Fällen, bei welchen, womöglich durch bereits vorangegangene mißlungene Extraktionsversuche, Ödeme, Suggilationen, Fissuren bestehen, die dem Einführen des Rohres nicht nur Schwierigkeiten entgegensetzen, sondern den Fremdkörper in den Falten der Speiseröhrenwand so verbergen können, daß man ihn nicht sehen und daher nicht finden kann. Das Rohr wird nun an ihm vorbeigeschoben und dabei der Fremdkörper entweder tiefer hinabgestoßen oder durch den Tubus in oder durch die Wand der Speiseröhre gepreßt und so zu groben Verletzungen Anlaß gegeben. Abgesehen vom angerichteten Schaden ist nun der Fremdkörper auch nicht gefunden. Die der Oesophagoskopie vorangehende Röntgenuntersuchung kann den Fremdkörper lokalisieren, allenfalls kann die Einführung des Oesophagoskops unter Kontrolle der Röntgendurchleuchtung erfolgen (SGALITZER, FREUDENDAHL, ANGELMANN, CORMANN u. a.).

Wenn der Verdacht vorliegt, daß sich in der Speiseröhre ein Fremdkörper befindet, so ist es die Aufgabe der Röntgenuntersuchung, eine Reihe von Fragen aufzuklären: a) Ob Symptome für eine Mediastinitis vorliegen. b) Über Vorhandensein oder Nichtvorhandensein eines Fremdkörpers zu entscheiden. c) Bei vorhandenem Fremdkörper zu bestimmen

1. seine Form und Größe,
2. seine Lage,
3. ob Veränderungen in oder außerhalb der Speiseröhre bestehen, welche als Ursache für das Steckenbleiben des Fremdkörpers angesehen werden können.

Bevor ein Fremdkörper der Speiseröhre gesucht wird, ist das Augenmerk darauf zu richten, ob nicht Röntgensymptome einer Mediastinitis vorliegen (s. Mediastinitis bei Verletzungen der Speiseröhre), denn danach hat sich die weitere Untersuchung zu richten. Wenn der Verdacht einer Mediastinitis infolge Fremdkörperperforation besteht (sei es nun auf Grund röntgenologischer oder anderweitiger Symptome), so wird sich die weitere Röntgenuntersuchung darauf beschranken müssen, einen schattengebenden Fremdkörper zu suchen. Die Anwendung von Kontrastmitteln erscheint in einem solchen Falle zunächst kontraindiziert.

Als oberster Grundsatz hat zu gelten, daß nur der positive Befund beweisend ist; das heißt, wenn mittelst der einwandfrei durchgeführten Röntgenuntersuchung kein Fremdkörper in der Speiseröhre gefunden wurde, so kann deshalb keineswegs die Behauptung aufgestellt werden, daß sich ein solcher nicht trotzdem in dieser befindet. Eine Ausnahme bilden nur die Fälle, bei denen es sich um einen bekannten Körper handelt, welcher bereits die Speiseröhre passiert hat und, wenn er nicht schon per rectum abgegangen, bei der Röntgenuntersuchung in einem anderen Abschnitt des Digestionsschlauches mit solcher Deutlichkeit gesehen wird, daß mit Sicherheit die Behauptung aufgestellt werden kann, daß entsprechend der beobachteten Konfiguration des Körpers keine Teile desselben in der Speiseröhre zurückgeblieben sein können.

In jedem Falle von Fremdkörperverdacht ist die Röntgenuntersuchung mittelst der Schirmdurchleuchtung zu beginnen, und zwar ohne Einverleibung eines schattengebenden Kontrastmittels. Die Sichtbarkeit des Fremdkörpers in der Speiseröhre hängt von vier Momenten ab, und zwar von seiner Dichtigkeit, seiner Größe, seiner Form und seiner Lage im Speiseröhrenlumen.

Je dichter der Körper ist, desto leichter wird er auch dann noch gesehen werden können, wenn seine Dimensionen gering sind. So können alle metallischen Körper, auch wenn sie die Größe eines Stecknadelkopfes nicht überschreiten, schon bei der sorgfältigen Schirmbeobachtung gesehen werden. Knochendichte Gebilde müssen schon größere Dimensionen aufweisen, um als Schatten in

Erscheinung treten zu können. Endlich kann aber auch ein Körper von geringerer
Dichte als das Körpergewebe dann als, wenn auch meist ungenau abgrenzbarer
Schatten im hellen Lungenfeld imponieren, wenn er sich durch einen größeren
Umfang auszeichnet, z. B. die Größe eines Hühnereies überschreitet. Dabei
wird auch die Dicke des Patienten eine Rolle spielen, indem naturgemäß ein
kleiner oder wenig schattengebender Fremdkörper bei einem mageren Patienten
eher zu sehen sein wird als bei einem dicken. Die Lage des Fremdkörpers spielt
natürlich eine große Rolle. Im Halsteil der Speiseröhre kann ein kleiner, dichter
Körper leichter als solcher erkannt werden als im Bereiche des thorakalen
Abschnittes, da am Halse die Dicke der Weichteilsschichte eine geringere ist

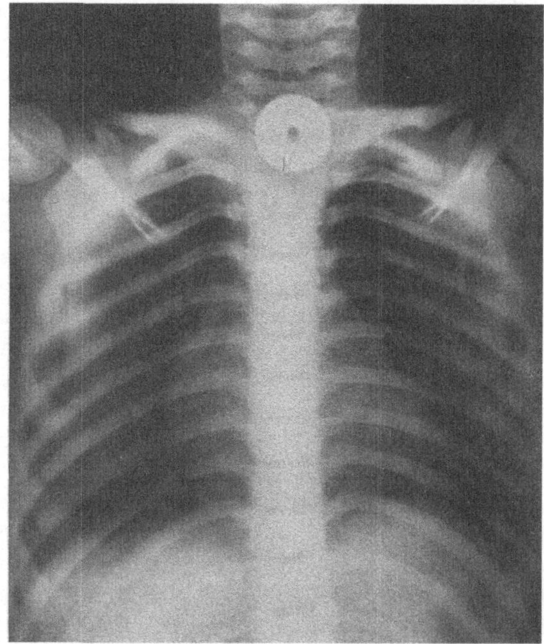

Abb. 179. Vogelpfeife als schattengebender Fremdkörper im Halsoesophagus eines 6 Jahre alten
Knaben. (Die Pfeife wird zwischen Lippen und Zahnreihe gehalten, durch Inspiration zum Tonen
gebracht und auf diese Art leicht aspiriert oder wie in diesem Falle, verschluckt.)

als am Thorax. Wenn auch im Bereiche des Thorax bei schräger oder frontaler
Durchleuchtung der wesentlich größere Durchmesser des von den Strahlen
zu durchdringenden Körpergewebes durch die Helligkeit der lufthaltigen Lungen
wesentlich kompensiert wird, so treten im thorakalen Abschnitt eine große
Reihe von kleinen Schatten kontrastreich in der großen Helligkeit auf; dies
erschwert die Differenzierung kleiner, wenn auch dichter Fremdkörper. Andererseits wieder können die großen, wenig schattengebenden Fremdkörper durch den
hellen Kontrast im Thoraxbereich eher wahrgenommen werden als im Halsanteil, in welchem größere Körper, die keine größere Dichtigkeit besitzen als das
Körpergewebe, direkt nicht in Erscheinung treten könne (Abb. 179, 180 u. 181).

Bei der Suche nach einem Fremdkörper mittels der einfachen Schirmbeobachtung genügt es nicht, die Durchleuchtung in einer Strahlenrichtung vorzu-

nehmen, sondern es muß die Untersuchung in allen Durchmessern erfolgen, außerdem ist auch die Durchleuchtung bei kranial und caudal exzentrischer Röhrenstellung zu versuchen. Dies ist besonders dann von größter Wichtigkeit, wenn es sich um flache Fremdkörper handelt, welche, von der Kante gesehen, der Beobachtung entgehen und erst sichtbar werden, wenn ihre Fläche senkrecht zur Strahlenrichtung steht.

Wenn bei sorgfältiger Durchleuchtung ein Fremdkörper oder zu mindest ein als Fremdkörper verdachtiger Schatten nicht gesehen werden konnte, so wird in den meisten Fällen auch die Röntgenaufnahme nicht zum Ziele führen.

Trotzdem sind Aufnahmen in zwei aufeinander senkrechten Projektions-richtungen, eventuell auch Stereo-aufnahmen, in jedem Falle zu machen, in welchem die Art oder zu mindest die Form und Größe des Fremdkörpers bei der Durchleuch-tung nicht festgestellt werden konnte, sowie in Fällen, in welchen ein als Fremdkörper angesprochener Schat-ten und Schatten normaler oder pathologischer Gebilde des mensch-lichen Organismus nicht eindeutig auseinandergehalten werden können. Die Aufnahmen sind vor allem un-erläßlich in jedem Falle, in welchem der supponierte Fremdkörper bei der einfachen Durchleuchtung überhaupt nicht gesehen werden konnte. In bei-den Fallen erfolgt die Photographie am zweckmäßigsten unter Schirm-kontrolle als gezielte Aufnahme, wo-bei der durch die Durchleuchtung ermittelte, für die Darstellung gün-stigste Strahlengang beibehalten wird.

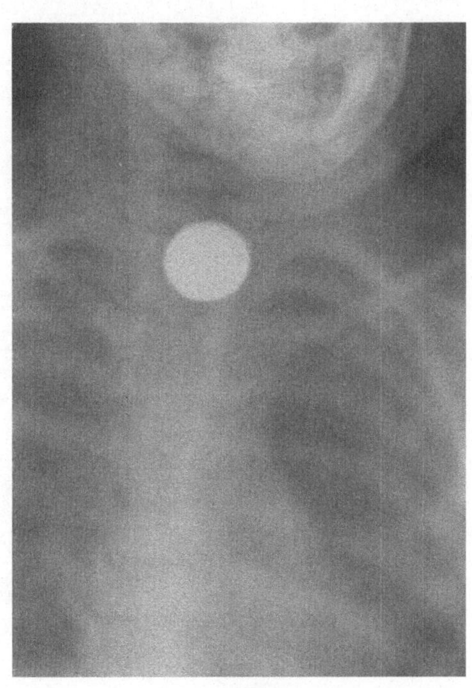

Abb. 180. Munze im Halsoesophagus eines 9 Jahre alten Kindes.

In vereinzelten Fällen kann nun in der röntgenphotographischen Übersichtsaufnahme ein Schatten zu sehen sein, welcher dem Fremdkörper entsprechen könnte. Die durch den photographischen Bildbefund auf eine bestimmte Stelle gerichtete Aufmerksamkeit ermöglicht nun in der Regel die genaue Schirmbeobachtungen und weitere Verifizierung des Fremdkörpers, eventuell mit nachfolgender gezielter Aufnahme bei günstigem Strahlengang.

Grundbedingung für die Röntgenaufnahmen, welche zur Auffindung eines im Schirmbilde nicht entdeckten Fremdkörpers gemacht werden, ist, daß sie eine hohe Bildschärfe aufweisen. Sie mussen daher mit einer Röhre gemacht werden, welche einen scharfen Fokus besitzt, oder mittelst Fernaufnahme, wobei die Exposition doch nur Bruchteile von Sekunden betragen darf, da sonst sogar ein Fremdkörper, welcher bei der Durchleuchtung deutlich gesehen wurde, im Bilde unauffindbar werden kann, besonders im unteren thorakalen Abschnitt,

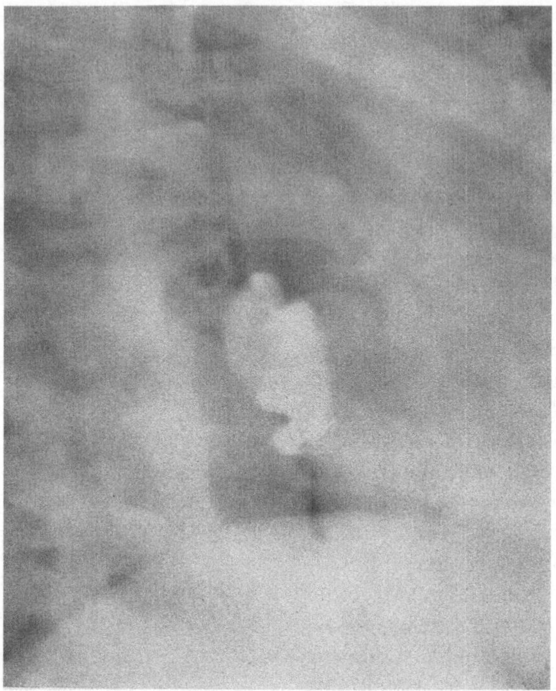

Abb. 181. Zahnprothese im Oesophagus in der Hohe der Trachealbifurkation.

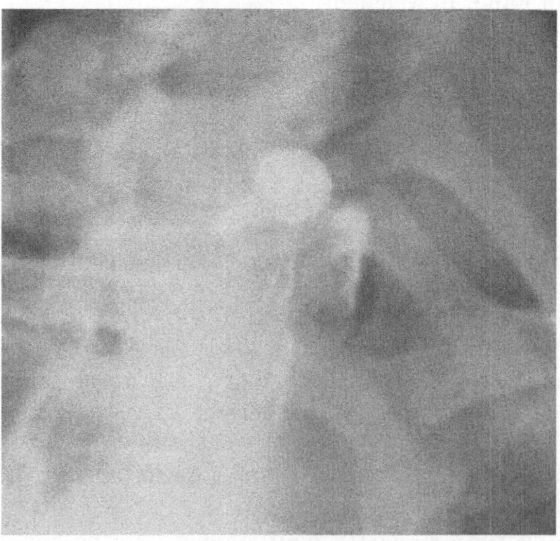

Abb. 182. Kontrastpaste bleibt oberhalb eines Fleischstuckes, welches sich in den Oesophagus eingekeilt hat, stecken. Die Schattenaussparung gibt die grobe Form des Bissen zum Teil wieder.

in welchem die mitgeteilte Bewegung der Herzpulsation vielfach nicht unerhebliche Lageveränderungen der Speiseröhrenwand bewirkt.

Ist der supponierte Fremdkörper auf die angeführte Art der Untersuchung nicht zur Darstellung gekommen, so steht uns zu seiner Erkennung noch der Weg offen, mit Hilfe von Kontrastmitteln sein Vorhandensein festzustellen. Läßt man den Patienten eine Kontrastflüssigkeit schlucken, so kann der Fremdkörper mitunter auf zweierlei Art in Erscheinung treten: Entweder es wird die Flüssigkeit durch einen nicht schattengebenden Fremdkörper, welcher das Lumen des Oesophagus obturiert, komplett zurückgehalten, oder es tritt der festsitzende, jedoch das Lumen nicht vollkommen oder nur zum Teil obturierende Fremdkörper als Schattenaussparung in Erscheinung. Letzterer Fall kommt nur bei Anwendung von Paste in Betracht (Abb. 182).

Täuschungen sind bei dieser Art der röntgenologischen Agnoszierung besonders leicht möglich und bei der Beurteilung von Schattenaussparungen ist die größte Vorsicht und Sorgfalt am Platze. Es muß immer daran gedacht werden, besonders bei älteren Leuten, daß eine allmählich entstandene Stenose erst gelegentlich des Schluckens eines größeren Bissens entdeckt und dann als steckengebliebener Körper gedeutet wird. In erster Linie kommen hier Neoplasmen in Betracht. Wenn es sich nicht um einen bestimmten supponierten Fremdkörper handelt, kann die Entscheidung, ob eine Schattenaussparung als Fremdkörper oder Neoplasma anzusprechen ist, auf unüberwindliche Schwierigkeiten stoßen (Abb. 183 u. 184). Ebenso können extraösophageale Veränderungen zur Vortäuschung eines Fremdkörpers führen, wie z. B. ein Drüsenpaket, welches eine Kompression auf den Oesophagus ausübt, um so mehr zur Täuschung Veranlassung geben kann, wenn die Drüsen, teilweise verkalkt, einen Schatten geben (QUIRING). In solchen Fällen wird unbedingt die Oesophagoskopie zur Entscheidung herangezogen werden müssen, bevor irgendwelche therapeutische Maßnahmen in Erwägung gezogen werden.

Manchmal gelingt es auch, nicht schattengebende Fremdkörper mittelst Kontrastflüssigkeit sichtbar zu machen. Und zwar kann dies dann geschehen, wenn es sich um poröse Bissen oder um solche mit rauher Oberfläche handelt. Durch Verschlucken größerer Mengen einer Bariumaufschwemmung kommt es da zu einer Imbibition des porösen Bissens oder zu einem Belag auf der rauhen Oberfläche (LENK, OPPIKOFER, WHITE).

Sollte nun auch die Untersuchung mit Kontrastflüssigkeit versagen, so steht noch ein Weg offen, den supponierten Fremdkörper zu agnoszieren. Und zwar durch Schluckenlassen von stark aufgefaserter, in Bariumpaste getränkter Baumwolle oder ebenso behandelten Baumwollfäden (WILONS). Besonders bei Fremdkörper, welche dünn sind (Fischgraten, kleine Holzsplitter), kann ein Teil der verschluckten Baumwollfäden an dem in das Lumen des Oesophagus geklemmten Splitter hangen bleiben und das Vorhandensein desselben so verifiziert werden (Abb. 185).

Selbstredend kann die Untersuchung mit Kontrastfüllung auch versagen und die Kontrastflüssigkeit kann an dem fraglichen Fremdkörper vorbeigleiten, ohne eine Schattenaussparung zu erzeugen, besonders bei kleinen, schmalen Körpern, welche in das Lumen eingekeilt sind. Dementsprechend wird auch bei der Kontrastuntersuchung nur der positive Befund, unter Berücksichtigung der Irrtumsmöglichkeiten, verwertet werden können, der negative Ausfall aber genau so wenig als Beweis gegen das Vorhandensein eines Fremdkörpers sprechen wie der mangelnde Schatten bei der Röntgenuntersuchung ohne Anwendung eines Kontrastmittels.

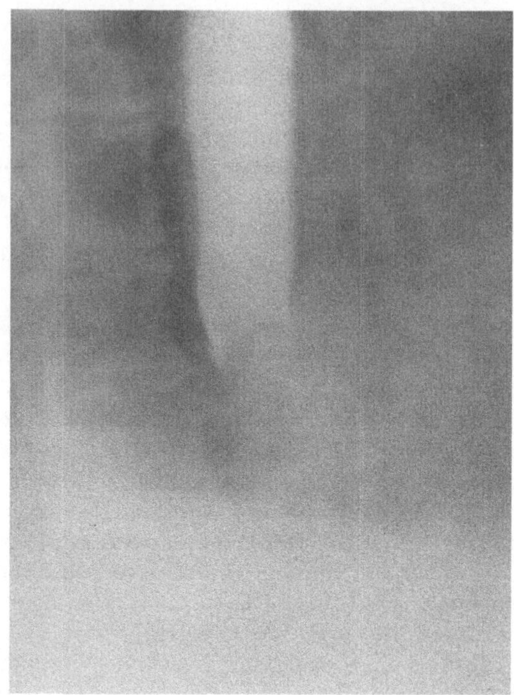

Abb. 183. Kompletter Verschluß des Speiserohrenlumens im caudalen Drittel des thorakalen Oesophagusabschnittes durch einen nicht schattengebenden Bissen (großerer Fleischbrocken).

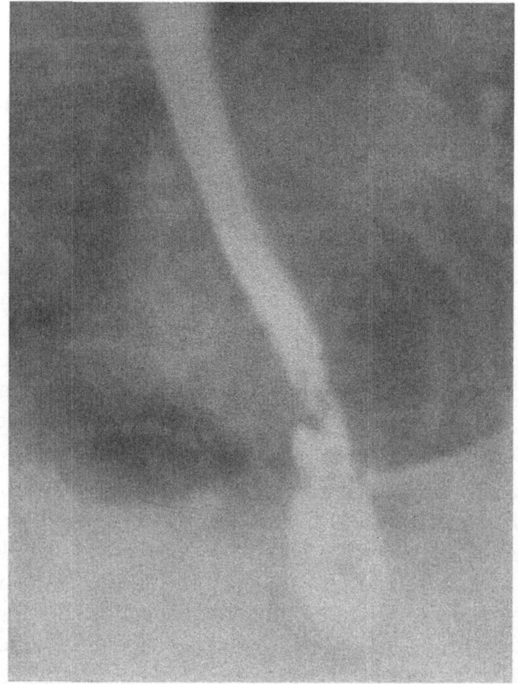

Abb. 184. Derselbe Fall, wie in Abb. 183 dargestellte nach Entfernung des steckengebliebenen Bissens. Die neuerliche Rontgenuntersuchung ergibt als Ursache des Steckenbleibens des Bissens ein noch wenig stenosierendes Carcinom des Oesophagus oral vom Hiatus.

Naturgemäß hat sich die Röntgenuntersuchung nicht nur darauf zu beschränken, das Vorhandensein des Fremdkörpers festzustellen, sondern die Untersuchung hat sich auch auf die oben angeführten Punkte zu erstrecken. welche sowohl für die Prognose, wie vor allem für die Art des therapeutischen

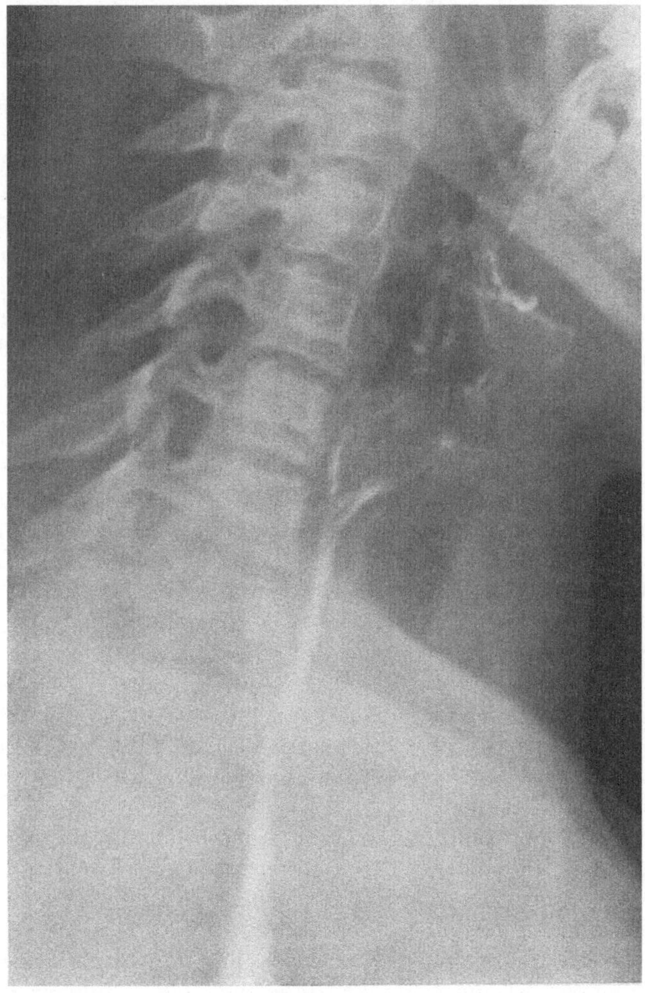

Abb. 185. Kontrastschattenflecke im Pharynx, welche die Stelle angeben, an welcher ein kleiner Huhnerknochen sich verkeilte. Die in Kontrastflussigkeit getauchte Baumwollfaden blieben zum Teil am Knochen hangen.

Vorgehens von größter Wichtigkeit sind. So ist von größter Wichtigkeit für die einzuschlagende Therapie, sowie auch für die weitere Röntgenuntersuchung, die Feststellung der Form und Größe des Fremdkörpers; ob derselbe glatt ist oder durch Spitzen oder scharfe Kanten die Wand der Speiseröhre gefährdet.

So einfach es für den ersten Moment erscheint, die Form eines Fremdkörpers röntgenologisch festzustellen, so kann dies auch dann schwierig sein, wenn der Fremdkörper als Schatten deutlich sichtbar ist. Täuschungen können dann um so leichter vorkommen, wenn es sich um einen Fremdkörper von ungewohnter Form oder um Bruchstücke eines Gegenstandes handelt, besonders wenn diese noch aus Teilen bestehen, welche, verschieden dicht und verschieden dick, nur zum Teil als Schatten sichtbar sind.

Auch bei sorgfältigster Untersuchung in den verschiedensten Projektionsrichtungen wird in einzelnen Fällen nur eine teilweise Klärung erfolgen können.

Bei der Beurteilung der Größe des Fremdkörpers dürfen zwei Momente nicht außer Acht gelassen werden: erstens, daß der Körper im Bilde durch die Zentralprojektion je nach dem Röhren- und Schirm-, bzw. Plattenabstand eine mehr oder minder starke Vergrößerung erfährt, und zweitens, daß Fremdkörper, welche nicht aus verschiedenen Projektionsrichtungen gesehen werden können, im Urteilsbilde eine perspektivische Verkürzung erfahren können.

Die Stelle, an welcher Fremdkörper in der Speiseröhre stecken bleiben können, ist eine sehr verschiedene, doch entspricht sie vielfach der Form und Größe des Körpers. Kleine, vor allem spitze Körper, können sich an jeder beliebigen Stelle im Verlaufe des Speiserohres in die Wand einbohren. Sehr große Körper wieder werden schon den Isthmus nicht passieren können und bleiben schon im Pharynx stecken. Sehr häufig, besonders bei Kindern, bleiben schon nicht allzugroße Gegenstände (Münzen, Knöpfe usw.) im Hypopharynx hinter dem Ringknorpel stecken, Fremdkörper aber, welche in den Oesophagus hineingelangen, können naturgemäß am leichtesten an den physiologisch engen Stellen stecken bleiben. Der Häufigkeit nach sind der Reihe nach zu nennen der Oesophaguseingang und die obere Thoraxapertur, dann erst die Bifurkationsenge und erst in dritter Linie die Enge über dem Hiatus. Körper, welche die Hiatusenge passiert haben, gelangen bereits in den Magen. An der Kardia bleiben diese nicht stecken.

Bei röntgenologischer Lokalisation des Fremdkörpers muß auf eine genaue Zentralprojektion geachtet werden. Besonders bei Röntgenaufnahme kann der Fremdkörper durch exzentrische Röhrenstellung leicht so stark verprojiziert werden, daß er um ein bis zwei Wirbel zu hoch oder zu tief lokalisiert wird. Daher ist es am zweckmäßigsten, die Lokalisation des Fremdkörpers unter Schirmkontrolle vorzunehmen.

Außer der Höhenbestimmung ist auch Aufgabe der Röntgenuntersuchung, festzustellen, ob der supponierte Fremdkörper des Oesophagus auch tatsächlich in der Speiseröhre liegt, und zwar zur Gänze oder ob er teilweise aus der Speiseröhre ausgetreten ist, z. B. Wandperforation durch Nadelspitze.

Diese Feststellung kann nur durch Anwendung von Kontrastmasse erfolgen. Am zweckmäßigsten ist die orale Verabreichung einer dünnen Paste, welche nicht so zäh ist, daß sie die Oesophagusperistaltik zu sehr anregt, dabei aber doch das Lumen ausfüllt. Auch ist zur Vermeidung einer stärkeren Peristaltik die Untersuchung in aufrechter Vertikalstellung und nicht in horizontaler Lage angezeigt. Sollte die Paste so rasch heruntergleiten, daß eine genaue Beobachtung mit einem Bissen nicht möglich war, so ist es vorteilhafter, die dünne Paste wiederholt schlucken zu lassen, als einen zähen Pastebissen zu verabreichen.

Einfach ist die Feststellung, daß ein gesichteter Fremdkörper tatsäcblich in der Speiseröhre liegt, wenn dieser das Lumen vollkommen obturiert. Anderenfalls kann der Fremdkörper nur dann als der Speiseröhre zugehörend angesehen werden, wenn er bei Beobachtung in allen Durchmessern im Bereiche der Bahn des

Kontrastschattens liegt. Besonders wichtig ist dies bei Fremdkörpern, bei welchen keine volle Sicherheit besteht, ob sie verschluckt oder aspiriert wurden. Wenn der Fremdkörper (naturgemäß nur, wenn es sich um einen als Schatten sichtbaren Fremdkörper handelt) in einer Projektionsrichtung zum Teil aus dem Schatten des Bolus herausragt, kann dies für Perforation sprechen. Doch ist hierbei große Vorsicht am Platze, da eine Perforation auch dadurch vorgetäuscht werden kann, daß der eingeklemmte Fremdkörper die Wand des Oesophagus lokal vorbuchtet und die Bucht völlig ausfüllt, so daß die Nische nicht sichtbar werden kann, da Kontrastmasse in sie nicht eindringt. Wie weit eine Diagnosestellung im Einzelfalle möglich ist, wird von der jeweiligen Form des Fremdkörpers und nur bei genauer Agnoszierung der Fremdkörperform abhängen.

Obzwar der Verdacht oder die Diagnose „Fremdkörper in der Speiseröhre" sich in der Regel aus der Anamnese ergibt, so muß immer an die Möglichkeit gedacht werden, daß außer einem Fremdkörper anderweitige Anomalien in oder außerhalb der Speiseröhre vorliegen, welche eben die Ursache des Steckenbleibens sind.

Das Steckenbleiben von Fremdkörpern bei Anomalien innerhalb der Speiseröhre erfolgt am häufigsten bei carcinomatösen und narbigen Strikturen des Speiseröhrenlumens. So einfach die Erkennung der Anomalie, besonders an der Hand der Anamnese bei ring- und röhrenförmigen Strikturen, im Einzelfalle mittelst der Röntgenuntersuchung sein kann, so groß können die Schwierigkeiten für die Erkennung der Striktur sein bei solchen von Taschen- und Klappenform. Solche Strikturen können auch für Flüssigkeiten plötzlich unpassierbar werden. Da es sich dabei nur ausnahmsweise um größere und dichtere, schattengebende Fremdkörper handelt, so fehlt auch in der Regel die Möglichkeit, aus der Konfiguration und Größe des Fremdkörpers darauf zu schließen, ob er geeignet wäre, die alleinige Ursache des Lumenverschlusses zu sein. Auch bei den seltenen Sarkomen und Fibromen des Oesophagus kann die bisher gute Passage durch einen verschluckten größeren Bissen plötzlich völlig aufgehoben werden. Traktionsdivertikel können auch die Ursache für das Steckenbleiben eines Fremdkörpers abgeben. Wenn der Fremdkörper den Trichter des Divertikels nicht völlig ausfüllt, so wird die Anomalie im Röntgenbilde nicht schwer zu erkennen sein, besonders wenn an die Möglichkeit einer solchen gedacht und die entsprechende Technik (s. Traktionsdivertikel) in Anwendung gebracht wird.

Von außerhalb der Speiseröhre gelegenen Anomalien, welche bei Verdacht auf einen Speiseröhrenfremdkörper in Betracht kommen und die Ursache für das Steckenbleiben abgeben können, kommen alle jene in Betracht, welche eine Kompression, Verziehung und Knickung der Speiseröhre zur Folge haben (s. Kapitel über Veränderungen der Speiseröhre bei Erkrankungen ihrer Nachbarschaft). In erster Linie sind hier die Veränderungen von Drüsen im Bereiche der Trachealbifurkation zu nennen. Die Speiseröhre kann infolge von Verwachsung mit indurierten Lymphdrüsen von solchen komprimiert werden. Wenn auch Drüsen, besonders Schatten verkalkter Drüsen, in der Regel der röntgenologischen Erkennung keine große Schwierigkeiten bieten, so können, wie schon eingangs hervorgehoben wurde, gerade Drüsenschatten, besonders wenn sie undeutlich in Erscheinung treten, Anlaß zur Verwechslung mit dem zu erwartenden Fremdkörper geben.

So einfach sich die Agnoszierung eines Fremdkörpers in der Speiseröhre mittelst der Röntgenuntersuchung gestalten kann, so große, oft nicht lösbare Schwierigkeiten ergeben sich schon bei den Fragen nach der genaueren Bestimmung der Form, Größe, Lage und Lokalisation des Fremdkörpers, sowie betreffs der Aufklärung der Ursache des Steckenbleibens, so daß die Röntgenuntersuchung diese Frage nur zum Teil oder in manchen Fällen gar nicht beantworten kann. Dabei handelt es sich um Fremdkörper, deren Vorhandensein vorausgesetzt werden kann.

Noch schwieriger liegen die Verhältnisse für die röntgenologische Agnoszierung eines Fremdkörpers, wenn keine Vermutung für das Vorhandensein eines solchen besteht. Abgesehen davon, daß in so einem Falle der Fremdkörper als Ursache der Schluckbeschwerden vielfach nicht erkannt werden kann, wird er zur Mißdeutung von Schattenaussparungen oder einer Schattenkonfiguration führen können, um so mehr, da es sich bei nicht im voraus zu erwartenden Fremdkörpern in vorwiegender Mehrzahl um nicht schattengebende Körper, meist größere Bissen, handelt. Es sollen an dieser Stelle nur als Beispiel zwei Möglichkeiten angeführt werden. Wenn oberhalb eines spastischen Verschlusses ein nicht schattengebender Fremdkörper (Bissen) stecken bleibt, so können die unregelmäßigen, gegebenenfalls auch unscharfen Konturen der unteren Begrenzung der Kontrastflüssigkeitssäule ein Carcinom vortäuschen. Oder es ist ein Traktionsdivertikel durch einen größeren Bissen ausgefüllt, wodurch keine Kontrastflüssigkeit in dasselbe eindringen und die Anomalie nicht zur Darstellung kommen kann.

IV. Veränderungen der Speiseröhre bei Erkrankungen ihrer Nachbarschaft.

1. Veränderungen der Speiseröhre bei Erkrankungen der Schilddrüse.

Der Oesophagus wird bei großen Strumen gewöhnlich in gleichem Sinne wie die Luftröhre verlagert (Abb. 186 u. 187). Besonders sinnfällig wird die Verlagerung bei intrathorakalen Strumaknoten. Doch ist die Deviation des Speiserohres vom normalen Verlauf in manchen, allerdings seltenen Fallen von jener der Luftröhre abweichend, und zwar in der Regel dann, wenn die Struma, die Luftröhre umwachsend, zum Teil zwischen Trachea und Oesophagus zu liegen kommt. Eine Kompression des Speiseröhrenlumens tritt nicht selten auf führt aber in der Regel zu keiner Stauungsdilatation oberhalb der Kompressionsstelle Allerdings sind vereinzelte Fälle bekannt, bei welchen es zu einer stärkeren Dilatation des Oesophagus gekommen ist. Ob dabei auch entzündliche Adhäsionen (Strumitis) eine Rolle spielen, ist derzeit nicht bekannt. Solche sackartige Ausbuchtungen, besonders wenn die Erweiterung des Lumens höhere Grade angenommen hat, können sowohl klinisch, wie auch röntgenologisch zur Verwechslung mit einem ZENKERschen Divertikel führen (PALUGYAY) (Abb. 188 a u. b). Es kann sogar beim Essen die für ZENKERsche Divertikel charakteristische Halsgeschwulst auftreten, die sich manuell exprimieren laßt. Im Röntgenbilde ist, ähnlich dem Befunde beim Grenzdivertikel (s. einschlägigen Abschnitt dieses Buches), das sackförmige Schattengebilde in Clavicularhöhe nachweisbar mit dem typischen Überfließen der Kontrastmasse in den Oesophagus (Abb. 189).

Differentialdiagnostisch gegenüber dem Divertikel ist entscheidend, daß bei der einfachen Ausbuchtung der Speiseröhre bei der Röntgenuntersuchung naturgemäß keine kraniale Sackbegrenzung nachweisbar ist, sondern es ist entweder schon in aufrechter Vertikalstellung die breite Luftsäule über der Kontrastmasse als Beweis dafür sichtbar, daß es sich um das Lumen der Speiseröhre und nicht um einen abgeschlossenen Sack handelt, oder aber es erfolgt in Horizontallage ein breiter Ausguß des ganzen Speiseröhrenabschnittes oberhalb des Sackes bis in den Pharynx.

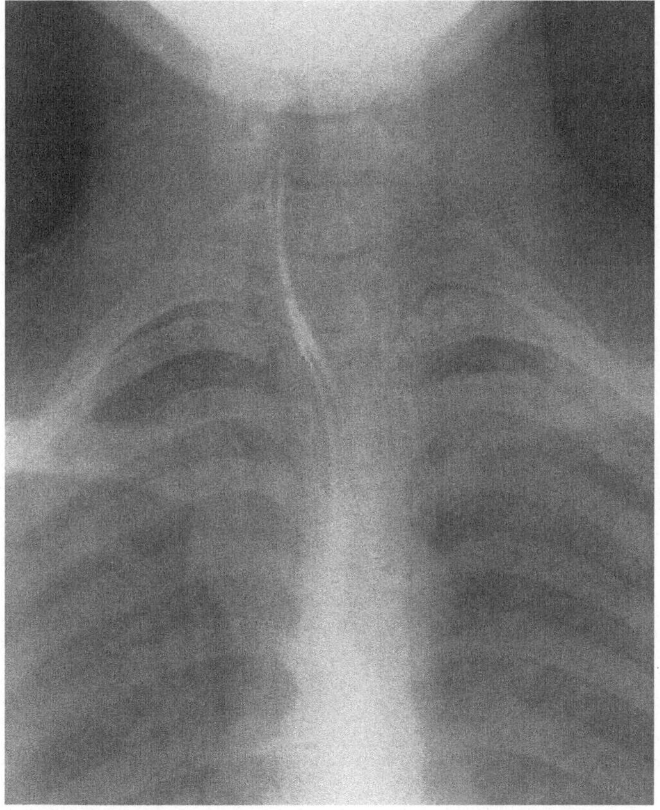

Abb. 186. Verdrangung des Halsoesophagus nach rechts durch einen Strumaknoten.

Bei der Deviation und auch bei der Kompression des Oesophagus ist in einigen Fallen keine Passageverzögerung der Kontrastmasse im Röntgenbilde nachweisbar. In anderen Fällen wieder ist eine deutliche Passageverzögerung zu sehen, nach den Untersuchungen von Jatrou und Sgalitzer in 60% aller Fälle. Die röntgenologische Beobachtung ergibt nach Jatrou, daß die Kontrastpaste den Anfangsteil des Oesophagus glatt passiert; nur selten findet sich hier eine Verlangsamung. Meistens beginnt die Verzögerung erst in der Höhe der Struma über der Brustapertur und erstreckt sich von dieser Stelle über den ganzen Oesophagus bis zur Kardia. Da diese Passageverzögerung nicht nur bei großen Stromaknoten nachweisbar ist, bei welchen die Passageverzögerung durch die Kompression bedingt sein kann, sondern auch bei kleineren Knoten, welche die Lumenbreite und auch den Verlauf des Oesophagus unbeeinflußt lassen, so glaubt JATROU eine andere Ursache annehmen zu müssen. Auf Grund seiner Beobachtungen und auf Grund von Pilocarpinversuchen kommt der genannte Autor zu dem Schlusse, daß als Ursache der Passageverzögerung in der Mehrzahl der Fälle ein Druck der Struma, meistens des intrathorakalen Teiles derselben, auf den Vagus anzunehmen sei. Der Druck führe zu einer Herabsetzung der peristaltischen Kraft der Oesophagusmuskulatur und dadurch zu einem Bilde.

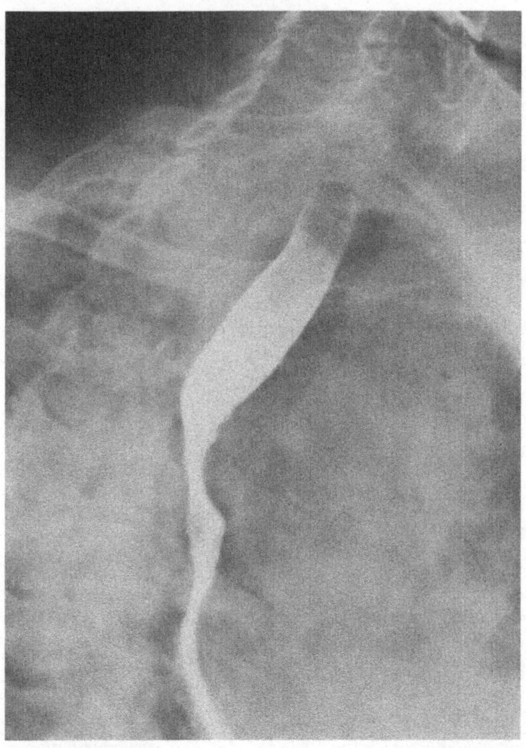

Abb. 187. Verdrangung der Speiserohre nach hinten und Kompression derselben im proximalen Anteil des thorakalen Abschnittes durch einen großen inthorakalen Strumaknoten.

daß dem der Atonie des Oesophagus entspricht. In welchem Maße der mitunter verminderte Schluckantrieb (buccopharyngealer Schluckdruck) eine Rolle spielt. konnte bisher nicht eindeutig festgestellt werden, doch scheint seine Verminderung nach den Untersuchungen von JATROU allein keinen erheblichen Einfluß auf die Passagegeschwindigkeit der Ingesta im Oesophagus auszuüben.

Die subjektiven Beschwerden gehen nicht immer parallel mit dem röntgenologisch objektiv nachweisbaren Befunde. So kann das Gefühl des Steckenbleibens der Speisen vorhanden sein, ohne daß eine Passageverzögerung der Kontrastmassen nachweisbar wäre; hier dürften wohl in erster Linie neuropathische Momente eine Rolle spielen. Hingegen kann auch die Passageverzögerung eine ganz eindeutige sein, ohne daß entsprechende subjektive Beschwerden vorliegen würden. Eine Erklärung hierfür steht noch aus.

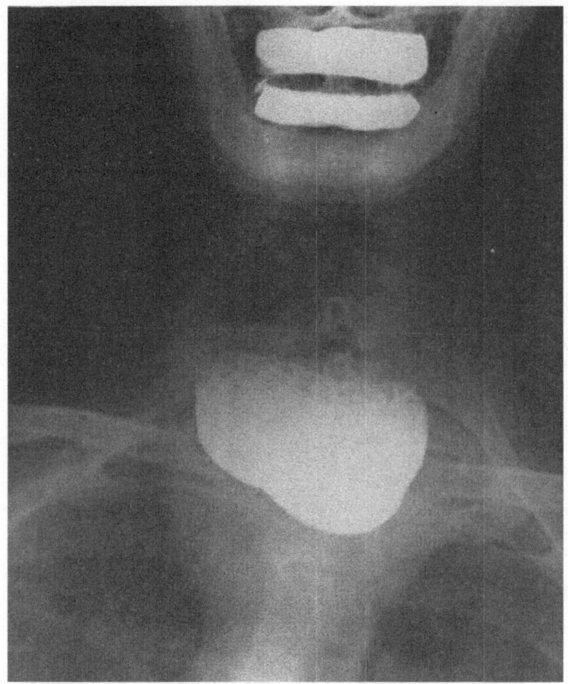

a

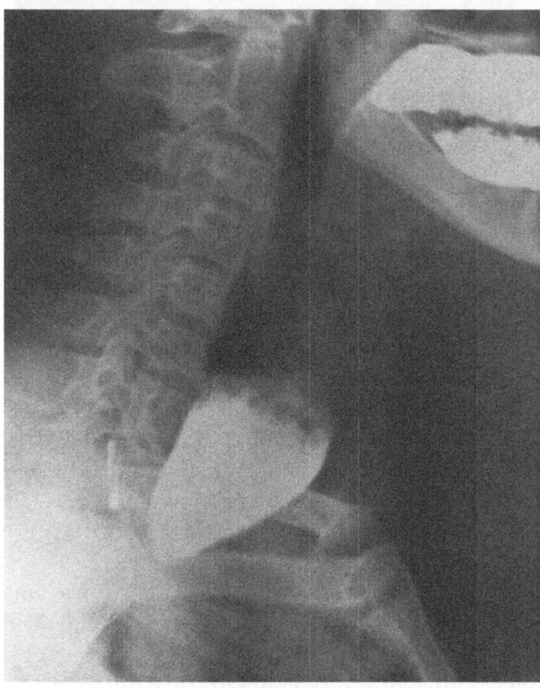

b

Abb. 188 a u. b. Taschenförmige Erweiterung des Oesophagus im Bereiche des Halsabschnittes bei substernaler Struma; die Tasche besitzt keine kraniale Begrenzung, sondern kommuniziert breit mit dem Pharynx; a in Sagittalprojektion, b in Frontalprojektion.

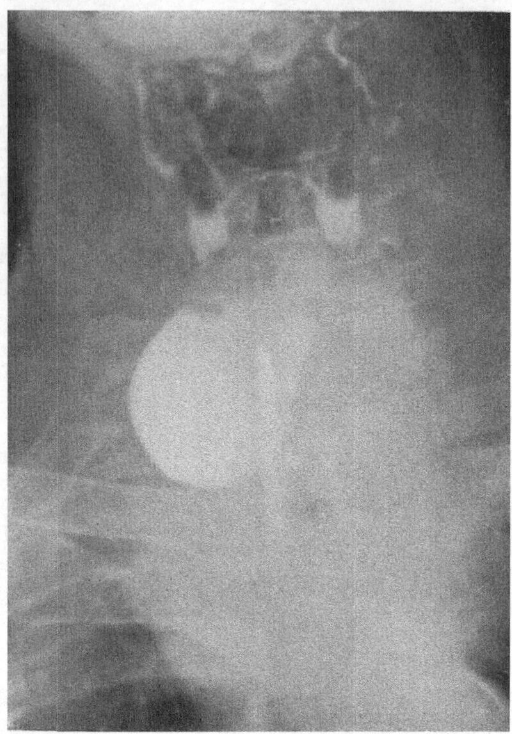

Abb. 189. Taschenförmige Erweiterung des Oesophagus bei substernaler Struma. Die Tasche ist nach vorne zu gelegen. Das typische Bild des Überfließens wie bei einem Zenkerschen Divertikel.

2. Veränderungen der Speiseröhre bei Erkrankungen des Mediastinums.

Bei Neoplasmen des Mediastinums, wenn sie eine gewisse Größe erreicht haben, erleidet die Speiseröhre in der Regel eine mehr oder weniger starke Verdrängung. Meist erfolgt die Verdrängung nach der Seite oder nach vorne, seltener wird der Oesophagus nach lateral-dorsal ausgebogen. Diese Verdrängung kann lange Zeit unbeobachtet bleiben, da die Deviation hohe Grade erreichen kann, ohne daß Schluckstörungen vorhanden wären, oder aber diese gegenuber den Beschwerden von seiten der mitverdrängten anderen Mediastinalorgane (Trachea, große Gefäße, Herz) vollkommen in den Hintergrund treten. Trotzdem kommt es mitunter zu Stenosenbeschwerden, welche dann oft nicht nur durch die Kompression des Mediastinaltumors, sondern durch infiltratives Übergreifen eines malignen Neoplasmas auf die Speiseröhre bedingt sind (Abb. 190). Hier kommen in erster Linie Lymphosarkome und Lymphogranulome in Betracht, welche, wie dies Haudek an der Hand von Fällen nachweisen konnte, auf die Speiseröhre übergreifen. Auch einschlägige pathologisch-anatomische Befunde liegen von Kundrat und Ridder vor. Die Speiseröhre wird nach Haudek entweder in der Weise befallen, daß sich ein oder mehrere Knoten in ihrer Wand bilden, über denen die Schleimhaut nicht zerstört zu sein braucht, oder aber das infiltrierende Wachstum der mediastinalen Geschwulst durchsetzt sämtliche Schichten, verdrängt schließlich auch das Epithel. Die Ausbreitung des Tumors in

der Speiseröhre folgt dem lockeren Zellstoff der Submucosa und den übrigen
Bindegewebszügen nicht nur zirkulär, wie ein primäres Oesophaguscarcinom,
sondern auch in der Längsrichtung.

Die subjektiven Schluckstörungen sind bei diesen Fällen recht verschieden.
Entweder fehlt eine Schluckstörung vollkommen, oder aber — und dies ist
recht charakteristisch — es treten anfangs Schluckbeschwerden in Form des
Steckenbleibens der Speisen auf, dieses verbessert sich aber im Verlaufe der
Erkrankung, was HAUDEK darauf zurückführt, daß mit dem Zerfall der Schleim-
haut und der Etablierung von Geschwüren eher eine Verbreiterung als eine
Stenosierung des Speiseröhrenlumens verbunden ist.

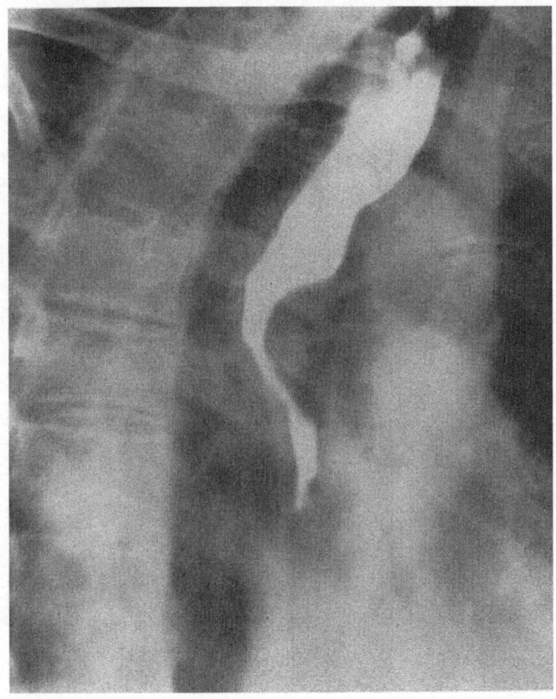

Abb. 190. Drusentumor bei Bronchialcarcinom, den Oesophagus in der Hohe der Tracheaibifurkation
komprimierend. Die beginnende Wandinfiltration durch Unscharfe und Starrheit der Wandung
gekennzeichnet.

Die röntgenologischen Symptome sind bei diesen Fallen nach HAUDEK
sehr charakteristisch: Schon bei der Durchleuchtung ohne Kontrastmittel fällt
die für Lymphosarkome oder Lymphogranulome charakteristische Verbreiterung
des Mediastinums in Form der scharfbegrenzten Schattenbildungen der Intum-
escenzen auf; bei der Kontrastmitteluntersuchung ist in der Regel eine mehr oder
weniger hochgradige Deviation des Speiseröhrenausgußschattens nachweisbar,
welcher auf eine längere Strecke die groben Unregelmäßigkeiten seiner Kontur
in ähnlicher Weise zeigt wie bei Carcinom des Oesophagus. Nebst der für Stenosierung charakteristischen, doch in der Regel nicht hochgradigen Verschmälerung
der Kontrastsilhouette sind auch Verbreiterungen derselben als Zeichen einer
Erweiterung des Lumens der Speiseröhre zu sehen. HAUDEK konnte in einem

Falle auch traktionsdivertikelartige Vorsprünge des Kontrastschattens nachweisen, und zwar sowohl zeltförmige, als auch buchtige, seiner Ansicht nach durch
die Bildung tiefer Buchten in der infiltrierten und schwielig veränderten Speiseröhrenwand zwischen höckerigen Wulstungen derselben bedingt.

Eine weitere Eigentümlichkeit konnte HAUDEK in einem Falle beobachten,
nämlich eine Tüpfelung des Kontrastschattens, die seiner Ansicht nach durch
knollige multiple Tumoren in der Wand des Oesophagus zu erklären ist (Abb. 191).

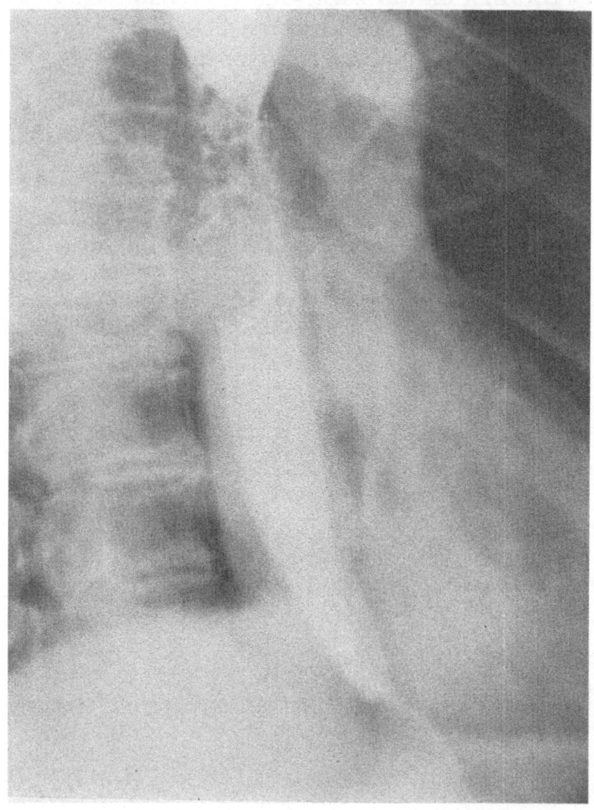

Abb. 191. Lymphosarkom des Mediastinums mit Einbruch in den Oesophagus. Typische Tupfelung
nach HAUDEK.

Die Veränderungen, welche in die Speiseröhre wuchernde Lymphosarkome
und -granulome verursachen, können bei der Röntgenuntersuchung des Oesophagus zunächst zu einer Verwechslung mit einem primären Speiseröhrenkrebs
führen. Es ergeben sich aber eine Reihe von differenzialdiagnostischen Symptomen,
welche die Unterscheidung wohl möglich machen. So fehlt beim Speiseröhrenkrebs zunächst eine stärkere Deviation der Speiseröhre. Diese ist, wenn überhaupt vorhanden, nur geringgradig und tritt in Fällen, bei welchen der Speiseröhrenkrebs, von einer circumscripten Wandstelle ausgehend, gleichzeitig nach
innen und stärker nach außen zu wuchert, auf. Auch fehlt beim Carcinom
eine Dilatation des Lumens, oder sie ist zunächst nur geringgradig und liegt
kranial von der Stelle, an welcher die Wandung der Speiseröhre Unregelmäßigkeiten aufweist. Hingegen entspricht bei lymphogranulomatöser oder lympho-

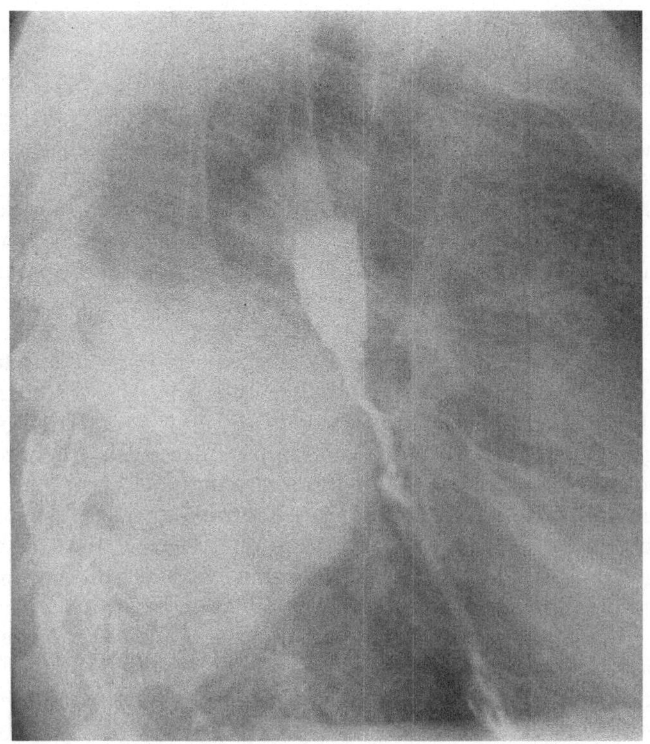

Abb. 192. Gleichzeitig bestehendes Carcinom des Oesophagus und Lungencarcinom. Das histologische Bild zeigt das Ineinanderwuchern der beiden Carcinome verschiedener Provenienz und Charakter. Intra vitam konnte die Diagnose nicht gestellt werden, sie schwankte naturgemäß zwischen einem Lungentumor und einem nach außen wuchernden Oesophagus Ca. Frontalaufnahme des Tumorschattens dorsal vom Oesophagus und der unregelmäßig begrenzten Kontrastsilhouette im wenig stenosierten Oesophagus.

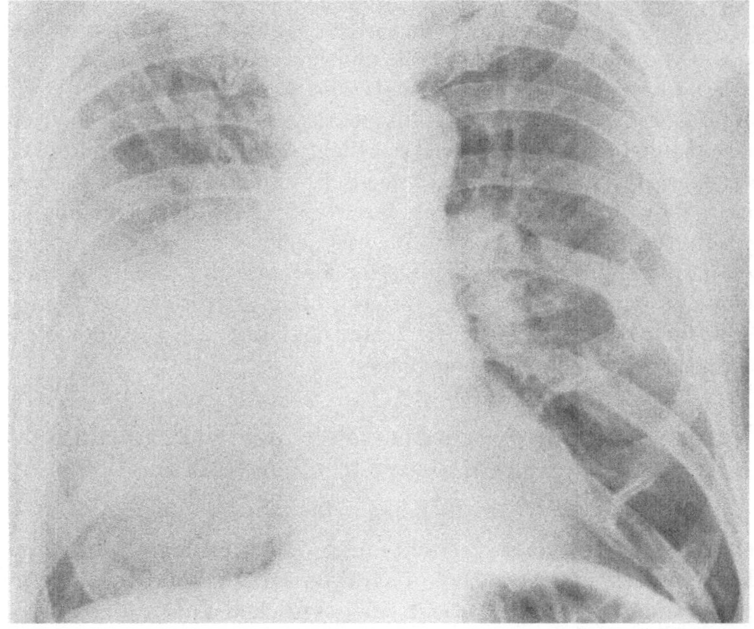

Abb. 193. Sagittalaufnahme des in Abb. 192 dargestellten Falles. Die Tumormassen verschatten den mittleren und caudalen Anteil des rechten Lungenfeldes.

sarkomatöser Erweiterung des Oesophagus die Dilatation dem Bereiche der Erkrankung. Endlich fehlen beim Carcinom des Oesophagus Traktionsdivertikelbildungen und auch die Tüpfelung des Kontrastschattens. Außer neoplastischen Veränderungen des Mediastinums können auch entzündliche Drüsenveränderungen sowie Mediastinitis zu Schluckstörungen führen. So in Form von Schrumpfung der Drüsen, nach Abklingen des akut oder chronisch entzündlichen Prozesses. Dies auch mit konsekutiver Adhäsionsdivertikelbildung der Speiseröhre, Vorkommnisse, die schon bei der Beschreibung der Divertikelbildungen des Oesophagus ihre Besprechung fanden (Abb. 192 u. 193).

Bei Grippe wurden durch funktionelle oder entzündliche Veränderungen der Speiseröhrenwand bedingte Schluckstörungen beobachtet (CURSCHMANN, STETTNER u. a.). In neuerer Zeit konnte FLEISCHNER auf Grund röntgenologischer Beobachtungen feststellen, daß die bei Grippe auftretenden heftigen Schluckstörungen auch auf einer Kompression durch mediastinale Lymphknoten beruhen können, welche letztere im Verlaufe dieser Erkrankung nach den pathologisch-anatomischen Beobachtungen von DIETRICH, BORST u. a. und nach klinischen Beobachtungen von KIRCH eine mächtige akute Schwellung erfahren können. Durch die mediastinale akute Drüsenschwellung kann es zu einer so hochgradigen Behinderung der Speiseröhrenpassage kommen, daß festere Bissen komplett stecken bleiben. Die röntgenologische Untersuchung ergab im Falle FLEISCHNERS eine Stauung der Kontrastmassen etwa zwei Finger breit oberhalb der Trachealbifurkation mit einer Verbreiterung des Schattens oberhalb der Stauung. Die untere Begrenzung des Schattens ist unregelmäßig zackig, ein ähnlicher Befund wie bei einer Carcinomstenose. Bei einer zweiten, wenige Tage später durchgeführten Röntgenuntersuchung ist eine geringere Erweiterung des Oesophagus oberhalb der Stenose nachweisbar. Die Konturen sind kleinwellig. Das Schattenband verjüngt sich trichterförmig bis zur Fadendicke, um nach einem Verlauf von 3 cm, wie die Untersuchung in Beckenhochlage zeigt, allmählich wieder breiter zu werden. Die enge Stelle liegt in der Höhe der Bifurkation. Die Asymmetrie des Oesophagusschattens läßt deutlich eine Kompression von rechts vorn her erkennen. Acht Wochen später ist keine Abweichung der Kontrastpassage und der Form der Ausgußsilhouette von der Norm nachweisbar. Aus der Beobachtung FLEISCHNERS ist ersichtlich, daß die Kompressionsstenose des Oesophagus bei akuter Mediastinaldrüsenschwellung gegenüber Carcinom röntgenologisch Schwierigkeiten bereiten kann. Es wäre das Ergebnis der Beobachtung weiterer Fälle notwendig, um entscheiden zu können, ob außer dem klinischen Befunde und dem wechselnden Befunde der wiederholten Röntgenuntersuchung auch noch typische differentialdiagnostische Röntgensymptome ermittelt werden können, welche die Unterscheidung von Carcinomstenose auch bei einmaliger Untersuchung ermöglichen.

3. Veränderungen der Speiseröhre bei Erkrankungen des Herzens und der großen Gefäße.

A. Dysphagia lusoria.

Unter Dysphagia lusoria versteht man ein Krankheitsbild, das klinisch durch das Symptom der Dysphagie charakterisiert ist und welchem eine angeborene Gefäßanomalie zugrunde liegt. Bei typischen Fällen dieser Veränderung entspringt die Art. subclavia dextra entweder als letzter Ast des Aortenbogens oder als Ast der Art. subclavia sinistra und verläuft dann entweder zwischen Oesophagus und Trachea oder zwischen Oesophagus und Wirbelsäule nach rechts hinüber. Nach ZENKER kann es nun vorkommen, daß der vor der genannten, Kreuzung liegende Teil eine durch Zirkulationsstörung bedingte aneurysmatische Erweiterung erfährt, andererseits kann durch Druck seitens des dystopischen Gefäßes eine partielle Oesophagusatresie zustande kommen. Die Frage, ob der Verlauf der Arteria subclavia dextra hinter dem Oesophagus bei sonst normaler Lage des Aortenbogens röntgenologisch erkannt werden kann, muß derzeit noch mangels einschlägiger Beobachtungen unbeantwortet bleiben. Bei erweiterter Subclavia wird wohl eine Verengung der Speiseröhre an der entsprechenden Stelle festgestellt werden können, ohne daß der Aortenbogen an seiner gewohnten Stelle vermißt wird.

Zu dem Krankheitsbilde der Dysphagia lusoria ist nach ZENKER noch eine zweite kongenitale Anomalie zu zählen, und zwar handelt es sich um eine angeborene Verlaufsanomalie der Aorta, wodurch diese hinter die Speiseröhre zu liegen kommt. Dem Krankheitsbilde liegt nach den Untersuchungen von SAUPE, HAMMER, GHON, HERZOG und FIRNBACH, LOEWENECK, RENANDER, NICATRA, MEHNERT u. a. eine „hohe Rechtslage der Aorta" zugrunde. Normalerweise entwickelt sich nach KRAUSE die Aorta aus der 4. linken Kiemenarterie, welche entwicklungsgeschichtlich in 5—6 Paaren angelegt werden. Die 4. rechte Kiemenarterie wird zur rechten Subclavia. Aus der linken 5. Kiemenarterie wird der Ductus Botalli, die rechte 5. Kiemenarterie obliteriert hingegen schon in der Anlage.

Im Falle von „hoher Rechtslage" entwickeln sich die beiden Arterien umgekehrt (HAMMER); die vierte rechte wird zur Aorta, die vierte linke zur Subclavia sinistra, die fünfte rechte zum Ductus Botalli, die linke obliteriert, oder es obliteriert (GHON) die vierte Kiemenarterie und die linke absteigende Aortenwurzel, während die fünfte linke Kiemenarterie, der linke Ductus Botalli zum Anfangsteil der Arteria subclavia sinistra wird. Unter den verschiedensten Variationen wurde von seiten der Anatomen auch ein doppelter Aortenbogen beobachtet.

Der auf die verschiedenen Arten zustandegekommene abnormale Verlauf der Aorta zeigt dementsprechend auch verschiedene Variationen. So kann die Aorta descendens am rechten Wirbelrande nach abwärts ziehen (GHON). Es kann aber die Aorta descendens auch bis zum Hiatus aortae, gewissermaßen als Spiegelbild des normalen Verhaltens vorwiegend rechts von der Wirbelsäule verlaufen, sie kann aber auch fast median zwischen Oesophagus und Wirbelsäule nach abwärts ziehen (ZENKER) oder die Wirbelsaule in mehr oder weniger spitzem Winkel kreuzen und dann am linken Wirbelsäulenrande verlaufen; sie kreuzt dann entweder zwischen Wirbelsäule und Oesophagus oder zwischen Oesophagus und Trachea nach links hinüber.

Es können infolge der beschriebenen Anomalien erhebliche Schluckstörungen auftreten, welche so hohe Grade erreichen können, daß der Patient durch die mangelhafte Nahrungsaufnahme stark abmagert, wie dies SAUPE in einem Falle beobachten konnte. Es konnte an der Hand der spärlichen, bisher beobachteten Fälle nicht eindeutig nachgewiesen werden, ob dabei tatsächlich eine Behinderung der Speisepassage als Ursache anzunehmen ist, oder ob noch andere Momente eine Rolle spielen. Daß eine mechanische Behinderung für den

Speisetransport als wesentlicher Faktor in Betracht käme, erscheint um so unwahrscheinlicher, da bisher keine Stenosierung höheren Grades beobachtet wurden. Viel plausibler erscheint die Erklärung STRÜMPELLs, der die Beschwerden darauf zurückführt, daß ein durch den Oesophagus hindurchgleitender größerer

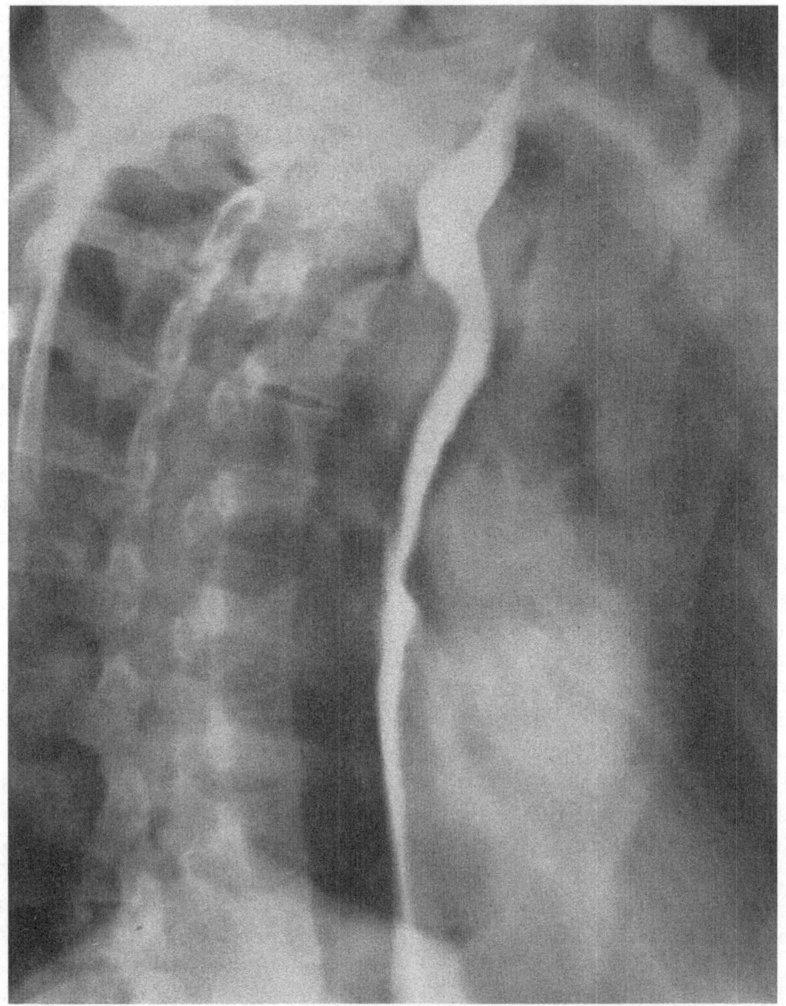

Abb. 194. Hohe Rechtslage der Aorta (Dysphagia lusoria). Der Oesophagus verlauft vor dem Aortenbogen und wird von hinten und rechts eingedellt. Die Aufnahme im zweiten Schragdurchmesser bei ventro-dorsalem Strahlengang. (Aus der Herzstation in Wien, Dr. ROSLER.)

Bissen die Aorta komprimiert und dadurch zur Entstehung von Beängstigungen und Herzklopfen Anlaß gibt. In der Konsequenz wäre eine nicht unbegründete Furcht vor jedweder Nahrungsaufnahme das ausschlaggebende Moment für die Ernährungsbehinderung.

Die Erkennung der Anomalie ergibt sich nach SAUPE aus der röntgenologischen Beobachtung, und zwar am besten bei der Durchleuchtung im zweiten schrägen

Durchmesser (HERZOG und FIRNBACHER). Und zwar zeigt sich bei der Kontrastfüllung der Speiseröhre an der Stelle, wo sonst die durch den Aortenbogen
hervorgerufene Eindellung der linken Vorderwand sichtbar zu sein pflegt, keine
Impression, dagegen ist in gleicher Höhe an der rechten Seite der Hinterwand
der Speiseröhrenausgußsilhouette eine solche Eindellung wahrnehmbar, welche
ebenfalls durch die Aorta hervorgerufen wird; entsprechend ihrem Verlaufe
dorsal vom Oesophagus an der Hinterwand. Gleichzeitig ist auch in Sagittalprojektion die mehr oder weniger starke Rechtslage des Aortenbulbus auffällig
(Abb. 194).

Differentialdiagnostisch werden Tumorbildungen im hinteren Mediastinum,
Senkungsabsceß, vertebrale Exostosen und Tumoren der Wirbelsäule zu berücksichtigen sein. Die Differentialdiagnose wird sich röntgenologisch unschwer
einerseits aus den für die einzelnen Erkrankungen charakteristischen Röntgensymptome ergeben, andererseits wird die Lage des Aortenschattens Klarheit
bringen.

B. Erkrankungen der Aorta.

Bei Erkrankungen der Aorta kann die Speiseröhre in Mitleidenschaft gezogen
werden, wenn die Erkrankung den Aortenbogen und die angrenzenden Partien

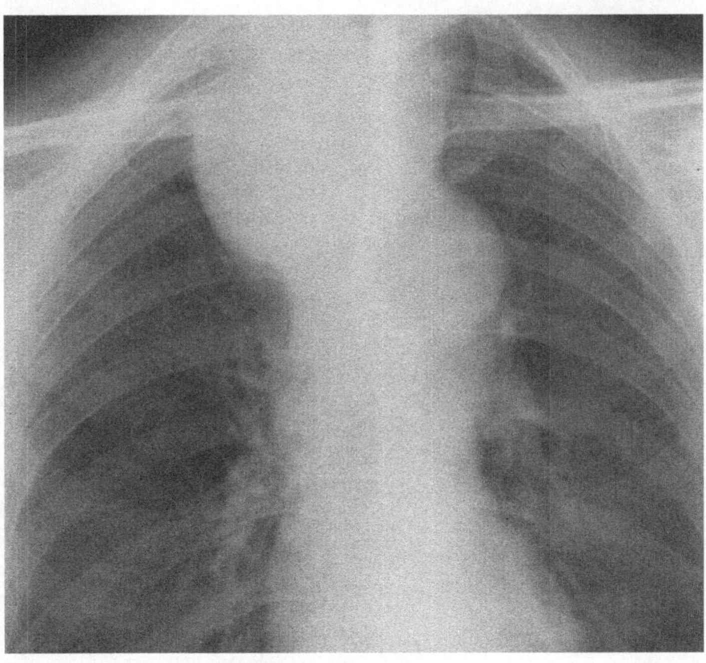

Abb. 195. Starkere Eindellung des Oesophagus im Bereiche des erweiterten Aortenbogens. Gleichzeitige Linksveranderung des Oesophagus durch einen intrathorakalen Strumaknoten, wodurch
die Einengung des Oesophagus verstarkt wird.

der Aorta ascendens oder descendens betreffen, entsprechend der engen Lagebeziehung des Oesophagus zur Aorta in diesem Bereich. Schon eine mittelstarke
Verbreiterung der Aorta kann mitunter zu einer stärkeren Verschmälerung
des Speiseröhrenlumens im Bereiche der physiologischen Aortenenge führen
(Abb. 195), so daß die Speisen, welche schon normalerweise an dieser Stelle

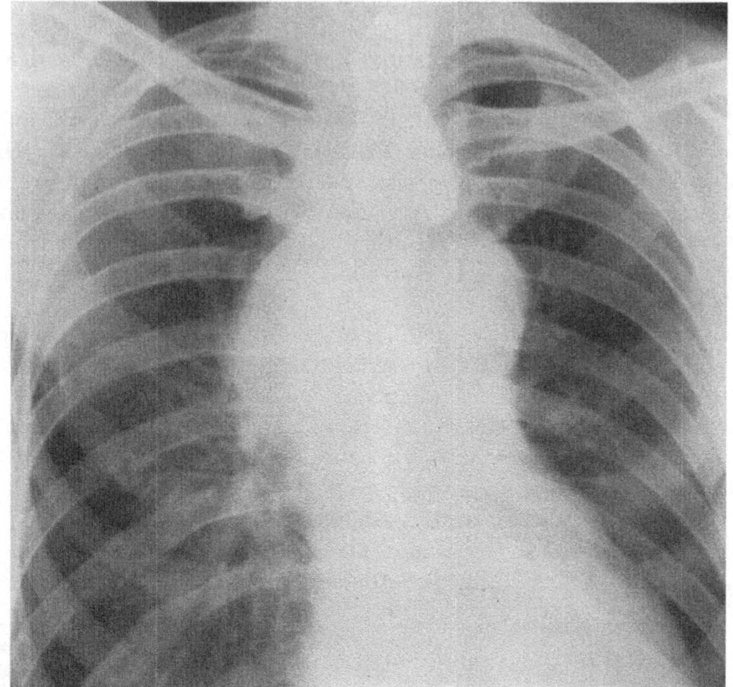

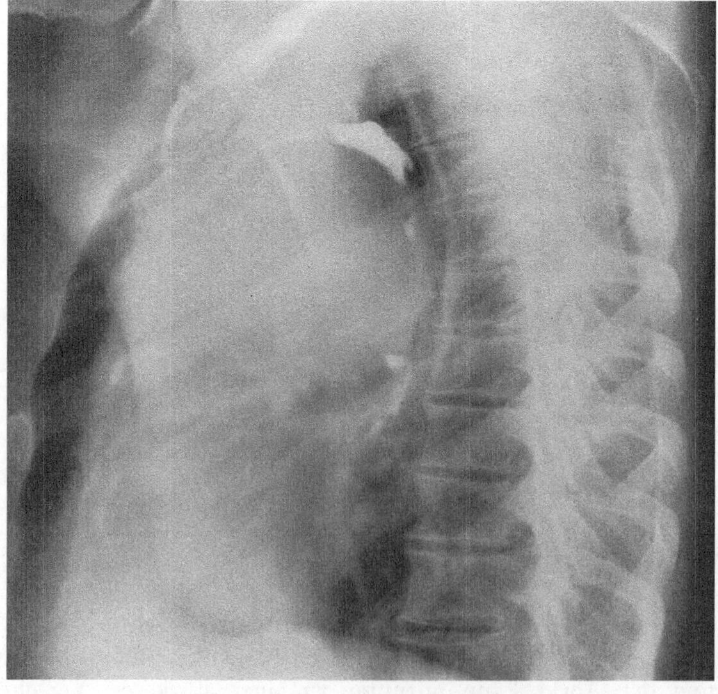

Abb. 196 a u. b. Starke Kompression der Speiserohre durch ein Aszendens-Aneurysma. Der Oesophagus ist gegen die Wirbelsaule gepreßt und abgeflacht. a Sagittalaufnahme. b Frontalaufnahme.
(Aus der Herzstation in Wien, Dr. ROSLER.)

für kurze Zeit aufgehalten werden, eine stärkere Passageverzögerung erfahren können. Nach den Beobachtungen von v. FALKENHAUSEN können aber größere Bissen allein schon dadurch an der physiologischen Aortenenge in ihrer Fortbewegung gehindert werden, daß eine sklerotische Aortenwand durch ihre geringe Nachgiebigkeit, die Lumenerweiterung des Oesophagus behindert. Zu einer stärkeren Stenosierung kommt es aber in der Regel nicht, da die Speiseröhre bogenförmig, meist nach rechts ausweicht. Bei Aneurysmen der Aorta, besonders bei Aneurysma der Aorta descendens, kommt es in der Regel zu einer stärkeren Verlagerung nach rechts. Hier kann es schon zu stärkeren Kompressionen kommen, wenn die Ausbiegung des Speiserohres nur eine geringe ist, denn sie wird dann durch das Aneurysma gegen die Wirbelsäule zu gepreßt (HELM). In so einem Falle können infolge der Stenosierung auch beträchtlichere Schluckbeschwerden auftreten, indem festere Speisen nur durch häufiges Nachspülen herunterbefördert werden können oder ganz stecken bleiben (Abb. 196 a u. b). Gleichzeitig besteht meist ein Druckgefühl, welches sich bis zu heftigem Druckschmerz steigern kann und hinter das Brustbein lokalisiert wird. Seltener erfolgen Schluckbeschwerden bei Aneurysmen der Subclavia und der Carotis, doch ist es auch bei Aneurysmen dieser Arterien klar, daß die Speiseröhre durch Verdrängung in Mitleidenschaft gezogen wird.

Die Verlagerung der Speiseröhre bei Aneurysmen hat schon in einer Reihe von Fällen mit ihren konsekutiven Schluckbeschwerden die verhängnisvolle Konsequenz gezeitigt, daß bei der Sondierung solcher Patienten die Speiseröhrenwand und das Aneurysma mit der Sonde durchstoßen wurde. Diese Vorkommnisse sind nach TESCHENDORF eine Warnung und stellen eine Hauptindikation dar, vor jeder Sondierung der Speiseröhre eine Durchleuchtung vorzunehmen, analog wie schon jede diagnostische Magenaushebrung ohne vorhergehende physikalische Untersuchung des Herzens und der großen Gefäße streng kontraindiziert ist.

C. Erkrankungen des Herzens.

Die Veränderungen, welche der Oesophagus bei Herzerkrankungen erleidet, sind nach den Untersuchungen von JOACHIM, RAUTENBERG, BAUX, CREMER, COTTIN, FRÉDÉRICQ und NIKOLAI, MINKOVSKI, vor allem aber nach den anatomischen Studien von KOVACS und STÖRK, sowie den röntgenologischen Beobachtungen von GÀBERT, VON FALKENHAUSEN, RÖSLER und WEISS durchwegs auf Größenveränderungen des linken Vorhofes zurückzuführen. Die engen topographischen Lagebeziehungen zwischen Vorhof und Oesophagus schaffen zweifellos dafür eine Disposition. Liegt doch unterhalb der Bronchialteilung der Oesophagus hinter dem Perikardium (Pars pericardiaca oesophagi), und zwar zieht er an jenem Teil, welcher die Rückenfläche des linken Vorhofes bedeckt, vorbei: Das Perikard und auch der linke Vorhof können hierbei von ihm schon unter physiologischen Verhältnissen einen leichten Eindruck erleiden (WALDEYER-JOESSEL), der Vorhof begleitet den Oesophagus hierbei auf eine Strecke von 5—6 cm, die untere Grenze ist kaum 2 cm vom Zwerchfell entfernt. Der Verlauf des infrabifurkalen Brustteiles der Speiseröhre, etwa $^2/_5$ seiner Gesamtlänge entsprechend (HACKER), hängt dabei wesentlich von der Lage seiner Zwerchfelldurchtrittsstelle ab. Diese Stelle kann (MEHNERT) entweder 2—3 cm vor der Wirbelsäule liegen oder auch nahe der Medianlinie, in extremen Fällen aber 3 cm von ihr nach links abstehen. Innerhalb dieses infrabifurkalen Bereiches kann nun bei entsprechendem Grade von Herzvergrößerung der Oesophagus zwischen linkem Vorhof und Wirbelsäule eingeklemmt werden. Häufiger als eine Kompression erfolgt eine Verdrängung der Speiseröhre durch den vergrößerten linken Vorhof, welcher bei seiner Vergrößerung sowohl nach rechts, wie nach links randbildend werden kann (ASSMANN). KOVACS und STÖRK haben nachgewiesen, daß es auch bei beträchtlicher Verbreiterung des Vorhofes zu keiner Kompression zu kommen braucht, sondern der Oesophagus bogenförmig nach rechts ausweicht. Diese Abdrängung von der Wirbelsäule kann nach der Seite und etwas nach vorne erfolgen, so daß

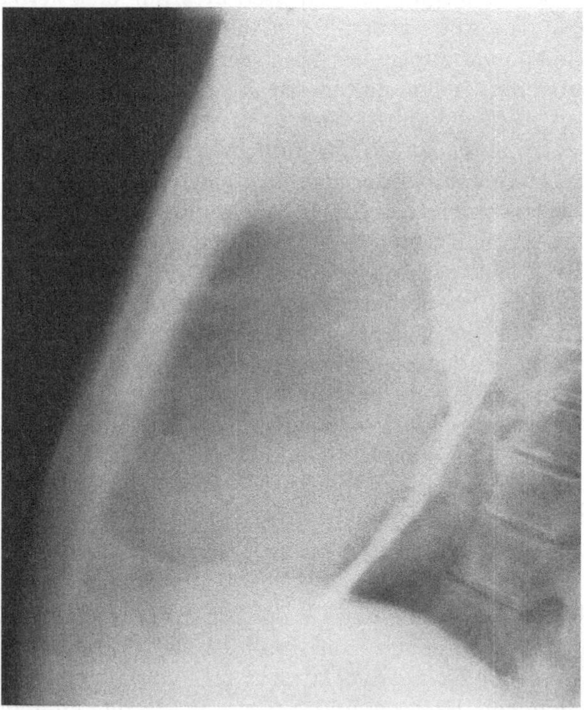

Abb. 197. Dorsale Verdrangung des Oesophagus bei maßiger Erweiterung des linken Herzvorhofes (Frontalaufnahme).

der vergrößerte Vorhof den Oesophagus nach hinten zu überragt (GÄBERT). Doch braucht die Verbreiterung des Vorhofes noch gar nicht so hohe Grade erreicht zu haben, um eine Deviation der Speiseröhre zu verursachen. Nach GÄBERT kann schon bei Fällen, in denen die Ausbauchung des linken Vorhofes und dementsprechend die Einengung des Retrokardialfeldes nur eine so geringe ist, daß sie gegenüber der Norm differential-diagnostische Schwierigkeiten bereiten kann, die Abdrängung des Oesophagus nach rechts und hinten schon frühzeitig im Röntgenbilde an der Verlaufsänderung des Silhouettenschattens des Speiseröhrenlumenausgusses nachweisbar sein, so daß diese Abweichung direkt als Kriterium für die Beurteilung dienen kann, ob der linke Vorhof in seiner Größe noch als normal oder als vergrößert anzusehen ist (Abb. 197 u. 198 a u. b).

Daß die Verdrängung nicht immer nach rechts erfolgt, konnten Rösler und Weiss an einer Reihe von Fällen nachweisen, da sie die Deviation nach links, bzw. nach links hinten sahen. Sie konnten diesen Befund sowohl bei Fällen von Mitralfehlern, wie auch bei kombinierten Vitien beobachten.

Nach Rösler und Weiss dürften die Fälle der Linksdeviation durch den links von der Medianlinie erfolgenden Zwerchfelldurchtritt bedingt sein. Nach Teschendorf dürfte in diesen Fällen von vornherein kein prävertebraler, sondern ein links prävertebraler Verlauf (Corning) der Speiseröhre bestanden haben. In einem solchen Falle kann nach Teschendorf die mehr links gelegene Speiseröhre durch den vergrößerten linken Vorhof nach hinten gepreßt werden oder auch nur ihr oberer Teil vor die Wirbelsäule gelagert werden, dadurch, daß der hinten ums Herz herumgreifende Vorhof diesen Oesophagusteil vor sich herschiebt. Eine einheitliche Erklärung steht jedenfalls noch aus.

Die Deviation und auch die Kompression der Speiseröhre bei Vitien braucht keineswegs in einer zwangsläufigen Proportion mit dem Grade der Ausdehnung des linken Vorhofes zu stehen. Nach Rösler und Weiss dürften unter anderen in erster Linie die räumlichen Thoraxverhältnisse bestimmend sein. Im allgemeinen wird in einem Thorax mit größerer Tiefenausdehnung der Oesophagus weniger rasch durch Raummangel zwischen der hinteren Seite des Vorhofes und der Wirbelsäule zum Ausweichen gezwungen werden als in einem flachen Thorax. Daß die Lage des Hiatus oesophageus gelegentlich die Verlaufsform des Oesophagus zu beeinflussen vermag, ist nach Rösler und Weiss auch wahrscheinlich.

Die subjektiven Beschwerden der in Mitleidenschaft gezogenen Speiseröhre sind bei Erkrankungen des Herzens oder der großen Gefäße ihrem Grade nach sehr verschieden und stehen absolut nicht immer in gleichem Verhältnisse zu dem Grade der Veränderung. So können bei stärkerer Deviation des Oesophagus bei einem Aneurysma jedwede Schluckbeschwerden fehlen, hingegen kann bei Arteriosklerose der Aorta eine Passageverzögerung größerer Bissen in der Höhe der Aortenenge in intensiveren subjektiven Beschwerden zum Ausdruck kommen. Die Kranken haben in der Regel beim Trinken von Flüssigkeit keinerlei Beschwerden, nur bei höheren Graden von Passagebehinderung tritt eine Störung beim raschen Trinken von Flüssigkeit in seltenen Fällen auf. Bei größeren Bissen wird über das Gefühl des Steckenbleibens geklagt, mitunter auch über ein Druckgefühl während des Essens konsistenterer Nahrung.

Die röntgenologische Beobachtung der Speiseröhrendeviation und Kompression unterliegt keinerlei Schwierigkeiten. Durch fortgesetztes Schlucken von Kontrastpaste in Horizontallage, jedoch in der Regel auch schon beim Trinken in Vertikalstellung läßt sich ein komplettes Ausgußbild der Speiseröhre erzielen. Mittelst Durchleuchtung in sagittaler und frontaler Projektion, sowie in den verschiedenen Schrägdurchmessern lassen sich die Lageveränderungen, sowie eine Kompression an der Verschmälerung des Ausgußschattens deutlich erkennen. Abweichungen des Speiseröhrenausgußschattens von seiner normalen Lage müssen stets an eine extraösophageale Erkrankung denken lassen und die Ursache ergibt sich in der Regel leicht aus dem röntgenologischen Befunde der dem Oesophagus benachbarten Organe. Differentialdiagnostische Schwierigkeiten werden sich nicht ergeben. Der Grad der Passagestörung ergibt sich bei

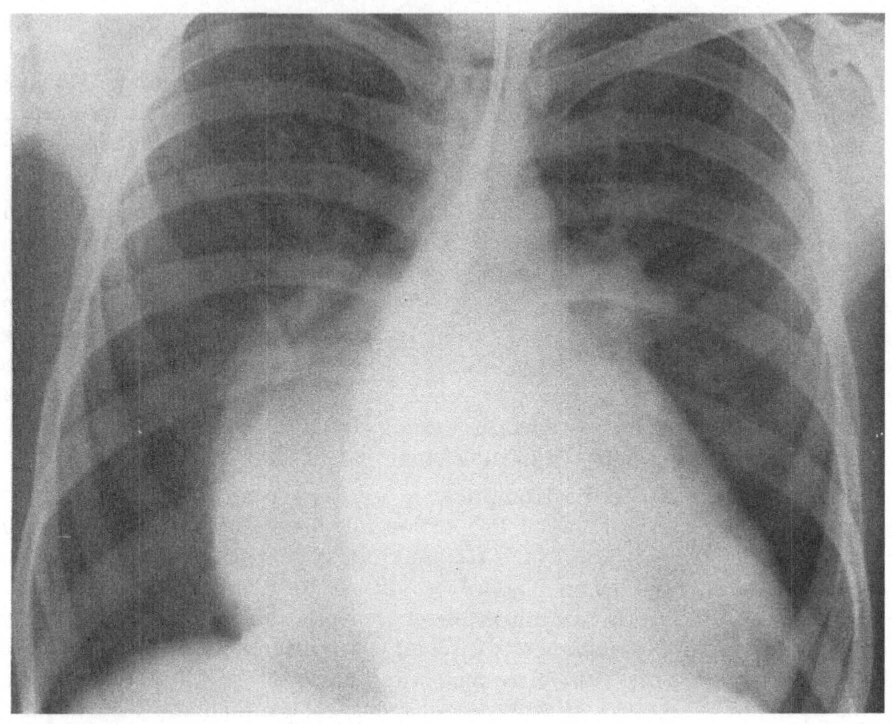

a

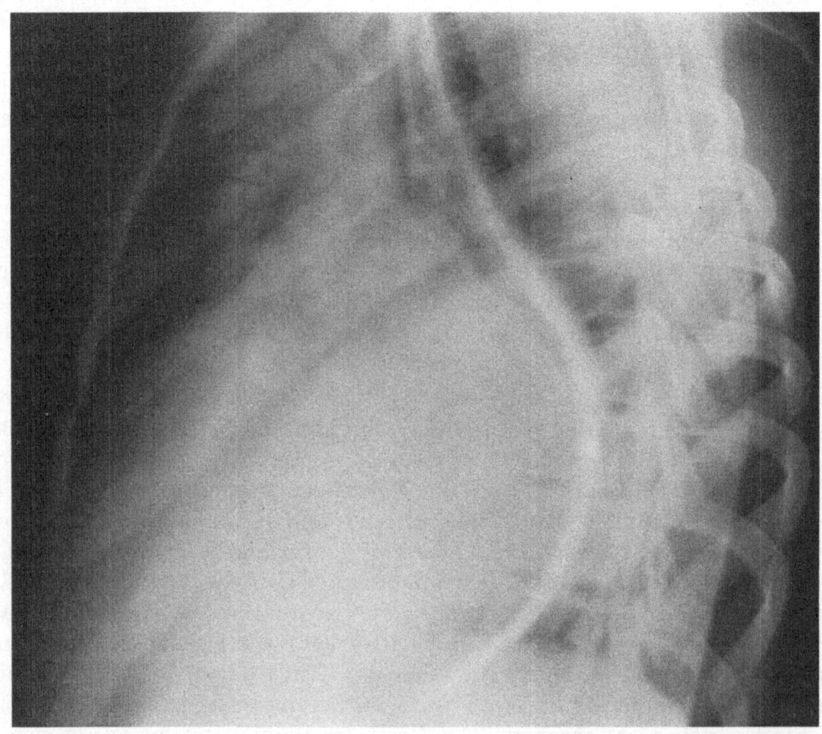

b

Abb. 198 a u. b. Starke dorsale und maßige Verdrangung des Oesophagus nach rechts, sowie Kompression desselben durch den linken Vorhof bei hochgradiger Dilatation. a Sagittalaufnahme. b Frontalaufnahme. (Aus der Herzstation in Wien, Dr. ROSLER.)

der röntgenologischen Untersuchung mittelst flüssiger und pastöser Kontrastmasse, im Einzelschluck verabreicht.

Bemerkenswert ist, daß die Passagebehinderung eine so hochgradige sein kann, daß Paste, im Einzelschluck genommen, an der Stelle der größten Enge komplett stecken bleibt und erst durch den nächstfolgenden Bissen weitergeschoben wird. Dabei können subjektive Beschwerden dieser röntgenologisch objektiv nachweisbaren Störung vollkommen fehlen. Die wechselnde Breite der Schattensilhouette, auch an der Stelle der größten Enge, sowie scharfe Silhouettenkonturen bei erhaltenem peristaltischem Wellenablauf ergeben im Röntgenbilde eindeutig die Unterscheidung gegenüber Narbenstenose oder Wandinfiltration.

4. Veränderungen der Speiseröhre bei Lungenkrankheiten.

Bei Erkrankungen der Lunge erleidet der Oesophagus nur selten Veränderungen, welche dem Patienten Beschwerden verursachen. In erster Linie wären

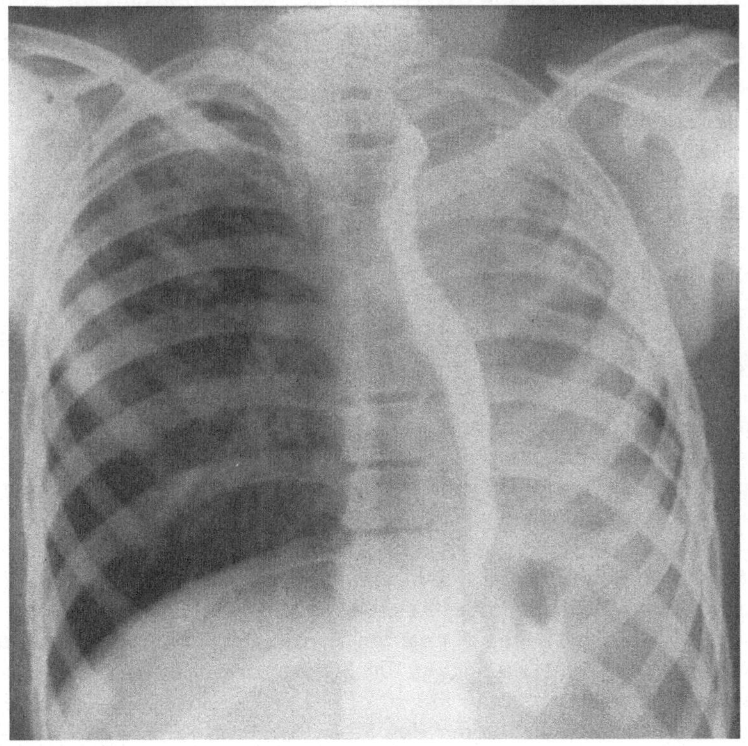

Abb. 199. Verziehung des Oesophagus nach links, gemeinsam mit den übrigen Mediastinalorganen, bei linksseitiger Thoraxschrumpfung. Sagittalaufnahme. (Aus der Herzstation in Wien, Dr. RÖSLER.)

hier maligne Neoplasmen zu erwähnen, welche in ihrem schrankenlosen infiltrativen Wachstum auch die Speiseröhrenwand durchwuchern und nun ähnliche Stenosenerscheinungen hervorrufen können wie ein primäres Carcinom des Oesophagus. Differentialdiagnostisch wird auch hier, so wie bei malignen Neoplasmen des Mediastinums, die gleichzeitig durch den extraösophagealen Tumor

19*

bedingte Deviation der Speiseröhre, sowie der röntgenologische Nachweis der Schattenbildung oder der Konsequenzen des Neoplasmas im Lungengewebe die röntgenologische Unterscheidung ermöglichen. Allerdings darf auch die seltene Möglichkeit nicht außer Acht gelassen werden, daß nebst einem Carcinom der Speiseröhre gleichzeitig auch ein Neoplasma der Lunge vorliegt.

Bei nicht bösartigem Neoplasma, sowie bei entzündlichen Erkrankungen der Lunge erfährt die Speiseröhre in der Regel keine Kompression, sondern nur eine Verlagerung, welche in der Regel gleichzeitig mit der Verlagerung anderer Mediastinalgebilde im Rahmen einer Mediastinalverschiebung erfolgt.

Am häufigsten kommen Verlagerungen der Speiseröhre nach GLOGAUER bei cirrhotischen, schrumpfenden Lungenprozessen vor (Abb. 199). Dabei kann die Verlagerung auf drei verschiedene Arten erfolgen: 1. Durch den direkten Zug von Adhäsionen der Pleura mediastinalis. In diesen Fällen können röntgenologisch vielfach Adhäsionsdivertikel der Speiseröhre beobachtet werden. Die meisten Fälle von multiplen Traktionsdivertikeln dürften auf diese Art zustande kommen. 2. Es kann die Verziehung des Oesophagus mit dem Mediastinum bei Schrumpfungsprozessen der Lunge dadurch zustande kommen, daß der schrumpfende Lungenlappen einen Zug auf den Hauptbronchus ausübt und durch diesen, sowie durch die in die Schrumpfung hereingezogene Trachea wird die Traktion auch auf das Herz und den Oesophagus übertragen. 3. Endlich kann die Deviation auch bei Schrumpfungsprozessen durch Druckdifferenzen im Thoraxraum bedingt sein. Die Deviation der Speiseröhre erfolgt vorwiegend bei linksseitiger Lumgenschrumpfung und auch da werden hauptsächlich die Partien von der Verziehung getroffen, welche über der Aortenenge liegen (SCHWARZ), und die unter der Trachealbifurkation gelegenen Abschnitte. Dadurch zeigt das Ausgußbild der Speiseröhre bei der Sagittalprojektion im Röntgenbilde eine „Z"-förmige Gestalt. Eine geradlinige Abweichung erfolgt nur dann, wenn das Herz und das Mediastinum in toto eine Verlagerung erfahren.

Auch bei Pneumothorax kommt es zu einer Verlagerung des Mediastinums und damit zu einer Deviation des Oesophagus gegen die gesunde Lunge. Daß es sich dabei nicht um eine Verdrängung durch den Pneumothorax, sondern um eine Zugwirkung durch die Retraktionskraft der gesunden Lunge handelt, wurde schon frühzeitig auf röntgenologischem Wege von HOLZKNECHT und HOFBAUER erkannt. Besonders auffallend ist die Deviation des Oesophagus bei linksseitigem Pneumothorax, und zwar in Form eines nach rechts konvexen Bogens, der durch den linksgelegenen Zwerchfelldurchtritt bedingt ist.

Die röntgenologische Beobachtung der Speiseröhrendeviation bei pulmonalen Prozessen ist weniger mit Bezug auf die Speiseröhre von Wichtigkeit, sondern die Lokalisation der Lageveränderung des Speiseröhrenschattens trägt wesentlich zur Erkennung der Abweichungen des Mediastinums bei Lungenerkrankungen bei (KRAUSE).

5. Veränderungen der Speiseröhre bei Erkrankungen des Zwerchfells.

Die Relaxatio diaphragmatica verursacht in der Regel keine Schluckbeschwerden, wenn aber solche auftreten, so sind sie nicht auf eine mechanische Passagebehinderung zurückzuführen, sondern dürften nervöser Art sein und infolge von Herzbeschwerden auftreten, welche wieder als Folge der Gasspannung unter dem

Zwerchfell aufzufassen sind (gastrokardialer Symptomenkomplex RÖMFELD).
Eine Kompression des Oesophagus kommt dabei nicht zustande, wohl aber
erfolgt in hochgradigen Fällen eine Verschiebung des gesamten Oesophagus
mit den übrigen Mediastinalorganen nach der Seite, auf Grund der Retraktionskraft der rechten nicht komprimierten Lunge, analog wie beim Pneumothorax.
Der subdiaphragmale Speiseröhrenabschnitt erleidet in der Regel keine Veränderung. Nur ein Ventilverschluß der Kardia wurde beobachtet, wodurch das
Aufstoßen und Erbrechen unmöglich wird; diesen Verschluß führt KATSCH

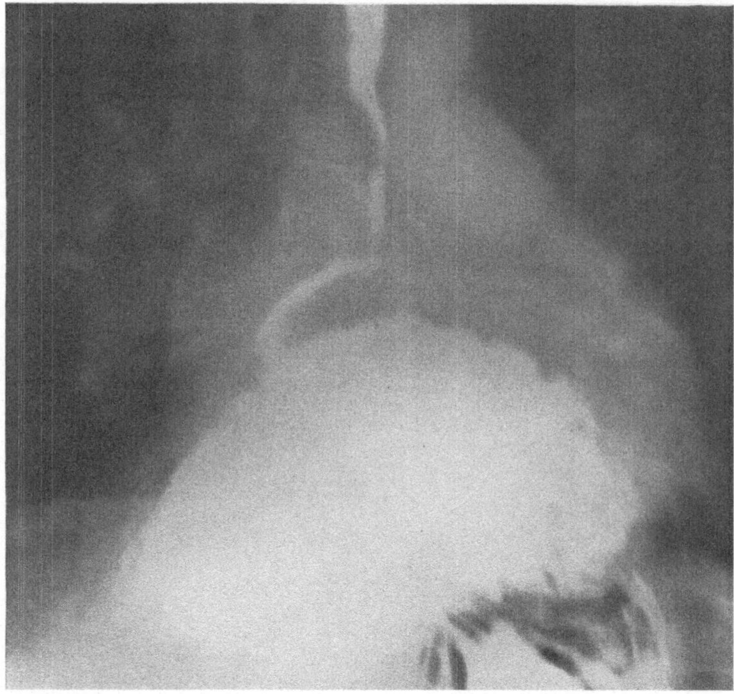

Abb. 200. Hernia diaphragmatica. Die Aufnahme in Beckenhochlage zeigt die in den Brustraum
verlagerte kontrastgefüllte Pars cardiaca ventriculi, sowie den relativ elongierten Oesophagus,
welcher abgeknickt ist.

weniger auf die bei Relaxation erfolgende Magenverlagerung als vielmehr auf
ein Versagen der Zwerchfellfunktion zurück.

Wesentlich stärker wird die Speiseröhre bei Zwerchfellhernien in Mitleidenschaft gezogen. Nach HUME sind drei Formen von Zwerchfellhernien zu unterscheiden. 1. Hernien, deren Bruchpforte im Hiatus pleuroperitonealis liegt,
2. Hernien der Zwerchfellkuppel und 3. Brüche, als deren Bruchpforte der Hiatus
oesophageus dient. Bei den Hernien der ersten zwei Formen kommt es zwar
zu keiner Verlagerung des subphrenischen Oesophagus in den Thoraxraum, aber
es kann zu einer hackenförmigen Abknickung dieses Speiseröhrenabschnittes
dann kommen, wenn die Kardia in die Bruchpforte getreten ist, wie in einem
von LEICHTENSTERN autoptisch verifizierten und in einem zweiten, von SCHWARZ
röntgenologisch beobachteten Falle. Dabei kann es durch Knickung zu Stenosierung des Lumens und zur Stauung oberhalb der Knickung kommen. Es kann

aber im thorakalen Speiseröhrenabschnitt dadurch zu einer Stauung der Speisen kommen, daß der subphrenische Speiseröhrenabschnitt eine Verziehung und Längsdehnung erfährt infolge des Eintretens des obersten Magenabschnittes in den Thoraxraum.

Bei den Hiatusbrüchen kann die Speiseröhre auch ihre normale Lage beibehalten, wenn es sich um einen nach AKERLUND paraösophagealen Hiatusbruch handelt, bei welchem die Kardia an ihrer normalen Stelle subdiaphragmal lokalisiert bleibt und nur der Magen zum Teil in den Thorax verlagert ist. Hier kommt es in der Regel mit zunehmender Füllung des Magens zu einer Kompression

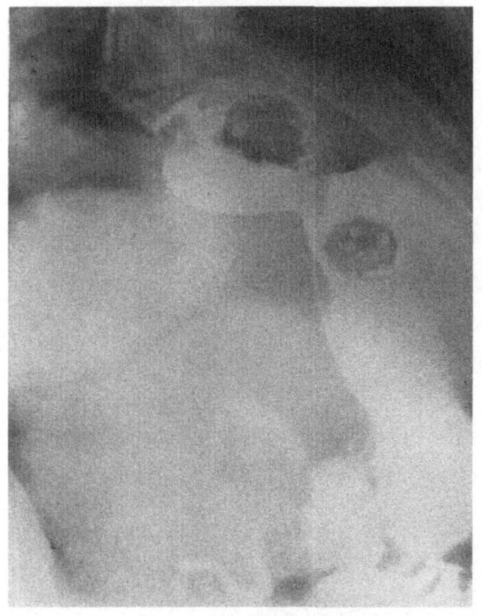
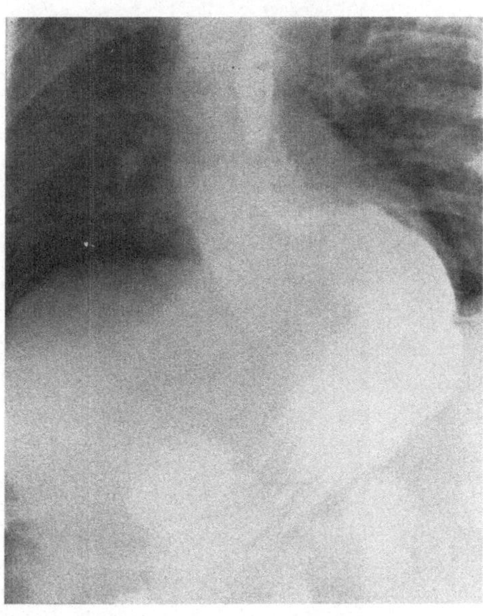

a   b

Abb. 201a u. b. Hernia diaphragmatica; a in aufrechter Stellung ist die in den Brustraum verlagerte Pars cardiaca ventriculi zum Teil mit Luft gefullt; eine zweite Gasblase subdiaphragmal. b in Beckenhochlage tritt die relative Elongation und Schlangelung des Oesophagus in Erscheinung.

der Speiseröhre. Relativ häufiger sind die Fälle, bei welchen der Oesophagus in toto in den Thoraxraum gelagert ist. Es kann dabei der Oesophagus normal oder fast normal lang sein (ROBERTS) oder aber kongenital verkürzt sein, „Thoracic stomach" (KEY, AKERLUND, OHNELL). Bei den Fällen der letzteren Kategorie besteht in der Regel keine nennenswerte Passagestörung der Speiseröhre, aber es ist mit Rücksicht auf den kongenital verkürzten Oesophagus die operative Zurückverlagerung des Magens in den Abdominalraum nicht möglich. Bei den Fällen, bei welchen bei Verlagerung der Kardia in den Thoraxraum die normal lange Speiseröhre nun zu lang ist, kommt es zu Umbiegung oder Knickung, wodurch Stauungen der Speisen mit konsekutiver Stauungsdilatation auftreten.

Die subjektiven Beschwerden können sehr hohe Grade erreichen. Sie bestehen in periodisch auftretendem Druck- und Spannungsgefuhl im Epigastrium. Manchmal kommt es auch zu stärkerem Würgreiz und Erbrechen (AKERLUND). In einzelnen Fällen kommt es zu Erscheinungen, welche LEICHTENSTERN als

„paradoxe Dysphagie" bezeichnet und welche darin bestehen, daß große Bissen leichter heruntergebracht werden als kleine. Durch den Druck auf das Herz kommt es bei der Nahrungsaufnahme zu Herzklopfen, Atemnot, zu Symptomen wie bei Angina pectoris, besonders beim Genusse von blähenden Speisen und kohlensäurehaltigen Getränken. Bei Einklemmung treten ähnliche plötzliche Schmerzen auf wie bei Peritonitis.

Bei bestehender Hernia diaphragmatica kann die röntgenologische Klärung der Verhältnisse dadurch auf Schwierigkeiten stoßen, daß durch die Kompressionsstenose des Oesophagus der Magen nur eine langsame und ungenügende Kontrastfüllung erfährt. Entsprechend der Lage des Bruchsackes mit seinem Inhalt im hinteren Mediastinum in der Regel auf der rechten Seite wird der kontrastgefüllte intrathorakale Magenabschnitt nach rechts von der Speiseröhre erscheinen. Dieses Schattengebilde kann mit einem epiphrenalen Divertikel verwechselt werden. Zur differentialdiagnostischen Unterscheidung ist es notwendig, den ganzen Magen und die Speiseröhre zur Darstellung zu bringen. Doch ist die Darstellung mit Kontrastmasse eben nicht immer einfach. Nach PELTARSON kann durch Gasfüllung des Magens die Entscheidung getroffen werden. Wenn es sich um eine Hernie handelt, so steigt das Gas in den intrathorakalen Magenanteil, was bei Divertikel naturgemäß nicht der Fall sein kann. Nach LEWENECK kann die Unterscheidung auf folgender Beobachtung basiert werden: Bei verkürzter Speiseröhre wird der untere Teil derselben durch den Bruchinhaltschatten (kontrastgefüllter Magen) nicht verdeckt. Die unmittelbar vor der Kardia gelegene Oesophagusstelle kontrahiert sich. Läßt man in Ruckenlage nun Kontrastbrei schlucken, so sieht man, daß der Kontrastschatten einmal über dem ausgebuchteten Sack unterbrochen ist, und daß am Hiatus eine zweite Unterbrechung des Schattens erfolgt. Nach HERRENHEISER kann die Entscheidung auch aus dem Schleimhautreliefbild getroffen werden. Bei der Hernie zeigt der intrathorakische Magenanteil genau so ein Schleimhautreliefbild wie der abdominale Anteil; ein epiphrenales Divertikel läßt eine solche Faltenzeichnung nicht erkennen (Abb. 200, 201 a u. b).

Endlich wäre noch zu erwähnen, daß ein Zwerchfellkrampf einen vorübergehenden kompletten Verschluß der Speisenpassage verursachen kann. Einschlägige röntgenologische Beobachtungen stehen meines Wissens nach noch aus.

6. Veränderungen der Speiseröhre bei Erkrankungen abdominaler Organe.

Passagestörungen im subdiaphragmalen Abschnitt des Oesophagus, durch extraösophageale Ursachen bedingt, gehören zwar zu den Seltenheiten, können aber zur irrtümlichen Annahme eines Carcinoms des subphrenischen Speiseröhrenabschnittes oder der Kardia führen, mitunter auch zu Verwechslung mit einem Kardiospasmus Anlaß geben.

Die Möglichkeit einer Kompression des subphrenischen Speiseröhrenabschnittes durch die benachbarten Organe fanden bisher wenig Beachtung, und doch ist eine Reihe von unaufgeklärten röntgenologischen Fehldiagnosen bei Annahme eines Kardiacarcinoms, welches autoptisch nicht nachgewiesen werden konnte, auf eine Kompression von außen zurückzuführen. In erster Linie kommen entzündliche oder neoplastische Schwellungen der Kardiadrüsen in Betracht, welche eine Passageverzögerung oder Behinderung verursachen können (Abb. 202 u. 203). Das zwischengelagerte Endstück des Oesophagus kann nebst der Kompression auch eine Verbiegung erfahren, so daß im

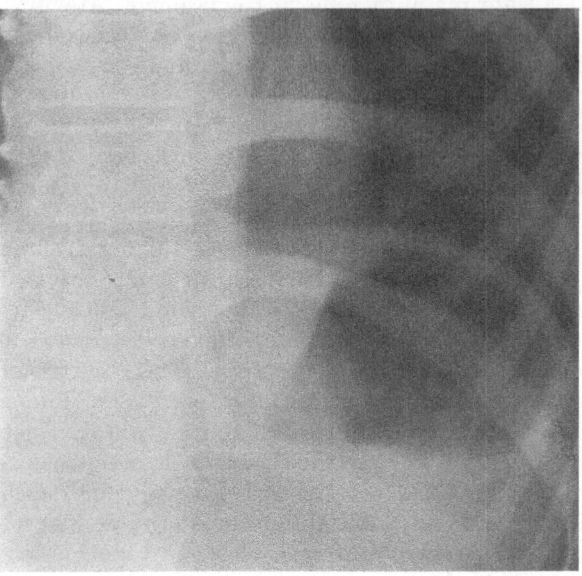

Abb. 202. Kompression der Kardia durch Tbc. Drusenschwellung an der Kardia ein Ca der Kardia vortäuschend. In der Leeraufnahme ist der Drusentumor als Schatten in der hellen Gasblase des Magens nachweisbar.

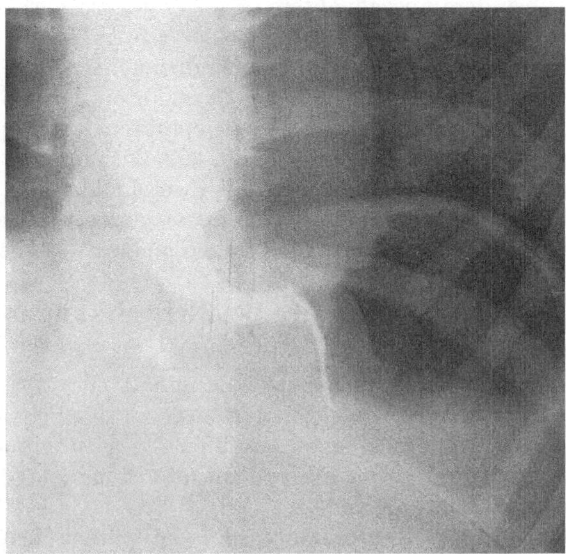

Abb. 203. Bei Kontrastfüllung der Speiserohre des in Abb. 202 dargestellten Falles ist eine Schattenaussparung im subphrenischen Oesophagusabschnitt und die Stenosierung der Kardia zu sehen.

Röntgenbilde das für neoplastische Stenose dieser Lokalisation charakteristische Bild des verschmälerten unregelmäßigen, gewundenen Schattenbandes resultiert. Die Kardiafunktion kann dabei aufgehoben sein, so daß die röntgenologische Differentialdiagnose nach dem derzeitigen Stande unserer Kenntnisse auf unüberwindliche Schwierigkeiten stößt. Metastasen des linken Leberlappens können in gleicher Weise einen Kardiatumor um so mehr vortäuschen, als die unregelmäßigen Einbuchtungen der Magenwand im Bereiche der Kardia den Schatten eines intraventrikulären Tumors vortäuschen können (Abb. 204).

Allerdings kann hier die Differential-diagnose dadurch mitunter gelingen, daß bei Lagewechsel (Seitenlage) sowohl die Schattenaussparung ihre Größe und Form ändert, als auch die Stenose sich verringert; dadurch bedingt, daß durch den geeigneten Lagewechsel die beiden Organe auseinanderweichen, wodurch die Impression aufgehoben wird.

Erweiterte und verlängerte Colonschlingen können nach BARSONY im subphrenischen Speiseröhrenabschnitt auch eine Passagestörung hervorrufen, und zwar dadurch, daß die Colonschlingen den Magenfundus umfassen und den subphrenischen Speiseröhrenanteil dabei zusammenpressen. In den Fällen von BARSONY blieb dabei Paste im untersten Speiseröhrenabschnitt stecken, konnte aber durch Erhöhung

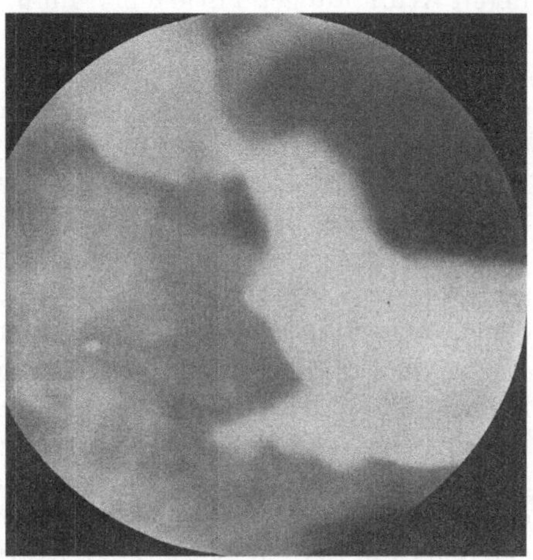

Abb. 204. Kompression der Kardia und Impression der kleinen Kurvatur des Magens durch Carcinommetastasen im linken Leberlappen. (Aufnahme in Beckenhochlage.)

des intrathorakalen Druckes und durch wiederholtes Leerschlucken doch in den Magen gebracht werden. Abgesehen davon, daß die glatte Konturierung der Kontrastsilhouette gegen eine neoplastische Stenose spricht, ergibt sich auch gegen funktionelle Stenose (hypertonische Einstellung der Kardia) aus der direkten röntgenologischen Beobachtung leicht die Entscheidung, da die gasgefüllten Colonschlingen, welche den Magenfundus umfassen, direkt wahrnehmbar sind.

7. Veränderungen der Speiseröhre bei Wirbelsäulenerkrankungen.

Die häufigste Anomalie des Oesophagus, welche durch Wirbelsäulenerkrankungen auftritt, ist eine Abweichung von seinem normalen Verlauf bei Verkrümmungen der Wirbelsäule. Diese Abweichungen können sehr mannigfaltiger Natur sein und sind, wie vorweg bemerkt werden soll, in der Regel weniger durch den abnormalen Verlauf der Wirbelsäule als vielmehr durch die konsekutive Thoraxdeformation bedingt, durch Verkürzung des Thorax und durch die abnormale Lage der benachbarten Organe, insbesondere des Herzens und der großen Gefäße.

Bei Lordose der Brustwirbelsäule liegt die Speiseröhre der Wirbelsäule fester als gewöhnlich an, und es kommt bei Lordosen höheren Grades zu einen stärker paravertebralen Verlauf. In der Regel weicht der Oesophagus stärker nach links aus.

Die Abweichungen des Speiseröhrenverlaufes sind in der Regel stärker bei Kyphose und Kyphoskoliose der Wirbelsäule. Nach den Untersuchungen von

BARKOW, BACHMANN, ENGEL, v. HACKER an Leichen und den röntgenologischen Untersuchungen von BITTORF und HÜBNER am Lebenden hat der Oesophagus das Bestreben, im Bereiche seines thorakalen Verlaufes den geraden Weg zu nehmen und sich zum Bogen der Wirbelsäule als Sehne einzustellen, im Gegensatz zur Aorta, welche durch die Interkostalarterien an die Wirbelsäule fixiert, deren Krümmungen mitmachen muß. Nach BITTORF und HÜBNER bedarf der Oesophagus zu seiner Funktoin einer relativen Beweglichkeit, um mit Hilfe von Muskelkontraktionen Speisen in den Magen zu befördern. Der gerade Weg bedingt nun bei dem kyphotisch verkürzten Thorax eine Verkürzung des Oesophagus, welche durch tonische Zusammenziehung seiner glatten Längsmuskulatur erreicht wird. Nach BITTORF und HÜBNER sind drei Typen von Speiseröhrenveränderungen bei Kyphoskoliose zu unterscheiden: 1. Die unkomplizierten Fälle leichten bis mittleren Grades, 2. die unkomplizierten Fälle schweren und schwersten Grades und 3. die mit Tuberkulose der Wirbelkörper oder Kongestionsabscessen komplizierten Fälle.

Bei den Fallen der ersten Kategorie, zu welchen die sogenannte Schulkinderskoliose das Hauptkontingent stellt, gelingt es der Speiseröhre in der Regel, den geradlinigen Verlauf einzuschlagen und dies um so mehr, da eine seitliche Verlagerung der Thoraxorgane in diesen leichten Fällen fehlt, zumindest erfolgt keine seitliche Abweichung der Speiseröhre. Im Röntgenbilde zeigt der Schatten der Speiseröhrenkontrastfüllung in sagittaler Projektion im thorakalen Abschnitt den typischen geradlinigen Verlauf. In den leichtesten Fällen zeigt der Oesophagus auch in der Sagittalebene keine Abweichung von der Norm. Häufiger aber als dieser Befund ist, daß die Speiseröhre eine gegen die Wirbelsäule zu gerichtete Konvexität zeigt; in der Regel ist die Krümmung des Speiserohres in der Sagittalebene bei Fällen dieser Kategorie nur eine geringe und so hochgradige Krümmungen, daß der Oesophagus sich an die Wirbelsäule anlehnen würde, kommen nach BITTORF und HÜBNER nicht vor. Die Biegung der Speiseröhre beginnt nach geradem Verlauf stets erst an jener Stelle, an welcher sie mit dem Herzen, bzw. den großen Gefäßen in topographische Beziehung tritt. Es verläuft nun die Speiseröhre in konstanter enger Anlehnung an das Herz. Es stehen somit nicht die Verkrümmungen der Wirbelsäule, sondern, wie schon v. HACKER nachgewiesen hat, daß Herz und die großen Gefäße dem geradlinigen Verlauf des Speiserohres entgegen. Wenn das Herz vergrößert ist, ein Verhalten, welches auch bei Kyphoskoliose dieser Kategorie nicht selten beobachtet wird, da nach ENGEL mit der Anlage zur Kyphoskoliose häufig eine Labilität des Herzens vergesellschaftet ist, so macht die Speiseröhre einen erheblichen Bogen, da sie dem vergrößerten Herzen ausweichen muß. Es können aber auch bei geringer Verschiebung der Speiseröhre durch das Herz verschiedene Ausbiegungen des Oesophagus in der Sagittalebene resultieren, so z. B. zwei Bogenbildungen, die entgegengesetzt gerichtet sind, also eine gegen die Wirbelsäule und eine nach vorne zu gerichtete Konkavität. Nach BITTORF und HÜBNER kommt diese ,,S"-förmige Biegung dadurch zustande, daß die Abgangsstelle der großen Gefäße die ursprünglich gerade eingestellte Speiseröhre in der Höhe der Aortenenge nach hinten drückt.

Die physiologische Krümmung der Speiseröhre im untersten Abschnitt zum Hiatus des Zwerchfells ist auch bei der Kyphoskoliose leichteren Grades aufgehoben, und zwar in der Regel durch die für gewöhnlich vorhandene Ausbiegung gegen die Wirbelsäule, die in mehr oder weniger gleichmäßigem Bogen zum Hiatus zieht. Dadurch wird eine Verstärkung der Krümmung kurz über dem Zwerchfellsdurchtritt mechanisch unmöglich gemacht. Der beim normalen Individuum kurz über dem Zwerchfelldurchtritt erfolgenden Krümmung fort von der Wirbelsäule, entspricht bei leichter Kyphoskoliose die durch das Herz bedingte Ausbiegung der Speiseröhre zur Wirbelsäule hin, nur liegt hier der Krümmungsscheitel in einem mehr kranialwärts gelegenen Abschnitt. In Fällen dagegen, in welchen die Krümmung der Speiseröhre auch beim Kyphoskoliotischen an physiologischer Stelle erscheint, ist der Verlauf des Oesophagus nach Bittorf und Hübner im Ganzen ein gestreckter oder nur von minimalster Biegung.

Weitaus verwickelter liegen die Verhältnisse bei den unkomplizierten Kyphoskoliosen höheren und höchsten Grades. Hier handelt es sich meist um Individuen, welche das 20. Lebensjahr bereits überschritten haben. Wenn die Speiseröhre auch bei den Fällen dieser Kategorie das Bestreben hat, den geradesten Weg zu nehmen, so schaffen die hochgradige Deformation des Thoraxraumes mit der konsekutiven Verlagerung der Thoraxorgane die Möglichkeit für eine Reihe von Komplikationen. Erleiden die Thoraxorgane bei den leichten Fallen keine oder nur ganz geringfügige Verlagerungen, so ist bei den schweren Fallen von Kyphoskoliose oft nicht nur eine hochgradige Verlagerung, sondern auch eine starke Deformation derselben nachweisbar. So kann die eine Thoraxhalfte in eine größere obere und kleine untere Hälfte oder umgekehrt geteilt sein. Durch diese hochgradigen Deformationen wird bei den hochgradigen Kyphoskoliosen die Abweichung des Oesophagus vom normalen Verlauf, ja auch von der normalen Form nicht allein durch das verlagerte, bzw. vergrößerte Herz, sondern auch durch die Deformation und die Verlagerung der übrigen Thoraxorgane bestimmt (Hacker). Im Gegensatz zu den leichteren Fallen weicht, zwar nicht immer, aber in der Mehrzahl der Fälle die Speiseröhre aus der Sagittalebene, und zwar in der Regel nach rechts hinten, nur selten nach links. Die Abweichung nach der rechten Seite dürfte auf die Herzvergrößerung zurückzuführen sein, die nach Engel bei starken Kyphoskoliosen fast nie fehlt. Auch bei Fällen dieser Kategorie kann die Speiseröhre in der Frontalebene einen geradlinigen Verlauf nehmen, doch ist eine Ausbiegung gegen die Wirbelsaule zu weitaus das Häufigere. Im wesentlichen hat für die Gestaltung der Abweichung der Speiseröhre aus der Frontalebene im Einzelfalle nicht nur das Herz, sondern auch der Sitz und die Stärke der Wirbelsäulenkrümmung einen Einfluß. Hauptsächlich die Lokalisation des Scheitelpunktes der Wirbelsäulenkrümmung ist für die Ausbiegung der Speiseröhre maßgebend. Bei hoher Lage des Scheitelpunktes der Wirbelsäulenkrümmung liegt der kraniale Anteil des thorakalen Speiseröhrenabschnittes weiter dorsal als der caudale, besonders wenn sich an die Kyphose eine Lordose nach unten zu anschließt. Liegt der Scheitelpunkt tiefer, so erfolgt meist keine so nennenswerte Abweichung des Oesophagus, und sie wird dann fast nur durch das deformierte Herz bewirkt.

Nach Bittorf und Hübner ist aber die wirbelsäulenwärts gerichtete Krümmung der Speiseröhre bei den schweren und schwersten Fallen eine verhältnismäßig starke, welche nun vielfach nicht durch das Herz bedingt ist. Als Beweis dafür gelten jene nicht seltenen Falle, bei welchen zwischen der dorsalen Begrenzung der Herzsilhouette und dem Oesophagus (Frontal-Strahlengang) ein

Zwischenraum sichtbar ist. In manchen Fällen kann sogar die Krümmung der Speiseröhre mit jener der Wirbelsäule gleichlaufen. Dies läßt sich besonders bei den nicht häufigen, ganz scharfen Knickungen der Wirbelsäule dann beobachten, wenn der Krümmungsscheitel im mittleren oder unteren Drittel der Brustwirbelsäule liegt, wodurch nach den Beobachtungen v. HACKERS die Schenkel des Speiseröhrenwinkels sich zwischen denen der Wirbelsäule finden.

Im Gegensatz zu den leichteren und mittleren Fällen ist bei hochgradigen Kyphoskoliosen in der Mehrzahl der Fälle außer einer Lageveränderung auch

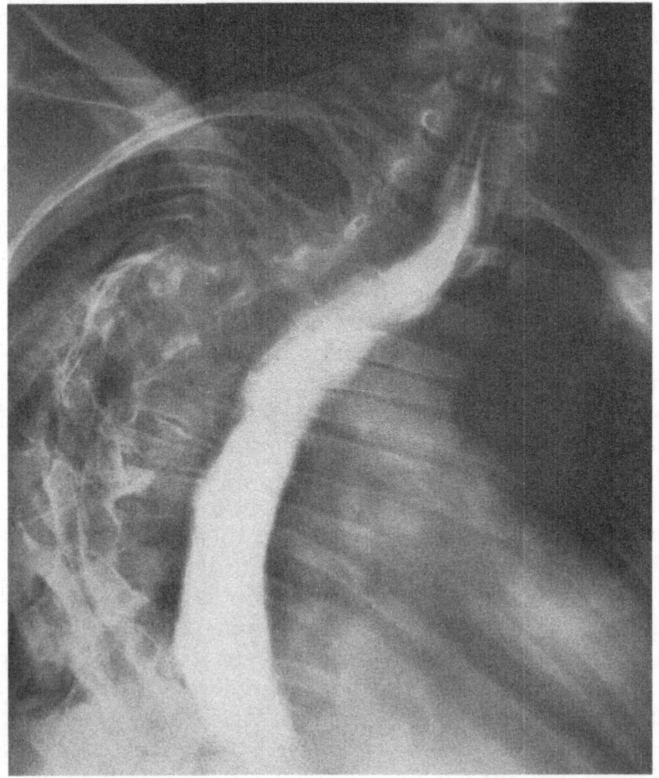

Abb. 205. Erweiterung der Speiseröhre bei Kyphoskoliose höheren Grades.

eine Konfigurationsanomalie des Oesophagus nachweisbar. Häufig erfährt der Oesophagus an der Stelle, an welcher das Herz einen Druck auf ihn ausübt, eine Verschmälerung. Manchmal reagiert der Oesophagus auf den Druck von Seiten des Herzens so stark, daß sein Ausgußschatten im Röntgenbilde in Herzhöhe als schmaler Streifen imponiert. Nach den Untersuchungen von BITTORF und HÜBNER ist die Entstehung der Verschmälerung der Schattensilhouette dadurch bedingt, daß durch den vom Herzen ausgelösten Reiz eine stärkere Zusammenziehung der Muskelfasern erfolgt. Genannte Autoren konnten nämlich bei der Röntgendurchleuchtung beobachten, daß nach kurzer Stauung der Kontrastmasse im oberhalb gelegenen weiten Abschnitt eine Portion des Kontrastbreies unter plötzlicher, eng umschriebener, starker Ausweitung des engen

Teiles sehr schnell magenwärts befördert wurde, wobei die Ausweitung eng umschrieben blieb und mit der Speiseportion wanderte. Nie aber trat eine zweite Portion in den engen Teil, so lange die erste ihn nicht verlassen hatte.

Häufiger als Verengerungen der Speiseröhre lassen sich Erweiterungen derselben beobachten, welche sowohl lokal wie allgemein sein können (Abb. 205). Lokale Erweiterungen lassen sich in der Regel an der Stelle einer stärkeren Ausbiegung der Speiseröhre beobachten.

Eine Erweiterung, welche auch höhere Grade erreichen kann, betrifft mitunter den untersten Abschnitt des Oesophagus (v. HACKER). Diese Weite geht dann meist ohne jede Enge in den Magen über. Sie kommt bei Verkrümmungen im caudalen Anteil der Brustwirbelsäule vor, so daß der erweiterte Teil des Oesophagus in den der Quere nach stark gezerrten und erweiterten Teil des Thorax zu liegen kommt. Es dürfte sich hierbei um die Folge der Zerrung des Zwerchfells und der Überdehnung des Speiseröhrendurchtrittes handeln.

Eine allgemeine Erweiterung der Speiseröhre ist auch nicht selten zu beobachten, sie kommt bei starker, durch Kyphoskoliose bedingter Verkürzung des Thorax zustande. Die Speiseröhre, welche nun für den kurz gewordenen Brustkorb zu lang ist, trifft einen Ausgleich durch eine kontraktive Verkürzung der Langsmuskulatur. Ein Ausgleich des durch Verkürzung verminderten Fassungsraumes erfolgt durch Querdehnung. Dilatationen des Oesophagus können aber auch noch auf andere Weise erfolgen, wie dies TESCHENDORF an der Hand eines Falles nachweisen konnte. Wenn bei starker Verkürzung des Thorax die Speiseröhre sich nicht in gleichem Ausmaße verkürzen kann und auch keine stärkere Ausbiegung erfährt, so resultiert eine scheinbare Elongation der Speiseröhre (nach TESCHENDORF relative Elongation im Gegensatz zur absoluten Elongation beim Krankheitsbild des Kardiospasmus mit oidipathischer Dilatation).

Die scheinbare Elongation führt zu einer Schlangelung des Oesophagus oder wie im Falle TESCHENDORFs zu einer Aufrollung des unteren Speiseröhrenendes oberhalb des Hiatus mit einer Abknickung daselbst (Abb. 206 a u. b).

Durch die Erweiterung und relative Elongation des Oesophagus kann es nach der Beobachtung von BITTORF und HÜBNER zu einer Invagination des kranialen Speiseröhrenanteiles in den caudalen Anteil kommen.

Bei den durch Tuberkulose entstandenen Rückgratverkrümmungen ergeben sich vielfach die gleichen Abweichungen des Oesophagus in Verlauf und Form wie bei den bisher beschriebenen zwei Kategorien. In einer Reihe von Fällen sehen wir aber auch noch andere Abweichungen. Zunächst kann sich der Oesophagus in Fallen, bei welchen die Deformation der Wirbelsaule sehr rasch eintritt nicht entsprechend rasch verkürzen und ausweichen und folgt der Krümmung der Wirbelsäule (BACHMANN). Eine stärkere Ausbiegung der Speiseröhre kann auch durch entzündliche Verlötung mit einem cariösen Wirbel erfolgen. Es können durch so eine Verlötung auch Knickungen auftreten (PENZOLD und MEINEL). Adhäsionsdivertikel entstehen mitunter auf gleiche Art.

Wirbelabscesse bewirken entsprechend ihrer mehr lateralen Ausbreitung seltener Verlagerungen oder Kompression der Speiseröhre. So beschreibt JARISCH eine Verdrangung der Speiseröhre nach links bei Wirbelabsceß. In der Regel wird der Oesophagus, falls er nicht durch die Caries der Wirbel entzündlich fixiert ist, dem Abscesse ausweichen können, besonders bei einer Lokalisation des tuberkulösen Prozesses im Bereiche der unteren Brustwirbelsäule, da hier der hinter dem Herzen dem Oesophagus zum Ausweichen zur Verfügung stehende Raum reichlich bemessen ist. Bei einer Lokalisation des Prozesses in den oberen Brustwirbeln kann die Speiseröhre um so eher in Mitleidenschaft gezogen werden, je mehr sich der Absceß nach vorne zu ausbreitet.

Bei den Veränderungen, welche die Speiseröhre in Form und Verlauf durch eine Wirbelsäulenverkrümmung erleidet, sind die subjektiven Symptome in der

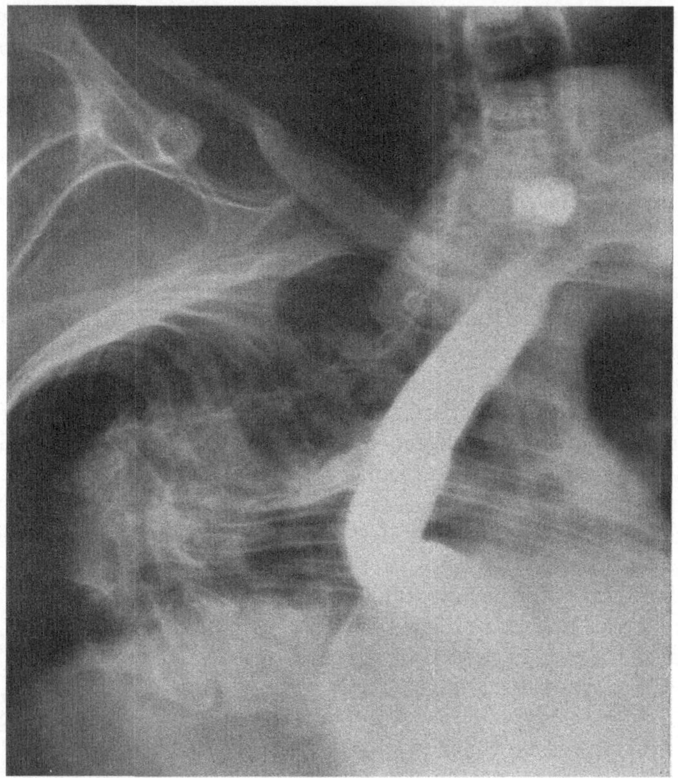

Abb. 206 a.

Regel nur ganz gering oder sie fehlen ganz. Auch hochgradige Deviationen brauchen noch zu keiner Passagestörung zu führen. Am ehesten sind noch Schluckbeschwerden bei Adhäsionsknickungen, sowie bei relativer Elongation der Speiseröhre zu erwarten. Doch auch hier bestehen die Schluckbeschwerden vorwiegend nur in leichtem Drücken und dem Gefühl des Steckenbleibens trockener, schlecht gekauter Bissen bei raschem Essen; nur selten kommt es zu einer Regurgitation von Flüssigkeit, wenn sich dieselbe durch zu rasches Trinken anstaut.

Die röntgenologische Beobachtung der Speiseröhrenveränderungen bei Kyphoskoliose unterliegt keinerlei Schwierigkeiten. Durch Kontrastfüllung des Speiseröhrenlumens mittelst fortgesetzten Schluckens von Kontrastpaste und Untersuchung in Horizontallage gelingt es, einen kompletten Ausgußschatten seines ganzen Verlaufes für eine so lange Zeitdauer zu erhalten, daß während dieser Zeit eine genaue Beobachtung seines Verlaufes, Verschmälerungen oder Verbreiterungen des Silhouettenschattens, sowie seiner Relation zu Wirbelsäule, Herz samt großen Gefäßen und Diaphragma in Sagittal- und in Frontal-Projektion möglich ist. Um die Verhältnisse eingehender studieren zu können, wird das Festhalten des Bildes in zwei Orthodiagrammen, welche Speiseröhrenschatten, Wirbelsäule, Herz und Diaphragma umfassen oder aber

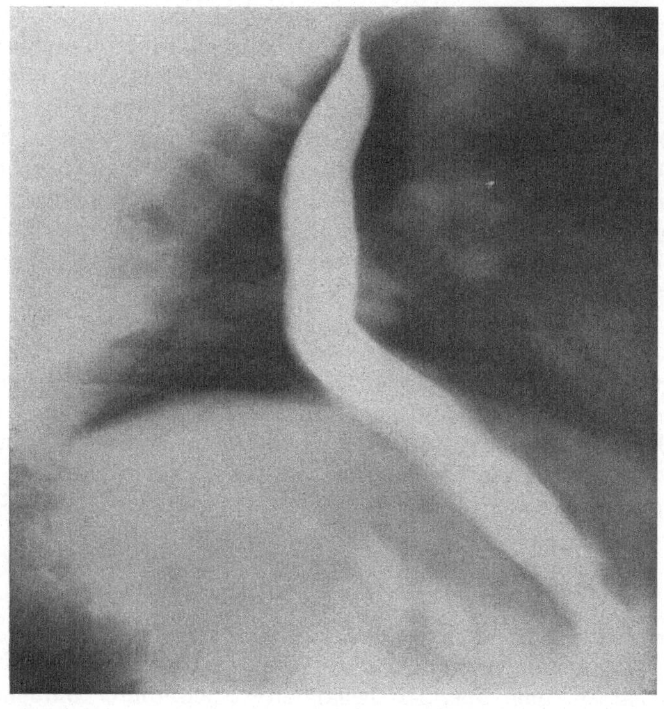

b

Abb. 206a u. b. Verlauf der Speiserohre bei Kyphoskoliose hoheren Grades.   a Sagittalprojektion.
b Frontalprojektion.

in zwei Übersichtsaufnahmen angezeigt sein. Der Untersuchung mit Pasteauffüllung hat naturgemäß eine solche mit Flüssigkeit und mit Pasteeinzelbissen voranzugehen, um die funktionellen Abweichungen, leichte Stauungen, Tonusveranderungen, Traktionsdivertikelbildungen feststellen, bzw. intraösophageale Erkrankungen als Ursache der etwaigen Schluckbeschwerden ausschließen zu können.

Tumoren der Wirbelsäule können ähnlich wie Mediastinaltumoren Verlagerungen und Kompression der Speiseröhre bewirken, der Grad der Verlagerung und Kompression wird naturgemäß einerseits von der Größenausdehnung des Tumors und seiner Lokalisation, andrerseits davon abhängen, in welchem Maße die gleichzeitig in Mitleidenschaft gezogenen benachbarten Organe ein Ausweichen der Speiseröhre und eine Entfaltung derselben zulassen. Bestimmte Normen lassen sich hier nicht angeben. Entsprechend der größeren Ausdehnung des Tumors wird sich in diesen Fällen der Sachverhalt leicht klären und erfordert keine weitere Erörterung.

Aus Mitteilungen von JAHN und von PINCSOHN geht hervor, daß Exostosen oder Ekchondrome des Brustteiles der Wirbelsäule zu Schluckstörungen führen können. Allerdings erreichen diese Neoplasmen in der Regel nur selten eine solche Größe, daß sie die Nachbarorgane gefährden können, besonders die am nächsten gefährdete Speiseröhre kann am ehesten ausweichen (JAHN). Trotzdem kann es mitunter zu Veränderungen der Speiseröhre kommen, wie dies aus den Fällen von JAHN und besonders aus dem von PINCSOHN eindeutig hervorgeht. Die Exostosen oder Ekchondrome überragen die Wirbelkörper mit scharfen Kanten nach vorne, wodurch es zu einer Abknickung der Speiseröhre kommen kann. Auch kann es zu einer Läsion der Speiseröhre mit konsekutiver Perforation kommen. Oder es kann, wie im Falle PINCSOHNS, der Oesophagus zwischen Wirbelexostose und Aorta eingeklemmt werden. Die sicherlich zu den Seltenheiten gehörenden Befunde der genannten beiden Autoren stellen uns aber die Aufgabe, bei etwa vorhandenen Schluckbeschwerden, welche aus dem röntgenologischen Befunde auf keine primäre Oesophaguserkrankung schließen lassen, auch an das etwaige Vorhandensein von Exostosen der Wirbelsäule zu denken: besonders wenn der Ausgußschatten der Speiseröhre an einer mehr scharf umschriebenen Stelle eine Knickung oder scharfe Abweichung vom normalen Verlauf zeigt; eventuell kombiniert mit Stauung der Kontrastmasse an derselben Stelle. Röntgenphotographische Darstellung des betreffenden Thoraxabschnittes kann den Sachverhalt klären, allerdings nur, wenn es sich um eine Exostose handelt, da bekanntlich ein Ekchondrom entweder keinen Schatten geben wird oder aber die eventuellen Verkalkungsherde keine klare Deutung zulassen.

V. Die operativ behandelte Speiseröhre.

Die relativ so geringe Zahl von Fällen, bei denen ein operativer Eingriff am Oesophagus vorgenommen wurde, bedingt es, daß wir bis heute nur selten Gelegenheit hatten, eine operativ behandelte Speiseröhre röntgenologisch zu untersuchen. Die Kenntnis des normalen funktionellen und morphologischen Röntgenbefundes operativ behandelter Speiseröhren ist deshalb von Wichtigkeit, weil nur dadurch beurteilt werden kann, ob postoperativ auftretende Beschwerden auf das Grundleiden, auf ein Rezidiv, auf anderweitige Erkrankungen, oder aber auf ein mangelhaftes operatives Resultat zurückzuführen sind. Doch brauchen wir die regelmäßige Röntgenuntersuchung auch zur Vervollständigung der kritischen Bewertung, demnach zur Wahl der einzelnen Operationsverfahren, und um die eingeführten Behandlungsmethoden zielbewußt ausbauen, neue Wege finden und im einzelnen Fall Hilfe schaffen zu können (GÖTZE).

Ein operativer Eingriff an der Speiseröhre kommt am häufigsten bei Narbenstrikturen in Betracht.

1. Die Oesophagotomie.

Ein selteneres Verfahren, doch seit Einführung der Oesophagoskopie wieder häufiger geübt ist, die *Oesophagotomia interna*. Sie besteht im wesentlichen darin, daß unter oesophagoskopischer Kontrolle Einschnitte in das Narbengewebe gemacht werden. Ihre Anwendung kommt nur in Betracht, wenn es sich um durchgängige Stenosen handelt, welche sich nicht auf eine zu große Länge erstrecken. Sehr angezeigt wird die Oesophagotomia interna bei angeborenen häutigen Stenosen sein. Statt des scharfen Einschnittes werden auch Glühbrenner oder Galvanokaustik verwendet.

In den ersten Tagen nach der Operation kommt die Röntgenuntersuchung nur ohne Zuhilfenahme von Kontrastmittel zu dem Zwecke in Betracht, um zur Feststellung der bei dieser Operation leider nicht seltenen Komplikationen beizutragen. So in erster Linie bei Mediastinitis, wobei die röntgenologische Feststellung einer Verbreitung des Mediastinalschattens, so wie eines mediastinalen Luftemphysems als Zeichen einer Perforation in Betracht kommt. Es kann im Gefolge der Mediastinitis auch zur Bildung eines Empyems der Pleura mediastinalis kommen, dessen Erkennung ebenfalls mittelst der Röntgenuntersuchung möglich ist.

Nach erfolgter Wundheilung ergibt sich am besten aus dem röntgenologischen Befunde, ob die Operation den gewünschten Erfolg in Form einer besseren Durchgängigkeit des Oesophagus zeitigte. Naturgemäß ist Grundbedingung, daß ein präoperativer Röntgenbefund vorliegt. Aus dem Vergleiche der Passage von Kontrastmitteln verschiedener Konsistenz, aus der Passagegeschwindigkeit, sowie aus dem Vergleiche der Breite des Ausgußschattens vor und nach der Operation ergibt sich eine eindeutige Beurteilung des Operationsresultates.

Die *Oesophagotomia externa* kommt nur im Halsteil der Speiseröhre in Betracht, hauptsächlich bei Strikturen in diesem Abschnitt. Es wird die Enge der Länge nach gespalten, damit sie sich später in mehr querer Richtung vereinigt und dadurch erweitert wird. Auch zwecks Entfernung eines eingekeilten Fremdkörpers wird diese Operation mitunter angewendet.

Außer zur Beurteilung des Resultates der Operation nach erfolgter Verheilung wird die Röntgenuntersuchung nach dieser Operation mitunter auch vorgenommen, um den Gang einer eventuell entstandenen Fistel, sowie deren Breite zur Darstellung zu bringen. Bei enger Fistelöffnung wird am zweckmäßigsten Lipjodol oder Jodopin verwendet, wobei das Öl mittelst einer Spritze mit abgestumpfter Nadel in die Fistel von außen eingespritzt wird, am zweckmäßigsten unter Schirmkontrolle, da die Kontrastflüssigkeit durch die innere Fistelöffnung bald abfließt. Gezielte Aufnahmen aus zwei Projektionsrichtungen ergänzen die Untersuchung. Bei breiter Fistelkommunikation gelingt die Füllung schon beim Schluckenlassen von Flüssigkeit und dünnem Brei in Horizontallage oder Beckenhochlage des Patienten.

Die Exstirpation der Striktur kommt nur äußerst selten in Betracht, da sie nur im Halsteil der Speiseröhre durchführbar ist und auch nur dann, wenn sie maximal 3 cm lang ist, worauf schon BILLROTH hinwies.

Auch hier kommt der Röntgenuntersuchung die Beurteilung zu, ob die Durchgangigkeit der Stenose sich postoperativ gebessert hat. Neuerlich auftretende Beschwerden können auf röntgenologischem Wege dahin geklärt werden, daß durch eine neue postoperative Narbenbildung eine neuerliche Verengerung aufgetreten ist, oder daß durch äußere Narbenschrumpfungen Verziehungen des Oesophagus erfolgt sind. Letztere sind an einer Abweichung der Ausgußsilhouette leicht erkennbar.

2. Die Oesophagoplastik.

Bei ausgedehnter hochgradiger oder komplett obturierender Striktur der Speiseröhre kommt die komplette Ausschaltung des Oesophagus durch die antethorakale *Oesophagoplastik* in Betracht, welche schon in zahlreichen Fällen (über 50 publiziert) durchgeführt wurde. Eine ganze Reihe von verschiedenen Arten und Modifikationen der Operation sind angegeben worden. Es sollen hier nur die wichtigsten angeführt werden, welchen der Röntgenologe am häufigsten begegnen kann, ohne daß auf Einzelheiten der Operationstechnik näher eingegangen wird, da bei den einzelnen bisher operierten Fällen sich jedesmal wieder neue Modifikationen als notwendig oder zweckmäßig erwiesen. Bezüglich der Einzelheiten der bisher geübten Technik wird auf die einschlägigen Publikationen und Lehrbücher der Chirurgie verwiesen.

1. Die Hautschlauchbildung (Dermatooesophagoplastik BIRCHER).

2. Die Darmschlauchbildung (Enterooesophagoplastik),

    a) die Jejuniplastik (ROUX, HERZEN),

    b) die Coloplastik (VULLIET).

3. Die Hautdarmschlauchbildung (Dermatoenterooesophagoplastik), eine Kombination der zwei ersten Verfahren, und zwar

    a) die Dermatojejunoplastik (WULLSTEIN, LEXER, FRANGENHEIM),

    b) die Dermatocoloplastik (KELLING, v. HACKER).

4. Die Magenschlauchbildung (Stomachooesophagoplastik) HIRSCH, BECK, HALPERN, FINK u. a. KIRSCHNER, die, wenn der Magenschlauch allein nicht ausreicht, naturgemäß wieder mit der Hautschlauchbildung kombiniert werden muß, so daß dann

5. eine Haut-Magenschlauchbildung (Dermatostomachooesophagoplastik) resultiert.

1. Bei der Dermatooesophagoplastik nach BIRCHER wird durch Spaltung der Brusthaut, entsprechend zweier längs gerichteter abgehobener Falten, Umklappung und Vernähung der inneren Ränder derselben zu einem Rohr gebildet, wobei die umgestülpte äußere Haut nun zur inneren Auskleidung des Rohres wird. Dieser Hautschlauch wird bei der reinen Dermatooesophagoplastik einerseits mit dem Halsoesophagus, andrerseits mit dem Magen in direkte Nahtverbindung gebracht und reicht dementsprechend vom Hals bis unter den Processus xyphoideus.

2. Bei der Enterooesophagoplastik wird die antethorakale Verbindung zwischen Stumpf des Halsoesophagus und dem Magen durch eine Darmschlinge gebildet, welche nach ihrer Ausschaltung vor dem Brustbein unter die Haut eingenäht wird, wobei als Verbindungsstück a) eine Jejunumschlinge, b) eine Colonschlinge verwendet werden kann.

3. Bei der Dermatoenterooesophagoplastik, welche die bisher am häufigsten geübte Methode darstellt, bildet die Verbindung zwischen Halsoesophagus und Magen zunächst ein mehr oder weniger langes Hautstück, an welches sich nun eine ausgeschaltete und verlagerte Jejunum- oder Colonschlinge anschließt, die nun ihrerseits bis zum Magen reicht. Die Kombination des Darmschlauches mit einem Hautschlauch ergibt sich daraus, daß ein Darmstück, welches so lang ist, daß es vom Magen bis zum Oesophagusstumpf im Halse hinauf reicht, schwer ohne Ernährungsstörung ausgeschaltet werden kann, ohne daß es nach der

Ausschaltung zu Gangran eines Stückes des Darmes kommt, so daß es auf diese Weise zu kurz wird.

4 Bei der Magenschlauchbildung wird entweder aus der großen Kurvatur oder der Vorderwand des Magens ein Lappen losgetrennt, welcher nach Hinaufklappung zu einem Rohr vernäht, die antethorakale Speiseröhre bildet. Nach anderen Verfahren wieder dient der ganze Magen als Verbindung zwischen Halsoesophagus und Darm. Es wird der ganze Magenkörper, Pylorus und horizontaler Ast des Duodenum zum Ersatz der Speiseröhre herangezogen, während der Fundus die verdauende Funktion des Magens zu übernehmen hat (FINK). Diese Hinaufklappung des distalen Magenabschnittes entspricht einer antiperistaltischen Verlagerung. Bei der isoperistaltischen Verlagerung des Magens nach KIRSCHNER wird Fundus und Korpus des Magens aus seinen Verbindungen gelöst und vor dem Brustbein hinaufgezogen.

5. Auch bei der Magenschlauchbildung und Magenverlagerung kann ein Hautschlauch notwendig werden, welcher die Verbindung zum Oesophagusstumpf im Halsanteile zu bilden hat.

Hervorzuheben wäre noch, daß die Verbindung zwischen dem Halsoesophagus einerseits und dem zur antethorakalen Verbindung verwendeten Schlauch aus Dünn-Dickdarm, Magen oder Haut andererseits in zweierlei Weise vorgenommen wurde: Entweder Ende zu Ende, nach Durchtrennung des Oesophagus und Verlagerung des Stumpfes oder durch seitliche Anlegung der Kommunikation (laterale Oesophagostomie). Im letzteren Falle können die verschluckten Speisen ebenso in den thorakalen Speiseröhrenabschnitt, soweit derselbe noch durchgängig ist, gelangen wie durch die seitliche Verbindung in den antethorakalen künstlichen Oesophagus.

Zur Bildung des künstlichen Oesophagus aus dem Dünndarm wurde bisher stets Jejunum verwendet, und zwar eine Schlinge, welche 15—30 cm von der Flexura duodenojejunalis entfernt liegt. Diese Schlinge wird isoperistaltisch angelegt, also ihr orales Ende mit dem Halsoesophagus, bzw. mit dem zwischengelagerten Hautschlauch verbunden, ihr aborales Ende mit dem Magen in Form einer Gastroenteroanastomose anterior in Verbindung gebracht, und zwar einmal als antecolica, häufiger hinter dem Colon transversum als retrocolica verlaufend.

Bei der Coloplastik wurde entweder das Colon transversum in isoperistaltischer (KELLING) oder anisoperistaltischer (VULLIET) Lage verwendet oder aber das Colon ascendens (ROITH).

Die Einpflanzung des distalen Endstückes der zur Plastik verwendeten Darmschlinge erfolgte in einigen Fällen im Fundus, häufiger im Bereiche der Pars media oder Pars pylorica ventriculi.

In den meisten Mitteilungen über das funktionelle Verhalten des antethorakalen künstlichen Speiserohres sind nur spärliche Angaben vorzufinden, meist besagt der Bericht nur, daß der Patient sehr gut schlucken kann. Tatsache ist, daß eine Reihe von Operierten auch beim Genuße von grober Kost keinerlei Beschwerden hatte (ROUX, SCHMIEDEN). Hervorzuheben wäre ein Fall BLAUELs, welcher mit seiner neugebildeten Speiseröhre als Armierungssoldat über ein halbes Jahr Felddienst leistete.

Nur in einzelnen Fallen wurde über Beschwerden berichtet, welche anscheinend durchwegs mit dem Hautschlauch in ursächlichem Zusammenhange

stehen. FROMME hebt hervor, daß das Schlucken morgens am schlechtesten
geht, daher müssen die Kranken zuerst Milch trinken. Dies zeigt offenbar das
auch bei Strikturkranken bestehende Bedürfnis nach Fett. Ist der Hautschlauch
eingefettet, dann geht das Schlucken besser. Bei anderen Operierten zeigt sich
der Mangel, daß das Hautrohr keinen Schleim absondert, in der Weise, daß sie
die Speisen hie und da durch Streichen und Massieren vorwärts treiben müssen
(BLAUEL, RANZI). Diese Passagestörung kann aber nach wenigen Monaten

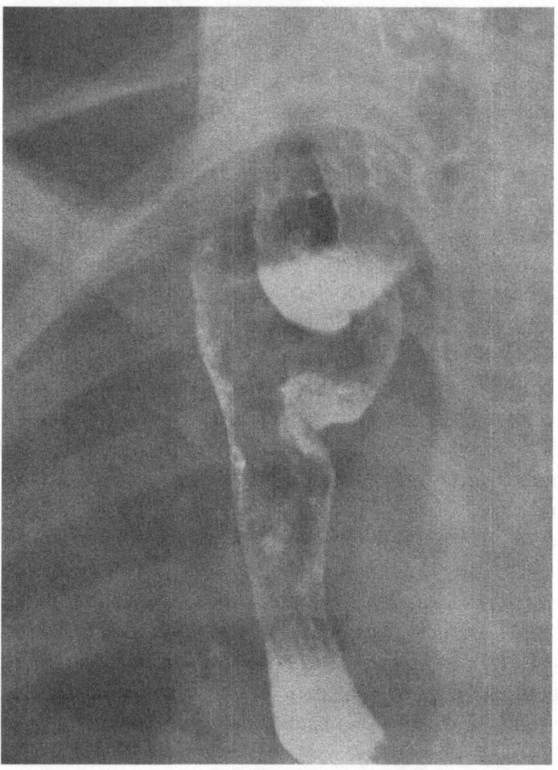

Abb. 207. Dermatojejunoplastik. Der dilatierte und geschlangelte Halsoesophagus und der
Hautschlauch bei kunstlicher Speiserohre in Sagittalprojektion.

verschwinden (LOTHEISSEN); in anderen Fallen kann der Patient dauernd nur
gut gekaute, fein zerkleinerte Speisen essen (HEYROVSKY).

Da der künstlich gebildete Oesophagus vor dem knöchernen Brustkorb
gelagert ist und dementsprechend bei der Auffüllung nach hinten zu nicht
ausweichen kann, bildet sich während der Nahrungsaufnahme eine wurst-
förmige Vorwölbung (MADLENER u. a.). Bei vorhandenem Hautschlauch ist
mitunter eine Aufblahung desselben oder der Clavikula nachweisbar (LEXER).

Viele der operierten Patienten stoßen reichlich Luft auf, was von LOTHEISSEN
darauf zurückgeführt wird, daß sie mit der neuen Speiseröhre viel mehr Luft
schlucken, die dann wieder heraustreibt.

Die Anschauung W. LEVYs, daß nur die senkrechte Stellung das Durch-
gleiten der Speisen gestatten werde, erwies sich bald als irrig, da die meisten

Kranken auch liegend anstandslos essen können, bloß durch die Spritzkraft des Schlundkopfes (FRANGENHEIM).

Nach HACKER und LOTHEISSEN ergibt die Plastik mit Magenrohrbildung (nach BECK-JIANU) die besten Resultate, da Patienten nach dieser Operation vollkommen beschwerde-
frei essen können.

Das Röntgenverfahren gibt über den Ablauf des Schluckaktes und der geänderten Passageverhältnisse bei antethorakaler Oesophagoplastik am besten Aufschluß. Auch ermöglicht es auf Grund der Be-
obachtungen in den einzelnen Fäl-
len für die Zweckmäßigkeit der verschiedenen Modifikationen wert-
volle Anhaltspunkte zu bringen, gegebenenfalls auch die Ursache vorliegender Beschwerden zu klären.

Entsprechend der relativ gerin-
gen Zahl von Fällen, bei welchen die antethorakale Oesophagoplastik bisher durchgeführt wurde, sind die bisher zur Veröffentlichung gelangten röntgenologischen Beob-
achtungen an Zahl noch gering.

Die Fälle LEXERs und FRANGEN-
HEIMs wurden längere Zeit nach der Vollendung der Plastik von SCHREIBER röntgenologisch unter-
sucht. Zunächst fand er bei Fällen mit lateraler Oesophagostomie eine starke Verzögerung im Hinabgleiten der Kontrastmasse, dadurch bedingt, daß sich zunächst der diver-
tikelartig erweiterte Blindsack der Speiseröhre füllte und es erst nach Auffüllung desselben zum Überfließen in den Hautschlauch kam. Nach relativ raschem Durcheilen des Hautschlauches und der oberen

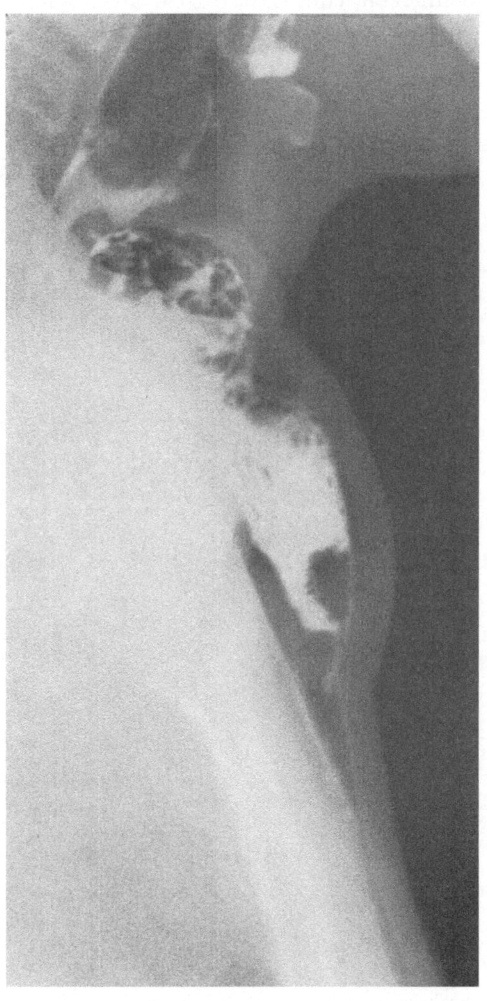

Abb. 208. Dermatojejunoplastik. Derselbe dilatierte und geschlangelte Halsoesophagus wie in Abb. 207 dargestellt in Frontalprojektion. In caudaler Fortsetzung des dilatierten Halsoesophagus der mit Luft gefüllte enge Hautschlauch.

Partien des Darmschlauches bleibt die Kontrastmasse längere Zeit stecken, als dies normalerweise bei natürlichem Oesophagus vor der normalen Kardia der Fall ist. Der Kontrastinhalt bildet oberhalb des Magens einen dicken, wurstförmigen Schatten, dessen Inhalt erst durch manuelles Auspressen komplett in den Magen gelangt.

Im Gegensatz zum normalen Speiseröhrenausgußbild, welches scharf begrenzt ist und eine geschlossene Schattensäule bildet, zeigt das Schluckbild der antethorakalen Speiseröhre nach SCHREIBER eine unscharfe Fleckung, entsprechend dem unregelmäßigen Herabgleiten der Flüssigkeit entlang der schlaffen Wand. Dabei ist die Kontrastmasse stark mit Luft untermischt. Auf dieses reichliche Schlucken von Luft dürfte auch nach SCHREIBER das häufige Aufstoßen der Patienten zurückzuführen sein.

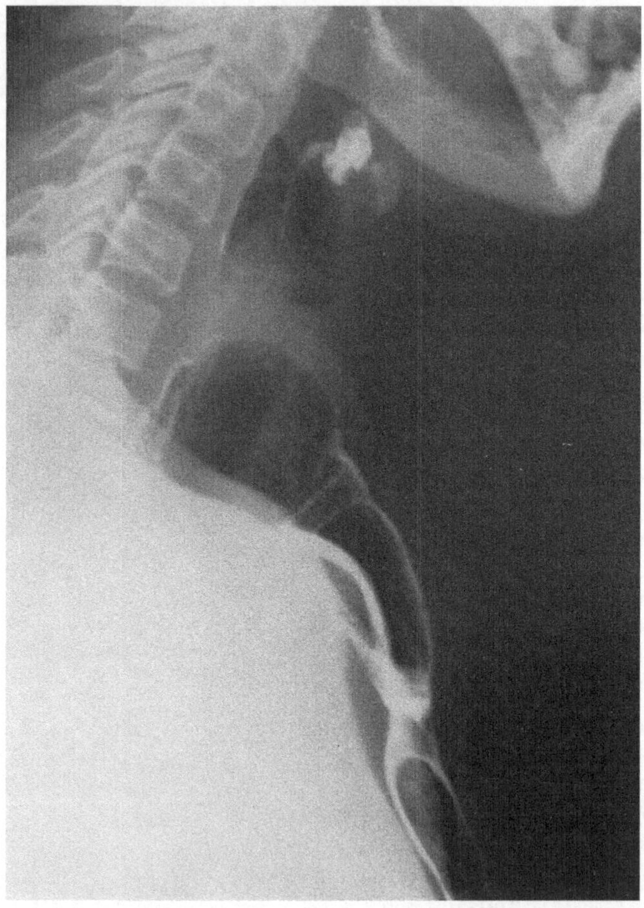

Abb. 209. Dermatojejunoplastik. Der in Abb. 208 dargestellte Halsoesophagus mit Luft maximal gefüllt in Frontalprojektion. Durch manuelle Kompression des mit Luft gefüllten dilatierten Anteiles der Speiseröhre wird die im Hautschlauch gestaute Kontrastmasse magenwarts „geblasen".

Nach den Beobachtungen von LEXER füllt sich der Hautschlauch fast in gerader Richtung vom Halsoesophagus aus. Von der Stelle der Oesophagostomie aus weicht in geringem Knick der Rest des unwegsam gewordenen Oesophagus ab, in den ebenfalls verschluckte Kontrastmasse hinabgerät. Dieser Abschnitt gibt einen trichterförmigen Schatten mit einem spitz zulaufenden Ende, welches meistens in der Höhe der Bifurkation liegt. Der Hautschlauch hat eine gerade Richtung und eine gleichmäßige Weite und geht ohne Knickung oder Verengerung in den Anfangsteil des Darmes über, der vor dem Magen meist deutliche Windungen aufweist.

BLAUEL konnte beobachten, daß es im Speiseröhrenblindsack zu einer divertikelartigen Erweiterung kommt, und daß die verschluckten Kontrast-

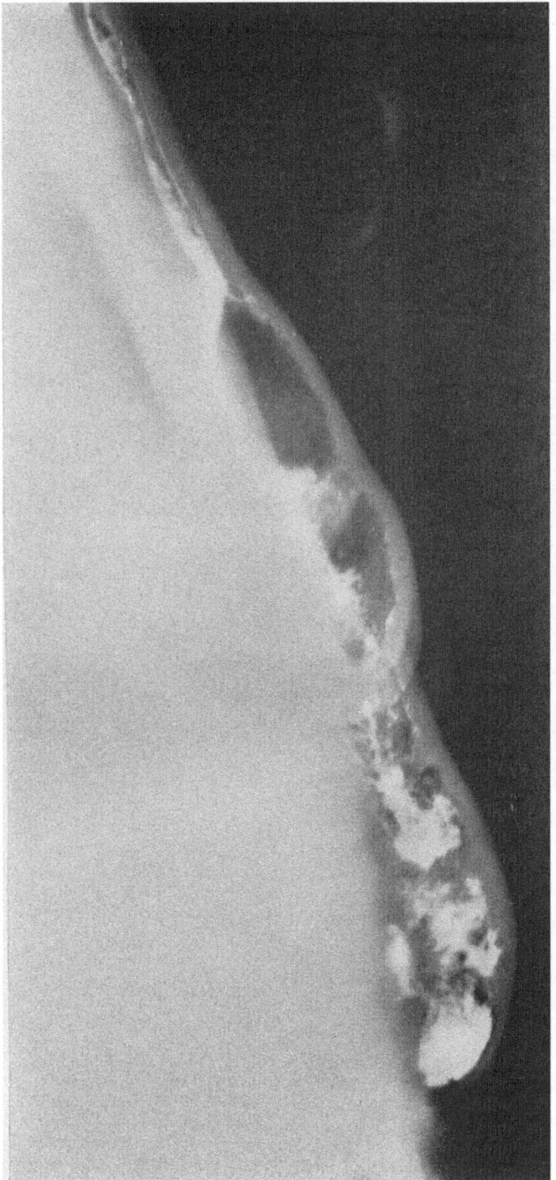

Abb. 210. Dermatojejunoplastik. Caudale Fortsetzung der Abb. 209. Der enge Hautschlauch und anschließend daran der kontrastgefullte, zur Anastomose verwendete Dunndarm.

massen zunächst in den Blindsack gelangen, doch findet zeitweilig eine plötzliche Entleerung desselben statt; der Inhalt wird gleichsam ausgeworfen.

Auch bei guter Passage der Speisen durch den künstlichen Oesophagus kann bei der röntgenologischen Kontrastuntersuchung ein längeres Verweilen vor dem Magen beobachtet werden, wenn der untere Abschnitt des künstlichen Oesophagus von Darm gebildet wird. So konnte Zaaijer beobachten, daß die Speisen aus dem Darm nur in Pausen von 5—20 Sekunden in den Magen übertreten. Drei Löffel Kontrastbrei brauchen 5 Minuten, um in den Magen zu

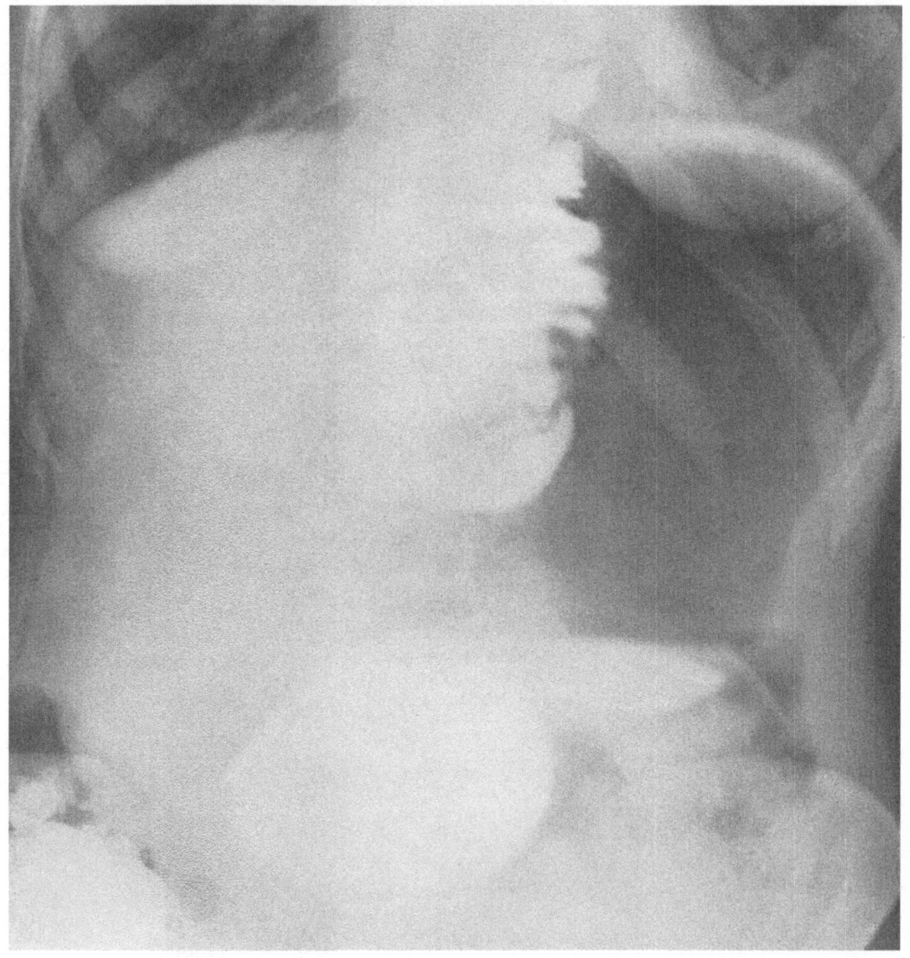

Abb. 211. Dermatojejunoplastik. Stauung der verschluckten Luftmassen im Magen, bei dem in Abb. 207—210 dargestellten Falle. (Aufnahme in Sagittalprojektion.)

gelangen, 300 g dicken Kontrastbreies sind erst eine Viertelstunde nach Beendigung der Mahlzeit zur Gänze im Magen. Dies die Beobachtungen bei einer Dermatojejunoplastik. Noch wesentlich länger scheint die Verzögerung bei Coloplastik zu sein, was um so begreiflicher ist, da ja das Colon gewöhnt ist, seinen Inhalt länger zu behalten. So kann beim Colon der Übertritt in den Magen noch 30—40 Minuten nach vollendeter Kontrastmahlzeit andauern. Diese Verzögerung der Passage kommt den Patienten oft gar nicht zum Bewußtsein und hindert sie nicht in der Nahrungsaufnahme.

Das die Passage durch den künstlichen Oesophagus bis vor den Magen glatt vor sich geht, wird auf Grund der röntgenologischen Beobachtungen von allen Autoren einstimmig bestätigt. Doch können gerade von Seiten des Hautschlauches Spätkomplikationen eintreten, welche ebenfalls durch die Röntgenuntersuchung aufgeklärt werden können. Es kann nach jahrelanger guter Funktion des antethorakalen Oesophagus, bei völliger Beschwerdefreiheit allmählich zu erschwertem Schlucken kommen, wie dies ein Fall zeigt, bei welchem eine Dermatojejunoplastik ausgeführt (EXNER-HEYROVSKY) wurde. Die Ursache der Beschwerden, welche 14 Jahre nach der Operation auftraten, nahm allmählich an Intensität so zu, daß 17 Jahre nach der Plastik ein neuerlicher Eingriff notwendig wurde. Die röntgenologische Untersuchung (PALUGYAY) zeigte eine starke Dilatation und Schlängelung des Oesophagusstumpfes, sowie des Anfangsteiles des Hautschlauches. Die Kontrastmasse staute sich in diesem Abschnitt und konnte erst durch Auffüllen des dilatierten Abschnittes mit verschluckter Luft in den unteren Teil des Hautschlauches entleert werden. Der Speiseröhrenabschnitt wurde gleichsam als Gebläse benützt, durch Halsmuskelkontraktion wurde der Druck noch erhöht, mittelst welchem die Kontrastmasse in den Hautschlauch gepreßt wurde. Die Passage durch den distalen Hautschlauchanteil, welcher für Fingerbreite durchgängig erschien, erfolgte dann glatt, ebenso durch den geschlängelten, anscheinend elongierten Dünndarmabschnitt. Die Entleerung der Kontrastmassen in den Magen erfolgte rasch. Die mitgeschluckte Luft sammelt sich im Magenfundus an, welcher während des fortgesetzten Essens eine zunehmende maximale Erweiterung aufwies, mit Hochdrängung des Zwerchfells. Auch nach Entleerung des Magens wies dieser im Fundus eine abnorm große Gasblase auf. Entsprechend der Tieflage der Anastomose, nahe der großen Kurvatur und entsprechend dem Strikturverschluß der Speiseröhre, konnte die Luft nur spärlich durch den künstlichen Oesophagus entweichen. Aus diesem Verhalten erklärten sich die Druckbeschwerden und das Spannungsgefühl der Patientin in der Gegend des linken Zwerchfellschenkels. Die allmähliche Dilatation des Oesophagusstumpfes laßt sich dadurch erklären, daß der an und für sich für den Durchtritt auch festerer Speisen durchgängige, aber vollkommen starre Hautschlauch, den Speisemassen, welche durch den buccopharyngealen Schluckakt herunter geschleudert werden, einen Widerstand entgegensetzt. Wenn dieser Widerstand noch so gering ist, so führt er doch allmählich zu einer Erweiterung der oral davon gelegenen Abschnitte. Die Dilatation ihrerseits wieder führt zu einer Verminderung der Wirkung des buccopharyngealen Schluckdruckes und es wird eine starkere Auffüllung des dilatierten Abschnittes notwendig, um einen ausreichenden Druck zu erzielen (Abb. 207, 208, 209, 210 u. 211).

Die Schlängelung der Dünndarmschlinge ergibt, daß im Laufe der Jahre dieser Abschnitt der künstlichen Speiseröhre eine weitgehende Dilatation erfahren hat und nun in seiner Lange ausreichen wird, um nach Eliminierung des zu engen Hautschlauches und Hinaufleitung des Dünndarmes bis zum Stumpf des Halsoesophagus — als Jejunoplastik — die ausschließliche Verbindung zwischen Oesophagusstumpf und Magen zu bilden.

Technische oder differentialdiagnostische Schwierigkeiten ergeben sich, soweit die bisherigen Beobachtungen ein Urteil in dieser Frage zulassen, für die röntgenologische Untersuchung nicht. Die Grenzen des Oesophagusstumpfes und des Hautschlauches bei Vorhandensein eines solchen lassen sich im Röntgenbilde dadurch leicht erkennen, daß die Ausgußsilhouette des Oesophagusstumpfes wechselnde Breite zeigt, entsprechend der Wandelastizität, der Ausgußschatten

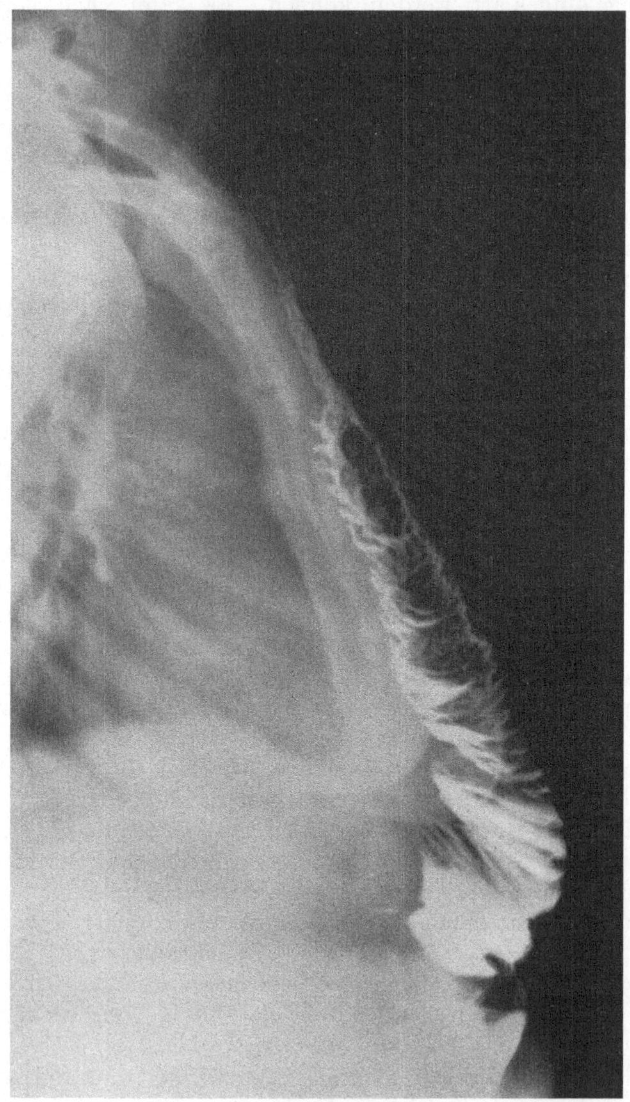

Abb. 212. Dermatocoloplastik. Hautschlauch und Colon als Anastomose. Gute Passage durch den Hautschlauch, mäßige Stauung der Kontrastmasse im Colon (Frontalprojektion).

des Hautschlauches dagegen entsprechend der mangelnden Nachgiebigkeit der Wandung stets die gleiche Breite aufweist. Die Entscheidung, ob es sich um eine Coloplastik oder Jejunoplastik handelt, ergibt sich ebenfalls aus der Schattenkonfiguration, welche einmal glatte oder gefiederte Begrenzungen zeigt, entsprechend einer Dünndarmschlinge, oder aber die Colonhaustration, entsprechend einer Dickdarmschlinge.

Schwieriger kann sich die röntgenologische Erkennung von Komplikationen im Bereiche der Einmündungsstelle des künstlichen Oesophagus in den Magen und von Veränderungen des Magens selbst gestalten, wie dies ein Fall illustrieren soll, bei welchem wegen kompletter Stenose des Oesophagus nach Laugenessenzverätzung eine künstliche Speiseröhre angelegt wurde in Form der Coloplastik.

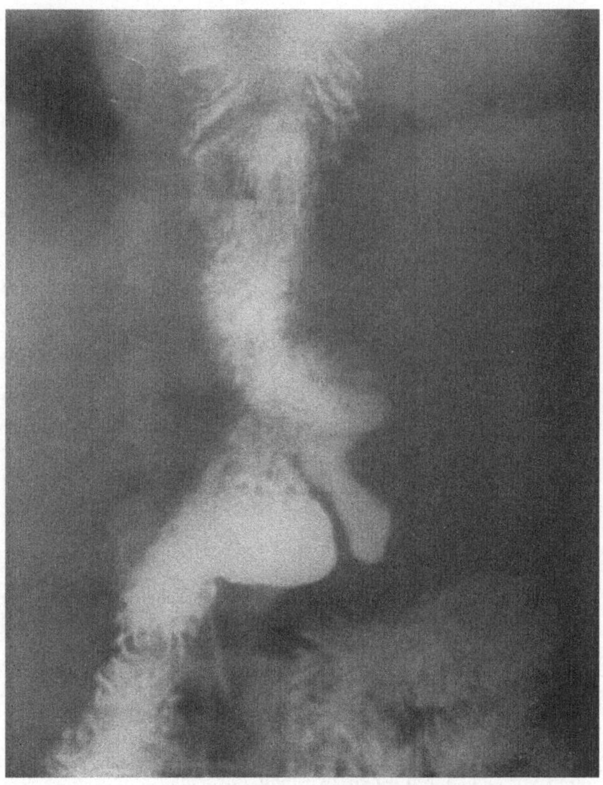

Abb. 213. Dermatocoloplastik. Derselbe Fall wie in Abb. 212 dargestellt. Disloziertes Colon und Magen mit Ulcus pepticum. (Sagittalprojektion.) Spastischer Verschluß zwischen Pars media und Pars pylorica des Magens, in welch letztere das Colon mundet. Dementsprechend ist nur die Pars pylorica dargestellt.

Die Röntgenuntersuchung (PALUGYAY) ergab in diesem Falle eine freie Passage der Kontrastmassen jeglicher Konsistenz durch den Colonschlauch bis in den Magen. Die Kontrastmasse passierte zum größten Teil rasch den Colonschlauch und nur etwa $^1/_4$ der Masse blieb im distalen Drittel des Schlauches zurück, nach Verlauf von 3—5 Stunden ist auch dieser Rest aus dem Colonschlauch entleert worden. Die im Colon retinierte Kontrastmasse zeigte auch zeitweilig Pendelbewegungen in oral-aboraler Richtung. Stärkere Kontraktionen des Colon traten nicht auf.

Die Kontrastmasse, welche in den Magen gelangte, füllte, entsprechend der Lage der Anastomose zwischen Colonschlauch und Magen im distalen Drittel der Pars media, zunächst nur den distalen Magenabschnitt und wurde durch den fast konstant offen stehenden Pylorus rasch entleert. Eine Darstellung der proximalen Zweidrittel des Magens konnte zunächst nicht erzielt werden. Erst bei der vierten Untersuchung, und nachdem wiederholt höhere Dosen von Antispasmodica verabreicht und subcutan injiziert wurden, konnten auch die proximalen, vor der Einmündungsstelle des Colonschlauches gelegenen Abschnitte des Magens dargestellt werden. Nun zeigte sich in der Höhe dieser Anastomose eine Einziehung der großen Kurvatur, welche wechselnde Tiefe aufwies und zeitweilig einen kompletten Verschluß gegen den proximalen Abschnitt des

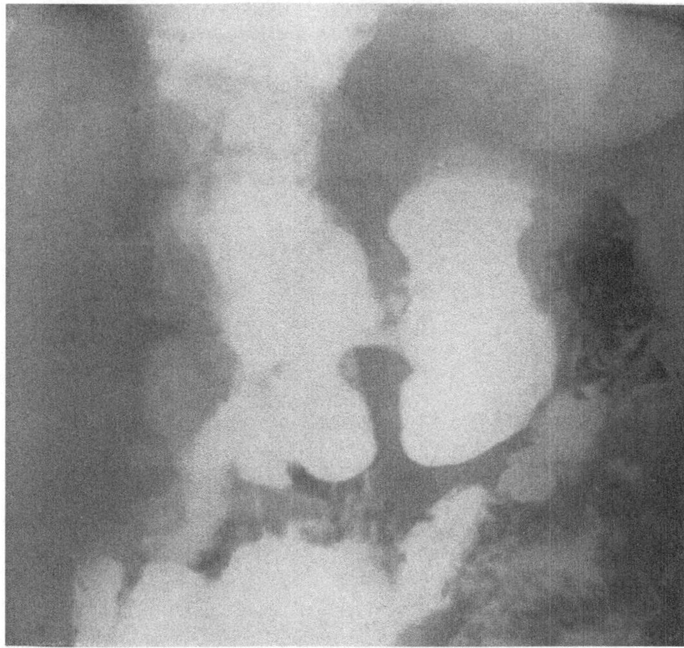

Abb. 214. Dermatocoloplastik. Derselbe Fall wie in Abb. 213 dargestellt, nach 0,4 Papaverin subcutan. Mäßige Füllung der Pars media durch zeitweiliges Nachlassen des Spasmus. Kranial von der im Bilde deutlich sichtbaren Enge zwischen Pars media und Pars pylorica Ulcusnische.

Magens bildete. Es ist anzunehmen, daß die Nichtdarstellbarkeit des proximalen Magenabschnittes bei den ersten Beobachtungen eben auf die komplette spastische Abschnürung des Magens zurückzuführen ist. Gleichzeitig mit der Darstellung des proximalen Magenabschnittes konnte auch an der kleinen Kurvatur anastomosennahe eine Nische festgestellt werden, welche intensiv druckempfindlich war. An diese Stelle lokalisierte die Patientin auch die heftigen Schmerzen, welche sie veranlaßten, die Klinik aufzusuchen. Auf Grund des direkten Symptomes der Nischenbildung, den indirekten Symptomen des circumscripten Spasmus des Druckpunktes müßte ein Ulcus pepticum angenommen werden.

Wenn eingangs der Beschreibung der röntgenologischen Beobachtung dieses Falles von Schwierigkeiten gesprochen wurde, welche sich für die Untersuchung des Magens ergeben können, so erscheint dies insoferne begründet, da gerade bei der Oesophagoplastik die Kommunikation zwischen künstlichem Oesophagus und Magen in einem distalen Magenabschnitt zu liegen kommt, wodurch die Darstellung der proximal von der Anastomose gelegenen Abschnitte des Magens dadurch ebenso durch Nichtfüllbarkeit vereitelt werden kann, wie etwa bei der raschen Entleerung des Magens nach Anlegung einer breiten Gastroenterostomie die Pars pylorica nicht zur Darstellung kommt; wodurch Ulcera

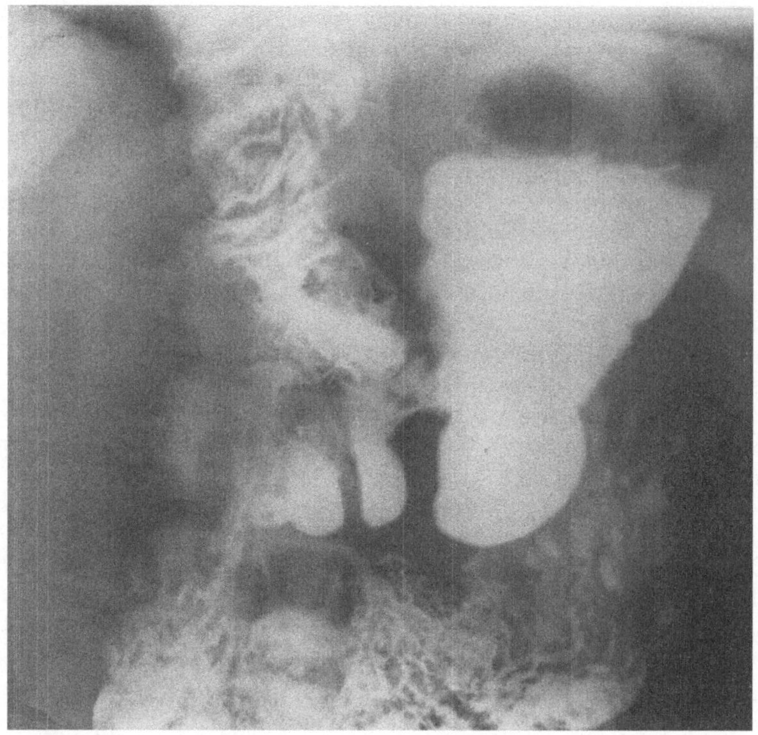

Abb. 215. Dermatocoloplastik. Derselbe Fall wie in Abb. 212—214 dargestellt; nach Ulcuskur. Der ganze Magen komplett aufgefüllt. Die Enge zwischen Pars media und Pars pylorica auch jetzt nicht ganz geschwunden (Ahasion).

des nicht gefüllten und somit im Röntgenbilde nicht dargestellten proximalen Magenabschnittes bei Oesophagoplastik zunächst genau so entgehen können, wie bei einem gastroenterostomierten Magen ein Ulcusrezidiv der Pars pylorica oder des Duodenums (Abb. 212, 213, 214 u. 215).

3. Die Dehnung der Kardia.

Mehrere therapeutische Maßnahmen und blutige Operationsverfahren wurden zu dem Zwecke angegeben, die Kommunikation zwischen Oesophagus und Magen bei spastischem Verschluß der Kardia wieder herzustellen.

Bei der *unblutigen Dehnung der Kardia* wird der Röntgenuntersuchung die Aufgabe zufallen, den eingetretenen Erfolg festzustellen, und zwar ob die Dilatation des Oesophagus als Konsequenz eine Verminderung erfahren hat. Dabei muß hervorgehoben werden, daß bei nur einmaliger röntgenologischer Untersuchung grobe differentialdiagnostische Irrtümer unterlaufen können.

Zunächst muß als selbstverständlich vorausgesetzt werden, daß vor dem therapeutischen Vorgehen eine genaue röntgenologische Klärung der Verhältnisse auf Grund wiederholter Untersuchungen, welche zu verschiedenen Zeitpunkten vorgenommen wurden, erfolgt. Bei der Kontrolluntersuchung zur Feststellung eines therapeutischen Effektes kann eine irrtümliche Annahme einer guten Funktion der Kardia dadurch entstehen, daß die Untersuchung gerade in einem krampffreien Stadium vorgenommen wird. Auch die Konfiguration und Weite des Oesophagus kann täuschen, da bei der verbesserten Funktion keinesfalls unbedingt auch sogleich ein Zurückgehen der Dilatation eintreten muß. Große Vorsicht bei der Beurteilung wird auch am Platze sein, wenn sich zwischen subjektivem Befinden des Patienten und dem objektiven Befunde eine Diskrepanz ergibt. Mit eingetretenem objektiv nachweisbarem Erfolge des therapeutischen Eingriffes muß keineswegs zwangsläufig auch alsogleich eine subjektive Erleichterung eintreten. Doch ergeben sich aus dem subjektiven Empfinden wertvolle Fingerzeige für den günstigsten Zeitpunkt der Untersuchung wie auch dafür, welche Konsistenz und Temperatur der Kontrastmasse geeignet ist, den höchsten Grad des noch bestehenden spastischen Verschlusses durch die röntgenologische Untersuchung nachzuweisen.

Das, was über die Beurteilung des Ergebnisses der *unblutigen Dehnung* gesagt wurde, gilt im wesentlichen auch für die Beurteilung der Ergebnisse der meisten *blutigen Verfahren*, welche an der Kardia zu ihrer Wegsammachung ausgeführt werden.

Als solche kommen in Betracht: 1. Die blutige Dehnung (v. MIKULICZ), 2. die Kardioplastik (MARWEDEL, WENDEL), 3. die Kardiotomie (HELLER), 4. die Oesophagolyse, Transposition (v. HACKER), 5. die Hiatusspaltung (RÖPKE).

1. Die blutige Dehnung (v. MIKULICZ) besteht in einer manuellen Dehnung der Kardia vom Magen aus, welcher per laparotomiam freigelegt wird.

2. Bei der Kardioplastik müssen zwei Arten des Verfahrens unterschieden werden: a) die eigentliche Kardioplasik nach MARWEDEL, WENDEL und b) die extramuköse Kardioplastik. Bei ersterer wird nach Aufklappung des linken Rippenbogens die Kardia durch alle Schichten längsgespalten, auch durch die Mucosa, und nach erfolgter Längsspaltung in 2 Etagen quer vernaht, bei der extramucösen Kardioplastik wird nach GOTTSTEINs Angaben die Längsspaltung nur bis zur Mucosa vorgenommen, worauf die Quervernahung ohne Verletzung der Mucosa erfolgt. Dieses Operationsverfahren wird auch mit Auslösung des Oesophagus aus dem Hiatus (LEWY, MIKULICZ) kombiniert.

Auch bei den Fällen, bei welchen diese Operation vorgenommen wurde, ist es ähnlich wie nach der unblutigen Kardiadehnung Aufgabe der Röntgenuntersuchung, den Grad des erzielten Effektes zu beurteilen. Auf Grund der Röntgenuntersuchung läßt es sich bei ausbleibendem Erfolge oder bei neuerlicher Zunahme der Schluckbeschwerden feststellen, daß das neuerliche Steckenbleiben der Kontrastmassen nun nicht an der ursprünglichen, vor der Operation festgestellten Stelle erfolgt, sondern in einem der Operationsstelle unmittelbar benachbarten Abschnitte des Oesophagus. Die Operationsstelle ist im Röntgenbilde in der Regel an einer circumscripten rundlichen oder zylindrischen Verbreiterung des Kontrastschattens kenntlich. Der neuerliche Verschluß ist nicht zwangsläufig oral von der Oerpationsstelle nachweisbar (als Oesophagospasmus an Stelle des früheren Kardiospasmus), sondern er kann auch am untersten,

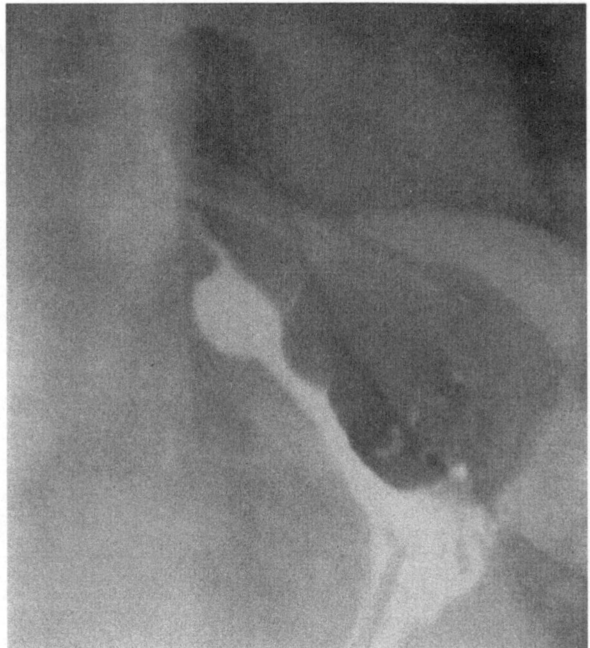

Abb. 216. In aufrechter Stellung ist nach Kardioplastik ein Spasmus kranial von der durch die
Operation erzielten Dilatation des Oesophagus nachweisbar.

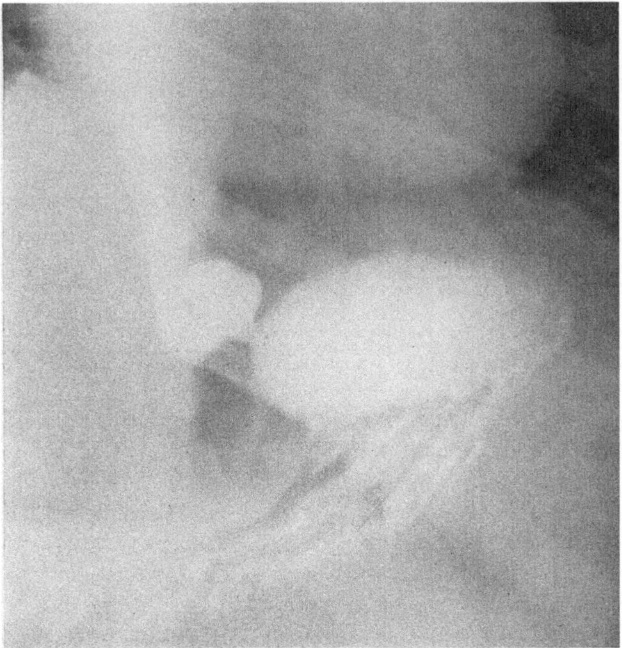

Abb. 217. Der in Abb. 216 dargestellte Fall in Beckenhochlage. Distal von der Kardioplastikstelle,
welche dilatiert ist, kann der normale Kardiamechanismus beobachtet werden. Würde ein neuerlicher
Krampfzustand einsetzen, so könnte derselbe unbeschadet der vorgenommenen Operation einen
Verschluß zwischen Oesophagus und Magen bewirken.

schon in der Magenwand verlaufenden Endstücke des Oesophagus, also an der anatomischen Kardia zu sehen sein; allenfalls als Folge einer zu hoch ausgeführten, eventuell zu kurzen Kardioplastik (Abb. 216 u. 217).

3. Die Kardiotomie nach HELLER, welche besser als extramucöse Kardiotomie zu bezeichnen wäre, stellt gleichsam den ersten Akt der GOTTSTEINschen Operation dar. Bei der GOTTSTEINschen Operation wird nach Laparotomie die

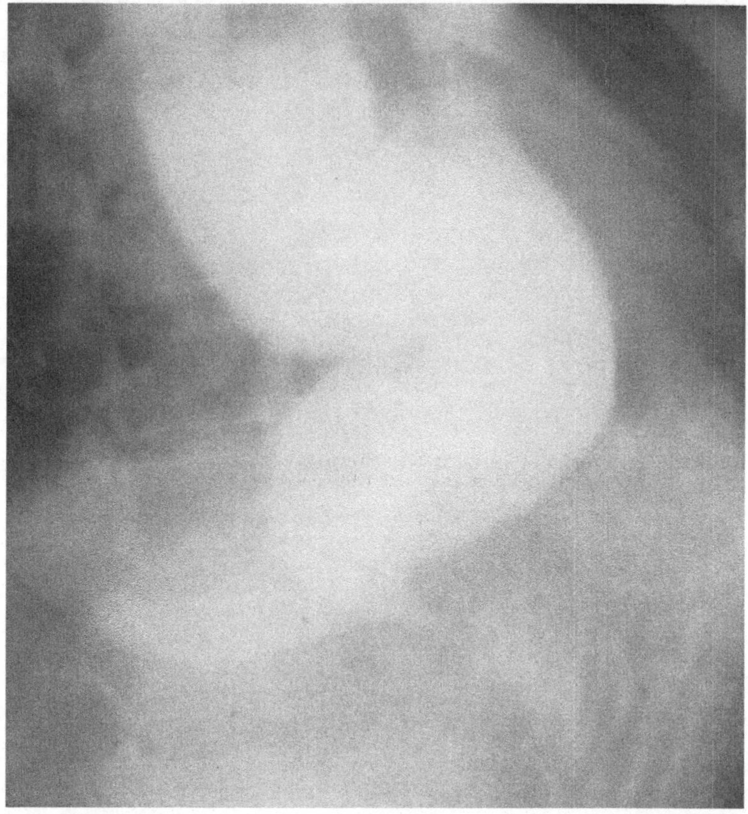

Abb. 218. S-formig geschlangelte Speiserohre bei einem mit idiopathischer Dilatation einhergehendem Kardiospasmus. Die starke Elongation des subdiaphragmalen Speiseröhrenabschnittes ermoglicht die Anlegung einer Anastomose zwischen Oesophagus und Magen.

Speiseröhre im Hiatus gelöst. Langsschnitt durch Serosa und Muscularis an der Vorderseite, ein gleicher Schnitt an der Hinterseite. Die Spaltung soll nach HELLER so weit geführt werden, daß die Schleimhaut sich vorbaucht. Nebst der Gefahr der Perforation der Speiseröhre im Bereiche der bloßliegenden Mucosa kann auch eine Divertikelbildung begünstigt werden.

Für die röntgenologische Kontrolle ergibt sich dasselbe, was bei der Kardioplastik (MARWEDEL, GOTTSTEIN) gesagt wurde.

4. Die Oesophagolysis abdominalis nach v. HACKER besteht darin, daß bei sackartiger Erweiterung der Speiseröhre diese aus dem Hiatus gelöst, ein Teil des Sackes aus der Brusthöhle in die Bauchhöhle gezogen und rings am Bauchfell angeheftet wird.

Die röntgenologische Kontrolle hat nach dieser Operation zu entscheiden, in welchem Ausmaße eine vermehrte Durchgängigkeit der Kardia erfolgt, sowie durch wiederholte Untersuchung in größeren Abständen die Dauerhaftigkeit des Erfolges zu beurteilen.

5. Als Ergänzung der Oesophagolysis wäre noch zu erwähnen die Hiatusspaltung nach RÖPKE, welche als Ergänzung der vorgenannten Operation in Betracht kommt und bei welcher das periösophageale Gewebe im Hiatusbereich stumpf bis auf die Muskulatur abgelöst und der Hiatus nach vorne gespalten wird.

4. Die Oesophagogastrostomie.

Gingen die bisher angeführten Operationsverfahren dahin, die Wegsamkeit der spastisch verengten Kardia durch eine Plastik zu beheben, so erfolgt die

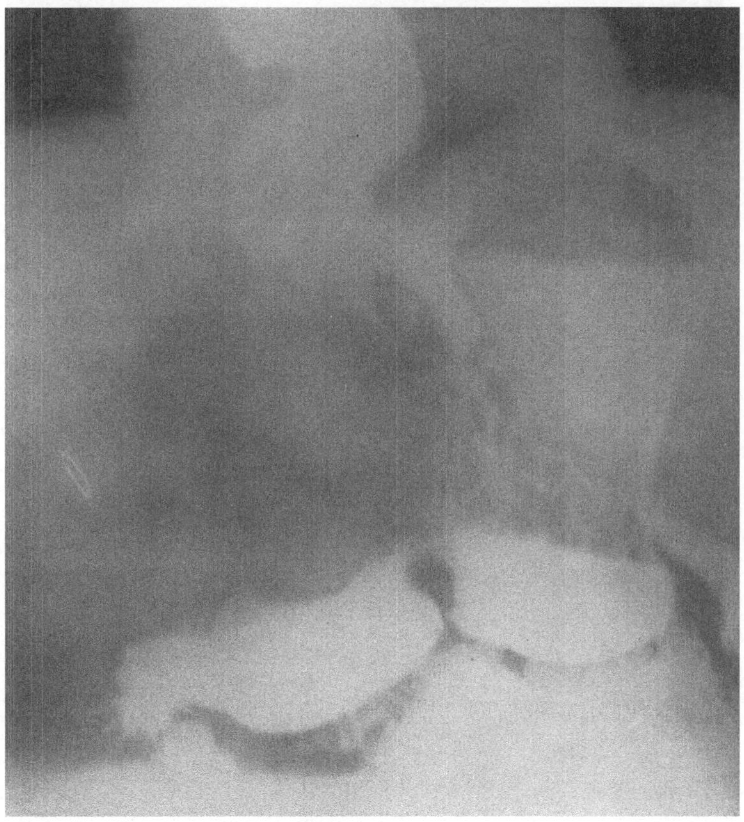

Abb. 219. Oesophagogastrostomie nach HEYROVSKY, bei dem in Abb. 218 dargestellten Fall. Aufnahme in aufrechter Stellung. Breite Passage durch die Anastomose; die Kardia caudal von der Anastomose als Zapfen sichtbar, dieselbe komplett verschlossen.

Behebung der Passagestörung bei der Oesophagogastrostomie durch Anlegung einer Anastomose zwischen Oesophagus und Magenfundus, wodurch die Kardia selbst ausgeschaltet wird.

Zu diesem Zwecke stehen zwei Operationsverfahren zur Verfügung: 1. die transpleurale Oesophagogastrostomie nach ANSCHÜTZ und SAUERBRUCH mit

Verlagerung des Magens in die linke Pleurahöhle und die Oesophagogastro-
stomia subdiaphragmatica nach HEYROVSKY. Mit ersterem Verfahren sind
bisher keine einwandfreien Resultate erzielt worden, hingegen ergab das Verfahren HEYROVSKYS in einer Reihe von Fallen ein befriedigendes Resultat
(HEYROVSKY-EXNER, SCHNITZLER, ENDERLEN, FINSTERER, SAUERBRUCH u. a.).

Die Operation besteht im wesentlichen in folgendem: Der Oesophagus wird
aus dem Hiatus gelöst und vorgezogen; oder es wird die am Zwerchfell liegende

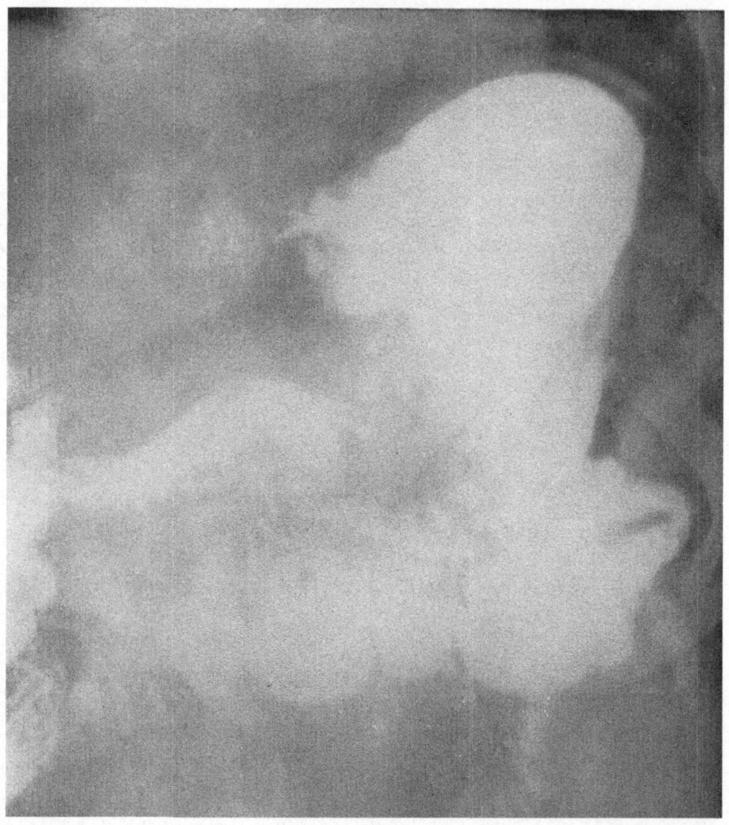

Abb. 220. Oesophagogastrostomie nach HEYROVSKY, bei dem in Abb. 218 und 219 dargestellten
Fall. Aufnahme in 50%iger Beckenhochlage. Es findet kein Rückfluß von Kontrastmasse aus
dem Magen in den Oesophagus statt.

Partie der dilatierten Speiseröhre in die Zwerchfellöffnung eingenäht (LOT-
HEISSEN). Nun wird zwischen dem dilatierten Anteil des Oesophagus und dem
Magenfundus kranial eine breite Anastomose angelegt.

Die röntgenologische Untersuchung zeigt bei guter Durchgängigkeit der
Anastomose kranial vom spitz zulaufenden caudalen Ende des subdiaphragmalen Speiseröhrenausgußschattens den Übertritt von Kontrastmassen in den
Magenfundus. Zur Beurteilung der Breite der Anastomose empfiehlt es sich,
eine sehr dicke Kontrastpaste zu verwenden, um einen kompletten Ausgußschatten der Anastomose zu erhalten.

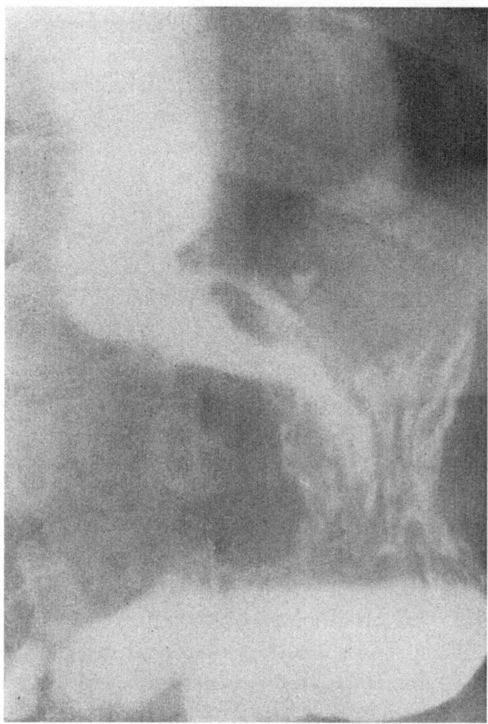

Abb. 221. Oesophagogastrostomie nach HEYROVSKY. Bei dem in Abb. 218—220 dargestellten Fall ist ein Jahr nach der Operation die Passage durch die Kardia wieder freı. Aufnahme in aufrechter Stellung. Kranial von der breiten Kardiapassage ist ein schmaler Schattenstreifen im Bereiche der Anastomose zu sehen.

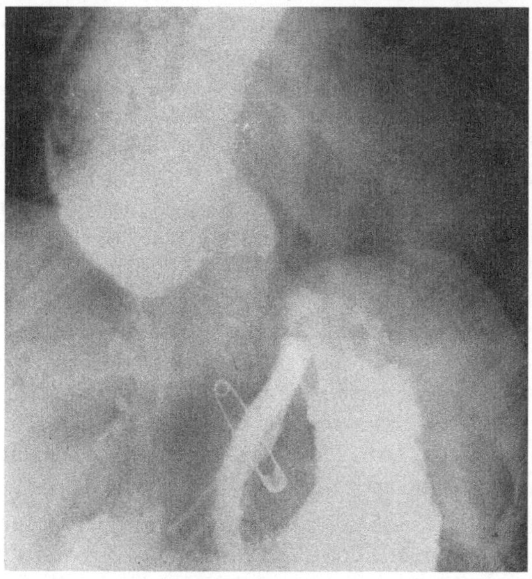

Abb. 222. Schlecht funktionierende Oesophagogastrostomie bei zu stark herabgezogenem thorakalen Oesophagus zur Anlegung der Verbindung. Durch die Stauung im supradiaphragmalen Sack wird die verzogene Anastomose komprimiert.

Da im Bereiche der Anastomose kein muskulärer Verschluß besteht, so kommt es in manchen Fällen bei geeigneter Lage zu einem Rückfluß des Mageninhaltes in die Speiseröhre. So konnte F. EISLER bei einem Patienten SCHNITZLERs röntgenologisch feststellen, daß bei Beckenhochlagerung die Kontrastflüssigkeit in den Oesophagus zurückfloß. Bei einem Patienten FINSTERERs erfolgte die Regurgitation bereits in Horizontallage. Daß dies nicht immer der Fall sein muß, ergibt sich aus der röntgenologischen Beobachtung eines Falles von HEYROVSKY, bei welchem schon kurze Zeit nach der Operation auch in steiler Beckenhochlage kein Rückfluß von Kontrastmasse aus dem Magen in die Speiseröhre zu beobachten war (PALUGYAY). Anscheinend bildete die oral von der Anastomose gelegene Speiseröhrenmuskulatur reflektorisch den Verschluß (Abb. 218, 219, 220 u. 221).

Die röntgenologische Untersuchung kann auch im Falle eines Mißerfolges oder mangelhafter Entleerung des Oesophagus die Ursache eruieren. Eine Anastomose ist leicht erkenntlich an der geringen Breite des Schattenbandes, welche der durch die Anastomose durchtretenden Kontrastmasse entspricht. Eine durch Verziehung der Anastomose bedingte verminderte Passage ergibt sich ebenfalls aus dem Röntgenbilde des deformierten, elongierten Ausgußschattens des untersten Speiseröhrenabschnittes (Abb. 222).

Auch hier gilt das schon oben Gesagte, daß mit Rücksicht auf die noch relativ spärlichen bisher gemachten Beobachtungen keine allgemeinen Richtlinien für die röntgenologische Diagnostik und Differentialdiagnostik gegeben werden können. Es soll dieser Abschnitt vielmehr der Anregung zu weiterer Beobachtung dienen.

5. Die Divertikeloperationen.

Bei Divertikeln der Speiseröhre kommen eine Reihe von Verfahren in Betracht, welche in zwei Gruppen geteilt werden müssen. In die erste sind jene Verfahren zu zahlen, bei welchen der Divertikelsack radikal entfernt wird. Hierher gehört die einzeitige Exstirpation des Sackes (KLUGE), die zweizeitige Exstirpation (SCHLOFFER) und die Abbindung nach GOLDMANN und v. BECH. In die zweite Gruppe sind jene Verfahren zu reihen, bei welchen der Sack nicht entfernt wird, hierher sind zu zählen die Invagination nach GERARD und die Divertikulopexie (SCHMID). Bei der ersten Gruppe wird der Sack abgetragen, die einzelnen Modifikationen (zweizeitig, Abbindung) zielen nur darauf ab, im Bereiche der Abtragungsstelle eine Fistelbildung zu vermeiden. Bei der zweiten Gruppe wird das Divertikel auch in einer zweiten Sitzung nicht entfernt. Bei der Invagination nach GERARD wird der ganze Sack in das Speiseröhrenlumen eingestülpt und während des Invaginierens werden sukzessive mehrere Tabaksbeutelnähte angelegt. Auf diese Weise entsteht innen ein Wulst, der wie ein Polyp in die Speiseröhre hängt. Bei der Divertikulopexie (SCHMID) wird der Sack wie ein Bruchsack isoliert, möglichst in die Länge und Breite gezogen und nach oben geschlagen, an die Pharynxmuskulatur fixiert.

Auch nach erfolgter Divertikeloperation kommt der Röntgenuntersuchung die Aufgabe zu, zur objektiven Kontrolle des operativen Resultates beizutragen. Im günstigen Falle ergibt auch die sorgfältigste röntgenologische Beobachtung keine Abweichung vom normalen funktionellen Verhalten und vom normalen morphologischen Bilde. Nur nach der Invagination (GERARD) ist der eingestülpte Sack noch mehr oder weniger lange Zeit als Schattenaussparung nachweisbar. Nur die Kenntnis der Art der stattgehabten Operation wird vor Verwechslung mit einem Neoplasma bewahren. Gegenüber einer Stenose werden sich keine differentialdiagnostischen Schwierigkeiten ergeben, da eine Funktionsbehinderung nicht vorzuliegen pflegt.

Als Komplikation nach Divertikeloperationen ist die Fistelbildung zu nennen. Bei kompletter Fistel mit einer Fistelöffnung an der Hautoberfläche ist die klinische Deutung einfach. Im Wege der Röntgenuntersuchung kann entweder durch Fistelfüllung oder aber durch Füllung des Fistelkanales beim Schlucken von Kontrastmasse die Länge, Breite und Lokalisation der Fistel festgestellt werden. Bei inkompletter innerer Fistel kann mitunter erst die Röntgenuntersuchung das Bestehen derselben dadurch aufdecken, daß die verschluckte Kontrastflüssigkeit in Form eines dünnen Schattenstreifens einen vom normalen Verlauf der Speiseröhre abweichenden Verlauf nimmt. Differentialdiagnostisch kann eine beginnende Rezidivierung in Betracht kommen, besonders nach Operationsverfahren, bei welchen der Divertikelsack nicht entfernt wurde. Auch hier ergibt die Röntgenuntersuchung mit Kontrastflüssigkeit oder Paste einen Schatten, welcher vom normalen Verlauf abweicht, doch zeigt dieser mehr die Form einer kleinen, trichterförmigen Ausstülpung, im Gegensatz zur inkompletten Fistel, welche mehr einen bandförmigen Schatten zeigt, der gegen das Oesophaguslumen zu schmal ist und sich eventuell nach außen zu etwas verbreitert.

So eine trichterförmige Ausstülpung wird bei der röntgenologischen Untersuchung in Vertikalstellung nicht immer zur Darstellung kommen und kann der Beobachtung genau so leicht entgehen wie ein Traktionsdivertikel. Dickere Paste eignet sich am vorteilhaftesten zur Darstellung. Die Erkennung einer solchen Ausstülpung wird um so wichtiger sein, da sie in der Regel das erste Symptom eines postoperativen Rezidivs des Divertikels darstellt.

Röntgenologische Erfahrungen über das morphologische und funktionelle Verhalten nach Operationen, welche auf die radikale Entfernung eines Neoplasmas der Speiseröhre abzielen, wie die Resektion der Speiseröhre und die Kardiektomie, liegen derzeit noch nicht vor. Auch ist diese Frage leider auch in operationstechnischer Beziehung noch nicht spruchreif.

VI. Therapeutische Eingriffe an der Speiseröhre unter Röntgenkontrolle.

In der überwiegenden Mehrzahl aller in Behandlung kommenden Fälle von Fremdkörper der Speiseröhre handelt es sich entweder um vom Oesophagusmund festgehaltene oder tiefer in den Oesophagus gelangte Fremdkörper, die keine Atemnot erzeugen (HACKER-LOTHEISSEN). In diesen Fällen kommen zunächst die unblutigen therapeutischen Methoden in Betracht, nämlich 1. die Entfernung der Fremdkörper mittelst der Oesophagoskopie; nur wenn diese unmöglich ist, 2. das Verfahren der direkten instrumentellen Entfernung. Bei beiden Verfahren handelt es sich entweder a) um die Extraktion durch den Mund oder b) um das Hinabschieben in den Magen.

Handelt es sich um schattengebende, röntgenologisch nachweisbare Fremdkörper, so empfiehlt es sich, die Extraktion bei dem Verfahren der direkten instrumentellen Entfernung, wenn diese in Betracht kommt, unter Röntgenkontrolle vor dem Durchleuchtungsschirm vorzunehmen (HOCHENEGG, WAGNER, FONTANER und TESSARO, ENGELMANN). Doch kommt die Entfernung eines schattengebenden Fremdkörpers unter Röntgenkontrolle mitunter auch dann in Betracht, wenn der Fremdkörper auf oesophagoskopischem Wege aufgesucht wird (SGALITZER). Besonders bei kleinen flachen oder sehr dünnen Fremdkörpern, welche sich in den Falten der Schleimhaut verstecken, kann die Einführung des Oesophagoskoprohres in die richtige Höhe unter Schirmkontrolle wesentlich erleichtert werden, wodurch vermieden wird, daß ein so kleiner Fremdkörper zwischen die Außenwand des Tubus und die Oesophaguswand gerät, wodurch er nicht nur der Beobachtung entgeht, sondern, wenn er spitz oder kantig ist, durch den Tubus gegen die Speiseröhrenwand gepreßt, eine Verletzung derselben verursachen kann.

Wichtig für die instrumentelle Extraktion unter Schirmkontrolle und ohne Oesophagoskop ist, daß die röntgenologische Beobachtung während des Fassens des Fremdkörpers, aus der geeignetsten Projektionsrichtung erfolgt. Ist das Instrument, z. B. der Münzenfänger oder die Zange, bis in die Höhe des schattengebenden Fremdkörpers eingeführt, so ist der Patient vor dem Schirme in eine solche Projektion zu bringen, daß der Fremdkörper nicht von den Branchen des eingeführten Instrumentes verdeckt wird. Die Drehung des Patienten wird so lange fortgeführt, bis der Fremdkörper in der richtigen Extraktionslage zwischen die von ihren Enden aus gesehenen Branchen des Instrumentes zu liegen kommt. Bei einem solchen Vorgehen entfällt der Einwand von JURACZ, daß die Extraktion unter Röntgenkontrolle kein geeignetes Vorgehen darstelle, dafeinere Lagebeziehungen zwischen eingeführtem Instrument und Fremdkörper nicht deutlich genug zu erkennen seien.

Auch das Hinabschieben eines schattengebenden Fremdkörpers in den Magen erfolgt zweckdienlich unter Röntgenkontrolle, kommt allerdings nur ausnahmsweise in Betracht, da glatte Fremdkörper, welcher ihrer Konsistenz entsprechend der Röntgenkontrolle zugänglich sind, nur selten im Oesophagus stecken bleiben und kantige, spitze Körper für dieses Verfahren nicht in Betracht kommen. Aus diesem Grunde möchten wir auch das seinerzeit angegebene Verfahren zwecks Hinabstoßen von Nadeln in den Magen mittelst einer bariumgefüllten Gelatinekapsel vor dem Durchleuchtungsschirm als zu gefährlich ablehnen.

Auch bei der Strikturbehandlung leistet mitunter das Röntgenverfahren wertvolle Dienste.

Ganz abgesehen von den nahezu undurchgängigen Strikturen, die sich eventuell noch durch Elektrolyse öffnen lassen, stellen oft Engen, die sogar noch das Schlucken zur Ernährung gestatten, der Sondierung große Hindernisse in den Weg. Dünne Sonden, selbst Darmsaiten sind oft so weich, daß sie schwer in der Enge vorzuschieben sind, vielmehr sich eher umbiegen. Gelangt die Sonde, bzw. die Darmsaite durch die Enge, so ergibt sich eine zweite Schwierigkeit bezüglich des Herausleitens derselben aus dem Magen durch die Gastrostomieöffnung. Häufig verfängt sich die Sonde in den Taschen und Falten der Magenschleimhaut. Um sich zu überzeugen, ob die Sonde im Magen ist, wurde die Sonde mit Aluminium überzogen (KISS), wodurch die Herausleitung unter

Röntgenschirmkontrolle erfolgen konnte. Zu demselben Zweck hat LOTHEISSEN statt Darmsaiten Metallsaiten angegeben, welche am Röntgenschirm einen guten Schatten geben, so daß ihre Einführung unter ständiger Röntgenkontrolle erfolgen kann. Das aborale, im Magen sichtbare Ende der Saite kann ebenfalls

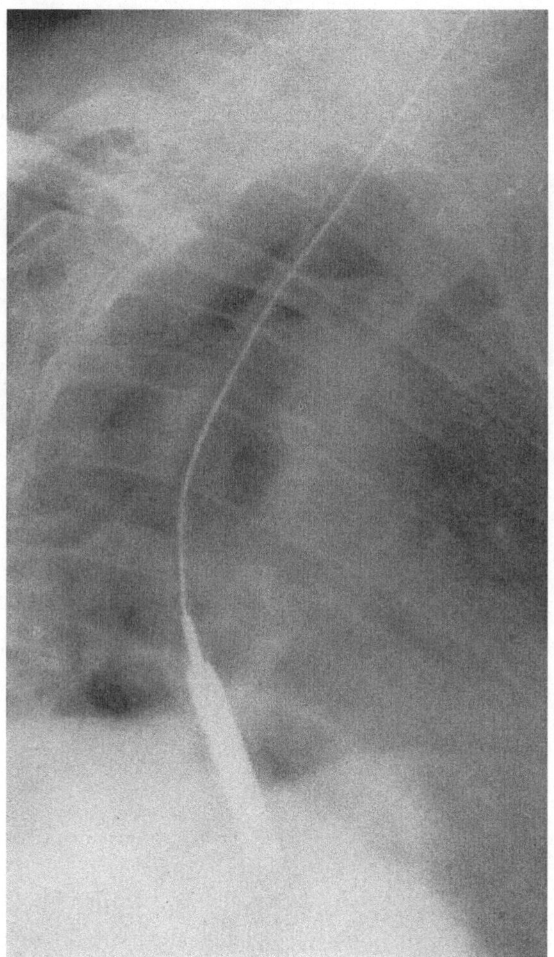

Abb. 223. Radium mittelst Sonde in den Oesophagus eingeführt.

unter Schirmkontrolle zwischen die Branchen der Kornzange, welche durch die Magenfistel eingeführt wird, gebracht und herausgezogen werden. Nebstbei sei noch erwähnt, daß die Metallsaiten auch den Vorteil haben, daß sie sich weniger leicht umbiegen.

Manchmal gelingt es nicht einmal, eine Saite, weder eine solche aus Darm, noch eine solche aus Metall, durch die Striktur zu bringen, trotzdem die Enge noch immer so durchgängig ist, daß der Kranke Flüssigkeit schlucken kann. Das gilt namentlich für gewundene, spiralig verlaufende und abgeknickte Stenosen (HACKER-LOTHEISSEN). Hier kann man nach SOCIUS Rat ein an einem Faden hängendes Schrottkügelchen schlucken lassen, welches nun allmählich durch die Enge in den Magen gleitet. Obzwar das Kügelchen die Größe eines Hühnerschrottes Nr. 5 (Deutschland) (SEIDEL), Nr. 10 (Österreich) (SCHRÖDER) nicht überschreiten soll, kann es im Röntgenbilde entsprechend seiner hohen Dichte doch gut wahrgenommen werden. Auf diesem Wege ist es möglich, durch wiederholte Durchleuchtung die jeweilige Lage des Schrottkornes zu verfolgen.

Von den unblutigen Verfahren zur Behebung der Stenose bei Kardiospasmus hat sich am besten die Dehnung mittelst der GOTTSTEINschen Ballonsonde bewährt. Diese Sonde besteht aus einem elastischen Bougie, an dessen Ende ein mit

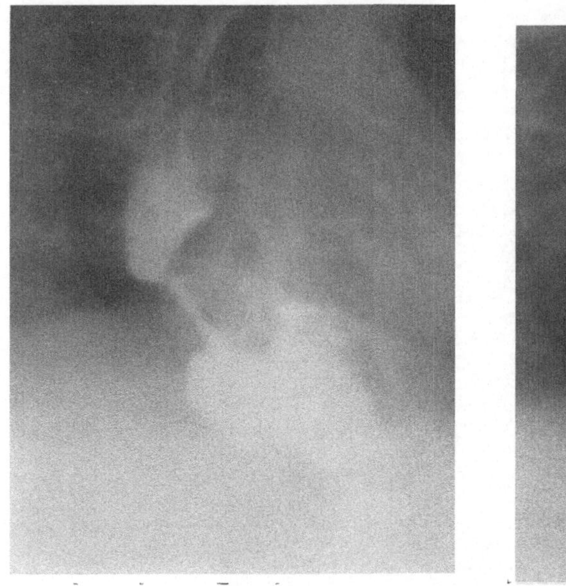 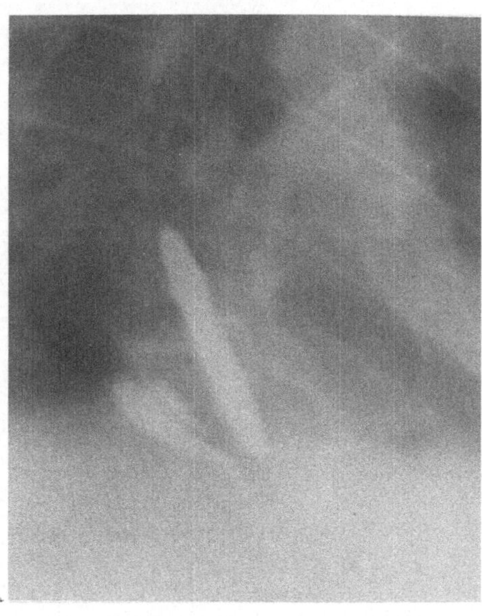

a   b

Abb. 224 a u. b. Radium mittelst Faden ohne Ende in den Oesophagus eingefuhrt. a Darstellung der Carcinomaussparung. b Radiumkapsel in den Stenosentrichter eingefuhrt.

Luft gefüllter Sack aus Seidenstoff angebracht ist. In der Mitte des Dehnungsballons ist ein kleiner Gummiring, welcher sich erst zuletzt dehnt, wenn schon der ganze Ballon voll ist. Dadurch soll verhütet werden, daß der Ballon aus der Kardia gleitet. Trotz dieser sinnreichen Konstruktion des Instrumentes. mit dessen Hilfe ganz ausgezeichnete Resultate (LOTHEISSEN, HEYROVSKY u. a.) erzielt werden können, scheitert der Effekt des Verfahrens vielfach daran, daß der Ballonanteil der Sonde nicht an die richtige Stelle gebracht, bzw. nicht in der kontrahierten Partie festgehalten werden kann. Der Ballon kann seine richtige Lage aus zwei Grunden verlassen (SCHLESINGER und GATTNER), einmal dadurch, daß die physiologische Variationsbreite der Kardia über die richtige Einlagerung des Ballons täuscht, zweitens kann durch die erhöhte Reflexerregbarkeit der Kardia die richtig eingelagerte Sonde ausgestoßen werden. Die dritte. in einer Reihe von Fällen unüberwindlichste Schwierigkeit für die Gottsteinsonde tritt ein, wenn der Oesophagus stark geschlängelt und dilatiert ist.

Zur genauen Einstellung der Sonde hat SCHLESINGER die Einführung der mit Jodnatrium gefüllten Sonde vor dem Durchleuchtungsschirm empfohlen. Der nun schattengebende Ballonanteil wird unter Schirmkontrolle so tief eingeführt, bis sein distales Ende in der hellen Gasblase des Fundus erscheint. Allerdings kann die genaue Lagerung der Sonde erst durch Vor- und Zurückziehen der Sonde während des Aufblasens dem Widerstandsgefühl nach erfolgen. Währenddem die Sonde im geblähten Zustande in situ ist, erscheint wiederholte Kontrolle im Schirmbilde angezeigt, um festzustellen, ob sie die richtige Lage beibehalten hat. Am wichtigsten ist, daß die erstmalige Einführung der GOTT-STEINschen Sonde unter Schirmkontrolle erfolgt, besonders bei Fällen mit stärkerer Dilatation, um festzustellen, ob die Sonde überhaupt bis an die Kardia gebracht werden kann oder sich am caudalen Pol der Dilatation verfängt.

Auch bei der therapeutischen Einführung des Radiums in die Speiseröhre leistet das Rontgenverfahren sehr gute Dienste. Zunächst ist die Höhe, Ausdehnung und Konfiguration des Speiseröhrencarcinoms, soweit dies im Einzelfalle auf röntgenologischem Wege möglich ist, festzustellen, oder man markiert zumindestens nach Feststellung des Stenosenbeginnes die Höhe der Veränderung an der Außenhaut und bringt nun die mit dem Dominiciröhrchen armierte Sonde unter röntgenologischer Schirmkontrolle in die richtige Lage. Nicht nur bei der erstmaligen Einführung des Radiums, sondern bei jeder weiteren Applikation hat die Einführung unter Schirmkontrolle zu erfolgen, weil die einmalige Festhaltung der Entfernung des Tumors von der Zahnreihe durch Markierung am Bougie nicht genügt, da es leicht passieren kann, daß der Träger mit seiner Spitze nicht in die Stenose gelangt, sondern sich oberhalb derselben spießt, die Sonde aber bis zur Marke in die Zahnebene eingestellt ist, da sich das Bougie in der dilatierten Partie der Speiseröhre vor der Stenose eventuell umbiegen kann. In gleicher Weise wird die Einführung des am Faden ohne Ende armierten Radiumträgers von der Gastrostomieöffnung aus zu erfolgen haben (Abb. 223 u. 224a u. b).

Zweiter Teil.

Strahlentherapie der Speiseröhre.

I. Die Strahlentherapie des Speiseröhrencarcinoms.

Von den Neubildungen der Speiseröhre sind die Carcinome die häufigsten. Diese treten in drei Formen in Erscheinung: 1. als Scirrhus, 2. als medulläres Carcinom und 3. als papilläre Tumorbildung.

Der Scirrhus der Speiseröhre bildet flache, höckerige Verdickungen und Verhärtungen der Speiseröhrenwand. Er breitet sich weniger in der Längsrichtung aus, sondern mehr in der Zirkumferenz und bildet auf diese Weise halbring- oder ringförmige Infiltrate. Diese Form der Carcinome führt bald zu Stenosen des Oesophaguslumens höheren Grades, meist jedoch zunächst nur auf einer kurzen Strecke. Im Anfangsstadium fehlen Ulcerationen, erst später bildet sich ein Ulcus, welches in der Regel auf der Kuppe des Tumors sitzt und von wallartigen Rändern umsäumt wird.

Nach ASCHOFF bestehen die scirrhösen Oesophaguscarcinome histologisch aus schmalen, vielfach netzförmig verzweigten Strängen, schmaler, den Basalzellen ähnelnder Epithelien, welche an den Rändern subepithelial vordringend, durch Infiltration der Submucosa die wallartige Erhebung der Rander bedingen.

Den Medullärkrebs charakterisiert eine meist größere Ausdehnung, starke Tumorbildung und eine relativ frühzeitige Ulceration. Durch den Zerfall der weichen Tumormassen entstehen schüssel- oder kraterförmige Geschwüre, die durch überwiegendes Wachstum längs des Muskelschlauches oft eine Rinnenform zeigen. Die dem Ausgangspunkte gegenüberliegende Wandung ist entsprechend der vorwiegenden Längsausbreitung der Geschwulst lange Zeit frei. Erst bei größerem Umfange der neoplastischen Erkrankung kommt es zu einer zirkulär stenosierenden Umwachsung des Oesophaguslumens.

Diese haufigste Form des Speiseröhrenkrebses zeigt histologisch das Bild des verhornenden Plattenepithelcarcinoms.

Die papillären Carcinome des Oesophagus endlich bilden breitbasig aufsitzende, lappige, knollige Geschwülste. Sie können einen großen Umfang erreichen. Diese Tumoren zeigen in der Regel wenig Tendenz zur Ulceration, können aber mitunter ähnlich den medullären Carcinomen eine reichliche Ulceration aufweisen.

Histologisch zeigt der papilläre Speiseröhrentumor meistens das Bild eines Adenocarcinoms, nur selten ist bei Carcinomen dieser Wachstumsform das histologische Bild eines Plattenepithelkrebses nachweisbar.

Obwohl in vielen Fällen Metastasen des Speiseröhrenkrebses erst später auftreten oder gar nicht zur Entwicklung kommen, können solche mitunter, besonders in den Lymphdrüsen, schon zu einem sehr frühen Zeitpunkte beobachtet werden. Mitunter, besonders beim Scirrhus, kommt es bei kleinem

Primärtumor zu einer so ausgedehnten Metastasierung in den regionären Lymph-
drüsen, daß die Symptome der Speiseröhrenverengerung nicht durch den
Primärtumor, sondern durch das mächtige Drüsenpaket bedingt sind, welches
die intakte Speiseröhrenwand bis zur Verengerung des Lumens vorwölbt
(KURTZAHN). Dem Umstande entsprechend, daß die Metastasierung in der
Regel auf dem Wege der Lymphbahnen erfolgt, kommt es zunächst zu einer
Infiltration der regionären Lymphdrüsen. Seltener erfolgt die Ausbreitung auf
dem Wege der Blutbahn durch Einbruch des Tumors in eine Vene. Außer in
den Lymphdrüsen sind Metastasen noch am ehesten in der Leber und den
Lungen zu beobachten.

Die ersten subjektiven Erscheinungen können als unbestimmte Schluckstörungen, in einem unbestimmten fremden Gefühl beim Schlucken von Speisen
auftreten, welche sich nur sehr langsam steigern und daher lange Zeit von Seiten
des Patienten keine Beachtung finden; nur selten führen diese vagen Symptome
zum Arzt. In der Regel führt den Kranken erst eine durch die stärkere Stenose
bedingte Schluckbehinderung und somit erst ein vorgeschrittenes Stadium zur
ärztlichen Untersuchung. In anderen Fällen wieder, und diese sind nicht zu
den seltenen zu zählen, treten schon frühzeitig heftige Schluckstörungen ein,
welche jedoch nicht durch den Tumor selbst bedingt sind, sondern durch einen
spastischen Verschluß der Speiseröhre, welcher durch die neoplastische Erkrankung ausgelöst wird.

Trotzdem das Carcinom der Speiseröhre in vielen Fällen, meinen Erhebungen
nach vielleicht sogar in der Mehrzahl der Fälle, schon zu einem relativ frühen
Zeitpunkt sich durch irgendwelche Sensationen bemerkbar macht, meist wesentlich früher als etwa bei einem Carcinom des Magens oder auch des Dickdarmes,
kommen die Kranken nach den übereinstimmenden Beobachtungen aller Autoren
in der überwiegenden Mehrzahl der Fälle erst bei bereits fortgeschrittener
Kachexie zu einer zweckmäßigen Behandlung. Es ist denjenigen Autoren
(WERNER, JACKSON, KURTZAHN u. a.) vollauf zuzustimmen, welche behaupten,
daß nicht ausschließlich die Indolenz der Kranken oder das späte Auftreten
von subjektiven Beschwerden daran die Schuld trägt. In einer großen Zahl der
Fälle wird die Röntgenuntersuchung und Oesophagoskopie nicht frühzeitig
in Anwendung gebracht und auch bei zeitgerechter Anwendung des Röntgenverfahrens wird mangels einer sorgfältigen Untersuchung das Neoplasma übersehen. Dies ist besonders in vielen Fällen jener Speiseröhrencarcinome der Fall,
welche schon in einem früheren Stadium der Erkrankung durch den intermittierenden Oesophago- oder Kardiospasmus Beschwerden machen. Es sei daher
an dieser Stelle auf die schon im diagnostischen Teil dieses Buches wiederholt
hervorgehobene Regel hingewiesen, daß in jedem Falle von Spasmus der Speiseröhre an ein Carcinom des Oesophagus gedacht werden muß.

Es können aber auch für die Erkennung einer neoplastischen Speiseröhrenerkrankung Schwierigkeiten für die Diagnose dadurch entstehen, daß ein extraösophagealer Tumor einen Speiseröhrenkrebs vortäuscht, besonders dann, wenn
so ein extraösophagealer Tumor die Wand der Speiseröhre stark verbuchtet
und eventuell sogar Dekubitalgeschwüre an der Schleimhaut des Oesophagus
erzeugt. Es können die Tumormassen auch von außen durch die Muskulatur
und Schleimhaut hindurchwachsen und an der Innenfläche der Speiseröhre
ulcerieren. In solchen Fällen kann wohl die Differentialdiagnose nach dem

heutigen Stande unserer Kenntnisse schier unüberwindlich erscheinenden Hindernissen begegnen und muß dementsprechend offen bleiben, so wenig gleichgültig dies mit Rücksicht auf die Indikation und Technik der einzuschlagenden Therapie ist.

Als therapeutisches Verfahren kommen beim Speiseröhrenkrebs zwei in Betracht: 1. die Operation und 2. die Strahlentherapie.

Die bisherigen operativen Versuche haben nur in ganz vereinzelten Fällen zu einem Erfolge geführt. Zwei Umstände sind es, welche für die verschwindenden Ergebnisse der operativen Therapie verantwortlich zu machen sind. 1. der Umstand, daß die Speiseröhre, entsprechend ihrer versteckten Lage, besonders in ihren mittleren Abschnitten für einen operativen Eingriff ungemein schwer zugänglich ist und 2. der, daß die Speiseröhre in der Regel von einem infektiösen Inhalt passiert wird, so daß jede Verletzung, auch die unter genauester Asepsis durchgeführte operative Eröffnung des Oesophagus, höchst gefährlich ist (WERNER). Deshalb ist das operative Vorgehen in der Mehrzahl der Fälle daran gescheitert, daß entweder die radikale Entfernung des Tumors technisch nicht möglich war, oder aber der Patient an den bald nach dem Eingriff auftretenden Komplikationen und unter diesen am häufigsten an einer Mediastinalinfektion zugrunde ging.

Als 2. Verfahren kommt beim Speiseröhrenkrebs die Strahlentherapie in Betracht, entweder in Form der Radiumbestrahlung oder in Form der Röntgenbestrahlung, endlich als Kombination beider Bestrahlungsarten.

1. Radiumbestrahlung.

Die γ-Strahlung des Radiums könnte auch zur Bestrahlung von der Körperoberfläche aus in Betracht kommen, doch stehen die außerordentlich hohen Mengen von Radium (mehrere Gramm Radiumelement), welche zu einer erfolgreichen Durchführung dieser Bestrahlungsanordnung notwendig sind, nur 2—3 Instituten zur Verfügung, so daß Fernbestrahlung einstweilen für die Allgemeinheit nicht in Betracht kommt. In der Regel wird die Bestrahlung mit Radium und den radioaktiven Substanzen vom Lumen der Speiseröhre aus vorgenommen als Kontaktbestrahlung.

A. Wirkungsweise des lokal applizierten Radiums.

Auf Grund der bisherigen Erfahrungen mit der Radiumbestrahlung maligner Tumoren muß von der Annahme ausgegangen werden, daß der Heileffekt auf einer unmittelbaren Schädigung der Tumorzellen durch die γ-Strahlen des Radiums erfolgt.

Bereits EXNER hat nachgewiesen, daß der Einfluß der Radiumstrahlen auf das Carcinomgewebe in einer Nekrobiose der Tumorzellen mit Vakuolisation und schließlichem Schwund besteht, und daß es endlich zu einer sklerosierenden Bindegewebsneubildung kommt. Die drei Arten von Veränderungen, welche nach erfolgreicher Bestrahlung beobachtet werden können, sind 1. eine Entzündung und Nekrose an der bestrahlten Oberfläche, 2. Degeneration der Neoplasmazellen bis zur vollständigen Resorption, 3. Zunahme des Bindegewebes und Gefäßveränderungen.

Die Veränderungen an den Krebszellen des Oesophaguscarcinoms gehen immer mit einer mehr oder weniger hochgradigen Zerstörung normalen Gewebes einher. In welchem Maße die Carcinomzellen durch die Radiumbestrahlung stärker geschädigt werden als die normale Umgebung, also inwieweit eine elektive Wirkung angenommen werden kann, ist noch strittig. Zunächst hoffte man, daß es gelingt, die Zellen bösartiger Neoplasmen „nicht nur nach Art eines chemischen oder thermischen Causticums mitsamt dem umgebenden Gewebe zu zerstören, sondern geradezu elektiv zum Schwinden zu bringen" (Latzko und Schüller). Die Annahme Wickham und Degrais lautet im gleichen Sinne, nämlich daß die Rückbildung des Tumors nicht durch nekrotische und entzündliche Zerstörungen, durch Verbrennung, wie sie etwa ein Ätzmittel hervorrufen würde, sondern durch eine elektive Einwirkung der Strahlen auf die Zellen des Tumors herbeigeführt wird. Dieser Ansicht schlossen sich auch Rupp u. a. an. Nach Wetterer ist eine elektive Wirkung nur in den Fällen vorliegend, bei denen eine genügende Radiosensibilität besteht. Arzt und Schramek möchten dem Radium keine unbedingte elektive Wirkung auf Geschwülste zusprechen.

Ranzi und Sparmann konnten sich von einer elektiven Wirkung des Radiums auf die Tumorzellen in keinem ihrer Fälle überzeugen. Suter ist auch der Ansicht, daß eine elektive Ausrottung des Carcinoms kaum möglich sei, immer werde auch gleichzeitig normale Schleimhaut zerstört und der Vernarbungsprozeß ähnele jenem bei Verätzung.

Auch die Effekte, welche bei den einzelnen Formen des Oesophaguscarcinoms erzielt wurden, konnten bisher betreffs der Frage, inwiefern eine elektive Wirkung eine Rolle spielt, keine Klärung bringen. Nach den Beobachtungen Wetterers reagieren die glatten, infiltrierend wachsenden Formen des Speiseröhrencarcinoms besser als stark ulcerierte oder verhornende Krebse. Auch Guisez glaubt, daß bei wenig granulierenden, mehr infiltrierenden Formen, also bei Scirrhus, die Radiumwirkung eine ausgiebigere und dauerhaftere ist. Demgegenüber konnte Kurtzahn und auch Hotz mitunter auch bei zellreichen, tumorbildenden Formen des Speiseröhrenkrebses eine gute Reaktion auf die Radiumbestrahlung beobachten.

Jedenfalls ist die Frage der elektiven Wirkung der Radiumstrahlen auf Neoplasmen, insbesondere auf den Speiseröhrenkrebs noch nicht geklärt. Nach den Erfahrungen Kurtzahns lassen sich die Worte Perthes über die Röntgenstrahlenwirkung auch auf das Radium übertragen; „die Schädigung, die die Folge einer stärkeren Bestrahlung ist, trifft zweifellos die Tumorzellen schwerer als die normalen Zellen der Nachbarschaft und es handelt sich um eine relativ elektive Wirkung."

Nach Kurtzahn hat man beim Speiseröhrenkrebs mit einer wahllos normales Gewebe und Carcinom vernichtenden Komponente als mit einem gegebenen Faktor zu rechnen, und man wird sich dieser zerstörenden Wirkung auch bedienen müssen. Eine elektive Wirkung wird man dabei erhoffen können, darf sie aber nicht mit Sicherheit erwarten.

B. Indikation der Radiumbestrahlung.

Nach dem Stande der operativen Technik hat die operative Bekämpfung des Speiseröhrenkrebses nur im Bereiche des Halsoesophagus und dem kranialen Drittel des thorakalen Speiseröhrenanteiles Chancen, so daß ein operativer

Eingriff nur bei einer Lokalisation des Tumors in diesem Bereiche gegebenenfalls in Betracht kommt. In allen übrigen Fällen kommt die Strahlentherapie in Betracht, wenn nicht auch für diese irgendwelche Kontraindikationen vorliegen.

Es ist nach dem heutigen Stande unserer Erfahrungen noch keineswegs exakt entschieden, für welche Fälle Radium allein oder Röntgenbestrahlung allein oder aber beide Strahlenarten in Kombination anzuwenden sind. Vielfach wird sich die Indikation nach den zur Verfügung stehenden Möglichkeiten zu richten haben.

Jedenfalls können wir aber übereinstimmend mit den Erfahrungen WERNERs von der Radiumbestrahlung allein dann am ehesten einen Erfolg erwarten, wenn es sich um ein Neoplasma des Oesophagus handelt, welches folgenden Bedingungen entspricht: 1. Wenn die Stenose des Lumens noch nicht zu hochgradig ist, so daß das Radium in seinem Träger ohne Gewaltanwendung in den Bereich des Tumors ganz eingebracht werden kann; 2. wenn es sich um ein das Lumen zirkulär umwachsendes Carcinom handelt; 3. wenn der Tumor keine große Längsausdehnung besitzt; 4. wenn die carcinomatösen Infiltrate keine zu große Tiefenausdehnung besitzen.

Sind diese Bedingungen nicht vorhanden, so wird es zweckmäßig sein, die Radiumtherapie mit Röntgenbestrahlung zu kombinieren, gegebenenfalls die Röntgenbestrahlung allein in Anwendung zu bringen.

Jedoch auch dann, wenn die angeführten Bedingungen gegeben sind, und somit die Verhältnisse für eine Kontaktapplikation zunächst günstig erscheinen, ist die Radiumbestrahlung kontraindiziert: 1. wenn eine Neigung des Tumors zu Blutungen besteht, 2. bei jauchigem Zerfall des Tumors und konsekutiver Perforationsgefahr, 3. bei schon länger bestehender Mediastinitis. Endlich erscheint die Radiumkontaktbestrahlung nicht indiziert bei Vorhandensein von Metastasen (Recurrenslähmung) (GUISEZ). Auch bei fortgeschrittener Kachexie ist wegen der Zwecklosigkeit von der Radiumbestrahlung abzusehen.

C. Vorbereitung zur Radiumbestrahlung.

Um die Radiumapplikation erfolgreich durchführen zu können, ist die Grundbedingung eine genaue Lokalisation des Neoplasmas, sowie eine genaue Feststellung seiner Längsausdehnung, die genaue Feststellung des Grades und der Ausdehnung der Stenose und ob Ulcerationen vorliegen.

Die Klärung dieser Verhältnisse kann am besten durch die Röntgenuntersuchung und die Oesophagoskopie vorgenommen werden. Und zwar beide Verfahren in gegenseitiger Ergänzung.

Sicherlich können mitunter schon gewisse Anhaltspunkte über die Lage des Tumors, sowie über den Grad der Stenose durch vorsichtige Bougierung gewonnen werden, doch ist dadurch nur ein vager Anhaltspunkt über die Lage und Größe der engsten Stelle zu gewinnen. Auch kann eine irrtümliche Lokalisation dadurch bedingt werden, daß ein Spasmus das Bougie festhält, entweder vor dem oder distal vom Tumor, wenn die Sonde zu dünn ist und die Carcinomstenose glatt passiert wurde.

Da die Röntgen- und die oesophagoskopische Untersuchung weitaus reichlichere Aufklärung geben können, ist wohl von der Sondenuntersuchung um so mehr abzusehen, da sie nicht einmal eine Ergänzung des durch die zwei anderen Verfahren erhobenen Befundes zu bringen imstande ist.

Der Röntgenuntersuchung fällt die Aufgabe zu, zunächst die Ausdehnung des Tumors festzustellen. Wie schon im diagnostischen Teil dieses Buches beschrieben, kann dies am besten gelingen bei der Untersuchung in Horizontallage oder in Beckenhochlage. Die Darstellung des Ausgußschattens der Speiseröhre im ganzen Bereiche des Tumors wird um so leichter gelingen, je höher oralwärts das Carcinom liegt und je geringer die Stenose ist. Bei geringer Stenose wird die Darstellung besser mit Paste gelingen, bei hochgradiger Stenose werden die aboral von der Stenose gelegenen Abschnitte eher mit Kontrastflüssigkeit zur Darstellung zu bringen sein. Jedenfalls wird eine dicke Paste, die immer wieder fälschlicherweise empfohlen wird, bei enger Stenose aus mehrfachen Gründen nicht zum Ziele führen. Erstens wird die Paste, wenn sie zu dick ist, vielfach durch die enge Stenose gar nicht durchdringen, zweitens wird sie unterhalb der Stenose in Horizontallage oder gar in Beckenhochlage rascher kardiawärts befördert als Flüssigkeit und endlich kann die zu zähe Paste durch mangelhafte Ausfüllung des Lumens eine größere und längere Enge vortäuschen, als wirklich vorliegt. Jedenfalls wird es durch wiederholte Untersuchungen einerseits mit Flüssigkeit, andererseits mit Paste von üblicher Konsistenz und bei Anwendung der verschiedenen Körperlagen in der Mehrzahl der Fälle gelingen, durch Darstellung des Ausgußschattens die Länge der carcinomatösen Infiltration, sowie den Grad der Stenose peroral festzustellen.

Bei sehr hochgradiger Stenose, bei welcher schon zum Zwecke der Ernährung eine Magenfistel angelegt werden mußte, kann es gelingen, einen via Magenfistel eingeführten Katheter (eventuell mit Hilfe des Fadens ohne Ende) durch die Kardia in den Oesophagus zu bringen und nun eine retrograde Kontrastfüllung vorzunehmen.

Nicht zu gering ist auch die Zahl jener Fälle, bei welchen ein gleichzeitig bestehender Kardiospasmus die Auffüllung des Oesophagus mit Kontrastmasse erleichtert. Im übrigen verweise ich auf das einschlägige Kapitel des diagnostischen Teiles dieses Buches. Eine Feststellung der Tiefenausdehnung des Tumors kann, wie dies SGALITZER erstmalig gezeigt hat, mitunter auch durch die Röntgenuntersuchung gelingen durch direkte Wahrnehmung des Tumorschattens.

Symptome von Seiten einer Mediastinitis, sowie bereits bestehende Penetration oder Perforation sind ebenfalls im Wege der Röntgenbeobachtung zu klären.

Die oesophagoskopischen Untersuchung fällt zunächst einmal die Aufgabe der Diagnosestellung in all den Fällen zu, in welchen die Diagnose im Wege der Röntgenuntersuchung nicht sichergestellt werden konnte. Weiter kann durch die Oesophagoskopie die genaue Lage des Neoplasmas und dessen Zugehörigkeit zu einem bestimmten Wandbereich ermittelt werden. Auch die Beschaffenheit der Tumoroberfläche, ob glatt oder ulceriert, kann auf diesem Wege genau eruiert werden.

Gegebenenfalls kann unter oesophagoskopischer Kontrolle die Probeexcision vorgenommen werden. Doch hat die Probeexcision ihre Schwierigkeiten und Gefahren (STEGEMANN). Die Gefahren bestehen in Blutungen, Perforation und Infektion. Nach WERNER besteht die Gefahr einer Probeexcision auch darin, daß der Verlauf der Erkrankung ungünstig beeinflußt wird. Die ungünstigeren Ergebnisse nach Probeexcision wurden schon vielfach hervorgehoben. NATHER konnte auf experimentellem Wege den schlechten Einfluß der Probeexcision auf den Krankheitsverlauf bei Neoplasmen nachweisen. Ähnliche Beobachtungen liegen für Sarkome von HOLFELDER vor. Jedenfalls sind die sich häufenden diesbezüglichen Beobachtungen insoferne zu berücksichtigen, daß die Probeexcision nur für diejenigen Fälle vorbehalten bleibt, in welchen auf oesophagoskopischem Wege die Diagnose nicht sichergestellt werden konnte.

Doch kann in diesen unsicheren Fällen mittelst der Probeexcision die Diagnose auch nur dann einwandfrei erhoben werden, wenn die zur histologischen Untersuchung bestimmten Gewebsstücke unter bestimmten Kautelen entnommen werden. Am zweckmäßigsten werden 2—3 Gewebstücke aus verschiedenen Stellen der verdächtigen Wandpartien entnommen. Dabei muß die Excision so tief reichen, daß die carcinomatöse Schichte unter der unveränderten Schleimhaut sicher mitgefaßt wird (KURTZAHN). Bei der scirrhösen Form des Speiseröhrencarcinoms gelingt die Erfüllung dieser Bedingung nicht immer und ergibt der histologische Befund da oft ein negatives Resultat. In so einem Falle wird wohl eine Wiederholung der Excision nicht zu umgehen sein.

Nach Sicherstellung der Diagnose, sowie nach genauer Feststellung der Höhenlage des Neoplasmas im Oesophagus und womöglich nach genauer Feststellung der Längsausdehnung des Neoplasmas, des Grades der Stenose und nach Erwägung, ob der Fall sich für die Kontaktbestrahlung mit Radium eignet, beginnt die eigentliche Vorbereitung des Patienten zur Bestrahlung.

Als unerläßliche Maßnahme ist in erster Linie die Anlegung einer Magenfistel zu nennen. Erstaunlicherweise sind auch heute noch die Ansichten darüber weit auseinandergehend, ob in jedem Falle eine Gastrostomie vorzunehmen ist oder nicht.

Einige Autoren wie WASSINK u. a. legen die Magenfistel nur bei starker Verengerung der Speiseröhre an.

CHUITON, KERKGROVEN u. a. glauben von der Gastrostomie unter allen Umständen absehen zu können.

STONE, SCHREINER-BERNHARD-ESCHLIMANN u. a. stehen auf dem Standpunkte, daß die Gastrostomie frühzeitig auszuführen ist.

Unseren Erfahrungen nach ist in jedem Falle, auch wenn noch keine Stenose vorliegt, eine Magenfistel so frühzeitig als nur möglich anzulegen. Leider gelangt aber die Mehrzahl der Patienten in einem vorgeschrittenen Stadium der Stenose zur Untersuchung und Behandlung, so daß schon zum Zwecke einer ausreichenden Ernährung die Magenfistel angelegt werden muß. Doch auch die nach der Radiumbestrahlung im Erfolgsfalle auftretenden Narbenbildungen können zu einer Striktur führen, welche die Ernährung durch eine Fistel erfordert. In manchen Fällen wird sich eine Einführung des Radiumträgers vom Magen aus als notwendig erweisen und die Fistel wird zu diesem Behufe notwendig werden. Endlich als wichtigstes Moment für die Anlegung einer Magenfistel ist die gänzliche Ausschaltung der chemischen, thermischen und mechanischen Reize auf den Tumor durch die Umleitung der Speisen ins Treffen zu führen. Mit KURTZAHN möchten wir hervorheben, daß die Anlegung einer Gastrostomie die einzige wirkliche Hilfe ist, die wir dem Kranken außer der Strahlentherapie bieten können.

Nicht selten tritt infolge der Ausschaltung des Oesophagus von seiner normalen Funktion und durch Wegfall der Tumorirritation eine Verkleinerung der Geschwulst dadurch auf, daß die begleitende Entzündung zurückgeht und daß dadurch die Stenose gangbarer wird, wodurch wieder die Einführung einer Radiumkapsel überhaupt erst möglich wird oder diese in eine günstigere Lage eingeführt werden kann.

Spasmen, durch die entzündliche Komponente bedingt, können sich lösen und dadurch Schmerzen gemildert und die Zugänglichkeit des Tumors erreicht werden.

Bei Anlegung der Gastrostomie ist nach KURTZAHN darauf zu achten, daß der Schrägkanal der Fistel nicht zu lang wird. Durch einen langen Schrägkanal wird die eventuell notwendig werdende Einführung von Instrumenten erschwert, besonders schwierig kann auch das Auffischen des Fadens für die Sondierung ohne Ende, auf die wir später zurückkommen, sich gestalten.

Der Ernährung durch die Fistel, zunächst bei völliger Ausschaltung des Oesophagus für diesen Zweck ist in jedem einzelnen Falle besondere Sorgfalt zu widmen, um die Widerstandsfähigkeit des Kranken baldmöglichst zu heben. Handelt es sich doch in der Regel um Individuen, welche durch die schon einige Zeit bestehende, stets zunehmende Stenose sich bereits im Zustande der Unterernährung befinden. Vielfach haben sie bereits einen kachektischen Aspekt, doch kann dieser Zustand oft schwinden, wodurch bewiesen wird, daß es sich in vielen Fällen noch nicht um eine Tumorkachexie gehandelt hat.

Mit Recht stellen CORYLLOS-POL und IRA die Forderung auf, die Radiumapplikation nicht früher zu beginnen, bevor nicht die künstliche Ernährung mit etwa 2500 Kalorien in Gang ist. Bei sorgfältiger Pflege kann dies in wenigen Tagen gelingen, allerdings spielt bei vielen Kranken die Unmöglichkeit, die Speisen zu schlucken, eine Rolle, so daß das Interesse an der Nahrung, die ihnen durch den Schlauch zugeführt wird, bald erlischt. Aus diesem Grunde hat es sich sehr bewährt, die in die Fistel einzuführenden Speisen durch den Patienten selbst zuerst kauen zu lassen um dann die gekauten Speisen in den Trichter zu spucken. Selbstredend bedarf es in jedem Falle des guten Willens des Patienten ohne welchen jedoch auch die ganze Strahlentherapie nicht zweckmäßig durchgeführt werden kann.

In den Oesophagus werden während der Dauer der Fistelernährung nur indifferente lauwarme Flüssigkeiten zur Ausspülung des sich oft reichlich bildenden zähen Schleimes eingeführt.

Bei zu enger Stenose wird von einer Reihe von Autoren, STEWARD, SAPIR u. a., zwecks Dilatation der Enge die Bougierung vorgeschlagen, um nach genügender Dehnung das Radium in die richtige Lage bringen zu können. SAPIR empfiehlt zu diesem Zwecke Metallbolzen, welche mit einem Seidenfaden armiert, verschluckt werden sollen; durch die Schwere des Bolzens soll die mechanische Dehnung erfolgen.

Wir möchten die Bougierung ablehnen, 1. mit Rücksicht auf die Perforationsgefahr und 2. mit Rücksicht darauf, daß es zwar durch die Dehnung zu einer kurzdauernden Erweiterung des Lumens kommen kann, doch im Endresultat eine so starke Irritation bewirkt wird, daß die sekundäre Entzündung das Lumen noch stärker verengt.

Zwecks Erzielung einer besseren Durchgängigkeit der Stenose empfiehlt PAL die dreimal täglich perorale Verabreichung von 3—4 gtts. Adrenalin in Wasser.

Endlich wäre noch als Vorbereitung zur Bestrahlung zu erwähnen, daß nebst der sorgfältigsten Ernährung auch Roborantien (Arsen-Eisen) in ausgiebigem Maße angewendet werden sollen.

D. Technik der Radiumkontaktbestrahlung.

Das wichtigste Moment bei der Radiumkontaktbestrahlung des Speiseröhrencarcinoms ist die richtige Lokalisation des Tumors, die genaue Einführung des Präparates an diese Stelle und die Fixierung des Radiums daselbst, um eine länger anhaltende Kontaktwirkung auf den Tumor ausüben zu können und dabei gesunde Gewebspartien so wenig als möglich zu schädigen. Dies kann der Lage und Ausbreitung des Tumors entsprechend und gemäß dem Grade der durch den Tumor gesetzten Stenose nur in einem mehr oder weniger unvollkommenen Grade gelingen.

Im wesentlichen sind es drei Verfahren, welche zur Einführung des Radiums in die Speiseröhre zur Anwendung kommen: 1. die Einführung mittelst einer Sonde, 2. die Einführung unter oesophagoskopischer Kontrolle und 3. die Sondierung ohne Ende.

Das älteste Verfahren ist die Sondeneinführung des Radiums, welches bereits das erstemal im Jahre 1900 zur Anwendung kam. Die ersten Sonden wurden von EINHORN, EXNER und später von CZERNY und CAAN konstruiert. Es wurden auch zahlreiche Modifikationen angegeben und diese sind heute auch noch vielfach in Gebrauch. Im wesentlichen gleichen sich alle diese Instrumente bis auf unwesentliche Abweichungen, besonders betreffs Material, sowie Konfiguration des Radiumträgers und Verbindung desselben mit der Sonde; an der Spitze eines biegsamen Bougies sitzt die Tube für das Radium, auf irgendeine Weise durch eine Fadenschlinge oder Schrauben fest mit ihm verbunden. Das mit der Tube armierte Bougie wird peroral eingeführt, und zwar am zweckmäßigsten unter röntgenologischer Kontrolle. Entweder wird schon vorher die Tumorstelle genau festgestellt und nun die Tube in die betreffende Höhe gebracht, oder es wird die Stelle durch geringe, vor der Sondeneinführung verschluckte Kontrastmassen markiert.

Diese Art der Einführung des Radiumträgers eignet sich aber nur für solche Fälle, bei welchen die Tube gerade noch in das Lumen der Tumorstenose gelangt, denn ist die Stenose zu eng, so gelangt die Tube mit dem Tumor womöglich überhaupt nicht in Kontakt.

Doch auch in Fällen, in denen die Stenose für die Tube nicht zu eng ist, kann die Einführung an die richtige Stelle an der exzentrischen Lage des Stenosentrichters scheitern und, wie dies KURTZAHN zeigen konnte, kann die Tube sich im Dilatationssack oberhalb des Stenosentrichters spießen. Darum erscheint es zweckmäßig, sich in jedem Falle vor der eigentlichen Applikation des Radiums auf röntgenologischem Wege davon zu überzeugen, ob die Tube an die richtige Stelle gebracht werden kann, indem zunächst der Stenosentrichter mit einer aus Barium und Bolus alba hergestellten, wenig schattengebenden Kontrastpaste zur Darstellung gebracht und die Tube nun eingeführt wird. Die mit dem

Filter armierte, intensiv schattengebende Tube ist noch als Schatten im weniger intensiven Schatten der Kontrastpaste sichtbar.

Wenn in jedem Falle die erste Einführung der Tube auf diesem Wege vorgenommen wird, kann man sich davon überzeugen, daß die Zahl jener Fälle, bei welchen das Präparat, mit dem Sondenverfahren eingeführt, an die richtige Stelle gelangt, nur eine geringe ist (etwa $15^0/_0$ nach KURTZAHN). Meistenteils gelingt es nicht, die Sondenspitze, somit die Radiumtube nennenswert in die Carcinomstenose einzuführen.

Ein anderer Nachteil des Sondenverfahrens wurde bald nach Einführung des Verfahrens bemerkt, nämlich, daß das verhältnismäßig dicke und wenig schmiegsame Bougie nur relativ kurze Zeit vertragen wird. Abgesehen von der argen Belästigung des Patienten durch den Druck und die ausgelöste starke Schleimabsonderung, birgt das stundenlange Verweilen der Sonde die Gefahr der Reizung des Tumors in sich. Nach HAMMER kann es zur Infektion des Tumors kommen, worauf eine fieberhafte Mediastinitis entsteht, die zwar in der Regel nach einiger Zeit zurückgeht, aber die Behandlung aufhält.

Diesem Umstande wurde durch Verbesserung der Konstruktion der Sonde Rechnung getragen. Auch diese in vielfacher Modifikation existierende Konstruktion besteht im wesentlichen darin, daß die Einführung des Präparates entweder mit einem weichen Gummischlauch erfolgt, welcher durch einen Mandrin versteift ist, welcher, nachdem das Präparat in seine richtige Lage gebracht wurde, entfernt wird, so daß die Tube nun am weichen Gummischlauch hängt (EINHORN), oder aber es wird nach Einführung der Tube in die Enge die eigentliche Sonde entfernt und nur ein dünner, biegsamer Mandrin bleibt zurück, welcher die Herausnahme des Präparates ermöglicht (CZERNY-CANN).

Abgesehen davon, daß auch diese Sonden bei stundenlangem Liegenbleiben reizen und nur von wenigen Patienten längere Zeit hindurch vertragen werden, kommt noch ein zweiter Nachteil hinzu, der in der mangelnden Fixation besteht. Bei der mehr steifen Sonde wird das Präparat an der eingeführten Stelle festgehalten, bei Stenose etwa auch leicht angepreßt. Die weiche Sonde oder der sehr biegsame Mandrin kann eine Fixation auf die Dauer nicht gewährleisten. Wenn die Tube dabei sich auch zunächst in der richtigen Lage befindet und auch nach dem Zurückziehen des zu entfernenden Sondenteiles zunächst in situ bleibt, erfolgt häufig bald eine Verschiebung nach oben, besonders durch Würgbewegungen. Daher eignet sich dieses modifizierte Sondenverfahren nur für jene Fälle, bei welchen die Radiumtube in die Stenose gerade genau hinein paßt.

Ein zweites Verfahren, welches mit zunehmender Verbesserung der Oesophagoskopie in Anwendung kam, besteht in der Einführung des Radiums unter oesophagoskopischer Kontrolle, indem die Radiumtube unter Kontrolle des Auges, mit Hilfe einer schlanken Zange in die Carcinomenge eingeführt wird. Die Tube ist mit einem Seidenfaden armiert, welcher zum Mund herausgeführt und an der Wangenhaut mittelst Heftpflaster befestigt wird. Nach beendeter Bestrahlung wird der Radiumträger mit Hilfe des Fadens aus dem Oesophagus herausgezogen.

Dieses Verfahren hat gegenüber dem Sondenverfahren in zweifacher Hinsicht Vorteile. Erstens gewährleistet die Einführung der Tube unter direkter Sicht eine größere Genauigkeit und zweitens fällt die für den Patienten so lästige Sonde bei diesem Verfahren weg. Diesen Vorteilen gegenüber stehen eine Reihe von Nachteile. Vor allem gewährleistet die genaue Einführung der Radiumkapsel noch keineswegs ein konstantes Festhalten derselben in der gewünschten Lage, da durch Würgebewegungen von Seiten des Patienten die Verschiebung der Kapsel — entsprechend der meist vorhandenen größeren Stenose — oralwärts ebenso leicht erfolgen kann wie beim Sondenverfahren, wenn die Sonde nach Einführung des Präparates entfernt wurde. Ein zweiter wesentlicher Nachteil des oesophagoskopischen Verfahrens ist der Umstand, daß die jedesmalige Einführung des Oesophagoskops, auch wenn dieselbe von geübter Hand noch so schonend durchgeführt wird, nicht unbeträchtliche Anforderungen an die Geduld des Patienten stellt. Am besten charakterisiert dies HOTZ: „Die beste Lagerung der Radiumkapsel wurde zweifellos unter Leitung des Auges mit dem Oesophagoskop vorgenommen, aber diesem Vorgehen stellt sich vielfach der Widerstand unserer Patienten entgegen und wir brauchen ihre Toleranz später noch notwendig."

Nicht unerwähnt darf auch bleiben, daß die Einführung des Radiumträgers unter oesophagoskopischer Kontrolle keineswegs einfach ist; selbst bei hochsitzendem Speiseröhrenkrebs gelingt es nicht immer, den Träger in die Carcinomenge richtig einzubringen. Ein Spasmus oberhalb der neoplastischen Stenose kann die genügend tiefe Einführung des Tubus verhindern; der Eingang der Stenose kann so hochgradig exzentrisch liegen, daß auch in Fällen, in denen der Beginn der Verengerung deutlich sichtbar ist, die Einführung der Radiumkapsel unmöglich sein kann (KURTZAHN).

Das dritte Verfahren endlich, ist die Sondierung ohne Ende nach PERTHES-KURTZAHN). Diese Methode wurde zuerst im Jahre 1920 angewandt und 1921 von KURTZAHN erstmalig beschrieben. Ihre Anwendung ist nur bei Vorhandensein einer Magenfistel möglich, die jedoch unseres Erachtens nach, wie schon eingangs ausgeführt, als unerläßliche Maßnahme bei jedem festgestellten Speiseröhrencarcinom durchzufuhren ist.

Das Verfahren der Sondierung ohne Ende gestaltet sich nach KURTZAHN folgendermaßen:

Nach Anlegung der Magenfistel werden 14 Tage abgewartet, um feste Verklebungen im Fistelkanal zu erhalten, dann bekommt der Kranke den mit einer kleinen Bleikugel versehenen, dunnen Seidenfaden zu schlucken. Durch eine Durchleuchtung überzeugt man sich davon, daß das Kugelchen sich nicht mehr oberhalb der Stenose befindet. Liegt es im Magen, so ist es mit dem Durchleuchtungsschirm meist nicht mehr auffindbar. Hat die Bleikugel die Verengerung nicht passiert, befindet sie sich noch in der Speiseröhre, so ist sie deutlich zu erkennen.

Häufig gelingt die Passage der Kugel durch die stenosierte Partie des Oesophagus rasch, mitunter dauert es Stunden, in manchen Fallen allerdings auch einige Tage. Durch den Fortfall der mechanischen Reizung des Carcinoms nach Anlegung der Magenfistel tritt oft eine vorübergehende Besserung der Schluckfähigkeit ein, so daß wenigstens Wasser heruntergebracht werden kann. Diese Zeit der Besserung wird zum Schlucken des Fadens am geeignetsten sein, wenn bereits eine so hochgradige Stenose vorliegt. Gehen Flüssigkeiten durch die Stenose hindurch, so findet auch die Schrotkugel am Seidenfaden in der großen Mehrzahl der Fälle ihren Weg in den Magen. Wenn das Herunterbringen des Fadens Schwierigkeiten macht, so ist das Schlucken einer Adrenalinlösung wegen ihrer anämisierenden Wirkung von gewissem Nutzen; auch die subcutane Darreichung von Atropin ist zweckmäßig.

Ist das Bleikügelchen voraussichtlich im Magen angelangt, so erfolgt das Herausholen desselben durch die Fistel. Vor dem Versuch des Fadenfischens trinkt der Kranke ein Glas Wasser, oder es wird ein solches durch den Magenschlauch eingefüllt. Durch das Einströmen der Flüssigkeit in den Magen wird der Faden von der Wand abgelöst und ist leichter auffindbar. Das Fischen des Fadens wird nach Angaben KURTZAHNs am besten mit einem häkelnadelartig gekrümmten Instrument vorgenommen; komplizierte Vorrichtungen zum Auffinden des Fadens, Magnet (wenn eine Eisenkugel verwendet wird) usw. erweisen sich durchwegs als entbehrlich.

Der Faden darf nicht zu lange in situ bleiben und muß alle 3—4 Tage erneuert werden. Läßt man den Faden zu lange liegen, so wird er angedaut und zerreißt schon bei schwachem Zug leicht. Das Auswechseln des Fadens erfolgt ganz einfach auf die Weise, daß man einen 2. Faden mit einem zarten Knoten an den ersten befestigt. Man zieht nun den alten Faden an dem anderen Ende heraus, so daß der neue an seine Stelle tritt.

Der Radiumträger wird nun an den Faden geknüpft und vom Mund aus eingeführt. Vor der Einführung des Trägers erhält der Kranke zur Markierung des Beginnes der Stenose einen knappen Teelöffel Bariumaufschwemmung zu schlucken und wird in schrägem Durchmesser vor den Röntgenschirm gestellt. Durch Zug an dem aus der Magenfistel herausführenden Seidenfaden wird der in den Faden eingeschaltete Radiumträger in die Stenose gezogen. Deutlich erkennt man vor dem Schirm wie der Radiumträger in den Bariumschatten taucht, der den Beginn der Stenose markiert. Nach einem leichten weiteren Zuge dringt der Radiumträger in die Stenose ein. Sitzt der Radiumträger an seinem Platze, so werden die angezogenen Seidenfäden am Munde und an der Gastrostomiestelle mit Heftpflaster festgeklebt und das Präparat sitzt damit fest.

Die Herausnahme des Trägers geschieht durch Zug an dem zum Munde herausführenden Faden. Der Seidenfaden kann nun am zweckmäßigsten bis zur nächsten Bestrahlung liegen bleiben, naturgemäß mit öfterem Wechsel desselben.

Dieses Verfahren hat den großen Vorteil für sich, daß die Radiumkapsel in der gewünschten Stellung festgehalten werden kann durch den Fadenzug nach beiden Seiten, ohne das belästigende Bougie, welches beim Sondenverfahren in seiner ursprünglichen Form die Radiumtube durch konstanten Druck in der gewünschten Lage festhält. Dadurch wird es auch möglich die Strahlenapplikation durch längere Zeit hindurch ohne wesentliche Belästigung des Kranken kontinuierlich durchzuführen.

Außer diesen drei Verfahren, welche bisher zur Einführung des Radiums zwecks Kontaktbestrahlung in Anwendung kamen, sind eine ganze Reihe von Modifikationen und Abweichungen angegeben worden, welche sich im wesentlichen in zwei Richtungen bewegten, einesteils zielten sie dahin, die Fixation des Radiumträgers zu gewährleisten und anderenteils die aboralen Partien des Tumors mit dem Radium in Kontakt zu bringen bei so enger Stenose, daß die Kapsel durch die stenosierte Stelle nicht durchgeführt werden konnte.

Zur Erreichung des letztgenannten Zieles hat bereits im Jahre 1903 STRICKER den Versuch unternommen, das Radiumpräparat retrograd durch eine Magenfistel in den Oesophagus einzubringen, und zwar unter oesophagoskopischer Kontrolle, wobei das Oesophagoskop durch die Magenfistel eingeschoben wird.

BELBET, CHAQUOT, HERRENSCHMIDT und MOCK ließen den Kranken einen Seidenfaden schlucken, an dessen Ende eine Bleikugel befestigt war. Darauf wurde die Gastrostomie angelegt, während der man versuchte, den verschluckten Faden aus dem Magen herauszuziehen. Vier Tage nach der Operation wurde an das Ende des Fadens das Radiumröhrchen befestigt und man ließ es durch den Magen in den Oesophagus wandern, indem man an dem aus dem Munde ragenden Faden zog.

Diese letztgenannten Verfahren, welche aus dem Bestreben heraus versucht wurden, einerseits eine bessere Fixation der Tube in gewünschter Lage zu erreichen andererseits die aboralen, unterhalb der Stenose gelegenen Anteile des Tumors zu bestrahlen, haben sich nicht eingebürgert, nicht zum geringsten Teil wegen der Kompliziertheit des Verfahrens.

In Ausnahmefällen kommt noch eine Art der Herbeibringung des Radiums an den Tumor in Betracht, und zwar bei hochsitzendem Speiseröhrenkrebs, bei welchem ein operativer Eingriff versucht wird, jedoch die Radikaloperation sich als nicht durchführbar erweist. Durch Anlegung einer Larynxfistel kann nun das Radium auf diesem Wege dem Tumor zugeführt werden, wie dies HAJEK in einem Fall mit gutem Erfolge getan hat.

Zur Kontaktapplikation werden röhrenförmige Träger, sogen. Tuben, verwendet. Diese bestehen in der Regel aus dünnen schlanken Silber-, Gold-, Platin- oder Messingröhrchen, in die zarte Glasröhrchen eingeschlossen sind, welche die eigentlichen Träger der radioaktiven Substanz darstellen. Die Glaswand muß bleifrei sein und es empfiehlt sich, an dem einen Ende einen Platindraht zur Ableitung der elektropositiven Ladungen einzuschmelzen. Die metallischen Hüllen werden entweder zugeschraubt oder noch besser luftdicht zugelötet.

Die Ladung der Röhrchen beträgt im Durchschnitt 30—100 mg Radiumelement-Aequivalent. Der Durchmesser der Tube beträgt 3—4 mm. Die Länge schwankt zwischen $^3/_4$—6 cm, die Wanddicke zwischen 0,25—1 mm. In der Regel wird Radiumbromid verwendet. In neuerer Zeit werden vielerortes Emanationscapillaren in die Tube eingelegt.

KURTZAHN empfiehlt, statt einer Tube deren zwei zu verwenden, und zwar in Form zweier Messingröhrchen von $^1/_2$—1 mm Wandstärke, welche mit einander gelenkig verbunden sind. Die Verschlußschraube der oral gelegenen Tube wird mit einem runden Metallkopf versehen, dessen Durchmesser in seinen Dimensionen etwas größer gehalten wird als jener der Tuben, damit ein Hinabgleiten der Tuben bei geringerer Stenose verhindert werde.

JANKAUER empfiehlt die Verwendung von mehreren kurzen Radiumträgern, welche zu einer Kette angereiht sind. Nach Angaben des Autors sind die einzelnen Glieder der Kette aus Platin und haben einen Hohlraum von 1 cm Länge, der mit Radiumemanation beschickt werden kann. Der Abstand der einzelnen Glieder voneinander beträgt ebenfalls je 1 cm, so daß durch 3 Kettenglieder eine 6 cm lange Strecke bestrahlt wird.

Die Wahl des Filtermateriales, nämlich ob die Tube aus Silber, Platin oder Messing gefertigt ist, erscheint zunächst irrelevant, Bleituben eignen sich am wenigsten, da sie die γ-Strahlung zu sehr schwächen und dabei zu viel weiche Sekundärstrahlen liefern. Am besten eignen sich als Filter Legierungen, vor allem Messing, weil bei diesem die Atome des einen Metalles, die Eigenstrahlung der Atome des anderen Metalles unterdrücken. Dies hat den wesentlichen Vorteil, daß die Filtertube genügend dimensioniert werden kann und Sekundärfilter, wie Kautschuk usw., zur Abhaltung der unerwünschten Sekundärstrahlung weggelassen werden können. Als Sekundärfilter wird in neuester Zeit ein dünner Emailüberzug mit gutem Effekt verwendet.

Bei sehr hochgradiger Stenose, welche zirkulär vom Neoplasma gebildet wird, empfiehlt es sich, schwächere Filter von $^1/_4$—$^1/_2$ mm Messing zu verwenden, um eine stärkere, zerstörende Wirkung zu erzielen. Ist hingegen das Lumen ziemlich weit oder liegt eventuell sogar nur eine einseitige Infiltration der Speiseröhrenwand vor, so daß die zirkuläre Umwachsung fehlt, dann wird man möglichst kräftig filtern, um eine zu starke Einwirkung auf die Oberfläche des Tumors und vor allem auf die normale Umgebung zu vermeiden. Die Bestrahlung wird dadurch homogenisiert. Bei geringer Stenose kann mitunter sogar eine geringe Distanzierung des Präparates zur Erhöhung der Tiefenwirkung vorgenommen werden. Die Distanzierung kann am besten durch einen Leinwandüberzug (KURTZAHN) vorgenommen werden.

Die Dauer der Bestrahlung richtet sich nach der Dicke der Filterung, nach der Länge des Trägers im Verhältnis zur radioaktiven Ladung und schließlich auch nach der gewünschten Intensität der Wirkung. Nach den Erfahrungen der Wiener Radiumstation pflegen wir mit dem 3 cm langen 1 mm-Messingträger 50 mg Radiumelement durch 4—6 Stunden in einer Sitzung 200—300 gh. (Elementstunden) zu verabfolgen. Nach 14 Tagen die zweite, in vierwöchigem Intervall die weiteren Sitzungen, 4—6 an der Zahl, bis zu etwa 1200—1500 mgh.-Bestrahlung.

KURTZAHN empfiehlt, mit bis 60 mg Radiumelement, auf $^1/_2$ mm Messingträger verteilt, 5—7 Stunden zu bestrahlen. 14 Tage als erste, 4—5 Wochen als spätere Pausen.

Noch größere Dosen wendet GUISEZ an. $1^1/_2$—2 mm Platinfilter, 100 mg Radiumelement, 5—6mal 10—12 Stunden, in 3tägigen Intervallen appliziert.

Wir möchten mit KURTZAHN von zu kleinen Intervallen abraten, da es nach jeder Bestrahlung zur Nekrotisierung und Abstoßung der Oberfläche kommt. Gleichzeitig setzt nach autoptischen Beobachtungen eine Bindegewebsvermehrung in der Wand ein, welche als Schutz gegen eine Perforationsgefahr anzusehen ist. Da diese Bindegewebsbildung geraume Zeit in Anspruch nimmt, erscheint es zweckmäßig, zwischen den Einzelbestrahlungen ausreichende Pausen einzuschalten.

E. Nachbehandlung nach der Radiumkontaktbestrahlung.

Mit Rücksicht auf die nach der Bestrahlung zu erwartenden Reaktionen mit der zu erwartenden Nekrose der Tumoroberfläche wird man zwischen den Einzelbestrahlungen und besonders noch einige Zeit nach beendeter Bestrahlungsserie die Nahrungsaufnahme ausschließlich durch die Fistel erfolgen lassen. Sobald es der Kranke verträgt, sollen Wasser und gekühlter Tee in dieser Zeit mehrmals des Tages per os verabreicht werden, um die Speiseröhre von Sekret zu befreien, gleichzeitig wird dadurch auch die stenosierte Partie von nekrotischen Massen befreit.

Wegen der Blutungs- und Perforationsgefahr ist dem Kranken ein ruhiges Verhalten einzuschärfen, allerdings handelt es sich ja leider meistens um stark geschwächte Individuen, für die eine anstrengende Tätigkeit ohnehin nicht in Betracht kommt. Auch ist der Weg einer zweckmäßigen Prophylaxe zur Vermeidung von entzündlichen Affektionen mit konsekutivem Husten einzuschlagen.

Die Dilatationstherapie zur Erweiterung der Stenose nach erfolgter Radiumbestrahlung, welche von einer Reihe von Autoren (HOTZ u. a.) empfohlen wird, möchten wir aus den oben angeführten Gründen (Perforations-Infektions-Blutungsgefahr) auf das entschiedenste ablehnen.

Der Eintritt eines günstigen Effektes im Sinne der zunehmenden Verminderung der Tumorstenose verleitet nur allzu leicht zu einem frühzeitigen Verschluß der Magenfistel. Ist eine wesentliche Zunahme der Wegsamkeit durch die Stenose erzielt worden, so ist nichts dagegen einzuwenden, wenn der Kranke 3—4 Wochen nach Beendigung der Bestrahlungsserie die orale Ernährung wieder aufnimmt. Doch hat dies unter bestimmten Kautelen zu erfolgen. Zunächst ist nur allmählich auf die orale Ernahrung überzugehen, wobei die Nahrungsaufnahme nur zum Teil auf diesem Wege erfolgt. Die Kost muß reizlos sein und extreme, vor allem zu hohe Temperaturen sind sorgfaltigst zu vermeiden. Das Verschlucken zu grober Bissen ist streng zu vermeiden, ebenso zu trockene, harte (bröselige) Nahrungsmittel.

Die Fistel muß dabei andauernd offen gehalten werden, um beim Auftreten der geringsten Reizerscheinungen wieder voll in Aktion zu treten. Auch ist die Ernahrung bei Aufnahme weiterer Bestrahlungsserien wieder ausschließlich durch die Fistel vorzunehmen.

Mit Rücksicht darauf, daß mit einem längeren, eventuell Jahre hindurch dauernden Bestande der Magenfistel zu rechnen ist, muß der Fistelpflege von Anfang an größte Sorgfalt zugewendet werden. Der Haut im Bereiche der Fistel ist von Anfang an ein prophylaktischer Salbenschutz angedeihen zu lassen. Aber noch wichtiger ist die Einführung eines genau der Fistelöffnung angepaßten Gummidrains und sorgfältigste Fixierung desselben. Ein zu großes Drain, welches mit Mühe in die Fistel gepreßt wird, und die konsekutive Drucknekrose führt ebenso wie ein zu kleinkalibriger Schlauch zum Heraussickern von Flüssigkeit und ätzenden Magensaftes. Die dadurch bedingte konstante Reizung der Haut führt zu Ekzemen, welche trotz sorgfältigster Hautpflege nicht völlig bekämpft werden können.

Endlich ist auch beim Oesophaguscarcinom eine roborierende Therapie in gleicher Weise zur Hebung der Widerstandsfahigkeit des Organismus in Anwendung zu bringen wie bei jedem Neoplasma anderer Lokalisation.

F. Komplikationen bei der Radiumkontaktbestrahlung.

Es können nach der Radiumbestrahlung Komplikationen eintreten, doch handelt es sich durchwegs um Zwischenfälle, welche im Verlaufe der neoplastischen Speiseröhrenerkrankungen auch ohne Bestrahlung auftreten können und auch vielfach beobachtet wurden. Obzwar dementsprechend das post hoc und propter hoc nicht eindeutig auseinandergehalten werden kann, steht außer

Zweifel, daß die Komplikationen durch die Radiumbestrahlung beim Vorliegen besonderer anatomischer Verhältnisse eine Förderung erfahren können und dies um so mehr, wenn die Dosierung eine ungeeignete war. Die Kunst der Bestrahlung besteht darin, von der zerstörenden Komponente in genügender Weise Gebrauch zu machen, ohne grobe Schädigungen der gesunden Nachbarschaft zu verursachen (KURTZAHN).

Als häufigste Komplikation, welche nach Radiumbestrahlung beobachtet werden kann, ist eine Blutung zu nennen, welche nicht auf eine Perforation des Tumors in ein großes Gefäß, sondern auf parenchymatöse Blutaustritte zurückzuführen ist, bedingt durch die Abstoßung nekrotischer Tumormassen. Diese Blutungen treten in der Regel ein bis zwei Wochen nach erfolgter Bestrahlung auf und erreichen selten so hohe Grade, daß sich ein therapeutischer Eingriff als notwendig erweist. Die Behandlung mit Adrenalin oder Koagulen führt meist bald zu einer vollständigen Blutstillung. HOTZ empfiehlt das Schluckenlassen eines an einem Faden befestigten Bleibolzens, welcher in der Art eines Tampons in der blutenden Carcinomenge wirken soll.

Wesentlich schwerwiegendere Folgen zeitigen Perforationen, welche nach Radiumkontaktbestrahlung besonders dann auftreten können, wenn die Oesophaguswand im Bestrahlungsbereich bereits sehr verdünnt und morsch ist. Die Perforation wird nun in einem solchen Falle um so eher eintreten können, je intensiver die Bestrahlung war und dementsprechend tiefergreifende Nekrosen entstehen, doch ist die Komplikation der Perforation auch bei vorsichtiger Dosierung um so weniger unbedingt zu vermeiden, da in so einem Falle die Perforation ja auch ohne Bestrahlung eintreten kann; allerdings kann eine solche durch die Bestrahlung leichter eintreten.

Bei Perforation in große Gefäße kommt es zu deletären Blutungen. Durch Perforation in das Mediastinum in die Pleurahöhle, in das Perikard kommt es zu nachfolgender Infektion mit baldigem letalen Ausgang. Relativ noch am günstigsten ist die Perforation in die Luftwege (Trachea oder einen Brunchus). Die Erfahrung zeigt, daß es im Anschluß an eine solche Perforation keineswegs sogleich zu einer Pneumonie kommen muß, sondern daß die Kranken auch Monate, sogar über 2 Jahre (wie wir dies in einem Falle beobachten konnten) am Leben bleiben können, um endlich nicht an einer Pneumonie, sondern an Tumorkachexie zugrunde zu gehen. Allerdings kann von einer Fortsetzung der Radiumkontaktbestrahlung nach erfolgter Perforation wohl nicht mehr die Rede sein.

Endlich können nach den Beobachtungen von KURTZAHN nach der Bestrahlung Schmerzen auftreten im Sinne von Intercostalneuralgien, welche nach vorne zu ausstrahlen. Der genannte Autor konnte durch paravertebrale Injektionen einer größeren Menge von $^{1}/_{2}{}^{0}/_{0}$iger Novocainlösung die Schmerzen auf Monate hinaus zum Schwinden bringen.

Auch von den Schmerzen ist dasselbe wie von der Perforation zu sagen, daß sie nicht unbedingt als Folge der Bestrahlung gewertet werden können, da es sich nicht nur um Reizerscheinungen zu handeln braucht, welche durch die Bestrahlung ausgelöst wurden, sondern die Schmerzen ebensogut durch den Druck des peripher weiterwachsenden Tumors oder durch Metastasen bedingt sein können.

G. Ergebnisse der Radiumkontaktbestrahlung.

Bei der Radiumkontaktbestrahlung haben wir nur mit einer sehr geringen, nach Millimeter zu berechnenden Tiefenwirkung zu rechnen. Nach Jünglings Messungen z. B. sind an der Berührungsstelle mit dem Radiumröhrchen 14 Haut- erythemdosen notwendig, um in der Tiefe von 1 cm noch die Wirkung einer H. E. D. zu erzielen.

Eine Verbesserung der Tiefenwirkung ist zwar durch Distanzierung zu erzielen, doch ist eine solche nur in den seltensten Fällen und auch da in ganz geringem Ausmaße durchführbar.

Dementsprechend wird bei der Radiumbestrahlung mit den an den meisten Orten zur Verfügung stehenden geringen Radiummengen vorwiegend mit der Oberflächenwirkung zu rechnen sein. Auch bei erheblicher Überdosierung an der Oberfläche wird die Wirkung in tieferen Partien nur eine geringe sein, so daß bei stärkerer Tiefenausdehnung des Tumors der Erfolg ein sehr zweifel- hafter sein wird, da nur die oberflächlicher gelegenen Schichten zerstört werden, die tieferen hingegen inzwischen weiterwachsen. Bei langsam wachsendem Tumor kann allerdings die tiefere Schichte durch die wiederholte Bestrahlung gegebenenfalls schichtweise abgebaut werden; in der überwiegenden Mehrzahl der Fälle wird man sich mit einer zeitweiligen Verkleinerung des Tumors be- gnügen müssen.

Ein Dauererfolg kann nur bei flachen, auch in der Längsrichtung noch nicht sehr ausgedehnten Carcinomen des Oesophagus erhofft werden. Tatsächlich sind auch anhaltende Besserungen noch am häufigsten nach der Radiumkontakt- bestrahlung von scirrhösen Speiseröhrencarcinomen beobachtet worden.

Naturgemäß spielen auch die Metastasen wie bei den Carcinomen anderer Organe eine Rolle. Allerdings treten bei Oesophaguscarcinomen in der Mehrzahl der Fälle Metastasen erst spät auf. Seltener kommen Metastasen schon früh- zeitig vor, so daß sie mitunter früher in Erscheinung treten als der Primär- tumor.

Resümierend wäre also zu sagen, daß um so eher ein Erfolg der Radium- kontaktbestrahlung zu erhoffen sein wird, je frühzeitiger der Kranke in Behand- lung kommt, und auch da wieder werden flach infiltrierende Carcinome eher eine Aussicht auf Erfolg bieten können.

Die Mehrzahl der Kranken kommt erfahrungsgemäß relativ spät nach Auf- treten der ersten subjektiven Beschwerden in ärztliche Untersuchung. Diese Kranken werden auch dann leider vielfach nicht sogleich der geeigneten Unter- suchung (Röntgen, Oesophagoskopie) unterzogen. Bei der Röntgenunter- suchung wird vielfach gerade bei den relativ frühzeitig zur Untersuchung kommen- den Fällen durch ungenaue Beobachtung das wahre Leiden übersehen. Da also der Kranke, wenn er zur Radiumbestrahlung gelangt, schon meist die Zeichen fortgeschrittener Kachexie aufweist, so müssen wir die Aussichten der Radium- bestrahlung beim Oesophaguscarcinom nach dem derzeitigen Stande der Dinge als recht gering bezeichnen.

In der überwiegenden Mehrzahl der Fälle werden bestenfalls vorübergehende Remissionen zu erwarten sein, vielfach wohl auch nur vorgetäuscht dadurch, daß bei zur progredienten Ulcerationen neigenden Formen durch vermehrten Tumorzerfall eine Erweiterung des Speiseröhrenlumens erfolgt, welcher auch ohne Bestrahlung in Erscheinung treten kann.

Tatsächlich sind aber Heilungen zu verzeichnen, und wenn die Zahl der über Jahre hinaus geheilten Fälle auch nur eine geringe ist, so sprechen sie für den Wert der Radiumkontaktbestrahlung.

Es sollen hier nur einige Zahlen des Schrifttums als Belege angeführt werden:

GUISEZ: Von 270 Fällen nach Beendigung der Therapie am Leben je ein Fall 16, 11, 9, 5 und 4 Jahre; 30 Fälle nach 18 Monate noch am Leben.

STEWARD: Zwei Fälle über 5 Jahre am Leben.

SAPIR: Nach Beginn der Behandlung noch am Leben 3 Fälle über 2 Jahre, 3 Fälle über 26 Monate, 3 Fälle 6—11 Monate, 56 Fälle innerhalb 3 Monaten gestorben; 18 Fälle nach wenigen Tagen.

2. Röntgenbestrahlung.

Die Röntgenbestrahlung kommt beim Speiseröhrenkrebs als Tiefenbestrahlung aus mehreren Hauteinfallsfeldern in Betracht, aus Einfallsfeldern, welche entweder vorne am Thorax oder am Rücken, unter Umständen auch an beiden Seiten angeordnet werden.

A. Die Wirkungsweise der Röntgenstrahlen beim Oesophaguscarcinom.

Auf Grund der bisherigen Erfahrungen mit der Röntgenbestrahlung maligner Tumoren muß von der Annahme ausgegangen werden, daß Heileffekte vorwiegend auf einer unmittelbaren Schädigung der Tumorzellen durch die Röntgenstrahlen beruhen. Die Annahme nun, daß die pathologischen Zellen der malignen Neoplasmen durchwegs leichter zerstört werden, als das intakte Gewebe, führte zu der Hoffnung, durch Anwendung einer geeigneten Technik die Tumorzellen in jedem Falle elektiv vernichten zu können. Aus diesem Grunde wurde die Röntgenbestrahlung der Neoplasmen zu einem technischen Problem gemacht. Von der Voraussetzung ausgehend, daß das verschiedene Verhalten der Tumoren auf die Stärke der Dosierung zurückzuführen ist, hat man sich bemüht, die Strahlenintensitäten festzustellen, bei welchen eine Vernichtung der Carcinomzellen mit größter Wahrscheinlichkeit zu erwarten ist. So kam man zum Begriff: Carcinomdosis (KRÖNIG und FRIEDRICH bezeichnete 100—110%, SEITZ und WINTZ 90—130% der H. E. D. als Carcinomdosis). Es ist zweifellos, daß eine Reihe von Carcinomen bei Applikation solcher Dosen eine Rückbildung zeigen, daß in einzelnen Fällen eine Heilung durch komplette Rückbildung des Tumors erzielt werden kann. Doch gerade beim Speiseröhrenkrebs konnte die Erfahrung gemacht werden, daß auf die angegebenen Dosen nur ein verschwindender Bruchteil der Oesophaguscarcinome eine Reaktion zeigt und in der überwiegenden Mehrzahl der Fälle die Carcinomzellen auch bei weitaus höheren Dosen noch keine durchgreifende Schädigung aufweisen. Andrerseits ist in einzelnen Fällen bereits eine Reaktion im günstigen Sinne schon bei Dosen zu beobachten, welche meist unter der als Carcinomdosis angegebenen Dosis liegen. Dementsprechend kann genau so wenig von einer Carcinomdosis gesprochen werden wie von Carcinom schlechtweg, da wohl jeder einzelne Fall von Neoplasma des Oesophagus als Sonderfall zu behandeln ist.

Von einer Reihe von Autoren wurde die keineswegs erwiesene Behauptung aufgestellt, daß außer der Wirkung der Röntgenstrahlen auf den Tumor, auch eine solche auf das dem Tumor benachbarte Gewebe in Betracht komme. Im Zusammenhange damit spielte der Begriff der Reizwirkung der Röntgenstrahlen eine große Rolle, indem die Tumorzerstörung auch darauf zurückgeführt wurde, daß die Röntgenstrahlen einen Proliferationsreiz auf das den Tumor umgebende Bindegewebe auszuüben imstande seien, wodurch das Neoplasma indirekt, durch die Wucherung des interstitiellen Gewebes zerstört, gleichsam erstickt werde. Doch spielte der Begriff der Reizbestrahlung auch insoferne eine Rolle, als von einigen Autoren angenommen wurde, daß das in manchen Fällen nach Röntgenbestrahlung auftretende rapide Wachstum eines Carcinoms darauf zurückzuführen sei, daß durch zu schwache Strahlendosen ein Wachstumsreiz auf die Tumorzellen ausgelöst werde. Es wurde angenommen, daß die sog. Carcinomreizdosis zwischen 30—40% der H. E. D. liege. Neuere Forschungen haben ergeben, daß wir keine Berechtigung haben, eine Reizwirkung der Röntgenstrahlen anzunehmen, welche als direkte Wachstumförderung für gesunde oder für erkrankte, neoplastische Zellen angesehen werden könnte. Alle theoretischen Erwägungen, praktischen Beobachtungen und experimentellen Versuche sprechen gleichsinnig dafür, daß die Röntgenstrahlen direkt nur zellschädigend wirken können und jede fördernde Wirkung bloß auf dem indirekten Wege einer direkt hemmenden Wirkung auf irgendwie mitwirkende anderweitige Schädlichkeiten zustandekommen kann, eine direkte wachstumfördernde Wirkung jedoch nicht möglich ist.

B. Indikation der Röntgenbestrahlung.

Die Röntgenbestrahlung ist in all den Fällen indiziert, in welchen eine Kontraindikation für die Radiumkontaktbestrahlung vorliegt. Vor allem bei jenen Fällen, bei welchen die zu hochgradige Stenose die Einführung eines auch noch so schlanken Radiumträgers nicht gestattet.

Kontraindiziert ist die Röntgenbestrahlung als zwecklos in Fällen, bei welchen die Kachexie zu fortgeschritten ist, um auch nur einen palliativen Effekt zu erwarten. Auch bei starken Blutungen wird mit Rücksicht auf die sekundäre Anämie die Röntgenbestrahlung zumindest aufzuschieben sein.

Leichte Blutungen, Jauchung, auch geringgradige mediastinale Reizerscheinungen werden keine Kontraindikation für die Röntgenbestrahlung bilden.

Außer der Bestrahlung des Primärtumors kommt für die Röntgenbestrahlung auch jene der Metastasen in Betracht, vor allem dann, wenn sie durch ihre Lokalisation sekundäre Störungen, wie Stenose, Nervenkompression u. a. m., hervorrufen.

C. Vorbereitung zur Röntgenbestrahlung.

Auch vor der Röntgenbestrahlung des Oesophaguscarcinoms ist so wie vor der Radiumbestrahlung die genaue Feststellung der Lokalisation, Ausbreitung, Grad der Stenose als Grundbedingung anzusehen. Ich verweise auf das im einschlägigen Kapitel zur Radiumkontaktbestrahlung Gesagte.

Auch die Anlegung einer Gastrostomie ist vor der Röntgenbestrahlung genau so indiziert wie vor der Radiumbestrahlung. Auch diesbezüglich sei auf das im einschlägigen Kapitel der Radiumkontaktbestrahlung Gesagte verwiesen.

Da bei der Röntgenbestrahlung nicht nur der Tumor und seine engere Umgebung, sondern große Partien des Körpers durch Bestrahlung unmittelbar in Mitleidenschaft gezogen werden, so hat vor jeder Röntgenbestrahlung zunächst eine genaue Untersuchung des Patienten zu erfolgen, wobei einzelnen Organen eine besondere Aufmerksamkeit geschenkt zu werden hat, in erster Linie dem Blute. Keine einigermaßen eingreifende Röntgenstrahlenbehandlung darf vorgenommen werden, ohne daß vor Beginn derselben eine genaue Analyse des Blutbildes (Blutkörperchenzählung und Hämoglobingehaltbestimmung) gemacht werden. Dadurch ergibt sich die Basis für spätere Kontrollen. Bei schon initial ungünstigem Blutbefunde wird die Dosis von Haus aus mit Rücksicht auf das schlechte Blutbild herabgesetzt werden müssen.

Das zweite Organ, welchem besondere Aufmerksamkeit zu widmen ist, ist die Haut und besonders die zu bestrahlenden Hautpartien. Es müssen von Anfang an alle Momente ausgeschaltet werden, welche eine erhöhte Empfindlichkeit, bzw. eine verminderte Widerstandsfähigkeit der Haut gegenüber den Strahlen hervorrufen. So darf einige Zeit vor der Röntgenbestrahlung kein Jod, Brom, Chinin, Salvarsan verabreicht werden, da durch diese Mittel eine vermehrte Strahlenempfindlichkeit der Haut verursacht wird. Die zu bestrahlenden Hautpartien sind auf Pigmentierung, Ekzem, Hautreizungen, Jodpinselungen, Salbenreste u. a. m. genau zu prüfen. Doch wird auch auf das Vorhandensein anderer Erkrankungen zu achten sein, welche erfahrungsgemäß eine erhöhte Röntgenstrahlenempfindlichkeit der Haut bewirken, wie u. a. Basedow, Nephritis; daher ist vor der Bestrahlung auch eine Harnanalyse notwendig. Auch das übrige zu durchstrahlende Gewebe ist auf etwaige entzündliche Prozesse, welche die Empfindlichkeit des Gewebes gegen die Strahlen erhöhen, zu untersuchen. Besonders gilt dies für Entzündungen beim Carcinom im thoraklen Abschnitte der Speiseröhre, da jede katarrhalische Erkrankung der Lungen einen locus minoris resistentiae darstellt. Liegt die Möglichkeit einer Resistenzverminderung vor, so muß die Dosis an der betreffenden Stelle herabgesetzt werden oder, was noch besser ist, wenn möglich diese Partien durch entsprechende Wahl der Bestrahlungsfelder gänzlich aus dem Strahlenbereich ausgeschaltet werden.

Was nun die engere Vorbereitung zur Bestrahlung anbelangt, so ist es mit Rücksicht auf die zu erwartenden Intoxikationserscheinungen durch die Bestrahlung zweckmäßig, die Darmtätigkeit zu regulieren. Vor und während der Dauer der Bestrahlung ist nur leichte Nahrung zu verabfolgen. Zum Vorbeugen gegen den „Röntgenkater" hat sich die prophylaktische Verabreichung von größeren Kochsalzdosen intravenös, eventuell per Klysma, bewährt. Auch Traubenzuckerinjektionen (Osmon) sind als günstiges Prophylactikum zu bezeichnen.

Letzten Endes ist unter den vorbereitenden Maßnahmen auch die Lagerung des Patienten zur Röntgenbestrahlung zu nennen. Diese muß für den Patienten so bequem als möglich gestaltet werden, denn nur so ist ein absolut ruhiges Verhalten und dadurch die Einhaltung der genauen Strahlenrichtung gewährleistet. Bei unruhigen Patienten, besonders aber bei Schmerzen ist es zweckmäßig, rechtzeitig, also noch vor Beginn der Bestrahlung, ein Sedativum zu geben. Morphium oder Pantopon sind womöglich, besonders bei Frauen, zu vermeiden, da sie nicht selten Erbrechen hervorrufen.

D. Technik der Röntgenbestrahlung.

Mit Rücksicht auf die so verschiedene Strahlendurchlässigkeit der Organe, Knochen, Lunge usw. ist eine räumlich-homogene Bestrahlung des Speiseröhrencarcinoms nicht möglich. Sie ist aber auch gar nicht indiziert, ebensowenig wie eine Forzierung mit Massendosen nicht angezeigt ist, da wir beim Oesophaguscarcinom erfahrungsgemäß eine Heilung durch die Röntgenbestrahlung kaum erhoffen können, sondern die Bestrahlung lediglich als Palliativbestrahlung in Betracht kommt. Eine zu große Dosis kann lokal durch raschen Zerfall nekrotisierender Tumorpartien mit der Gefahr einer Blutung oder Perforation, allgemein durch weitere Schwächung der Widerstandsfähigkeit des Kranken schädlich wirken.

Entsprechend dem Zwecke der Palliativbestrahlung wird am zweckmäßigsten eine Dosis an das Carcinom gebracht, welche 40—70% der H. E. D. (225—400 r.) beträgt und wir müssen trachten, dies mit einer möglichst geringen Raumdosis zu erreichen.

Zu diesem Behufe können verschiedene Strahlenanordnungen getroffen werden.

1. Es kann, der röntgenologisch festgestellten Ausdehnung des Tumors entsprechend, ein großes vorderes Feld appliziert werden, welches mit 100% der H. E. D. (560 r.) bei · starker Filterung bestrahlt wird. Bei größerer Tiefenausdehnung des Thorax ist in der Regel eine Ergänzung durch ein rückwärtiges Feld notwendig, welches mit 50—75% der H. E. D. (280—420 r.) bestrahlt wird. Als Fokushautdistanz 30—50 cm. Es empfiehlt sich, diese Dosis nicht in einer Sitzung zu geben, sondern je nach dem Allgemeinzustand des Patienten auf 5—10 Einzelbestrahlungen zu verteilen, welche in 24stündigen Pausen gegeben werden (WERNER).

2. Statt der großen Felder können auch mehrere kleine Felder appliziert werden. Je nach der Dicke des Patienten und der mutmaßlichen Ausdehnung des Tumors je 3—4 Felder von vorne und ebensoviele von rückwärts, wobei jedes Feld mit 50—80% der H. E. D. (280—450 r.) durch Schwerfilter beschickt wird. Auch bei dieser Strahlungsanordnung empfiehlt es sich, die Bestrahlung auf mehrere Einzelbestrahlungen zu verteilen und zwischen den Einzelbestrahlungen Pausen von je 24 Stunden einzuschalten.

3. Kann die Bestrahlung des Oesophaguscarcinoms auch aus 3 Großfeldern vorgenommen werden, wobei ein Feld von vorne und zwei Felder vom Rücken aus appliziert werden, wobei die rückwärtigen Felder, rechts und links der Wirbelsäule angeordnet, eine schräge Projektion voraussetzen. Auch bei dieser Anordnung der Felder ist das einzelne Feld mit über 80% der H. E. D. (450 r.) zu belasten und die Bestrahlung ist auf mehrere Tage zu verteilen. Letztere Anordnung ist entsprechend der großen Raumdosis nur bei solchen Patienten in Anwendung zu bringen, welche sich noch in guter körperlicher Verfassung befinden.

Es ist überhaupt ein individuelles Vorgehen streng indiziert, stets mit der Berücksichtigung des Allgemeinzustandes. Je weniger widerstandsfähig der Kranke ist, desto schonender wird unser Vorgehen sein müssen, um so mehr werden die Dosen verteilt und die Dosen der Einzelbestrahlungen herabgesetzt werden müssen.

Die Serienpausen richten sich danach, wie hoch die Gesamtdosis war, welche bei der vorangegangenen Bestrahlung appliziert wurde, sowie nach der Zahl der bereits verabfolgten Serien, endlich, nicht zumindest, nach der körperlichen Verfassung des Kranken.

Bei Herddosen von 50—70°/₀ der H. E. D. (280—400 r.) wird die Wiederholung der 1. Serie bereits nach 4 Wochen erfolgen können, später Pausen von 6—8 Wochen. Bei höheren Herddosen soll die 1. Serienpause nicht weniger als 6—8 Wochen betragen und später Pausen von 3—4 Monaten eingeschaltet werden. Herabgesetzte Widerstandsfähigkeit des Patienten, sowie ein schlechtes Blutbild erheischen eine Verlängerung der Serienpausen.

Wichtig ist es auch, während der Röntgenbestrahlungsserie konstant darauf zu achten, ob nicht Symptome einer Mediastinitis auftreten, welche besonders bei zerfallenden ulcerierenden Tumoren zu erwarten sind. Bei nicht zu stürmischen, bald abklingenden mediastinalen Reizerscheinungen wird nach erfolgter kurzer Unterbrechung gegen eine Fortsetzung der Bestrahlung nichts einzuwenden sein.

Zur genauen Einstellung der Einfallsfelder empfiehlt es sich, vor der Röntgenbestrahlungsserie den Sitz des Tumors und seine mutmaßliche Ausdehnung noch knapp vor der Bestrahlung röntgenologisch festzustellen und an der Hautoberfläche zu markieren.

E. Nachbehandlung nach der Röntgenbestrahlung.

Ebenso wie die Vorbereitung zur Röntgenbestrahlung erfordert auch die Nachbehandlung große Sorgfalt, einerseits um die unerwünschte Allgemeinwirkung herabzumindern, andrerseits um Schädigungen auszuschalten, welche die in der Regel notwendigen, weiteren Bestrahlungsserien vereiteln oder erschweren könnten, gleichsam als Prophylaxe, doch auch zur Vermeidung von Schädigungen, die durch kumulative Wirkung im Nachhinein auftreten können. Die unmittelbare Sorge, auch nach Teilbestrahlungen, besonders nach Bestrahlung des subphrenischen Speiseröhrenabschnittes betrifft die Allgemeinwirkung der Bestrahlung, vor allem den Röntgenkater. Auch bei prophylaktischer Kochsalzapplikation, besonders aber wenn diese verabsäumt wurde, kann eine solche auch noch nach der Bestrahlung in einer der angegebenen Formen zugeführt werden. Zur Bekämpfung des Katers hat sich auch die Einführung von Nautisanzäpfchen (dosis fortior) gut bewährt. Bei wieder eintretendem Appetit oder bei Hungergefühl ist die Zuführung von säurebindender Diät (selbstredend durch die Magenfistel) zweckmäßig. Auch nach der Bestrahlung ist auf eine gründliche Darmentleerung zu achten (Darmspülungen). Gleichzeitig ist für reichliche Zufuhr frischer Luft zu sorgen. Auf diese Weise kann der Röntgenkater in vielen Fällen ganz vermieden werden. Dies ist gerade beim Oesophaguscarcinom um so wichtiger, da wiederholtes Erbrechen die Blutungs- und Perforationsgefahr erhöht.

Mit Rücksicht auf die Blutschädigung ist die Durchführung einer Eisen-Arsenkur nach der Röntgenbestrahlung dringend angezeigt.

Auch die Pflege der Hautpartien hat sowohl aktiv als auch passiv ehebaldigst einzusetzen. Am zweckmäßigsten hat sich zum Schutze der Haut Unguentum leniens, Cold cream, crème celeste erwiesen. Der Kranke muß darauf aufmerksam gemacht werden, daß jede noch so unbedeutende Reizung der bestrahlten Hautstellen gefährlich werden kann. Es darf die Kleidung nicht scheuern (Hosenträger, Busenhalter usw.). Die Haut reizende Substanzen (Jodanstrich, Lysolwaschungen, Heftpflaster usw.) sind zu vermeiden. Schutz vor Sonnenlicht (keine offene Hemdbrust im Sommer) ist dringendst zu empfehlen. Thermophor, heiße Bäder, warme Wickel, aber auch das Auflegen eines Eisbeutels können eine ungünstige Wirkung auslösen.

Bei der Tendenz der Kranken, so viel Bestrahlungen als möglich zu erhalten, kann die Unzufriedenheit mit den notwendigen, langen Serienpausen eine Doppelkonsultation herbeiführen. Daher ist der Patient in besonders eingehender Weise über die Gefahren der Verheimlichung einer stattgehabten Bestrahlung zu unterrichten.

F. Komplikationen nach Röntgenbestrahlung.

Komplikationen können infolge der Röntgenbestrahlung sowohl von Seiten des Oesophagustumors, als auch von Seiten der mitdurchstrahlten Organe der Nachbarschaft eintreten.

Von Seiten des Tumors müssen wir uns nach zu intensiver Dosis auf dieselben Komplikationen gefaßt machen wie nach zu intensiver Radiumkontaktbestrahlung.

Das meist sekundär infizierte Tumorgewebe zeigt sehr verschiedene Reaktionen auf die Röntgenbestrahlung. Während die zentralen ulcerierten Anteile schon durch kleine Dosen zum Zerfall gebracht werden, sind die peripheren Teile auch gegen hohe Dosen außerordentlich resistent. Dabei zeigen die Tumoren vielfach bei zu intensiver Bestrahlung wenig Tendenz zur bindegewebigen Vernarbung, so daß der fortschreitende, durch hohe Dosen der Bestrahlung zu rasch geförderte Zerfall zur Blutung oder Perforation führt.

Von den Organen der Nachbarschaft kann es, besonders von Seiten der Lungen und der Pleura zu Komplikationen kommen. Entsprechend der Tiefenlage des Oesophagus, kommt es auch bei sorgfältigster Einstellung der Strahlenkegel und Berechnung der Dosis zu Feldüberkreuzungen in der Tiefe. Durch die Überdosierung kann es zu entzündlichen Indurationen, in extremen Fällen sogar zur Nekrose in Lungen und Pleura kommen. In leichteren Fällen von Überdosierung kommt es zumindest zu einer Bronchitis mit lastigem Reizhusten.

Bei Bestrahlung im Bereiche des Halsoesophagus kann es bei unzweckmäßiger Felderanordnung zu einer starken Mitbestrahlung des Kehlkopfes mit einer konsekutiven Knorpelnekrose kommen.

Mit Rücksicht darauf, daß es bei der Röntgenbestrahlung der Neoplasmen des Oesophagus nach der oben angeführten Technik zu keiner Überlastung der Hautpartien kommt, ist bei Einhaltung der einschlägigen Maßnahmen eine Komplikation von Seiten der Haut wohl zu vermeiden.

G. Ergebnisse der Röntgenbestrahlung.

Wie schon eingangs hervorgehoben wurde, können wir durch die Röntgenbestrahlung eine Ausheilung des Oesophaguscarcinoms nicht erwarten. Der zu erwartende Effekt ist ein rein palliativer. In der Regel kommt es nur zu einem rein subjektiven Effekte im Sinne der Schmerzstillung. Die besonders in fortgeschrittenem Stadium so häufig auftretenden intensiven schneidenden Schmerzen werden durch die Röntgenbestrahlung fast durchwegs gut beeinflußt. Meist läßt der Schmerz schon wenige Tage nach der Bestrahlung wesentlich nach. Dies ist wohl der einzige Nutzen den die Röntgenbestrahlung in der überwiegenden Mehrzahl der Falle zu leisten vermag.

Allerdings kann in vereinzelten Fällen durch Beeinflussung des Tumors eine Verminderung der Schluckbeschwerden erzielt werden, welche auch längere Zeit anhalten kann.

Eine so weitgehende Beeinflussung des Tumors, daß es auch zu einer wesentlichen Hebung des Allgemeinbefindens des Kranken kommt, zählt wohl zu den seltenen Ausnahmen. Von längerer Dauer ist sie in der Regel nicht.

Wenn auch die Röntgenbestrahlung nicht imstande ist, eine Lebensverlängerung herbeizuführen, so ist ihre Wirkung als Palliativmittel zur Bekämpfung der schier unerträglichen Schmerzen keineswegs zu unterschätzen.

3. Kombinierte Radium-Röntgenbestrahlung.

Wie aus den vorausgegangenen Darlegungen ersichtlich ist, sind Heilerfolge beim Oesophaguscarcinom ausschließlich durch die Radiumbestrahlung erzielt worden; hingegen ist bei der alleinigen Röntgenbestrahlung nur ein Palliativeffekt zu erwarten. Nun kann aber die Radiumbestrahlung durch eine Röntgenbestrahlung ergänzt werden. In neuerer Zeit haben sich eine Reihe von Autoren für die kombinierte Radium-Röntgenbestrahlung eingesetzt (PERTHES, WERNER, HOTZ u. a.). Die Frage, ob durch die Röntgenstrahlen eine Verbesserung der Erfolge der Radiumwirkung erzielt werden kann, ist noch offen. Der Grundgedanke der kombinierten Bestrahlung ist nach WERNER der, daß man die peripheren Abschnitte des Tumors, namentlich bei größerer Ausdehnung desselben nicht genügend mit Radium bestrahlen kann, ohne an der Oberfläche zu überdosieren, nun stellt man sich vor, daß die von außen hinzugefügte Röntgenstrahlendosis diesen Nachteil vermindert.

A. Indikation der kombinierten Radium-Röntgenbestrahlung.

Für die kombinierte Bestrahlung eignen sich alle jene Fälle von Oesophaguscarcinomen, bei welchen die Durchgängigkeit der Stenose noch eine solche ist, daß die Radiumkontaktbestrahlung vorgenommen werden kann, aber der Tumor so ausgedehnt ist, daß eine genügende Durchstrahlung mit der Radiumkapselapplikation nicht erwartet werden kann.

Kontraindiziert wird die kombinierte Radium-Röntgenbestrahlung in all jenen Fällen sein, in denen einerseits die Radium- andrerseits die Röntgenbestrahlung nach den früheren Angaben kontraindiziert ist.

B. Technik der kombinierten Radium-Röntgenbestrahlung.

Die Vorbereitung, wie auch die Nachbehandlung erfolgt in gleicher Weise, wie dies sowohl für die alleinige Radiumkontaktbestrahlung als auch für die alleinige Röntgenbestrahlung notwendig ist.

Auch die Technik der Bestrahlung weicht in der Durchführung keineswegs von der früher beschriebenen ab. Nun ist die Dosis entsprechend zu reduzieren. Dies erfolgt am zweckmäßigsten dadurch, daß bei der Röntgenbestrahlung die Herddosis $70^0/_0$ der H. E. D. (400 r.) nicht überschreitet und bei der Radiumbestrahlung die Einzeldosen um ein Viertel herabgesetzt werden. Weiterhin ist es zweckmäßig, die Röntgenbestrahlung nicht zu gleicher Zeit mit der Radiumbestrahlung durchzuführen, sondern während der protrahierten Serienpausen der Radiumapplikation, also die beiden Bestrahlungsarten alternierend anzuwenden.

Von Komplikationen können naturgemäß dieselben eintreten wie nach isolierter Radium- bzw. Röntgenbestrahlung.

Nach den bisherigen Ergebnissen läßt sich über die kombinierte Radium-Röntgenbestrahlung als Heilfaktor noch kein Endurteil fällen. Jedenfalls sprechen die bisherigen Ergebnisse dafür, daß durch eine vorsichtig applizierte kombinierte Bestrahlung außer der Schmerzstillung auch eine bessere Wegsamkeit der Tumorstenose, zumindest für einige Zeit, häufiger zu erzielen ist als mit der alleinigen Röntgenbestrahlung oder mit der alleinigen Radiumbestrahlung, wenn es sich um tiefgreifende ausgedehnte Tumoren handelt.

Außer mit Röntgenbestrahlung wurde die Radiumkontaktbestrahlung mit einer anderen Art der Anwendung radioaktiver Substanzen kombiniert. Die Erfahrung hat gezeigt, daß eine Verbesserung der Radiumbestrahlung auf diesem Wege nicht zu erzielen ist (KURTZAHN).

II. Röntgenbestrahlung anderer Erkrankungen der Speiseröhre.

Außer dem Carcinom der Speiseröhre wurde die Röntgenbestrahlung auch beim Kardiospasmus versucht, doch konnte eine Beeinflussung des Leidens durch die Bestrahlung nicht erzielt werden.

Die günstigen Erfolge, welche in den letzten Jahren durch die Röntgenbestrahlung des peptischen Magengeschwüres erzielt wurden (KODON, MEUTZER, SCHULTZE-BERGE, LENK u. a.) veranlaßten mich, die Strahlentherapie auch in Fällen von peptischen Speiseröhrengeschwüren zu versuchen. Obzwar die bisherigen Ergebnisse zu weiteren Versuchen ermuntern, erscheint es mir bei dem bisher noch so spärlichen und nicht abgeschlossenen Material aber noch nicht an der Zeit zu sein, ein nur halbwegs abschließendes Urteil über diese Behandlung des peptischen Speiseröhrengeschwürs abzugeben.

Literatur.

Diagnostik.

ABRAMS: Eructations and Skiagraphy. Glasgow fever and Smal-Pox hos., 31. Mai 1898.— ACH, ALWIN: Beitrage zur Oesophaguschirurgie. Habil. München: J. F. Lehmann 1913. — ACKERLUND, A.: Der Hiatusbruch (Hernia hiatus oesophagei). Fortschr. Röntgenstr. 34, Kongreßh., 111 (1926). — ADDA: Oesophagussonde. Congr. de Tunis 1913. — AGRIFOGLIO: Über idiopathische Dilatation des Oesophagus. Arch. ital. Chir. 15, 601 (1906). — ALBERS-SCHONBERG (Hamburg): Über die Anwendung des WEHNELTschen elektrolytischen Unterbrechers im Rontgeninstrumentarium. Sternum- und Oesophagusdarstellung. Fortschr. Rontgenstr. 5, H. 1 (1901). — Oesophagusdarstellung. ALBERS-SCHÓNBERG Róntgentechnik, 3. Aug. 1910. — Oesophagus und Trachea. Die Rontgentechnik, 4. Aufl. — ALBRECHT: Klinik der direkten Laryngoskopie, der Tracheoskopie und der Oesophagoskopie. Neue dtsch. Chir. 1914. — ALBU, A.: Beiträge zur Kenntnis der sog. idiopathischen Oesophagusdilatation. Berl. med. Ges., Sitzg 16. Mai 1917. — ALINAT, P. u. P. CACEJUST: Divertikel der seitlichen oberen Hypopharynxwandung. Arch. Electr. méd. Juli 1924, No 502, 262. — ALVENS, W.: Beobachtungen im Felde. In Schjerning: Die arztlichen Erfahrungen im Weltkriege, Bd. 9. Leipzig 1922. — AMERBACH, KARL: Strahlentherapie der Tuberkulose der oberen Luftwege und Speisewege und des Ohres einschließlich Diagnostik. Strahlenther. 13, 598 (1922). — ANBOURG et BRLOT: L'exploration radiologique de l'oesophage. J. de Radiol. 1, 433 (1914). — ANBRY et VIALLET: Perforation tracheobronchiques en cours du cancer de l'oesophage de l'examen radiologique. Arch. Électr. méd. 22, 650 (1914). — ANGELELLI, O.: Il megaesophago primitivo soprafrenico. Policlinico, soz. chir., 33, H. 10, 497 (1926). — ANSCHUTZ, W.: Weitere Erfahrungen über die Entfernung im Oesophagus von der Kardia aus. Zbl. Chir. 44, 2416 (1924). — ARCCLÉRE: Radiographie de l'oesophage. Lyon méd. 1908, 770. — ARENS u. BLOOM: Kongenitale Stenose der Speiseröhre bei einer 67jahrigen Frau. Radiology 6, 163—65, 2. Febr. 1926. — Armani, R. A. u. G. G. PALMIERI: Diverculo della parte media dell'esofago. Radiol. med. 1920, 263. — ARNSBERGER: Rontgenuntersuchung der Brustorgane, 1909. — ASSMANN, H.: Die Rontgendiagnostik der inneren Erkrankungen. Leipzig 1924. — Diskussion zu HAENISCH, Fortschr. Rontgenstr. 30, 62 (1922/23).

BALLET u. SPILLER: Zit. nach O. VERAGUTH. — BARD, L.: Compression trachéale par aerophagie au cours d'une dilatation idiopathique de l'oesophage. Arch. des Mal. Appar. digest. 8 (1920). — BARJON et JAPIOT: Cancer de l'oesophage. Lyon méd. 1912, 14. — BÁRSONY: Schluckbeschwerden bei Dickdarmprozessen. Wien. klin. Wschr. 1920, 729. — BÁRSONY, T.: Funktionelle (Relaxations-) Speiseröhrendivertikel. Gyógyászat (ung.) 66, 40, 901 (1926). — Funktionelle Speiserohrendivertikel. Wien. kln. Wschr. 1926, Nr 47, 1363. — BÁRSONY, T. u. POLGAR: Beitrage zur Róntgensymptomatologie der Hiatusbruche. Fortschr. Róntgenstr. 37, H. 2, 175. — Beitrage zur Róntgensymptomatologie der Hiatushernien. Gyógyászat (ung.) 67, Nr. 50, 1114 (1927).— Symptomlose und funktionelle Speiseröhrendivertikel. Fortschr. Rontgenstr. 36, H. 3, 593 (1927). — Funktionelle und symptomlose Speiserohrendivertikel. Orv. Hetil (ung.) 71, H. 9, 242 (1927). — Hernia hiatus oesophagei mit Speiseröhrenkrebs kompliziert. Orv. Hetil (ung.) 71, H. 9, 242 (1927).—BAUER, J. Die konstitutionelle Disposition zu inneren Krankheiten, 3. Aufl. Berlin 1924. — BAUER-MEISTER: Carcinoma oesophagi bei idiopathischer Dilatation. Arch. Verdgskrkh. 32, 189 (1924). — BAUMGARTNER (Paris): Exstirpation de l'oesophage thoracique pour cancer, à l'aide de la respiration artificielle. J. de Radiol. 240 (1914). — BAUR: Dtsch. Arch. klin. Med. 145, 129. — BAUROWITZ, A.: Les dissertations diagnostiques de la localisation des corps étrangers dans les vois supérieurs du tube digestif. Liječn. Vijesn. (serbokroat.) 48, Nr 10, 563 (1926). — BAYFORT u. AUTENRIETH: Zit. nach SAUPE. — BAYLY et J. L. TIMMIENS: Two cases of Oesophageal obstruction by coins. (Zwei Falle von Verlegung der Speiseröhre durch Munzen). Lancet 80 II, 1540 (1902). — BECHER: Dtsch. med. Wschr. 1896, Nr 13. ---

BEELER: J. amer. med. Assoc. 1915, 14. — BENIOT, E.: Die radiologische Diagnose des Oesophagusdivertikels. Bull. Soc. Radiol. méd. Paris 1912. — BENJAMIN: Charité-Ann. 24, 242. — BENJAMINS, C. E.: Een eenvondig hulpmiddel voor de herkenning van vernauwing in de slokdarm. Nederl. Tijdschr. Geneesk. 1916 II, 1368. — BENSANDE u. RIVET: Nouveau traité Méd. 13, 231. — Pathologie de l'oesophage. Nouveau traité Méd. 3. Paris 1923. — BERG, H. H.: Die Stenose der Speiseröhre vom rontgenologischen Standpunkt. Z. Hals- usw. Heilk. 27, H. 1, 2. — Röntgenuntersuchungen am Innenrelief des Verdauungskanales. Leipzig: Georg Thieme 1930. — Über das klinische und rontgendiagnostische Bild der Hiatus-bruche und der Divertikel des Magendarmkanals. Verh. d. Ges. f. Verd. u. Stoffwkrh, X. Okt. 1930. — BERGER, HUGO: Perforation der Speiseröhre und Röntgendurchleuchtung. Fortschr. Röntgenstr. 28, H. 6, 533. — BERGMANN, v.: Über einen Fall von Blindsack der Speiseröhre. Freie Ver.igg Chir. Berlin, 9. Juli 1906. — BERGMANN, H.: Technik der Aufnahme innerer Organe mit enger Blende. Zugleich ein Beitrag zur Rontgenologie der Speiseröhre. Fortschr. Röntgenstr. 25, 487 (1917/18). — BERNSTEIN, A.: Carcinom vortäuschender Fullungsdefekt bei Oesophagusspasmus durch Nahrungsrest. Fortschr. Röntgenstr. 37 III, 319. — BERTOLOTTI: Un nuovo metode di radioscopia esofagea. Roentgenol. Accad. Torino 1905, 11/12. — (Turin): Röntgenologische Studien uber den Schluckakt bei eingekapselten Kontrastmittelbissen. Radiol. med. 10, 361, 9. Sept. 1923. — BERTOLOTTI u. BOIDI-TROTTI: La radiodiagnostic dans un cas de dilatation paralytique de l'oesophage. Z. arztl. Fortbildg Ref. Fortschr. Röntgenstr. Bd. 12, H. 4, 291 (1907). — BEVERMANN, C.: Ein Beitrag zur Lehre über Traktionsdivertikel der Speiseröhre. Inaug.-Diss. Erlangen 1904. — BIANCHINI: I raggi nella diagnosi della malattie del tubo digerente, 1914. — BIERING, G.: Retropharyngeale Abscesse nach Oesophagusverletzung. Verh. dan. radiol. Ges. 1925, 62. Hosp.tid (dan.) 69, 13 (1926). — BILLIARD et DECOULARÉ-DELAFONTAINE: Gros diver-ticule intra-thoracique de l'oesophage. J. de radiol. 10, Nr 11, 508 (1926). — BITTDORF, A. u. L. HÜBNER: Der Oesophagus bei Kyphoskoliose im Röntgenbilde. Fortschr. Röntgenstr. 33, H. 1, 59. — Demonstration eines Falles von postdiphtherischer Pharynxlahmung mit Platten-Anfullung der Sin. piriform. Fortschr. Röntgenstr. 28, 87. Sitzgsber. Breslau. Röntgenver.igg. — BÓHM, G.: Der Kardiospasmus mit Ektasie der Speiseröhre und seine Behandlung. Dtsch. Arch. klin. Med. 136, 358. — BOKOR, G. A.: Speiserohrendivertikel und Duodenalgeschwur bei einem Kranken. Fortschr. Röntgenstr. 34, H. 3, 345. — BOKOR, GEORG: Diverticulum der Speiserohre und Duodenalgeschwüre bei einem Kranken. Gyógyászat 1925, Nr 49, 1097 und Fortschr. Röntgenstr. 34, 345 (1926). — BONABER, J. u. CUNHA, J.: Ein Fall von angeborener Oesophagusstenose. Arch. latino-americ. pediatria, 20, Nr 5, 300 (1926). — BONNIOT et BIDEAUX: Diagnostic radiologique du divercule de l'oesophage. Bull. Soc. Radiol. méd. Paris 1912, 263. — BORDONI, L.: Spasmi sintomatici o spasmi di allarme del tubo digerente. Arch. di Radiol. 3, H. 2, 351 (1927). — BOUVIER, E.: Über ein pharyngo-csophageales Divertikel, hervorgerufen durch eine retrosternale Struma. Arch. klin. Chir. 134, H. 4, 802. — BOWEN, C. F.: Die Entfernung von Fremdkörpern aus Bronchien und Oesophagus mit Hilfe des Durchleuchtungsschirmes. Amer. J. Roentgen-Ray Soc. 1910. — Die Fluoroskopie als Orientierungsmittel im Dienst des Bronchoskop und Oeso-phagoskop bei der Entfernung von Fremdkörpern. Amer. J. Roentgen-Ray Soc. 1911. — Fremdkörper im Bronchus und Oesophagus. Amer. J. Roentgen-Ray. Soc., Nov. 1922. — BRAUNE, W.: Topographisch-anatomischer Atlas. Nach Durchschnitten an gefrorenen Kadavern. Leipzig 1872. — BRAUS, H.: Anatomie des Menschen: Eingeweide. Die Speise-röhre, Bd. 2, S. 212. Berlin 1924. — BROWN, L. G.: Medistinal cyst. Cas report. Radiology 1926, 7, 436. — BRÜNNINGS, W.: Über Fortschritte in der oesophagoskopischen Behandlung verschluckter Fremdkörper. Dtsch. med. Wschr. 1909, Nr 17, 749. — Bericht uber die An-wendung der Tracheobronchoskopie und der Oesophagoskopie in der oto-laryngologischen Universitätsklinik zu Jena. Z. Ohrenheilk. 62, 180. — BRUNNINGS, W. u. W. ALBERT: Direkte Endoskopie der Luft- und Speisewege. Neue Dtsch. Chir. 16. Suttgart 1915. — BRUM, H.: Cardiospasm. Surg. Clin. Amer. 7, Nr 5, 1295 (1927). — BRUNET, WALTER, M.: Stricture of the Oesophagus. J. amer. med. Assoc. 67, 1295 (1916). — BRUNETTI, L.: Die Röntgendiagnose des Ulcus pepticum oesophagi. Fortschr. Röntgenstr. 33 V, 750. — BUCKSTEIN, J.: Multiple Ausbuchtungen des Oesophagus. J. amer. med. Assoc. 86, H. 15, 1128 (1926). — BUCKY, G.: Diskussionsbemerkung zum Vortrag von SCHUTZE: Röntgen-untersuchung des Oesophagus (Techn. Mitt. Buckyblende). Berl. klin. Wschr. 1917. — BUDDE: Über Kardio- und Oesophagospasmus bei Ulcus ventriculi. Mitt. Grenzgeb. Med. u. Chir. 38, H. 4, 585. — BÜCKING: Zit. nach KRAUS und RIDDÉR. — BUMBA: Oesophaguscarcinom. Ver. dtsch. Ärzte, Prag 16, 25. — BURMESTER, R.: Ein Speiseröhrenschnitt. Dtsch. med. Wschr. 1906, Nr 32, 576. — BUSI, A.: Di un caso di diverticulo dell' esofago (Estratto). Soc. med. chir. Bologna 1919. — Esplorazione radiologica del tubo dirente. Trattato di diagnostica rad. 1924. — BUXBAUM: Demonstration. 1. Tagg dtsch. Röntgenol. tschechoslov. Republik Prag 1922. Ber. Fortschritt. Röntgenstr. 30, 358 (1922/23).

CABALLERO: Etude experiment de la fermeture de l'extrémite infer. de l'oesophage (Epicardia et Cardia). C. r. Soc. Biol. Paris 87, 1359; 88, 12. — CABOT, R. C. u. H. CABOT: Case records of the massachusetts general Hospital. Boston med. J. 1926, 194. Ref. Z. Radiol. 1, 204. — CADE u. MORENAS: Arch. des Mal. Appar. digest. 1 (1922). — CAHN, A.: Über die diagnostische Verwertung der Rontgenstrahlen und den Gebrauch der Quecksilbersonde bei Speiseröhrenerkrankungen. Naturwiss. med. Ver. Straßburg, 9. Juni 1905. Ref. Münch. med. Wschr. 1906, Nr 2, 73 u. 101. — CAMP, DE LA: Ther. Gegenw. 1903. — CANALEJAS, M. A.: Ein Fall von Oesophagusstenose von der Aorta aus. Med. ibera 21, No 518, 292 (1927). — CANUYT, G.: A propos du diagnostic du cancer de l'oesophage. Strasbourg méd. 2, No 1, 9 (1926). — CARMANN: The roentgendiagnosis of diseases of the alimentary canal., 2. Aufl. Philadelphia u. London 1920. — CARTY, J. R.: An unusual carcinoma of the esophagus. Radiology 7, Nr 1, 63 (1926). — CASE, JAMES: Die Bedeutung der Stereoröntgengraphie spez. des Verdauungstraktes. Fortschr. Röntgenstr. 6, 399 (1918). — CASATI, A.: Gli spostamenti dell' esofago. Radiol. med. 14, No 7, 593 (1927). — Castronovo, E.: Idiopathische Erweiterung des Oesophagus in Gemeinschaft mit Pylorusstenose. Radiol. med. 12, 356, 6. Juni 1925. — Sulle dilatatione idiopathiche dell' esofage. Radiol. med. 1927, No 14, 40. — CHAVANATZ et LATASTE: Cancer de l'oesophage. Arch. Électr. méd., Juni 1915, 184. — CHAOUL: In H. GERHARTZ Leitfaden der Röntgenologie. Berlin 1922. — CHAROHL u. STIERLIN: Klinische Röntgendiagnostik in SAUERBRUCHs Chirurgie der Brustorgane, Bd. 1. Berlin: Julius Springer 1920. — CHIAZZOLA, G.: Der Wert der Röntgenuntersuchung bei Erweiterung des Oesophagus. Radiol. med. 12/12, 806 (1925). Ref. 34/3, 410. — CLAIRMONT, P.: Über die Exstirpation des Kardiacarcinoms. Arch. klin. Chir. 140, 343. — COHN, M.: Über Fremdkörperlokalisation. Freie Ver.igg Chir. Berl., 10. Jan. 1910. — Röntgenuntersuchung einer Frau, welcher der Magen und beide Nn. vagi reseziert worden sind. Berl. klin. Wschr. 1913, Nr 50, 1393. — CORNING, H. K.: Lehrbuch der topographischen Anatomie, Bd. 7, S. 222. — COTTIN: Arch. Mal. Coeur 1912, 585. — COTTON: Report of a case of dilatation of oesophagus from cardiospasm. Amer. J. Roentgenol. 5, 36 (1918). — CREMER: Über die direkte Ableitung der Aktionsströme des menschlichen Herzens vom Oesophagus und uber das Elektrokardiogramm des Fetus. Münch. med. Wschr. 1906, 811. — CZEPA: Sackförmige Erweiterung des Oesophagus. Ges. Ärzte Wien, 23. Marz 1923. Wien. med. Wschr. 1923, Nr 16, 753.

DACHTLER: Report of case of diverticulum of the lower of the oesophagus. Amer. J. Roentgenol. 3, 389 (1921). — DAVID, O.: Rontgentechnik der Verdauungstechnik. In SCHWALBE: Diagnostische Technik fur die arztliche Praxis. Leipzig 1923. — DAWSON, BERTRAND: Roentgen-Ray as and to the diagnosis of stricture of the Oesophagus (Schlundstriktur). Lancet 2, 1144 (1907). — DENEKE, TH.: Rontgenologie der Verletzungen der Brustorgane. In SCHJERNINGs Handbuch, Bd. 9. — DERR, A.: A case cardiospasm, resembling stricture of the esophagus. Amer. J. Roentgenol. 4, 477 (1917). — DESSEKER, C.: Beitrag zur pathologischen Physiologie des Schluckaktes und zur Fullung des Bronchialbaumes mit Röntgenbrei. Mitt. Grenzgeb. Med. Chir. 37, 41 (1923). — Das epiphrenale Pulsionsdivertikel der Speiserohre. Arch. klin. Chir. 128, 236 (1924). — DIGGLE, F. H.: Cardiospasm, or achalas ia of the oesophagus. Practitioner 116, No 4, 304 (1926). — DOYEN (Paris): Application de la radiographie pour determiner le siege et la forme d'une dilatation oesophragena. Acad. Med., 12. Okt. 1897. — DRUGG: Beitrag zur Frage des sog. Kardiospasmus und der idiopathischen Oesophagusdilatation. Fortschr. Rontgenstr. 32, H. 1/2, 12. — DRUNNER, L.: Über die Entfernung eines kunstlichen Gebisses aus dem Oesophagus durch röntgenoskopische Operation. Zbl. Chir. 54, Nr 32, 2019 (1927). — DUBOIS-TRÉPAGNE: Oesophage simulante un estomac thoracique. J. belge Radiol. 14, 84 (1925). — DÜRR, W.: Über die einzeitige Operation des Oesophagusdivertikels. Bruns' Beitr. 128, 366 (1923). — DYKE, S. C.: Benign polyp of the oesophagus of great size. J. of Path. 30, Nr 2, 309 (1927).

EHRET: Kardiospasmus von 16jahriger Dauer. Münch. med. Wschr. 1916, Nr 25. — EHRLICH (Stettin): Münze in der Speiseröhre lokalisiert. Wiss. Ver. Ärzte Stettin. 6. Dez. 1898. — EICKEN, VON: Zur Frage der Verletzung des Hypopharynx und des obersten Oesophagusabschnittes. Z. Hals- usw. Heilk. 15, 387. — Über die diagnostischen und therapeutischen Fortschritte bei Fremdkörpern der Speiseröhre. Med. Klin. **1923**, 371. — EIKMAN-SCHENAMINGEN: Der Schlingakt, dargestellt nach Bewegungsphotographien mittelst Rontgenstrahlen. Arch. Ges. Physiol. **99**. — EINHORN: Weitere Bemerkungen uber Kardiospasmus und idiopathische Dilatation des Oesophagus. Z. physik. u. diät. Ther. **17**, 207 (1913). — Über die idiopathische Oesophagusdilatation. Z. physik. u. diat. Ther. **19**, 129 (1925). — EINHORN u. TH. SCHOLZ: Über Spasmen des Verdauungskanales und deren Diagnose. Arch. Verdgskrkh. **37**, 1 (1926). — Rontgenologische Befunde mittelst des Delineators von Kardiospasmus. Arch. Verdgskrkh. **27**, 97. — EISELSBERG, v. (Wien): Über 2 Falle von Fremdkörpern im Oesophagus, in welchem jedesmal die Diagnose mit Hilfe des Rontgenschirmes gelang, worauf die Fremdkörper durch Oesophagotomie mit Erfolg entfernt wurden. Ver. wiss. Heilk. Konigsberg, 22. Nov. 1897. — Demonstration eines 30jahrigen Mannes mit Oesophagusdivertikel. Ges. Ärzte Wien, 8. Marz 1907. — EISELSBERG u. SGALITZER: The surgical importance of X-ray examination of the oesophagus and the pharynx. Surg. etc. **46**, Nr 6, 837 (1928). — EISENSTEIN, A.: Beiträge zur Radiologie der Speiseröhre. Fortschr. Röntgenstr. **21**, 381 (1914). — EISLER, F.: Lage des Oesophagus in der Brusthohle. Wien. klin. Wschr. **1912**, 1057. — ELOY u. MACKENZIE: Zit. nach EISENSTEIN. — ELSNER u. URY: Der diagnostische Wert des Röntgenverfahrens bei Speiserohren- und Magenkrankheiten. Arch. Verdgskrkh. **21**, 289 (1915). — ENGELMANN: Fremdkórperentfernung aus dem Oesophagus vor dem Röntgenschirm. Dtsch. med. Wschr. **1917**, Nr 8, 253. — ENGELS, HERMANN (Berlin): Zur Oesophagusatonie. Med. Klin. **1919**, Nr 10, 209. — ETSIENNE, HENRARD: Über die Entfernung von Fremdkorpern aus der Speiseröhre des Kindes unter radioskopischer Kontrolle. J. belge Radiol. **1907**. — EVERINGHAM, SUMNER: Pharyngo-esophageal diverticula. Surg. Clin. N. Amer. **7**, Nr 5, 1343 (1927). — EWALD (Berlin): Ròntgenbilder von tiefsitzenden Oesophagusdivertikeln und Dilatationen. Berl. med. Ges., 14. Marz 1906. — Idiopathische spindelformige Erweiterung der Speiseròhre. Dtsch. med. Wschr. **1907**, 1036. — EWALD (Heidelberg): Über ein Rontgenogramm von einer Stenose des Oesophagus. Berl. med. Ges. **1908**. — Stenose des Oesophagus. Berl. med. Ges. **1908**.

FAHR, PH.: Gutartiger Tumor als Passagehindernis im Oesophagus. Klin. Wschr. **1923**, 2374. — FALKENHAUSEN, v.: Oesophaguskompression an 2 Stellen bei arteriosklerotischer Herzinsuffizienz. Dtsch. med. Wschr. **1921**, 743. — FALKENHEIM, C.: Ein Fall von kongenitaler Kardiastenose und diffuser Oesophagusektasie. Mitt. Grenzgeb. Med. u. Chir. **33**, 118 (1921). — FAULHABER: Dtsch. med. Wschr. **1910**. — Die Rontgendiagnostik der Speiserohrenerkrankung. Halle a. S.: C. Marhold 1916, 32 S. Ref. Mitt. Ver. Ärzte Steiermark **1917**, 117. — FAUQUEZ (Paris): Un cas de cancer de l'oesophage avec ouverture dans la trachée. J. de Radiol. **1**, 290 (1914). — FECHR: Gutartiger Tumor als Passagehindernis im Oesophagus. Klin. Wschr. **1923**, Nr 52, 2347. — FEDDER: Kasuistischer Beitrag zur idiopathischen Oesophagusdilatation. Fortschr. Röntgenstr. **32**, H. 3/4, 222. — FELIX, W.: Topographische Anatomie des Mittelfellraumes und seiner Organe. In SAUERBRUCH: Die Chirurgie der Brustorgane, Bd. 2, S. 1. Berlin 1925. — FERRARI, P.: Diverticolo dell' esofago. Arch. di Radiol. **2**, H. 2/3, 363 (1926). — FETZER, H.: Gleichzeitiges Vorkommen einer benignen und malignen Oesophagusstenose. Fortschr. Ròntgenstr. **37**, H. 1, 72. — FINEMANN: An unusually long diverticulum of the esophagus. J. amer. med. Assoc. **90**, Nr 24, 1943 (1928). — FISCHER, W.: In HENKE und LUBARSCH, Handbuch der speziellen Anatomie und Histologie. Bd. 4, Teil 1, S. 85. Berlin 1926. — FITZGIBBON, J. H.: Cardiospasm and concomitant esophageal diverticulum. J. amer. med. Assoc. **86**, Nr 21, 1614 (1926). — FLEINER: Neue Beitrage zur Pathologie der Speiseröhre. Munch. med. Wschr. **1910**, 529. — Situs viscerum inversus abdominalis mit Enventration des rechtsgelagerten Magens und Stauungsektasie der Speiseröhre. Munch. med. Wschr. **1916**, 113. — Neuere Beitrage zur Pathologie der Speiserohre. Munch. med. Wschr. **1919**, 579 u. 623. — FLEISCHNER: Schwielige Mediastinitis und rontgenologisch erkennbare Veranderungen am Oesophagus. Adhasionen oder Haftdivertikel des Oesophagus. Fortschr. Ròntgenstr. **37**, H. 3, 407. — Die Rontgendiagnose des Ulcus pepticum oesophagi. Wien. klin. Wschr. **1927**, Nr 4, 120. — Divertikel des Oesophagus, Haft und Adhasionsdivertikel. Fortschr. Rontgenstr. **42**. Kongreßh. 33. — FLESCH, HERMANN: Diverticulum oberhalb einer narbigen Oesophagusstenose. Jb. Kinderheilk. **78**, 83 (1913). — FLESCH u. PETERI: Bedeutung der Radiologie bei der Untersuchung von narbigen Oesophagusstrikturen bei Kindern. Dtsch. med. Wschr. **1911**, 1535. — FORSTER: Zit. nach O. VERAGUTH. In BERGMANN-STAEHELIN, Handbuch der inneren Medizin Bd. 5, S. 1, 1925. — FONIO, A.: Ein Fall von antithorakaler Oesophagusplastik. Schweiz. med. Wschr. **1921**, 865. — FONTANA u. TESSARO: Vier Fàlle von Fremdkörpern in der Speiserohre und ihre orale Entfernung während Röntgendurchleuchtung. Riv. internat. Ter. fisica., Mai 1907. — FORBES, H. H.: Presentation of X-ray of an interesting esophageal distortion. Laryngoscope 36, Nr 3, 190 (1926). — FORSTER, W.: Kontrastspeise im Bronchialbaum. Münch. med. Wschr. 1922, 148. — FRANGENHEIM: Erg. Chir. 5, 406 (Literatur). — FRANK: Wismutbrei im Bronchialbaum. Arch. Verdgskrkh. 20, 556 (1914). — FREEMANN, E. B. and H. E. WRIGHT: The diagnosis of carcinoma of the esophagus and a short discussion of its treatment. South. med. J. 19, Nr 7, 508 (1926). — FREDERICQ: Arch. internat. Physiol. 17, 227. — FREUD, JOSEF: Zur Rontgendiagnose der seltenen tiefsitzenden Oesophagus-divertikel. Fortschr. Röntgenstr. 28, H. 6, 559. — FREUDENTHAL: Die Entfernung von Fremdkörpern aus dem Oesophagus und den Bronchien mit Hilfe des fluoroskopischen Schirmes. Berl. klin. Wschr. 1910, 33. — FRIED, HELM (Prag): Seltene Röntgenbilder des Oesophagus. Med. Klin. 1918, 614. — FRIEDENWALD-ZIEM-FELDMANN: Oesophaguskrebs. Amer. J. med. Sci. 174, 5, 609 (1927). — FRIEDRICH, H. u. A. HÄUBER: Oesophaguscarcinom bei vertebralen Exostosen. Fortschr. Rontgenstr. 29, 318 (1922). — FRIK: Diskussion zu HAENISCH. Fortschr. Röntgenstr. 30, Kongreßh. 2, 63 (1922/23). — FRIMANDEAU: Diagnostic et étude retrécisements de l'oesophage par la radioskopie. Thèse 1911. — Etude et diagnostic des sténoses de l'oesophage. Arch. Électr. méd., 25. Juni 1911. — Radioskopische Diagnostik der Oesophagusstenose. Arch. Électr. méd. No 312.

GABERT: Der hintere Herzrand im Röntgenbild. Fortschr. Röntgenstr. 32, Kongreßh. 1, 37. — Die Lagebeziehung des Oesophagus zur dorsalen Herzflache und ihre Veranderung durch Erweiterung des linken Vorhofs im Röntgenbilde. Fortschr. Röntgenstr. 32. — GARD et ORCELIN: Radiographies d'oesophague. Soc. Sci. méd. Lyon, 17. Juni 1908. — GEBERT: Kardiospasmus und die spindelformige Erweiterung des Oesophagus. Zbl. Grenzgeb. Med. u. Chir. 18, 179 (1915). — GERBER: Esophago-tracheal fistula. Report of case propably due to Syphilis, complicated with a pulsion diverticulum. Amer. J. Roentgenol. 6, 191 (1919). — GHON: Über eine seltene Entwicklungsstörung des Gefäßsystems. Verh. dtsch. path. Ges. Kiel 1908, 242. — GIARDINA, S.: Il megaesofago. Policlinico, sez. chir., 33, H. 4, 200 (1926). — GILES: Diskussion zu VINSON. — GIONARD et VIALLET: Examen d'un cancer de l'oesophage aux rayons x. Fistule de la piece anatomique. Arch. Électr. méd. 1915, 185. — GLAS: Zur oesophagoskopischen Diagnose der idiopathischen Speiseröhrenerweiterung. Wien. klin. Wschr. 1907, Nr 14. — GLASER, F.: Erkrankungen des vegetativen Nervensystems im Röntgenbilde. Med. Klin. 1927, 1525. — GLOGAUER, O.: Über das Verhaltnis der Mediastinalorgane bei einseitiger, cirrhotischer Lungentuberkulose. Fortschr. Röntgenstr. 35, 468 (1927). — GLÜCKSMANN: Die traumatische Erkrankung der oberen Speisewege und ihre Behandlung. Dtsch. med. Wschr. 1905, 947. — Demonstration von Lichtbildern aus dem Gebiete der Speiseröhrenerkrankungen. Berl. med. Ges., 20. Dez. 1905. — Neuere Erfahrungen uber Fremdkörperextraktion aus den oberen Luft- und Speisewegen. Berl. klin. Wschr. 1912, 1081. — GOBEAUX, Z.: Diverticule de la portion inferieure de l'oesophage. J. belge Radiol. 14, 94 (1925). — GOCHT, H.: Erkrankungen des Schlundes. Handbuch der Röntgenologie, 3. Aufl., S. 375 (1911); — Erkrankungen des Schlundes. Handbuch der Rontgenlehre, 1921. — GOOTZE: Das Röntgenbild des operativ veranderten Verdauungstraktes. S. 755 aus GROEDEL: Röntgendiagnostik in der inneren Medizin, Bd. 2. München: J. F. Lehmann. — GOTTSTEIN: Weitere Fortschritte in der Therapie des chronischen Kardiospasmus. Mitt. Grenzgeb. Med. u. Chir. 8; Arch. klin. Chir. 87, 497 (1908). — GRAFF, K.: Kongr. dtsch. Ges. Chir. Berlin 1907, 91. — GRÉGOIRE, R.: Faux diverticule de l'oesophage cervical. Arch. des Mal. Appar. digest. 16, No 2, 251 (1926). — GREIN: Ein Fall von idiopathischer Oesophagusdilatation. Munch. med. Wschr. 1918, 1332. — Die idiopathische Oesophagusdilatation. Fortschr. Med. 10 (1920). — GREVING, R.: Die Innervation der Speiserohre. Z. angew. Anat. 5, 327 (1920). — GRIEG, H.: Diverticulum oesophagi Zenkeri. Med. Rev. 1920, 75. — GRIER, G. W.: Rontgenuntersuchung von Fremdkorpern. Amer. J. Roentgenol., April 1915. — Spasm in the middle of the esophagus. Atlantic med. J. 29, Nr 10, 696 (1926). — GROEDEL u. TREUPEL: Die Förderung der Diagnose innerer Krankheiten durch das Rontgenbild. Dtsch. med. Wschr. 1911, Nr 51, 2365. — Die Röntgenuntersuchung des Oesophagus in GROEDEL Atlas und Grundriß der Rontgendiagnostik, 3. Aufl. München: J. F. Lehmann 1921. — GROSS, G. (Nancy): Diverticule de l'oesophage Exstirpation Guerrison. J. de Radiol. 8, 540 (1915). — GROOT, a. P. DE u. J. DE GROOT: Spasmus cardial. Nederl. Tijdschr. Geneesk. 2, 280/89 (1918). Ref. Fortschr. Röntgenstr. 27, H. 35, 363. — GRUBER: Zur Statistik der peptischen Affektionen im Magen, Oesophagus und Duodenum. Münch. med. Wschr. 1911, 1668. — GRUNFELD, MAX: Über den

Einfluß von Temperatur und Geschmackreize auf den Ablauf des Schluckaktes. Wien. klin. Wschr. **1927**, Nr 25. — GRUND, BENEK u. WINTERNITZ: Über Oesophagusdilatation. Münch. med. Wschr. **1914**, 1882. — GRUNNACH: Diagnostik mit Röntgenstrahlen. Leipzig: Wilh. Engelmann 1914. — GUENAUX: Die Röntgendiagnostik vom Oesophagusdivertikel. Presse méd. **1926**, No 29, 457. Ref. Fortschr. Röntgenstr. **34**, H. 6, 1023. — GÜTIG, C. (Wien): Zur Füllung des Bronchialbaumes mit Kontrastmasse. Wien. med. Wschr. **1923**, Nr 33, 1473. — GUILLEN (Saragossa): Radiodiagnostique des maladies de l'oesophage. J. de Radiol. **1917**, 674. — GUISER, J.: De l'etiologie et des differentes formes des stenosis inflammatoires de la region cardiaque de l'oesophage. Presse méd. **1917**, 313. — GUISEZ: Diagnostic et treatment des retrécissments cicatriciels de l'oesophage. Arch. Électr. méd. **1913**. — Pathogénie et traitment des spasmes Graves de l'oesophage. Gaz. Hôp. **1920**, No 61. — GUISEZ, J.: Le spasme aigu a forme grave l'oesophage. Bull. d'Otol. etc. **24**, No 4, 113 (1926). — Des signes du début du cancer de l'oesophage. Presse méd. **34**, No 61, 964 (1926). — Die Narbenverengerungen des Oesophagus. Arch. Électr. méd. **358**. — Quelques formes anormales du cancer de l'oesophage. Bull. d'Otol. etc. **26**, No 1, 1 (1928). — GULLAT-WELLENBURG: Ein außerordentlicher Fall von menschlichem Wiederkauen. Münch. med. Wschr. **1913**, 2568. — GUTTMANN u. HELD: Carcinoma of the esophagus perforating into the right bronchus. Med. Rec. **1916**, 1039. Ref. Amer. J. Roentgenol. **1917**, Nr 4, 35.

HAAG, H.: Fremdkörper in der Speiseröhre. Munch. med. Wschr. **1917**, 708. — HABERER: Oesophagusdivertikel, retrosternale Struma und blutendes Magengeschwür bei demselben Patienten. Arch. klin. Chir., **122**, Nr 4, 789. — HACKER, v.: Über Oesophagusplastik im allgemeinen und über den Ersatz der Speiseröhre. Arch. klin. Chir., **105**, 973—1018. — Zur Kenntnis des Oesophagussarkoms. Mitt. Grenzgeb. Med. u. Chir. **19**, 396. — HACKER, v. u. LOTHEISSEN: Chirurgie der Speiseröhre. Im Handbuch der praktischen Chirurgie von GARRÉ-KÜTTNER-LEXER, Bd. 5, S. 2 1924. — Chirurgie der Speiseröhre. Neue dtsch. Chir., **34**, Stuttgart: Ferdinand Enke 1926. — HAENISCH: Röntgenologische Lagebestimmung von Geschossen. Bruns' Beitr. **5**, 101 (1916). — Enorme divertikelartige Dilatation des Oesophagus, anfänglich als Hernia diaphragmatica imponierend. Fortschr. Röntgenstr. **30**, 520 (1922). — HAENISCH, F.: Beitrag zur Röntgendiagnostik des Oesophagus, benigner Oesophagustumor. Fortschr. Rontgenstr. **32**, H. 1, 7. — Beitrag zur rontgenologischen Magendiagnostik praósophagealer Zwerchfellhernie oder Oesophagusdivertikel. Fortschr. Róntgenstr. **42**, Kongreßh. 1, 7. — HAGEL, A.: Drei bemerkenswerte Fremdkórperfalle. Beitr. Anat. usw. Ohr usw. **23**, 287 (1926). — HAJEK, M.: Probemediastinotomie zu diagnostischen Zwecken. Wien. med. Wschr. **1926**, 202. — HALL (London): A case of diffuse fibromyoma of the oesophagus, causing dysphagia and death. Arch. of Radiol., Okt. **1916**, 152. — HALMI, I.: Dilatatio oesophagi. Gyógyászat (ung.) **1927**, 67, 59. — HAMMER, G.: Zur Röntgendiagnostik des kardialen Magencarcinoms. Fortschr. Röntgenstr. **36**, 1 (1927).— HANNAERT et MEYERS: Dilatation idiopatique de l'oesophage. Le Scalpel 80, No 44, 1051 (1927). — HANSEN: Beitrag zur Kontrastspeise im Bronchialbaum. Fortschr. Röntgenstr. **29**. — HAREN: Z. Ohrenheilk. **77** (1918). — HART: Zit. nach FEDELER. — HARTTUNG, H.: Oesophagusdilatation und epiphrenales Divertikel. Bruns' Beitr. **134**, 471 (1925). — HASSE u. STRECKER: Arch. f. Anat. **1905**, 33. — HASSELWANDER, A.: Über die Verschieblichkeit der Brust- und Bauchorgane im Róntgenbild. Anat. H. **46**, H. 138, 253 (1912). — HAUDEK: Veranderung des Oesophagus bei Lymphosarkom und Lymphogranulomatose des Mediastinums. Wien. klin. Wschr. **1922**, Nr 23, 524. — Zwei Falle von Oesophagusstenosen mit ungewóhnlichem Verlauf. Vertr. Ges. Ärzte Wien, 26. Mai 1922. Ref. Wien. med. Wschr. **1922**, Nr 23, 982. — Veranderungen des Oesophagus bei Lymphosarkom und Lymphogranulom des Mediastinums. Fortschr. Róntgenstr. **31**, 386 (1924). — Traktionsdivertikel der Speiseröhre. Fortschr. Röntgenstr. **32**, Kongreßh. 1, 9. — Zur Röntgendiagnostik der Speiseröhrendivertikel. Fortschr. Róntgenstr. **32**, H. 5/6, 556. — Sprudelsuspensor fur Irriskopie. Wien. med. Wschr. **1928**, Nr 21. — HAUSMANN: Zur Anatomie und Pathogenese der Divertikel der vorderen Oesophaguswand. Virchows Arch. **168**, 128 (1902). — HEATLY, CLYDE, A.: Congenital esophageal stenosis. Arch. of Otolaryng. 8, 66 (1928). — HEATON, GEORGE: Three cases of foreign bodies in the Oesophagus. (Drei Falle von Fremdkorpern im Oesophagus.) Brit. med. J. **1898**, Nr 1953, 1449. — HEINDL: Fremdkörper im Oesophagus. Ges. Ärzte Wien, 7. Mai 1920. — HEINEMANN: Zur Frage der Lungenzeichnung im Röntgenbilde. Arch. klin. Chir. **13**, H. 2. — HELLMANN, J.: Das Ulcus pepticum oesophagi. Bruns' Beitr. **115**, 449 (1919). — HELM, F.: Seltene Röntgenbilder des Oesophagus.

Med. Klin. 1918, 25. — HEMSEN, H.: Beitrag zu: Kontrastspeisen im Bronchialbaum. Fortschr. Röntgenstr. 29, H. 5, 578. — HENRAD, ETIENNE: Elimination et extraction de corps étranger du tube digestif. (Eliminierung und Extraktion von Fremdkörpern in der Speiseröhre.) Arch. méd. belges 75, 977 (1922). — HERRNHEISER, G.: Beitrag zum Adhäsionsnachweis im Bruchsack der Hernia hiatus oesophagei. Epikardiales Traktionsdivertikel. Fortschr. Röntgenstr. 36, H. 4, 814 (1927). — HERZOG, F. u. F. FIRNBACHER: Beitrag zu den Anomalien der Aorta und des Oesophagus. Fortschr. Röntgenstr. 35, 1236 (1927). — HESSEL, J.: Oesophagusstenose, als Ausguß röntgenographiert. Fortschr. Röntgenstr. 23, 337 (1916). — HEURARD: Bericht über 21 Falle von Fremdkörperextraktionen. 4. internat. Kongr. med. Elektr. u. Radiol. Amsterdam, 1.—5. Sept. 1908. — HEURINGER, E. u. S. KEYSER: Over het rontgenonderzoch by perioesophagitis. Nederl. Tijdschr. Geneesk. 1925 II, 1328. — HEYROVSKY, H.: Kardiospasmus und Ulcus ventriculi. Wien med. Wschr. 1912, 38. — Über Diagnose und chirurgische Therapie des chronischen Kardiospasmus. Wien. med. Wschr. 1922, Nr 15, 18. — Kasuistik und Therapie der idiopathischen Dilatation der Speiseröhre. Oesophagoanastomose. Arch. klin. Chir. 100, H. 3, 703. — HILDEBRAND (Marburg): Wertvolle Aufschlusse bei Speiseröhrenverengerung mittelst Röntgenstrahlen. Arch. physik. Med. u. med. Techn. 2, H. 1/2. — HILL, W.: Pharyngeal and oesophageal diverticula. Brit. med. J. 1926, Nr 3441, 1163. — HIRSCH, J. S. (New-York): The Roentgenray study of the oesophagus. Fortschr. Röntgenstr. 24, H. 5, 515. — HIRSCH, P.: Pathologie der Oesophagusdilatation. Berl. klin. Wschr. 1920, Nr 21. — Zur Pathologie der diffusen Oesophagusdilatation. Berl. klin. Wschr. 1920, 494. — HITZENBERGER: Zit. nach HAUDECK. — HOCHENEGG: Chirurgisch-kasuistische Mitteilungen. Wien. med. Wschr. 1896, Nr 51. — HOFER, G.: Das Problem des Oesophaguspasmus. Arch. klin. Chir. 140, 326 (1926). — HOFMANN, E.: Über kongenitale Atresie des Oesophagus. Z. Laryng. 10, 101 (1922). — HOLFELDER, H.: Atlas von Körperdurchschnitten für die Anwendung in der Röntgentiefentherapie. Berlin 1924. — HOLLAND, CHARLES TURRSTAN (Liverpool): Stricture of the oesophagus and bismuth. Arch. of Roentgen-Ray 9, 134 (1904). — Gebißplatten im Oesophagus. Arch. of Roentgen-Ray 13, 327 (1909). — HOLZKNECHT: Zur Diagnose der Oesophagusstenose. Dtsch. med. Wschr. 1900, 673. — Wien. klin. Wschr. 1900, Nr 10. — Die röntgenologische Diagnostik der Erkrankungen der Brusteingeweide. Hamburg: L. Grafe, Siltem 1901. — Modifikation der röntgenoskopischen Untersuchung des Oesophagus. Fortschr. Röntgenstr. 10, 253 (1906). — Modifikation der bisherigen Röntgenuntersuchung des Oesophagus. Wien. med. Wschr. 1906, 1420. — Röntgenaufnahmen der Speiseröhre mit Hilfe des Wismutbrei. Fortschr. Röntgenstr. 11, 66 (1907). — Die neueren Fortschritte der Röntgenuntersuchung des Verdauungstraktes. Berl. klin. Wschr. 1911, 158. — Rontgenologie I. Berlin u. Wien: Urban & Schwarzenberg 1918. — Über das Übersehen von Rontgenbefunden des Oesophagus und seine Vermeidung. Wien. klin. Wschr. 1919, 112. — Röntgenuntersuchung des Oesophagus. Ges. inn. Med. 7. Juni 1906. — HOLZKNECHT, G. u. D. OLBERT: Die Atonie der Speiseröhre (Dysphagia atonica) Pseudooesophagismus. Z. klin. Med. 71, H. 1, 52 (1910). — HORNES, ARTHUR: Zur Symptomatologie der Perforation des Oesophagus in die Luftwege. Wien. med. Wschr. 1907, 1512. — HUBER, ARMIN: Zur Kenntnis der allgemeinen Speiserohrenerweiterung. Arch. Verdgskrkh. 26, H. 3/4 (1920). — HUBNER: Über den Verlauf der Speiserohre bei der Wirbelsaulenkrümmung. Schles. vaterland. Kultur, 2. Marz 1923. — Ber. Dtsch. med. Wschr. 1923, Nr 16, 533. — HÜRTER: Über Erfahrungen in der Radiologie des Digestionstraktes. Arch. Verdgskrkh. 16, 1 (1910). — HUG, TH.: Diagnose und Therapie der ZENKERschen Divertikel. Oesophagus- bezw. Hypopharynxdivertikel. Schweiz. med. Wschr. 1922, Nr 21, 505. — HUISMANS: Über den Kardiospasmus. Munch. med. Wschr. 1915, Nr 47, 1615. — HUIZINGA, ELCO et KEIJSER: De l'examen rediographique en cas de périoesophagite. Acta oto laryng. (Stockh.) 10, H. 1, 18 (1926). — De l'examen radiographique dans la périoesophagite. Acta oto-laryng. (Stockh.) 11, H. 3, 475 (1927). — HUME, J. B.: Congenital diaphragmatic hernia. Brit. J. Surg. 10, 207 (1922). — HURST: Brit. med. J. 1925, 145.

IGLAUER, SAMUEL: X-ray diagnosis of unusual laryngotracheal esophageal conditions and diseases. (Röntgendiagnose ungewöhnlicher Verhältnisse in Larynx, Trachea und Oesophagus.) Amer. J. Rontgenol. 10, 547 (1923). — IMMELMANN (Berlin): Die diffuse Dilatation der Speiseröhre im Röntgenbilde. Röntgentaschenbuch 8, 33 (1918). — IMPERIALE, C.: Dilatazione idiopatica e stenosi congenita dell'esofage. Riforma med. 43, No 31, 721 (1927).

JACKSON: Carcinom und Sarkom des Oesophagus: Ein Vorschlag zur Frühdiagnose. J. de Radiol. 6, 485—500 (1925). — JACKSON, CHEVALIER: Esophageal stenosis the swallowing of caustic alcalis. (Oesophagusstenose als Folge des Verschluckens von Kalisáure.) J. amer. med. Assoc. 77, 22 (1921). — JACKSON, CHEVALIER and SHALLOW: Diverticula of the esophagus, pulsions, tractions, malignant and congenital. Amer. J. Surg. 83, Nr 1, 1 (1926). — JACKSON, J. u. TH. SHALLOW: Pulsions-, Traktions-, kongenitale und maligne Oesophagusdivertikel. Amer. J. Surg. 83, Nr 1, 1 (1926). — JAGUEAS, F.: A case of diverticulum of the oesophagus. Amer. J. Roentgenol. 3, Nr 11 (1916). — JAKOBS, KARL: Ein Pulsionsdivertikel der Speiseröhre. Dtsch. med. Wschr. 1912, 997. — JANOVSKI, W.: Das Oesophagusdiagramm, seine Erklärung und Bedeutung. Z. klin. Med. 70, 211 (1910). — JANSCUROWIZS: Zit. nach WEIS. — JATROU, ST.: Über die Ursache der Passageverzögerung der Ingesta im Oesophagus bei Strumen. Mitt. Grenzgeb. Med. u. Chir. 36, 694 (1923). — JEHN: Die Bedeutung des Röntgenverfahrens für die Entwicklung und Diagnostik der Thoraxchirurgie. Fortschr. Röntgenstr. 31, Kongreßh. 12. — JENK (Chikago): Verlegung der Speiseröhre durch einen Fremdkörper ohne Wissen des Patienten. J. de Radiol. 4, 248 (1923). — JOACHIM: Vier Falle von Störungen der Reizleitung im Herzmuskel. Dtsch. Arch. klin. Med. 85, 386 (1905). — JOESSEL, J. G. u. W. WALDEYER: Lehrbuch der topographisch-chirurgischen Anatomie, 2. Teil, 1. Abt. Bonn: Brust 1899. — JOHANNSEN, A.: Dobbelt spirerorsformdoring med. tilsvarende dilatationer af oesophagus. Ugeskr. Laeg. (dän.) 1923, 362. — JONAS, S.: Über das sog. angeborene Divertikel der Kardia. Wien. med. Wschr. 1926, Nr 36, 1062. — JORDAN, ALFRED (London): Oesophageal peristalsis. Arch. Roentgen-Ray, 131, 26 (1911). — Oesophagealperistaltik. Arch. Roentgen-Ray 131. — The Roentgen-Ray examination of the oesophagus. Arch. Roentgen-Ray 127, 348 (1911). — JORDAN, S. M. u. F. H. LAKEY: Diverticula of the alimentary tract. Surg. Clin. N. Amer. 6, 747 (1926). — JURASZ, A. T.: Oesophagoskop oder Munzenfanger? Dtsch. med. Wschr. 1913, 2352.

KAESS, F. W.: Zur Röntgendiagnose der angeborenen Oesophagusatresie. Fortschr. Róntgenstr. 35, H. 3, 481 (1926). — KAESTLE, C.: Bemerkungen über die durch erhöhte Strahlenabsorption Kontraste bildenden Mittel in der Röntgenologie. Fortschr. Röntgenstr. 15, 369 (1910). — KAHN: Studien uber den Schluckreflex. Arch. Anat. Phys. 1906, 365. — KAPPIS: Mitt. Grenzgeb. Rontgenstr. 21, 746. — KAREWSKI, F. (Berlin): Über retrooso-phageale Phlegmone durch Fremdkorper. Berl. klin. Wschr. 1912, 1021. — KATSCH, G.: Die Magensensibilität. In BERGMANN-STAEHELIN, Handbuch der inneren Medizin, Bd. 2, 3. Teil, Berlin 1926: Die Erkrankungen der Verdauungsorgane, S. 477. — KAUFMANN, R. u. R. KIENBOCK: Über Erkrankungen der Speiseröhre. Wien. klin. Wschr. 1909, 1199. — KAYSSER: Róntgendiagnose der Oesophaguserkrankungen. Ärzt.-Ver. Hamburg, 23. Nov. 1909. Dtsch. med. Wschr. 1910, 290. — KEEN (Philadelphia): A case of dilatated oesophagus. Philad. med. J. 1900, Nr 1. — KELLY, A. BROWN: Nervous affections of the oesophagus. J. Laryng. a. Otol. 42, Nr 4, 221 (1927). — KEPPLER, WILHELM u. ERKES, F. (Berlin): Zur Rontgendiagnostik beim Divertikel der Speiserohre. Med. Klin. 1919, Nr 20. — Zur Röntgen-diagnostik beim Divertikel der Speiserohre. Med. Klin. 1919, 480. — KIENBÖCK, R. (Wien): Radiogrammskizzen zu Fallen von Oesophaguserkrankungen. Ges. Ärzte Wien, 31. Jan. 1908. Ref. Fortschr. Röntgenstr. 12, H. 3, 209. — Ein Fall von tiefsitzendem Pulsionsdivertikel der Speiserohre. Wien. med. Wschr. 1910, Nr 20. — Über das ZENKERsche Divertikel der Speiserohre. Arch. Physik, Med. u. med. Techn. 6, H. 1. — Radiologische Lokalisation von Geschossen im Brustkorb. Fortschr. Róntgenstr. 25, 263 (1918). — KIENBOCK, R. u. KAUFMANN: Über Erkrankungen der Speiserohre. Wien. klin. Wschr. 1909, Nr 35/38. — KILLIAN, H.: Zur Geschichte der Oesophago- und Gastroskopie. Dtsch. Z. Chir. 58, 499 (1901). — Zur Geschichte der Broncho- und Oesophagoskopie. Dtsch. med. Wschr. 1911, Nr 35, 1585. — Diphtherische Oesophagusstenose. Munch. med. Wschr. 1911, 1692. — Beitrag zur operativen Behandlung komplizierter Falle von Fremdkorpern der Speiserohre mit besonderer Berücksichtigung der Indikationen. Arch. klin. Chir. 122, 382 (1923). — Über den Mund der Speiseróhre. Z. Ohrenheilk. 55, 1. — KINDLER, W.: Ungewöhnliche Verwicklungen nach Oesophagusverletzungen durch Fremdkorper und anderes nebst einigen róntgendiagnostischen Bemerkungen. Z. Hals- usw. Heilk. 19, H. 1, 1 (1927). — KIPPER, F.: Ein Fall von kongenitaler Oesophagusatresie mit Oesophagotrachealfistel. Med. Klin. 1927, 1377. — KIRSCHMANN, K.: Das Rontgenbild des Herzens bei Lungentuberkulose. Klin. Wschr. 1924, 1227. — KIRSCHNER, M.: a) Traumatische Oesophagotrachealfistel, b) Speiserohrendivertikel. Dtsch. med. Wschr. 1927, 1581. — KLOIBER: Zur Ätiologie und Diagnose des ZENKERschen Pulsionsdivertikels des Oesophagus. Dtsch. Z. Chir. 147, 79 (1919). — KNOX, L. CH.: Idiopathic dilatation of the esophagus report of a case. Proc.

N. Y. path. Soc. **25**, Nr 6/8, 121 (1926). — Radiographs from the electrial departement of the great northern central hospital. Arch. of Roentgen-Ray **122**. — KÖHLER, ALBAN (Wiesbaden): Speiseröhre. Aus KÖHLERs Lexikon der Grenzen des Normalen, 1910. S. 155. — Grenzen des Normalen und Anfange des Pathologischen im Ròntgenbilde, Bd. 4, S. 302: Speiserohre. Hamburg 1924. — KÖNIG, E.: Zwei große Munzen im Oesophagus. Med. Klin. **1926**, 1108. — KÖNIGER, H.: Behandlung der Erkrankungen der Speiseröhre. In PENZOLT-STINZZING, Handbuch der Therapie, Bd. 6, 2, Abt. 4, S. 148. Jena 1927. — KOHLMANN: Die Rumination im Röntgenbild. Fortschr. Röntgenstr. **32**, Kongreßh. 2, 16. — KOVACS u. STOERK: Über das Verhalten der Speiseröhre bei Herzvergroßerung. Wien. klin. Wschr. **1910**, 42. — KOWARSKI, J.: Zur Kasuistik der Pulsionsdivertikel. Vestn. Rentgenol. (russ.) **4**, 163 (1926). — KRAAS: Kongenitale Oesophagusstenose. Beitr. klin. Chir. **141**, H. 42, 281 (1927). — KRASSNIG: Luetische Trachea-Oesophagusfistel. Wien. klin. Wschr. **1920**, Nr 6, 130. — KRAUS, F.: Über die Bewegung der Speiseròhre unter normalen und pathologischen Verhaltnissen auf Grund ròntgenkinematographischer Untersuchungen. Dtsch. med. Wschr. **1912**, 393. — Erkrankungen des Oesophagus. NOTHNAGELs Handbuch der speziellen Pathologie und Therapie, Bd. 16. — Über die Bewegung der Speiserohre unter normalen und pathologischen Verhàltnissen. Dtsch. med. Wschr. **1912**, Nr 8. — KRAUS, F. u. RIDDER: Die Erkrankungen der Mundhöhle und der Speiseròhre. NOTHNAGELs Handbuch der speziellen Pathologie und Therapie, Bd. 16, 1, S. 12. Wien 1902. — KRAUSE, K.: Hochgradige Verlagerung der Mediastinalorgane als Ursache diagnostischer Irrtumer. Beitr. Klin. Tbk. **56**, 87 (1923). — Über einen interessanten Ròntgenbefund bei Oesophaguscarcinom, welches einen Oesophagusdivertikel vortauscht. Z. Elektrochem. **11**, 345 (1909). — KRAUSE, PAUL (Bonn): Die Röntgenuntersuchung der Speiseröhre. Lehrbuch der Röntgenkunde von RIEDER-ROSENTHAL, Bd. 1, S. 478. — Differentialdiagnose des Oesophagusdivertikels im Rontgenbilde. Niederrhein. Ges. Natur- u. Heilk. Bonn, 21. Febr. 1910. — Die Ròntgenuntersuchung der Speiseröhre in RIEDER-ROSENTHALs Lehrbuch der Ròntgenkunde. Leipzig: Joh. Ambr. Barth 1913. Röntgendiagnostik der Erkrankungen der Speiserohre und des Magens. Dtsch. med. Wschr. **1914**, Nr. 6, 309. — Krankheitsfalle aus dem Gebiete der Speiseröhrenerkrankungen. Bonn. Ròntgenver., 1. Marz 1922. Ref. Fortschr. Rontgenstr. **29**, 639 (1922). — Die Ròntgenuntersuchung der Trachea und des oberen Mediastinums. In GRÖDELs Lehrbuch und Atlas der Rontgendiagnose. LEHMANNs Atlanten **1924**, H. 7, 217. — KRAUSE, W.: In HENLE, Handbuch der system. Anatomie des Menschen. 3. Gefaßlehre. Braunschweig 1868. Zit. nach HAMMER. — KREMER, W.: Ein Fall von klinisch diagnostiziertem epiphrenalem Oesophagusdivertikel. Dtsch. Z. Chir. **187**, H. 3/4, 278, 1924. KREUTER: Atresien des Oesophagus. Arch. klin. Chir. **88**, 313. — Bemerkungen zu der Arbeit von FORSSNER. Arch. klin. Chir. **100**, 475 (1912). — Zur Pathogenese der angeborenen Darm- und Oesophagusatresien. Arch. klin. Chir. **100**, 498 (1912). — KREUZFUCHS, F.: Über die Topographie der Region der Aortengruppe. Münch. med. Wschr. **1921**, Nr. 32, 1011. — Über eine neue Methode der Aortenmessung. Med. Klin. **1920**, H. 2, 36. — KROKIEWICZ, A.: Ein Fall von angeborener Oesophagus- und Pylorusstenose mit nachfolgender Erweiterung des unteren Teiles des Oesophagus. Virchows Arch. **259**, H. 3, 766 (1926). — KRONECKER u. MELZER: Über den Schluckmechanismus. Arch. f. Physiol. **1883**, Suppl., 337. — KUCKSTEIN, R.: Über 2 Falle von Oesophaguscarcinom, welche unter dem Bilde eines Aortenaneurysmas verliefen. Dtsch. med. Wschr. **1902**, 846. — KULENKAMPF: Zur Ätiologie, Diagnose und Therapie der sog. Pulsionsdivertikel der Speiserohre. Beitr. klin. Chir. **124**, 487 (1921). — KURTZAHN u. WOELKE: Kontrastmittel in den Luftwegen. Fortschr. Rontgenstr. **33**, 215 (1921).

LANDAU, W.: Neurogene Schluckstòrungen mit Einlaufen von Kontrastmittel in die Luftwege im Ròntgenbild (mit Bemerkungen zur Frage der Lungenzeichnung). Fortschr. Rontgenstr. **31**, 201 (1923). — LANGE: The early recognition of oesophageal stricture. Med. Rec. 3. Jan. **1903**. — LANGE, SIDNEY (Cincinati): The Roentgen examination of the oesophagus. Arch. of Roentgen-Ray **13**, Nr 103, 231 (1908). — Ròntgenuntersuchung des Oesophagus. Arch. of Roentgen-Ray **13**, 231 (1909). — LASAGUA, F.: Corpi estranzi delle vie respiratorie e digerenti. Policlinico, sez. pract., **34**, H. 13, 454 (1927). — LASHER, F. H.: Radiotransparent foreign bodies of the esophagus. Surg. Clin. N. Amer. **7**, Nr 4, 939 (1927). — LAURENCE, J.: La forme oesophagienne du cancer de l'estomac. J. des Pract. **40**, 188 (1926). — LE NOIR, P. M. BARIETY und L. MANOUL: Retensissement oesophagien et duodenal d'un cancer gastrique sous cardiaque à forme hemorrhagique et anémique. Bull. Soc. méd. Hôp. Paris **42**, 732 (1926). — LEDOUX et SLUYS: Technique de localisation des cancers de l'oesophage. Curietherapie. (Die Technik der Lokalisation des Oesophaguscarcinoms. Radiumbehandlung.) Arch. Électr. méd. **31**, 353 (1923). — LEHMANN: Über Pulsionsdivertikel des Oesophagus. Med. Ges. Göttingen 21. Juni 1921. — LEICHTENSTERN: Berl. klin. Wschr. 1874, Nr 40. Zit. nach SCHWARZ. — LENHOSSEK, V.: Anat. Anz. **1890**, Nr 5. Zit. nach GREVING. — LENK: Die Röntgenologie im Frontspital. HOLZKNECHT, Röntgenologie 1918. — Zum röntgenologischen Nachweis von nicht schattengebenden Fremdkörpern im Oesophagus. Fortschr. Röntgenstr. **31**, 613 (1923/24). — Hochsitzende Oesophaguscarcinome. Wien. Röntgenges. 5. Mai 1924. — LENTINI, D. J.: Über einige Fälle von Megaoesophagus. Rev. méd. Barcelona **5**, No 25, 27 (1926). — LEOTTA, N.: Stenosi intrinseche dell'esofago. Valsalva **2**, H. 4, 155 (1926). — LEPENNETIER et DERUAS: Stases oesophagienes. Bull. Soc. Radiol méd. France **14**, No 133, 156 (1926). — LERCHE: Amer. J. med. Sci. **1912**, 415. — LEULLIER u. GUISEZ: Spasme du cardia avec grande dilatation chez un enfant de 8 ans. Diagnostique radiocosque confirmé par l'oesophagoscosque. Guérisson. Bull. off. Soc. Électr. **1914**, 76. — Cas de spasme du cardia avec dilatation idiopathique de l'oesophage. Arch. Électr. méd., 10. April **1914**, 375. — LEVIN, A. L.: The significance of early diagnosis of diverticulum of the esophagus. New-Orleans med. J. **78**, Nr 10, 696 (1926). — LEWY-DORN (Berlin): Demonstrationen: Diverticulum et tumor oesophagi. Zbl. Chir. **1908**, Nr 24. — LEWY-DORN u. S. MUHLFELDER: Über den Brechakt im Röntgenbild. Berl. klin. Wschr. **1910**, 388. — LEXER, ERICH: Vollstandiger Ersatz der Speiseröhre. Münch. med. Wschr. **1911**, 1548. — LINDEMANN (Hamburg): Demonstration eines Falles von Oesophagusspasmus durch Rontgenstrahlen. Ärztl. Ver. Hamburg, 29. Nov. 1898. — LITTEN, F.: Ein Beitrag zur Statistik und Kasuistik des Oesophaguscarcinoms. Inaug.-Diss. Frankfurt a. M. 1926. — LÖWENECK, M.: Einige seltene Beobachtungen aus der Oesophaguspathologie. Fortschr. Röntgenstr. **35**, H. 6, 1230 (1927). — LORENZ, J.: Verdauungsorgane. In Grashey, Irrtümer der Röntgendiagnostik und Strahlentherapie. Leipzig 1924. — LOSSEN: Über die idiopathische Erweiterung des Oesophagus. Mitt. Grenzgeb. Med. u. Chir. **12**, 331 (1903). — Die Röntgenuntersuchung des Oesophagus. In GROEDELs Lehrbuch und Atlas der Röntgendiagnostik, 1924. S. 477. — LOTHEISSEN, G.: Zur Behandlung der Speiseröhrenstriktur. Munch. med. Wschr. **1912**, 125. — Divertikel der Speiseröhre. Wien. klin. Wschr. **1925**, Nr 28. — Zur Einführung des Fadens zur Sondierung ohne Ende beim verengten Oesophagus. Wien. klin. Wschr. **1926**, Nr 52, 1516. — LUDIN, M.: Erkrankungen des Oesophagus. Handbuch der inneren Medizin von BERGMANN und STAEHELIN, 1926, H. 3, S. 1. — LUNDGREN, A.: Oesophaguserweiterung durch tuberkulöse Verengerung der Kardia. Acta chir. scand. (Stockh.) **61**, H. 2/3, 172 (1926). — Oesophagusdilatation infolge tuberkuloser Verengerung der Kardia. Acta chir. scand. (Stockh.) **61**, H. 2/3, 172. — LUPO, M.: Anomalien des Schluckaktes im Oesophagus und Gleichgewichtsstorungen im Vago-Sympathicussystem. Radiol. med. **12**, Nr 4, 244 (1925). — LUSCHKA, H.: Die Brustorgane des Menschen und ihre Lage. Tübingen 1857. — LUST, F.: Zur Klinik des Oesophagospasmus. Mschr. Kinderheilk. **27**, 9 (1923).

MADELUNG: Kriegsverletzung des Oesophagus. Dtsch med. Wschr. **1915**, Nr 5, 124. — MANDELE, L. J. VAN DER: Über einen Fall von Pleuritis mediastinalis und uber die Doppelkontur des Herzschattens im Rontgenbilde. Fortschr. Rontgenstr. **34**, 84 (1926). — MANGES, W. F.: Right-oblique-prone posture for study of the oesophagus. Amer. J. Roentgenol. **16**, Nr 4 (1926). — Roentgendiagnosis of foreign bodies in the eosophagus. Amer. J. Roentgenol. **17**, Nr 1, 44 (1927). — MATTHES, M.: Die Differentialdiagnose innerer Krankheiten, Bd. 3, S. 296. Berlin 1922. — MAY: Ein Fall von diffuser Oesophaguserweiterung. Munch. med. Wschr. **1909**, 2113. — MAYDL, V.: Ein Fall von todlicher Kardiaruptur bei einer Kardiospasmusdilatation mittelst STRACKscher Sonde. Med. Klin. **1926**, H. 11, 410. — MC. EACHERN: Congenital diaphragmatic hernia in infants. (Report of a case throught the esophageal opning). Arch. of Pediatr. **43**, 688 (1926). — MEHNERT, E.: Über die klinische Bedeutung der Oesophagus- und Aortenvariationen. Arch. klin. Med. **58**, 183 (1899). — MEIER, H.: Diskussion zu WAGENKNECHT. Fortschr. Röntgenstr. **31**, 301 (1923/24). — MEISENBURG: Ein Fall von Divertikel des Oesophagus. Dtsch. med. Wschr. **1907**, Nr 8, 301. — MELDOLESI, G.: Die pulsatorischen Bewegungen des Oesophagus bei der physiologischen und pathologischen Herztatigkeit. Wien. med. Wschr. **1926**, Nr 38, 1115. — MELTZER: Ein Fall von Disphagie nebst Bemerkungen. Berl. klin. Wschr. **1888**, 140. — MENDELSOHN, MARTIN u. HERMANN GUTZMANN: Untersuchungen über das Schlucken in verschiedenen Körperlagen und seine Bedeutung für die Krankenpflege. Dtsch. med. Wschr. **1899**, 760. — MENZEL: Zwei Falle von fremden Körpern in Oesophagusstrikturen. Arch. klin. Chir. **13**, 678 (1872). MERILL: Bericht über 5000 Magen-Darmuntersuchungen mit Rontgenstrahlen. Amer. J.

Roentgenol. 14, 310 (1925). — MERKEL, F.: Die Anatomie des Menschen. 4. Abt. Eingeweide-lehre, Wiesbaden 1915. — MEYER: Entstehung und Behandlung der Speiseröhrenerweiterung und des Kardiospasmus. Mitt. Grenzgeb. Med. u. Chir. 34, 484 (1922). — Inaug.-Diss. Zurich 1902. — MIKULICZ, J.: Zur Pathologie und Therapie des Kardiospasmus. Dtsch. med. Wschr. 1904, 51. — Beiträge zur Physiologie der Speiseröhre und der Kardia. Mitt. Grenzgeb. Med. u. Chir. 12, 569 (1913). — MININGERODE, W.: Ein neues Verfahren zur Früh-diagnose der Mediastinitis nach Fremdkorperverletzung der Speiseröhre. Z. Hals- usw. Heilk. 4, 171 (1923). — MINKOWSKI, O.: Die Registrierung der Herzbewegungen am linken Vorhof. Dtsch. med. Wschr. 1906, Nr 31. — Zur Deutung der Herzarhythmien mittelst des ósophagealen Kardiogramms. Z. klin. Med. 62 (1907). — MINSKI: Dtsch. Z. Chir. 41. Zit. nach LÜDIN. — MINTZ, S.: Über tiefsitzende Divertikel der Speiseröhre. Wien. med. Wschr. 1903, 274—336. — MÒLTGEN: Erfahrungen mit Papaverinum hydrochloricum in der Róntgendiagnostik. Münch. med. Wschr. 1916, Nr 34. — MOHANT: Le nerf vague. Le Névraxe. Zit. nach GREVING. — MOHR: Ref. Münch. med. Wschr. 1909, 2551. — Beiträge zur pathologischen Anatomie und allgemeinen Pathologie 45. — Erkrankungen des Oeso-phagus. MOHR-STAEHELIN, Handbuch der inneren Medizin Bd. 3. Berlin 1918. — MONRAD, S. v.: Tre Tilfaelde af hysterisk Oesofagusspasme. (Pseudostriktura oesophagi). Ugeskr. Laeg. (dan.) 1918, 1539. — MONTZKA: Ein Fall von Oesophagusdivertikel. Wien. klin. Wschr. 1924. — MOPPERT, G.: Image radiologique d'une alcération traumatique de l'oeso-phage. Schweiz. med. Wschr. 1924, 802. — MORACHORSKIJ, W.: Klinik und Pathogenese der idiopathischen Oesophagusdilatation. Russk. Klin. 1926, Nr 6, 169. — MORLEY, J.: Diverticula of the oesophagus. Brit. med. J. 1926, Nr 3414, 981. — MORRISON J. RUTHER-FORD: Über Carcinom. Brit. med. J. 1919, Nr 3073, 659. — MOUTON, L. CH. E.: Du calibre de l'oesophage et du cathéterisme oesophagien. Thèse Fac. méd. Paris 1874, Zit. nach PRATJE. — MOYNHAM, B.: Havein lecture on Diverticula of the alimentary canal. Lancet 1927, 212, 1061. — MUHLMANN: Beiträge zur Róntgendiagnostik der Traktions-, Pulsions-divertikel des Oesophagus. Fortschr. Röntgenstr. 36, Kongreßh. 119 (1927). — MUHLMANN, E.: Fullung der Bronchien mit Bariumsuppe durch Aspiration. Fortschr. Röntgenstr. 26, 16 (1918/19). — MÜLLER, FR. W.: Bau und Entwicklung des menschlichen Körpers. Schr. dtsch. Lehrerver. Naturkde 31. Stuttgart 1914.

NAFTZGER, J. u. B. GITTUIS: Foreign bodies in esophagus with respiratory symptoms complicating diagnosis: Report of four cases. Laryngoscope 36, Nr 5, 370 (1926). — NAGER: Róntgenaufnahme bei einem Fremdkörper im Oesophagus. Schweiz. med. Wschr. 1925, Nr 5. NELKEN u. STRAUSS: Über Elongatio oesophagi. Med. Klin. 1924, Nr 24, 882. — NESSA (Sioux Falls): Roentgenological diagnosis in diseases of the alimentary tract. Amer. J. Radiol. 27, 232 (1924). — NICOTRA, A.: I disturbi do deglutizione degli aortici ai raggi Roentgen. Policlinico, sez. prat., 1920, 947. — NIESERT, E.: Zur Kasuistik der Extraktion im Oesophagus eingekeilter Fremdkörper vom Magen aus. Munch. med. Wschr. 1925, 135, 699.

OEHLECKER: Oesophagusdivertikel, insbesondere bei angeborener Enge der Speiseröhre. Arch. klin. Chir. 135, H. 3, 699. — OEHNELL, H.: Hernia diaphragmatica oesophagei vom internen klinischen Gesichtspunkt. Festschrift fur FORSELL der Acta radiol. (Stockh.) 6, 23 (1926). — OETTINGER u. CABALLEROS: De la dilatation idiopathique de l'oesophage ou megaoesophage. Bull. Soc. méd. Hôp. Paris 1920, No 27. — OLBERT u. HOLZKŇECHT: Oesophagus-Atonie. Verh. dtsch. Róntgenges. 6, 72 (1910). — OPPIKOFER: Korresp.bl. Schweiz. Ärzte 1918. — 41 Fremdkörper der Speiserohre, diagnostiziert und entfernt mit Hilfe der Oesophagoskopie. Schweiz. med. Wschr. 1922, 519. — OPPIKOFER, E.: Bei $5^1/_2$ Monate altem Madchen Steckenbleiben einer offenen Sicherheitsnadel im thorakalen Teil der Speiseröhre. In Äthernarkose Extraktion durch Oesophagoskopie. Schweiz. med. Wschr. 1926, 808. — OPPLER: Oesophagusabknickung. Med. Sekt. schles. Ges. vaterland. Kult. 1905. — OSMOND: Verengerung der Speiseröhre. Radiol. 5, H. 4, 312 (1925). Ref. Fortschr. Röntgenstr. 34, H. 1/2, 200.

PAL (Wien): Über Kardiospasmus. Wien med. Wschr. 1922, Nr 6, 9. — Zur Pathologie der Kardia. Polska Gaz. lek. 1927, Nr 43. — PALUGYAY, JOSEF: Zur Technik der Dar-stellung der Kardia und des unteren Oesophagusabschnittes im Rontgenbild. Med. Klin. 1920, 1181. — Röntgenologische Darstellung des Traktionsdivertikels der Speiseröhre mittelst der Untersuchung in Beckenhochlagerung. Wien. klin. Wschr. 1921, 161. — Zur Rontgendiagnose der Speiserohrenatonie. Mitt. Grenzgeb. Med. u. Chir. 37, 197 (1923). — Die Oesophago-Gastro-Anastomose nach HEYROVSKY im Rontgenbild. Ein Beitrag zum funktionellen Verhalten der Speiseröhre und des Magens nach der Operation. Arch. klin. Chir. 125, 554 (1923). — Röntgenologische Beobachtungen über das funktionelle Verhalten der Kardia beim Kardiospasmus und der idiopathischen Speiseröhrendilatation. Mitt. Grenzgeb. Med. u. Chir. 38, H. 3, 287 (1925). — Der kompensatorische Speiseröhrenverschluß bei Dysfunktion der Kardia. Wien. klin. Wschr. 1926, Nr 19, 544. — Die Diagnose des beginnenden Kardiacarcinomes mittelst Durchleuchtung in Beckenhochlagerung und über die Röntgenologie der Kardia uberhaupt. Verh. dtsch. Röntgen-Ges. 13, 35. — Form und Lage der Speiseröhre des lebenden Menschen usw. Erwiderung auf die gleichnamige Veröffentlichung von A. PRATJE. Z. ges. Anat. 85 I, H. 1/2, 261 (1927). — Schlucken und Pathologie des Schluckaktes. Handbuch der normalen und pathologischen Physiologie. Bd. 3. — Der Kardiospasmus als Symptom des Kardiacarcinoms. Arch. klin. Chir. 136, H. 4. — Epiphrenal gelegenes Traktionspulsionsdivertikel der Speiserohre und Spasmus des KILLIANschen Oesophagusmundes. Fortschr. Röntgenstr. 35, H. 4. — Röntgenologische Beobachtungen uber die Anatomie und Physiologie der Kardia. Pflügers Arch. 187, H. 4/6. — Ein Beitrag zur Röntgenuntersuchung des operativ behandelten Oesophagus. Dtsch. Z. Chir. 219, H. 1/5 (1929). — Rontgendiagnose und Differentialdiagnose der Pharyngo-Ösophagealdivertikel. Wien. klin. Wschr. 1929, Nr 16. — Die rontgenologische Untersuchung des Kardialcarcinoms mittelst der Beckenhochlage. Med. Klin. 1921, Nr 15. — Unterer Oesophagus und oberer Magenanteil im Rontgenbilde. Röntgenpraxis 3, Jg. 3, 117. — PANNER, H. J.: Oesophagusdivertikel. Hosp.tid. (dän.) 5 (1922). — PANSCH, AD.: Anatomische Vorlesungen. I. Teil: Brust- und Wirbelsaule. Berlin 1884. — PAROLA: La radiologia clinica dell'esofago. Radiol. med. 3 (1919). — PAUCHET, W.: Chirurgie du tube digestif; diverticules de l'oesophage. Rev. prat. Mal. Pays chauds 6, 409 (1926). — PAUL, J. u. D. J. KEITH: Value of Roentgenexamination in diseases of the esophagus. South. med. J. 19, Nr 6, 435 (1926). — PELS (Leusden): Fremdkörper im Oesophagus. Berl. med. Ges., Sitzg 15. Jan. 1902. — PELTASON, FELIX: Zur Röntgendiagnose abnormer Kommunikationen zwischen Oesophagus und Luftwegen. Dtsch. med. Wschr. 1921, 709. — Seltenere Röntgenbefunde aus der Pathologie der Speiserohre. Fortschr. Röntgenstr. 33, H. 5, 743. — Grundzüge der Rontgendiagnostik innerer Erkrankungen. Munchen: J. F. Bergmann 1927. — PERUSSIA: Beitrag zur radiologischen Semiotik der ösophagealen Neubildungen. Fortschr. Rontgenstr. 17, 149 (1911). — PFAHLER (Philadelphia): The diagnosis of carcinoma of the oesophagus by means of the Roentgenrays. Arch. Diagnose. N.Y., Jan. 1909. — PFEIFFER, WILLY: Kombination der Tracheoskopie und Oesophagoskopie mit der Röntgenuntersuchung. Frankfurt. Röntgenges., Sitzgsber. 9 Febr. 1920. — PICARD, E.: Über einen Fall von Oesophagus-Trachealfistel infolge von Veratzungsstriktur. Arch. klin. Chir. 115, 744 (1921). — PINCHERLE, P.: Dilatazione paralitica dell' esofago e carcinoma secondario. Radiol. med. 13, No 3, 170 (1926). — PINCSOHN, A.: Oesophagusstenose infolge vertebraler Exostose. Berl. klin. Wschr. 1921, Nr 9. — PIRAZZOLI, A.: Un riflesso esofago. Radiol. med. 8, 369 (1921). — Der okulo-osophagealer Reflex und die Tumoren des Oesophagus. Radiol. med. 10, 415 (1923). — PIRIE: The diagnosis of oesophagus stricture. Arch. Roentgen-Ray Nr 95—99. — PIROGOFF, N.: Anatom. topographica sectionibus per Corpus humanum congelatum. Pars II, Cavum thoracis. Petropoli 1852. — POELCHER (Zeitz): Vorfuhrung eines Rontgenbildes eines von ihm operierten Oesophagusdivertikels. Wien. klin. Wschr. 1900, Nr 12, 444. — POLGAR, F.: Seltene Falle von Speiseröhrenerweiterung. Sitzg ungar. Rontgenges., 26. April 1926. — POLLERMANN, A.: Neuere Methode zur Durchleuchtung und zum Photographieren der Speiseröhrenverengerung mittelst Röntgen, hauptsachlich bei Kindern. Orv. Hetil (ung.) 1924, 245. — PONCET: Zit. nach LUDIN. — PONZIO: Ein rontgenologisch festgestellter Fall einer durch ein Oesophaguscarcinom bedingten Oesophagusbronchialfistel. Policlinico 21, 240 (1914). — PRATJE, A.: Form und Lage der Speiserohre des lebenden Menschen, ein Beitrag zur Topographie des Mediastinums. Z. Anat. 1926, 81, 269. — Die „Atonie" der Speiseröhre. Bemerkungen zu vorstehender „Erwiderung" von J. PALUGYAY. Z. Anat. 84, H. 1/2, 268 (1927). — PRZEWALSKI (Charlon): Über ein Oesophaguscarcinomsymptom. Fortschr. Rontgenstr. 14, H. 3, 178. — PURLE (Dundee): The diagnosis of the oesophageal stricture. Arch. of Roentgen-Ray 13, 41 (1908).

QUADFLIEG: Munch. med. Wschr. 1901, Nr 4. — QUERVAIN, F. DE: Klinische Bemerkungen über die Röntgenologie des Verdauungskanales. Schweiz. med. Wschr. 1924, Nr 35. QUIRING: Zur Kasuistik der Fehldiagnose von Fremdkörpern im Oesophagus. Fortschr. Rontgenstr. 17, 373 (1911).

Radonicic: Das Krankheitsbild der chronischen fibrösen Mediastinitis nebst Beitragen zur Klinik der Mediastino-Perikarditis und Concretio pericardii cum corde. Dtsch. med. Wschr. 1911, 449. — Raspire: Contributo allo studio delle stenosi congenite dell'esofago. Riv. Clin. pediatr. 24, H. 7, 433 (1926). — Ratkowski: Ein Fall von Divertikel der Speiseröhre. Hufelandges., 14. Juli 1910. Fortschr. Röntgenstr. 19, 171 (1912). — Zwei Fälle von diffuser Ektasie der Speiseröhre. Berl. klin. Wschr. 1912, Nr 41, 1932. — Rautenberg, E.: Die Registrierung der Vorhofpulsion von der Speiseröhre aus. Dtsch. Arch. klin. Med. 91, 251 (1917). — Reich, Leo: Über die Lokalisation der Kardia. Mitt. Grenzgeb. Med. u. Chir. 27 (1927). — Reiche, F.: Eine (diphtherische) Schlinglahmung im Röntgenbild. Fortschr. Röntgenstr. 25, 353 (1917/18). — Reichmann: Über große selbständige Divertikel des unteren Teiles der Speiseröhre. Wien. klin. Wschr. 1893. — Reinecke, R.: Selten großes pleuraadharentes Oesophagusdivertikel und seine operative Behandlung. Fortschr. Röntgenstr. 33, 949 (1925). — Reis, van der: Länge und Lage des Verdauungsrohres beim Lebenden. Verh. dtsch. Ges. 1898, Nr 12. — Reitzenstein (Nürnberg): Zur Kenntnis und Diagnose der tiefen Oesophagusdivertikel. Munch. med. Wschr. 1898, Nr 12. — Renander, A.: Roentgendiagnostic anomaly of oesophagus and arcus aortae. Dysphagia lusoria. Acta radiol. (Stockh.) 7, 298 (1926). — Rethi Aurelius (Königsberg): Über Oesophagusstenose. Berl. klin. Wschr. 1912, Nr 51, 2405. — Reyher, P.: Über Oesophagusspasmen und Gastrospasmen bei Spasmophilie und Vagotonie. Z. Kinderheilk. 38, Nr 5, 492. — Richartz: Über die Differentialdiagnose zwischen spindelförmiger Erweiterung und tiefsitzendem Divertikel des Oesophagus. Dtsch. med. Wschr. 1904, 732. — Ridder: Die Erkrankungen der Speiseröhre. Kraus-Brugsch, Handbuch der speziellen Pathologie und Therapie der inneren Krankheiten. Berlin-Wien: Urban & Schwarzenberg 1921. — Riebold: Überblicke über die Lehre von den Oesophagusdivertikeln mit besonderer Berücksichtigung der klinischen Bedeutung der Traktionsdivertikel. Arch. klin. Med. 80, 527 (1904). — Rimand (St. Etienne): Stenose oesophagienne par oesophagitie et spasme (Cardiospasme). J. de Radiol. 1914, 348. — Roberts, E. R.: A case of thoracis stomach. Brit. J. Radiol. 32, 318 (1927). — Robius, S. A. u. J. R. Jankelsohn: Erschlaffung der Kardia. J. amer. med. Assoc. 87, Nr. 24, 1961 (1926). — Roemheld: Über die durch abnorme Magenspannung hervorgerufenen Herzbeschwerden bei Neurastenikern. Med. Klin. 1912, 569. — Rosler, Alfred (Leipzig): Zur Diagnostik der hochsitzenden Pulsionsdivertikel mittelst des Rontgenverfahrens. Fortschr. Rontgenstr. 16, 218 (1916). — Rosler, O. A.: Zur Diagnostik der hochsitzenden Oesophagusdivertikel mittels des Röntgenverfahrens. Fortschr. Röntgenstr. 16, H. 3, 218. — Bariumbronchialbaumschatten beim Menschen in vivo vor dem Röntgenschirm. Med. Klin. 1920, Nr 12, 312. — Rosler, H. u. V. Weiss: Über die Veranderungen des Oesophagusverlaufes durch den vergroßerten linken Vorhof. Fortschr. Rontgenstr. 33, H. 5, 717. — Rokytansky: Zit. nach Eisenstein. — Rosenblatt: Über den Zusammenhang des Oesophagusverlaufes durch den vergrößerten linken Vorhof (Bemerkungen zu der einschlagigen Arbeit von Gaberts). Fortschr. Rontgenstr. 33, 717 (1925). — Rosenfeld: Diagnostik innerer Krankheiten mit Röntgenstrahlen. Wiesbaden 1897. — Rosenheim: Über idiopathische Speiserohrenerweiterung. Dtsch. med. Wschr. 1902, Nr 2, 83. — Rosselet, A. u. E. Schintz: Un cas rare de tumeur de l'oesophagi. Schweiz. med. Wschr. 1924, 1015. — Rumpel: Die klinische Diagnose der spindelförmigen Speiserohrenerweiterung. Munch. med. Wschr. 1897, Nr 17, 420. — Rusconi, M.: Contributo di osservazioni cliniche e radiologiche sulle stenosi esofagee. Giorn. Clin. med. Parma 7, H. 11, 435 (1926). — Russi, P.: A proposito della paralisi e dell'atonia esofago. Riforma med. 42, No 21, 487 (1926).

Samson, J. W.: Oesophagoskopische Entfernung eines Fremdkörpers aus der Speiserohre. Dtsch. med. Wschr. 1916, 1550. — Santoro: Oesophagustumoren. Arch. di Radiol. 1925, 894. — Saralegui: Rontgendiagnose der pharyngo-ösophagealen Divertikel. Pressa méd. argent. 1923, 1029. — Sargnon u. Arcelin: Dilatation de l'oesophage. Lyon méd. 1911, No 4. — Sargon, A.: Le megaoesophage. Arch. franco-belges Chir. 29, No 7, 573 (1926). — Sauerbruch, F.: Die Chirurgie der Brustorgane. Berlin 1925. — Saupe, E.: Über Dysphagia lusoria. Fortschr. Rontgenstr. 33, H. 5, 740. — Savignac, R. u. Keller, S.: Deux cas de diverticule profond de l'oesophage. Arch. des Mal. Appar. digest. 16, No 2, 236 (1926). — Schäfer, H.: Ein Beitrag zur Kenntnis von der Entstehung der Lungenzeichnung. Fortschr. Rontgenstr. 27, 625. — Schalij, F. A.: Pulsionsdivertikel des Oesophagus. Nederl. Tijdschr. Geneesk. 70 I, Nr 20, 2054 (1916). — Scheier, Max: Zur Verwertung der Rontgenstrahlen fur die Physiologie des Schluckaktes. Fortschr. Rontgenstr.

18, 377 (1911/12). — Schereschewsky, S.: Zur Röntgenuntersuchung der Speiseröhre. Dtsch. med. Wschr. 1927, Nr 3, 111. — Schilling, Karl: Zur Kasuistik der Hernia paraoesophagea. Fortschr. Röntgenstr. 37, H. 2, 165. — Schinz: Röntgendemonstration. Schweiz. med. Wschr. 1924, Nr 2. — Schlesinger, E.: Dem Röntgenbilde zu entnehmende Richtlinien für die Therapie des Kardiospasmus. Fortschr. Röntgenstr. 31, Kongreßh. 121. — Röntgendiagnostik der Magen- und Darmkrankheiten mit Einschluß der Erkrankungen der Speiseröhre und Gallenblase. Herausgegeben von E. Rachwalsky, 3. Aufl. Berlin-Wien: Urban & Schwarzenberg 1927. — Schlesinger, H.: Oesophagusspasmus als Fruhsymptom des Magencarcinoms. Wien. klin. Wschr. 1923, Nr 50, 882. — Bisher unbekannte visceromotorische Reflexe des Verdauungstraktes und ihre Bedeutung fur die Diagnostik. Mitt. Grenzgeb. Med. u. Chir. 38, 8 (1924). — Schlesinger u. Gattner (Berlin): Über Tauschungen bei Dehnungsversuchen der Kardia bei Kardiospasmus. Fortschr. Röntgenstr. 30, Kongreßh. 1, 7. — Schmidgall, Grete: Zur Kasuistik angeborener Atresie des Oesophagus mit Oesophago-Trachealfistel. Arch. Kinderheilk. 64, 74 (1925). — Schmilinski, H.: Zur Diagnose der pharyngo-osophagealen Pulsionsdivertikel. Dtsch. med. Wschr. 1901, 556. — Schmilinsky (Hamburg): Über die Anwendung der Röntgenstrahlen bei Oesophagusstrikturen. Dtsch. med. Wschr. 1901, Nr 8, 62. — Schreiber, J.: Über den Schluckmechanismus. Arch. f. exper. Path. 46 (1901). — Über die normalen Vorgange beim Schlucken und die Schluckkraft. Arch. Verdgskrkh. 14, 655 (1911). — Zur experimentellen Pathologie und Chirurgie des Schluckapparates (Oesophagoplastik). Mitt. Grenzgeb. Med. u. Chir. 1911/12. — Über den Verschlußvorgang am Beginn der Speiseröhre. Mitt. Grenzgeb. Med. u. Chir. 24, 356 (1912). — Über den bewegenden Einfluß der Schwerkraft. Arch. Verdgskrkh. 21, 179. — Schütz, J.: Röntgenbetrachtung über funktionelles Verhalten des Oesophagus. Berl. klin. Wschr. 1917, 1013. — Schütz, E. u. A. Kreuzfuchs: Ein Fall von Rumination mit dem Rontgenbefund eines intermittierenden Sanduhrmagens. Wien. klin. Wschr. 1914, 698. — Schütze, J.: Die rontgenologische Darstellung der normalen und der pathologischen Speiseröhre. Berl. klin. Wschr. 1915, 607. — Schulze (Berlin): Röntgenologische Beobachtungen über funktionelle Verhaltnisse der Speiseröhre. Ref. Münch. med. Wschr. 1917, Nr 27, 879. — Schwarz: Neue Beiträge zur Röntgenuntersuchung des Digestionstraktes. Berl. klin. Wschr. 1912, Nr 16, 735. — Seifert, E.: Über extraosophageale Fremdkörper. Z. Laryng. 11, 46 (1923). — Seiffert: Riß im Oesophagus durch ein verschlucktes Gebiß. Berl. laryng. Ges. 14, Nov. 1919. — Die Diagnose des Zenkerschen Pulsionsdivertikels. Z. Hals- usw. Heilk. 19, H. 2. 118 (1927). — Sencert (Nancy): Un cas de diverticule de la partie sur périenre de l'oesophage. J. de Radiol. 1914, 478. — Sgalitzer: Rontgenologie des Oesophagus, Sitzg. 8. Jan. 1919. — Sgalitzer, M.: Zur Rontgendiagnostik der Pharynxtumoren. Mschr. Ohrenheilk. 61, H. 5/6, 723 (1927). — Zur röntgenologischen Untersuchung von Oesophagusstenosen. Z. Hals- usw. Heilk. 19, H. 4. — Sick: Radiologische und klinische Beobachtungen zur Mechanik des Magens. Med. Klin. 1912, 682. — Sigismondi, M.: Contributo alla diagnosi dei restringimenti esophagei mediante la radioscopia. Tesi di laurea in Medic. e Chir. Modena 1913. — Simici, D. u. G. Giurea: Considerations pathogeniques sur un cas de megaoesophage. Arch. des Mal. Appar. digest. 1923, No 13, 854. — Simithies: Amer. J. med. Sci. 1921, 313. — Simmons: Ref. Munch. med. Wschr. 1913, 1460. — Sinnhuber: Beitrag zur Lehre vom muskularen Kardiaverschluß. Z. klin. Med. 50, 102 (1903). — Sjogren, I.: Zur Rontgendiagnostik der Speiserohrenerweiterung. Fortschr. Rontgenstr. 10, 270 (1907). — (Stockholm): Beitrag zur Kenntnis von Divertikeln in der Speiserohre. Fortschr. Rontgenstr. 14, H. 2, 117. — Skinner: Congenital atresia of the esophagus. Amer. J. Roentgenol. 8, 319 (1921). — Slauck: Kasuistische Mitteilungen aus dem Rontgeninstitut der medizinischen Klinik zu Bonn. Fortschr. Röntgenstr. 35, 794 (1927). — Sobotta, J.: Lehrbuch der deskriptiven Anatomie des Menschen. 2. Abt.: Die Eingeweide. München 1922. — Sommer, J.: Ein Beitrag zur Diagnostik der Speiserohrentumoren. Fortschr. Rontgenstr. 31, 26 (1923). — Sons: Kontrastspeise im Bronchialbaum. Fortschr. Rontgenstr. 28, 180. — Spalteholz, W.: Handatlas der Anatomie des Menschen. Leipzig 1911. — Spéder: Sur un cas de dilatation considerable de l'oesophage. Congr. Assoc. franç. Sci. Nimes 1912. — Spielmann, Jr.: Zit. nach Lorenz. — Spiess, G.: Der Wert der Rontgenuntersuchung für den Nachweis und klinischen Verlauf der Fremdkorper in der Speiseröhre. Fortschr. Rontgenstr. 33, 236 (1925). — Spriggs, E. J.: Large pharyngeal diverticula. Brit. med. J. 1926, Nr 3741, 1169. — Springer, C.: Zwei große Munzen in einem kindlichen Oesophagus. Med. Klin. 1926, 728. — Stamm, C.: Zur Pathologie des Oesophagus im Kindesalter. Mschr.

Kinderheilk. **33**, H. 2, 147 (1926). — Starck, Hugo (Karlsruhe): Zur Pathologie der Erweiterungen der Speiserohre mit besonderer Berücksichtigung des Röntgenverfahrens. Verh. dtsch. Kongr. inn. Med. 29. Kongr. 1912. — Die Behandlung der Dilatation und Divertikel der Speiserohre. Dtsch. med. Wschr. **1913**, 2496 u. 2547. — Stark: Diagnostik und Behandlung der spasmogenen Speiseröhrenerweiterung. Schweiz. med. Wschr. **1923**, Nr. 26, 613. — Divertikel der Speiserohre. Fortschr. Röntgenstr. **33**, 504 (1925). — Starlinger: Zur Kasuistik und Statistik des Oesophaguscarcinoms. Arch. klin. Chir. **120**, 3, 562. — Stegemann, H.: Das Oesophagoskop im Dienste der Chirurgie. Med. Klin. **1924**, 269. — Stein, Albert E.: Papaverin zur Differentialdiagnose zwischen Oesophagospasmus und Oesophagostenose. Fortschr. Röntgenstr. **23**, 366 (1916). — Stein (Wiesbaden): Zur differentialdiagnostischen Anwendung des Papaverins bei Speiseröhrenerkrankungen. Berl. klin. Wschr. **1917**, Nr 33, 811. — Stefano, S. de: Ein Fall schwerer kongenitaler Oesophagusstenose bei einem 20 Monate alten Kinde. Padiatrie **35**, Nr 23, 1295 (1927). — Stembo, L.: Das Röntgenogramm eines metallischen Eßlöffels in der Speiseröhre eines erwachsenen Geisteskranken. Dtsch. med. Wschr. **1900**, 774. — Stephan: Demonstration eines Falles von sog. paralytischer Oesophagusektasie mit Kardiospasmus. Jb. Kinderheilk. **30**, 354. — Stern, N.: Die Röntgendiagnostik der Oesophagusdivertikel. Vestn. Rentgenol. (russ.) **3**, H. 3/4, 171/180 (1925). Ref. Fortschr. Rontgenstr. **34**, H. 3, 413. — Stewart (NewYork): Advanced Roentgen technique in the diagnosis of oesophageallesions. Amer. J. Roentgenol. **1**, Nr 13, 464 (1914). — Stierlin: Rontgendiagnostik des Verdauungskanales. Wiesbaden: J. F. Bergmann 1916. — Strauss: Über einen eigenartigen Fall von Speiseröhrenerweiterung. Berl. klin. Wschr. **1920**, 28. — Strecker: Über den Verschluß der Kardia. Arch. f. Anat. **1905**. 273. — Strümpell, A.: Lehrbuch der speziellen Pathologie und Therapie der inneren Krankheiten (14) Bd. 2, S. 48 1902. — Stuertz: Eine Methode, auch den unterhalb des Zwerchfells gelegenen Teil der Speiserohre und die Gegend des Mageneinganges der Röntgenuntersuchung zuganglich zu machen. Med. klin. Wschr. **1911**, Nr 48, 1850. — Stupka, W.: Die Diphtherie der Speiserohre und ihre Folgezustande. Dtsch. Z. Chir. **1922**, Nr 170, 1. — Subbotic Vojslar: Ein Hühnerknochen im Oesophagus eines 8jahrigen Kindes. Srpski Arh. Lekarst. **18**, 223 (1912). — Suchanek: Rontgenologisch vorgetauschter Fremdkörper der Speiseröhre. Wien. klin. Wschr. **1926**, 1530. — Suermont: Über einen Fall von Oesophagusspasmus. Dtsch. Z. Chir. **179**, 183 (1923). — Suter, Adolf: Beitrage zur Pathologie und Therapie des Zenkerschen Divertikels. Schweiz. med. Wschr. **1922**, Nr 14, 342. — Syk, J.: Durch Rontgenstrahlen nicht darstellbare Oesophagusstenose. Acta oto-laryng. (Stockh.) **10**, H. 1, 145 (1926).

Tamiya, Chichio: Experimentelle Studien uber den Oesophagus. I. Mitt. Jap. J. med. Sci. Trans. 8. internat. Med. **1**, 1. — Tamiya, C. M., Oka u. S. Kawashima: Experimentelle Studien über den Oesophagus. II. Mitt. Jap. J. med. Sci. Trans. 8. internat. Med. **1**, 1. — Experimentelle Studien uber den Oesophagus. III. Mitt. Jap. J. med. Sci. Trans. 8. internat. Med. **1**, 1. — Röntgenologische Untersuchungen der experimentellen Schluckbeschwerden und Dilatation des Oesophagus bei Hunden. Proc. imp. Acad. Tokyo **2**, Nr. 9, 506 (1926), Ref. Fortschr. Röntgenstr. **35**, H. 6, 1323. — Tandler, J.: Lehrbuch der systematischen Anatomie, Bd. 2: Eingeweide. S. 128—130: Speiserohre. Leipzig 1923. — Tanner, W. E. A.: A case of dysphygia due to posterior pharyngo-oesophageal ponch. Guys Hosp. Rep. **76**, 153 (1926). — Tartagli, D.: Considerationi sopra un caso di dilatazione idiopatica dell'esofago. Radiol. med. **13**, Nr 10, 711 (1926). — Sopra un caso di dilatazione dell'esofago con stenosi del cardias. Arch. di Radiol. **2**, H. 2/3, 250 (1926). — Telemann: IX. Kongreß der deutschen Rontgengesellschaft 1913. — Teschendorf: Oesophaguscarcinom mit Perforation in die Luftwege. Dtsch. med. Wschr. **1920**, Nr 45, 1249. — Serienaufnahme durch die Diemensche Kreiselblende. Fortschr. Rontgenstr. **35**, 775 (1926). — Rontgendiagnostik der Speiseröhrenerkrankungen. Erg. Rontgenstr. **3**, Leipzig: Georg Thieme 1927. (Ausfuhrliche Literatur). — Die Rontgenuntersuchung der Speiserohre. Erg. med. Strahlenforschg **3**, 174 (1928). — Theron, R.: Mißbildung des Oesophagus. Brit. med. J. **34**, 652 (1926). — Thieding, R.: Über Kardiospasmus, Atonie und idiopathische Dilatation der Speiseröhre. Bruns' Beitr. **121**, 237 (1921). — Thomsen, E.: Über Narbenverengerung der Speiseröhre. Ugeskr. Laeg. (dan.) **88**, Nr 36, 815 (1926). — Thost: Fremdkorper im Oesophagus. Dtsch. med. Wschr. **1916**, Nr 11, 337. — Tilmann (Köln): Oesophagusdivertikel. Allg. ärztl. Ver. Köln, 9. Marz 1908. — Tornay, Josef: Beitrage zur Röntgendiagnostik der Stenosen des Verdauungstraktes. Berl. klin. Wschr. **1910**, 1353. — Tyson, R. M.: Prenospasme in infancy. Rep. of case. Arch. of Pediatr. **43**, 818 (1926).

UMBER: Erweiterung des Oesophagus. Ärztl. Ver. Hamburg, Sitzg 9. Febr. 1909. — Erweiterung der Speiseröhre. Arch. Verdgskrkh. 16, 26 (1910). — UTILI, V.: Zwei Falle von Oesophagospasmus. Radiol. med. 12, 421 (1925).

VALKENBURG, V.: Zit. nach VERAGUTH. — VESTEA, D.: Osservazioni su un caso di periosophagite da corpo estraneo nell'esofago. Policlinico, sez. prat., 33, H. 5, 155 (1926). — VILLARET: Bull. Soc. méd. Hôp. Paris 1920, 1314. — VINSON, P. P.: The value of the X-ray in the diagnosis and treatment of diseases of the Esophagus. Radiol. med. 3, 105 (1924). — Cardiospasm. New Orleans med. J. 78, Nr 8, 483 (1926). — VINSON, P. P., A. B. MOORR u. H. H. BOWING: Hamangiom des Oesophagus. Amer. J. med. Sci. 172, 416 (1926). — VLASTO, M.: Extraction of two farthings from the oesophagus. Proc. roy. Soc. med. 19, 17 (1926). — VOGL, A.: Ein Fall von penetrierendem Magengeschwur und epiphrenem Oesophagusdivertikel. Fortschr. Röntgenstr. 33, H. 2, 196. — VOORHOEVE, N.: Slokdarm-vernauwing by aangeboren syphilis en haar differenziale diagnose. Nederl. Tijdschr. Geneesk. 1, 2311 (1919).

WAGENKNECHT: Fullung des Bronchialbaumes mit Kontrastmasse. Fortschr. Rontgenstr. 31, 778 (1923/24). — WAGNER, ARTHUR: Zur Bewertung der Methode der Extraktion von Fremdkòrpern aus der Speiseröhre. Dtsch. med. Wschr. 1913, 1363. — WALSHAM (London): The diagnosis of carcinoma of oesophagus by X-rays. Arch. of Roentgen-Ray 1899 u. 1902. — The diagnosis of the Oesophagus. Arch. of Roentgen-Ray 7, 114 (1903). — WEBER, E.: Über ein neues Symptom bei Krebsstenosen im Oesophagus. Fortschr. Röntgenstr. 29, H. 3, 362. — WEIL, A.: Rontgenologisch nachgewiesene Oesophagus-Bronchialfistel. Frankf. Röntgenges., Sitzgsber. 9. Febr. 1920. Fortschr. Rontgenstr. 27, H. 4, 458. — WEILAND: Bariumfullung der Bronchien bei perforiertem Oesophaguscarcinom. Berl. klin. Wschr. 1920, 43. — WEINGARTNER: Wismut im Bronchialbaum bei Oesophaguscarcinom ohne Perforation nach den Luftwegen. Fortschr. Rontgenstr. 22, 397. — WEINGARTNER: Das Röntgenverfahren in der Laryngologie. Berlin: Neusser 1914. — WEISS, A.: Sechs Falle von Oesophaguserweiterungen. Fortschr. Rontgenstr. 23, 395 (1915). — Folgezustande nach Oesophagusperforation. Ungar. Röntgenges., 24. Marz 1924. — Mediastinale Komplikationen nach Oesophagusperforation. Fortschr. Röntgenstr. 36, Kongreßh. 48. — WHITE: A foreign body in the oesophagus detected and located by the Roentgen-rays. Univ. med. May., 9. Aug. 1896. — WILLIAMS, H.: X-ray examination of Stricture of the Esophagus. Boston med. J., 5. Mai 1910. — WILMS: Die schrage Durchleuchtung des Thorax bei Fremdkorpern im Oesophagus und zur Darstellung der Dorsalwirbelsaule. Fortschr. Röntgenstr. 5, 11 (1901). — WOLF, GUNTHER: Die Erkennung von Oesophagus-Varizen im Rontgenbilde. Fortschr. Röntgenstr. 37, H. 6, 890 (1928). — WOLF, P.: Beitrage zur Ätiologie des Oesophaguscarcinoms. Munch. med. Wschr. 1903, 771. — WOLFF, ALBERT: Über eine neue Erscheinung beim Schluckakt. Berl. klin. Wschr. 1918, 422. — WULLSTEIN: Berl. klin. Wschr. 1897, Nr 16.

ZAAIJER: Kardiospasmus en andere slokdarmaandveningen. Leiden 1918. — Cardiospasmus by ondere menschen en zyne behandeling. Nederl. Mschr. Geneesk. 1923, 425. — ZAHN, H.: Ein Fall von Abknickung der Speiseröhre durch vertebrale Ecchondrose. Munch. med. Wschr. 1905, 1680. — Ein weiterer Fall von Abknickung der Speiserohre durch vertebrale Ekchondrose. Munch. med. Wschr. 1906, 906. — ZEHBE, MAX: Oesophagusstenose durch gutartigen Tumor (Polyposis). Fortschr. Röntgenstr. 32, H. 3/4 (1924). — Oesophagusstenose durch gutartige Tumoren. Fortschr. Röntgenstr. 32, H. 3/4, 430. — ZIEGLER, J.: Konstrastspeise im Bronchialbaum. Fortschr. Rontgenstr. 27, H. 3, 320. — ZIMMERN, TURCHINI, BENARD: Aspiration accidentelle d'un lait de Bismuth dans l'arbre respiratoire vue surpressa la radioscopie. Tolerance du malade. Bull. Soc. Radiol. med. Paris 2, 326 (1910). — Bismutradiographie der Lungen bei Oesophaguscarcinom. Bull. Soc. Radiol. med. Paris 12, 10. — ZINN: Gleichmaßige Erweiterung der Speiseröhre mit gleichzeitigem Kardiospasmus. Hufeland. Ges., Sitzg. 14. Juli 1910. — ZWAADEMARKER u. KINDERMANN: Zit. nach SCHLESINGER und GROEDEL. — ZWEIG, WALTER: Die Diagnose der tiefsitzenden Oesophagusdivertikel. Dtsch. med. Wschr. 1901, 559.

Therapie.

BECK: Verh. Ges. Hals-, Nasen- u. Ohrenarzte Nurnberg 1921, 79. — BECK, N.: Zweieinhalb Jahre zuruckliegende Heilung eines Oesophaguscarcinoms nach Radiumbestrahlung. Dtsch. med. Wschr. 44, Nr 22. — BECK u. RAPP: Arch. f. Laryng. 33, H. 1/2, 159 (1920). — Strahlenbehandlung des Oesophagus. Lehrbuch der Strahlentherapie, Bd. 2. Herausgegeben von Meyer.Wien u.Berlin: Urban & Schwarzenberg 1925.— BORCHERS: Zbl. Chir.1920, Nr 3, 54.

CHLAYTON, E. S.: Carcinoma of the oesophagus. Surg. etc. **1928**, 52. — CHUITON, M. C. u. KERKGROHEN: Application de la curiethérapie et de la radiothérapie dans cas de cancer de l'esophagus. Arch. Électr. méd. **1924**, No 34. — CORNIOLEY u. GILBERT: Cancer de l'oesophage avec stenose compléte curiethérapie avec la méthode de Ledoux de Sluys. Arch. des Mal. Appar. digest. **1925**, No 8. — CORYLLOS, POL N. u. IRA J. K.: A combined treatment for cancer of the esophagus. A preliminary note. Amer. J. Roentgenol. 18, Nr 4, 328 (1927). — CORYLLOS, P. N. u. KAPLAN, J. J.: A combined treatment for cancer of the esophagus. Amer. J. Roentgenol. 18, Nr 4, 328 (1927).

FITZGIBBON, J. H.: A radium applicator for use in the esophagus. J. amer. med. Assoc. 86, Nr 9, 622 (1926). — FREY, S.: Gefahren bei der Radiumbestrahlung des Oesophaguscarcinoms. Zbl. f. Chir. **53**, Nr 30, 1890 (1926).

GUISEZ, J.: Acht Falle von Oesophaguscarcinom, behandelt mit Radium. Bull. d'Otol. etc., Mai **1921**. — Radiumthérapie du cancer de l'eosophage. Quelques resultats eloignes. Soc. Méd. Paris, Sitzg 25. April 1925; Paris méd., 20. Juni **1925**, 14. — Présentation de malades atteints de cancer de l'oesophage et traitement par la radiumthérapie. J. des Prat. **40**, No 3, 46 (1926). — Cancers de l'oesophage traites par la radiumthérapie. Résultats éloignes. Bull. méd. **40**, No 15, 419 (1926). — Cancer de l'oesophage. Traitment radium thérapique. Resultats éloignes. Bull. d'Otol. etc. **25**, No 2, 273 (1927). — GROSSMANN, F.: Ergebnisse der Strahlentherapie des Oesophaguscarcinoms. Vestn. Rentgenol. (russ.) 4, Nr 2, 39 (1926). — Über die Resultate der Strahlenbehandlung des Oesophaguscarcinoms an Hand des Krankenmaterials des Staatsinstitutes für Röntgenologie und Radiologie in Leningrad. Vestn. Rentgenol. (russ.) **3**, 2 (1926).

HAJEK, M.: Radiumbehandlung des Oesophagus nach Eröffnung des Mediastinumeinganges. Wien. med. Wschr. **1926**, Nr 26, 798. — HERRIMANN, FR. R.: Malignancy of the larynx and esophagus treated by radium emanation. Laryngoscope 37, Nr 9, 664 (1927). — HOFMEISTER, v.: Münch. med. Wschr. **1922**, 1687. — HOLFELDER: Die Röntgentherapie bei chirurgischen Erkrankungen, Handbuch der Röntgentherapie von KRAUSE, Bd. 3, H. 1/2, S. 514 u. 649. — Strahlenther. 15, H. 6, 715 (1923).

JACKSON, D.: Carcinoma and Sarcoma of the oesophagus, a plea for early diagnosis. Amer. J. med. Soc. Philad., Mai **1925**. — JUNGLING: Rontgenbehandlung chirurgischer Krankheiten, S. 235. Leipzig: S. Hirzel 1924.

KURTZAHN: Strahlenther. 13, H. 1, 73 (1921). — Radiumbestrahlung beim Oesophaguscarcinom. Arch. klin. Chir. 121, 725. — Die Rontgen- und Radiumbehandlung des Oesophaguscarcinoms. Erg. med. Strahlenforschg Leipzig: Georg Thieme 1925.

LENK, ROBERT: Röntgentherapie der Erkrankungen des Verdauungstraktes. Im Lehrbuch der Strahlentherapie von Meyer. Wien: Urban & Schwarzenberg 1926.

MAROUS, J. M.: Fundamental problems in the radiation treatment of cancer of the oesophagus. Amer. J. Roentgenol. 17, Nr 6, 637 (1927). — MUIR, J.: Zur Radiumtherapie des Oesophaguscarcinoms. Wien. klin. Wschr. **1928**, Nr 22.

NABIASE, DE: Nouvelle technique curiethérapique pour le traitement du cancer de l'oesophage. Bull. Assoc. franç. Étude Canc. 15, No 7, 323 (1926).

SAPIR, R.: Zur Behandlung des Oesophaguscarcinoms. Bruns' Beitr. klin. Chir. 137, H. 2, 297 (1926). — SAVINON: Beitrage zur Radiumbehandlung bei Oesophaguskrebs. Congr. Soc. franç. Oto- rhino- laryng. Paris **1920**. — SCHEMPP, E.: Die Radiumbestrahlung des Oesophaguscarcinoms. Munch. med. Wschr. **1925**, Nr 16. — SCHREINER, BERNARD, ESCHMANN u. KRESS: Radiation therapy in cancer of the oesophagus. Based. on a study of 63 cases. J. Canc. Res. 10, Nr 2, 208 (1926). — STEWARD, F. J.: Treatment of oesophagealcarcinoma. Lancet **211**, Nr 20, 1006 (1926). — STEWARD, F., R. KNOX, W. MILLIGAN, S. SYME: Discussions on the treatment of malignant disease of the upper air and food passages. Brit. med. J. **1926**, Nr 3435, 819. — STONE, W. S.: Radium therapy in carcinoma of the esophagus. Arch. Surg. **12 II**, Nr 1, 230 (1926).

TOREK, F.: Surgical treatment of carcinoma of the esophagus. Arch. Surg. **12 II**, Nr 2, 232 (1926).

WASSNIK, W. F.: Radiumbehandlung des Oesophaguskrebses. Nederl. Tijdschr. Geneesk. **70 I**, Nr 13, 1347 (1926). — Radiumbehandlung des Oesophaguscarcinoms. Nederl. Tijdschr. Geneesk. **70 I**, Nr 8, 746 (1926). — WERNER u. RAPP: Technik der Behandlung mit radioaktiven Substanzen. Lehrbuch der Strahlentherapie, Bd. 2, S. 161, Herausgeg. von MEYER. Wien u. Berlin: Urban & Schwarzenberg 1925. — WITTMAACK: Über einen klinisch geheilten Fall von Oesophaguscarcinom. Münch. med. Wschr. **1919**.

YANKAUER, S.: Radium in carcinoma of the esophagus. Method of application. Arch. Surg. **12 II**, Nr 1, 247 (1926).

Namenverzeichnis.

Sachverzeichnis.

VERLAG VON JULIUS SPRINGER / BERLIN UND WIEN

Normale und pathologische Physiologie der Verdauung und des Verdauungsapparates.
Bearbeitet von B. P. Babkin, G. v. Bergmann, M. Bergmann, H. Bluntschli, A. Eckstein, L. Elek, H. Eppinger, R. Feulgen, H. Full, O. Goetze, F. Groebbels, N. Guleke, G. Chr. Hirsch, H. Hummel, H. J. Jordan, H. Kalk, G. Katsch, Ph. Klee, M. Kochmann, E. Magnus-Alsleben, J. Marek, E. Nirenstein, J. Palugyay, H. Rietschel, E. Rominger, P. Rona, R. Rosemann, F. Rosenthal, A. Scheunert, M. Schieblich, E. Schmitz, K. Suessenguth, P. Trendelenburg, H. H. Weber, K. Westphal, R. Winkler. (,,Handbuch der normalen und pathologischen Physiologie", 3. Band.) Mit 292 Abbildungen. XIII, 1489 Seiten. 1927.
RM 120.—; gebunden RM 127.50

Pathologische Anatomie und Histologie des Verdauungsschlauchs.
Bearbeitet von H. Borchardt, R. Borrmann, E. Christeller †, A. Dietrich, W. Fischer, E. v. Gierke, G. Hauser, C. Kaiserling, M. Koch, W. Koch, G. E. Konjetzny, O. Lubarsch, E. Mayer, H. Merkel, S. Oberndorfer, E. Petri, L. Pick, O. Römer, H. Siegmund, O. Stoerk. (,,Handbuch der speziellen pathologischen Anatomie und Histologie", Band IV.)

Erster Teil: Mit 377 zum großen Teil farbigen Abbildungen. XIV, 1127 Seiten. 1926.
RM 156.—; gebunden RM 159.—
Zweiter Teil: Mit 682 Abbildungen. X, 1226 Seiten. 1928.
RM 194.—; gebunden RM 198.—
Dritter Teil: Mit 488 zum großen Teil farbigen Abbildungen. XI, 1076 Seiten. 1929.
RM 194.—; gebunden RM 198.—
Der Band ist nur geschlossen käuflich.

Erkrankungen der Verdauungsorgane.
Bearbeitet von G. v. Bergmann, A. Gigon, G. Katsch, M. Lüdin, F. Seiler, J. Strasburger, F. Umber, F. Zschokke. (,,Handbuch der inneren Medizin", zweite Auflage, Band III.)

Erster Teil: Mit 471 zum Teil farbigen Abbildungen. XII, 1051 Seiten. 1926.
Gebunden RM 75.—
Zweiter Teil: Mit 119 zum Teil farbigen Abbildungen. X, 723 Seiten. 1926.
Gebunden RM 48.—
Der Band ist nur geschlossen käuflich.

Physikalisch-technische Grundlagen der Röntgentherapie.
Von **J. Seth Hirsch,** M. D., Direktor der Röntgenabteilung des Bellevue and Allied Hospitals New York. Mit Dosierungsformeln und einer Dosierungstabelle von Guido Holzknecht, Professor für Medizinische Radiologie und Direktor des Zentralröntgeninstituts des Allgemeinen Krankenhauses in Wien. In deutscher Bearbeitung von Guido Holzknecht und Gottfried Spiegler. Mit 131 Abbildungen und 46 Tabellen. VIII, 223 Seiten. 1927.
RM 15.—; gebunden RM 16.50

Röntgentherapeutisches Hilfsbuch
für die Spezialisten der übrigen Fächer und die praktischen Ärzte. Von Dr. **Robert Lenk,** Dozent für Medizinische Röntgenologie an der Universität Wien. Mit einem Vorwort von Professor Dr. Guido Holzknecht. Vierte, verbesserte und erweiterte Auflage. VIII, 85 Seiten. 1930.
RM 4.80

Taschenbuch der medizinischen Röntgen- und Radium-Technik.
Von Dr. phil. **Gottfried Spiegler,** Leiter der Röntgentechnischen Versuchsanstalt am Zentralröntgeninstitut des Allgemeinen Krankenhauses in Wien, und Dr. phil. **Albert Fernau,** Privatdozent für Medizinische Physik und Chemie des Radiums an der Universität Wien. Mit 63 Abbildungen und zahlreichen Tabellen. X, 320 Seiten. 1930.
RM 16.80

Die Röntgenstereoskopie,
ihr Wert und ihre Verwertung. Von Dr. **J. van Ebbenhorst Tengbergen,** Professor an der Universität zu Amsterdam, und **L. E. W. van Albada,** Generalmajor a. D., Amsterdam. (Band II der ,,Röntgenkunde in Einzeldarstellungen", herausgegeben von H. H. Berg-Dortmund und K. Frik-Berlin.) Mit 146 Abbildungen. IV 143 Seiten. 1931.
RM 16.60; gebunden RM 19.50